AKADEMIE DER WISSENSCHAFTEN DER DDR
Forschungsstelle für Wirbeltierforschung
(im Tierpark Berlin)
Abteilung für Zoo- und Wildtiererkrankungen
Berlin-Friedrichsfelde

ERKRANKUNGEN DER ZOOTIERE

Verhandlungsbericht des
XIX. Internationalen Symposiums über die Erkrankungen
der Zootiere
vom 18. Mai bis 22. Mai 1977 in Poznań

Zusammengestellt und bearbeitet von
Prof. Dr. med. vet. habil. Rudolf Ippen
und Dr. med. vet. Hans-Dieter Schröder

Mit 66 Abbildungen und 78 Tabellen

AKADEMIE-VERLAG BERLIN
1977

Erschienen im Akademie-Verlag, 108 Berlin, Leipziger Straße 3–4

Lizenznummer: 202 · 100/518/77
Bestellnummer: 762 312 5 (2136/11) · LSV 2905
Printed in GDR
Druckkombinat Berlin

VERANSTALTER

Die Forschungsstelle für Wirbeltierforschung (im Tierpark Berlin),
Abteilung für Zoo- und Wildtiererkrankungen,
der Akademie der Wissenschaften der DDR
in Zusammenarbeit mit dem
Zoologischen Park Poznań und der
Direktion des Städtischen Veterinärdienstes in Poznań

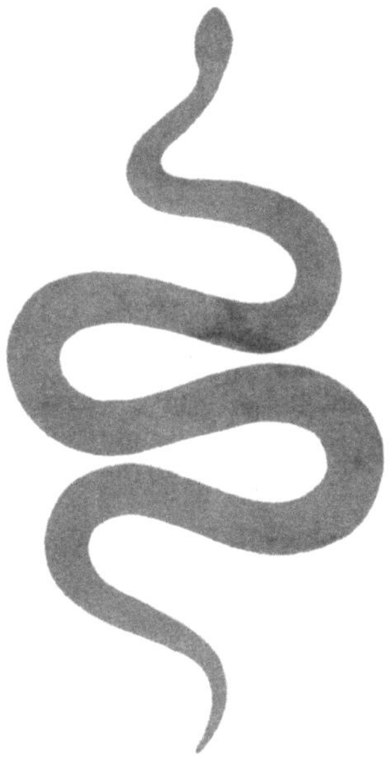

Tagungsort

Poznań

Inhaltsverzeichnis

Seite

Rückblick auf das XVIII. Internationale Symposium über die Erkrankungen der Zoo- und Wildtiere, Innsbruck, 16. bis 20. Juni 1976

Zum XVIII. Internationalen Symposium über die Erkrankungen der Zoo- und Wildtiere, das von der Abteilung für Zoo- und Wildtiererkrankungen der Forschungsstelle für Wirbeltierforschung (im Tierpark Berlin) der Akademie der Wissenschaften der DDR in Zusammenarbeit mit dem Alpenzoo Innsbruck und der Landesveterinärdirektion Tirol veranstaltet wurde, waren 134 aktive Teilnehmer und 76 Begleitpersonen in Innsbruck erschienen. Die Gäste waren aus 25 Ländern angereist, und zwar aus Argentinien, Australien, Belgien, Brasilien, BRD, CSSR, Dänemark, DDR, Elfenbeinküste, England, Frankreich, Israel, Italien, SFR Jugoslawien, Marokko, Niederlande, Norwegen, Österreich, VR Polen, Schweden, Schweiz, Türkei, VR Ungarn, USA und Westberlin.

Am 17. Juni eröffnete Herr Prof. Dr. Dr. D a t h e im Namen und Auftrag des Präsidenten der Akademie der Wissenschaften der DDR die wissenschaftlichen Sitzungen im Kongreßhaus von Innsbruck mit folgenden Worten:

"Lieber Freund und Kollege Hans Psenner, meine sehr verehrten Damen und Herren!

Alle Jahre wieder treffen wir uns, um neue Erkenntnisse, die inzwischen auf dem Gebiet der Zootiermedizin erarbeitet oder erfahren wurden, auszutauschen. Daß dafür ein echtes Bedürfnis besteht, beweist die Teilnahme so vieler Fachleute aus so vielen Ländern. Die Tiergärtnerei organisiert sich generell immer mehr international, letztendlich gezwungen durch den ständigen Rückgang der Tierwelt, in Sonderheit der Großtierwelt, Ersatzbeschaffung wird immer schwieriger und auch teurer. Das heißt aber auch, daß alle Teilgebiete der Tiergärtnerei, etwa das Bauen für die Tiere, die Tierernährung, die immer sorgfältigere Berücksichtigung der artspezifischen Verhaltensweisen eine laufend größere Beachtung finden.

Die Tiermedizin - einstmals mancherorts gröblich vernachlässigt - gehört längst zu einem integrierten Bestandteil unserer Tagesarbeit. Wer wie ich mehr als vier Jahrzehnte Gelegenheit hatte, die Fortschritte der Veterinärmedizin ganz allgemein, für die Tiergärten im besonderen, zu verfolgen, weiß nur zu genau, daß nicht wenige unserer Haltungs- und Zuchterfolge, etwa bei Menschenaffen, weitgehend der Tierheilkunde zu verdanken sind. Neue Behandlungsmethoden, neue Medikamente, neue Instrumente halfen und helfen dem Tiermediziner. Ich denke gern an die Zeit, als ich als junger Tiergärtnerlehrling Männern wie Meyn, Berge, Ackerknecht, Nieberle, Pallaske und Sprehn zur Hand gehen durfte.

Solche Tagungen, wie die unseren, sind daher nicht nur die Erfüllung eines echten Bedürfnisses der modernen Tiergärtnerei, sondern gleichzeitig auch Schulungskurse. Ich gestehe, daß ich noch von keiner Tagung weggegangen bin, ohne neue Ideen, ohne Hoffnung auf künftige Lösung schwieriger Probleme, ohne neue Impulse mitzunehmen. Hier sind Theorie und Praxis verbunden, hier wird aus der Praxis für die Praxis berichtet. Das wertvolle Material, das seit beinahe zwei Jahrzehnten von so vielen bedeutenden Spezialisten in den Verhandlungsberichten zusammengetragen wurde, gehört längst zum Handapparat aller Tiergärtner, d. h. nicht nur der Zootierärzte.
Johannes D o b b e r s t e i n hatte am Anfang unserer Zusammenkünfte bekundet, daß er, wenn nach einer gewissen Anzahl von Tagungen einmal genügend sach- und fachbezogener Stoff vorläge, dann ein Handbuch der Zootierkrankheiten zu schreiben gedächte. Leider haben ihm die Nornen seinen Lebensfaden nicht so lange gesponnen.
Es dünkt uns nun aber an der Zeit, gerade auch im Hinblick auf die Gesamtsituation der Tiergärtnerei der Erde, ein solches Werk in Angriff zu nehmen. Die ersten Teilbände sind in Arbeit. Als Hauptschriftleiter fungieren Prof. Dr. I p p e n , Prof. Dr. K r o n - b e r g e r , Doz. Dr. E l z e und Dr. S c h r ö d e r .
1969 besuchten wir den Alpenzoo Innsbruck nach dem XI. Symposium in Salzburg. Diesmal folgten wir der Einladung unseres verehrten Kollegen, meines langjährigen lieben Freundes, Professor Hans P s e n n e r . Gestatten Sie mir, meine Damen und Herren, ein paar persönliche Worte zu diesem ungewöhnlichen Manne.
Hans Psenner ist in verschiedener Hinsicht bemerkenswert. Ihm eignen besonders zwei We-

senszüge: einmal wissenschaftlicher Spürsinn, gepaart mit eigenständigem Denken, zum anderen zähe, unbeirrbare Konsequenz. Drei Beispiele seien für die erstgenannte Eigenschaft herausgegriffen!

Während des Krieges bot er unserer Fachzeitschrift "Der Zoologische Garten" einen Aufsatz an, worin er behauptete, daß das Hermelin schon als Nestjunges gedeckt werden könne. Da der Aufsatz mit dieser unwahrscheinlichen Behauptung von Psenner kam, druckten wir ihn und bekamen darauf von dem überkritischen Ludwig S c h u s t e r alsbald einen Brief mit der Frage - dem Sinne nach -, ob wir denn solchen Unsinn wirklich glaubten. Wir würden so unsere Zeitschrift zum Märchenalmanach machen. Einige Jahre später wurden Psenners Beobachtungen bestätigt.

Beim Murmeltier hat er - immer zunächst mit seinen bescheidenen privaten Möglichkeiten - die Biologie dieses schwierig zu beobachtenden Großnagers geklärt.

Und eben vor wenigen Tagen hat er, ich bin mir sicher, daß er wieder recht hat, eine ganz eigenständige Beobachtung gemacht und hellwach gedeutet. Seit eh und je wird behauptet, daß der Eizahn des Kükens zur Durchdringung der Eischale diene, obschon, wie jeder Kenner weiß, er doch recht weich ist. Jetzt hat er - ich möchte die Einzelheiten Hans Psenner für seine Veröffentlichung nicht vorwegnehmen - festgestellt, daß der Eizahn offenbar nur die Eihaut aufschlitzt.

Prof. Psenner ist - ich betone das mit Nachdruck - echter Naturforscher. Er ist zudem Idealist reinsten Wassers. Wir könnten heuer nicht unsere Tagung in Innsbruck abhalten, wäre er das nicht. Er hatte einst bei sich den Plan gefaßt, einen thematisch auf die Alpen zugeschnittenen Zoo zu bauen. Unbeeindruckt vom Geläster seiner Umgebung, unbeirrt von allen Schwierigkeiten und Rückschlägen verfolgte er jahrzehntelang sein Ziel bis zum schließlichen Erfolg. Auch dieses, heute beginnende Symposium setzte er trotz mancher Bedenken mit tiroler Standhaftigkeit durch. Es gelang ihm, so nach und nach alle namhaften tierkundlichen Organisationen und Interessengruppen seit Eröffnung des Alpenzoos nach Innsbruck zu dirigieren.

Trotz aller Erfolge blieb Hans Psenner stets bescheiden und ein frohbeschwingter, liebenswerter Mensch.

Wir stellen mit Respekt, lieber Hans, auch heute Deine Lebensleistung, auf die Du stolz sein darfst, fest.

Innsbruck, dem Du zu einem weiteren Kleinod verholfen hast, wird Dir stets dankbar sein. Unseren Dank verbinden wir mit allen guten Wünschen für Deine Gesundheit und Deine künftige Arbeit.

Es ist mir eine rechte Freude und Ehre, bei Beginn dieses Symposiums Ihnen allen die besten Grüße des Präsidenten der Akademie der Wissenschaften der DDR, Prof. Dr. Dr. Hermann K l a r e , der mit viel Engagement und Interesse die Arbeit der Forschungsstelle für Wirbeltierforschung (im Tierpark Berlin) und damit auch die unserer Tagung verfolgt, zu überbringen. Er läßt unseren Verhandlungen vollen Erfolg wünschen.

In seinem Namen und Auftrag eröffne ich hiermit das XVIII. Internationale Symposium über die Erkrankungen der Zoo- und Wildtiere in Innsbruck."

Anschließend begrüßte Herr Prof. Dr. I p p e n , als Leiter der Veranstaltung, die Gäste und Teilnehmer mit folgenden Worten:

"Meine sehr geehrten Damen und Herren!

Zum dritten Mal seit Beginn unserer jährlichen internationalen Zusammenkünfte sind wir in einer österreichischen Stadt zu Gast, was wohl uneingeschränkt als eine Bestätigung der uns stets zuteil gewordenen ausgezeichneten Gastfreundschaft und der hervorragenden Voraussetzungen für die Abhaltung einer internationalen Tagung gewertet werden darf. Die Zahl der Teilnehmer hat sich seit unseren Tagungen in Wien und Salzburg wesentlich vergrößert, und die Zahl der teilnehmenden Länder verdoppelte sich nahezu. Hierin drückt sich erneut die dringende Notwendigkeit eines kontinuierlichen Erfahrungsaustausches aus, wozu uns in diesem Jahr Innsbruck als gastgebende Stadt die besten Voraussetzungen bietet.

Das Interesse an einer fachlich fundierten Arbeit auf dem Gebiet der Zoo- und Wildtiererkrankungen ist in den zurückliegenden Jahren erheblich gewachsen, und man bemüht sich, den immer neu auftretenden Problemen von vielen Seiten aus nachzugehen. Mit großer Freude darf ich in diesem Zusammenhang darauf hinweisen, daß in diesem Jahr die bisher größte Anzahl von wissenschaftlichen Beiträgen zum Symposium eingereicht wurde, wobei es sich um Mitteilungen aus 17 Ländern handelt. Alle Autoren und nicht zuletzt auch alle Diskussionsredner auf unseren Symposien sind ständig bemüht, die Gesunderhaltung und die Heilung erkrankter Zoo- und Wildtiere zu verbessern. Diese so schwierigen und verantwortungsvollen Aufgaben setzen jedoch nicht nur ein hohes fachliches Können voraus, sondern erfordern darüber hinaus festverwurzelte Beziehungen zu den uns anvertrauten Pfleglingen. Nur so wird es möglich sein, mit gleichbleibender Liebe und Sorgfalt vom niederen Wirbeltier über die Vögel bis zum höchstentwickelten Säugetier zu jeder Zeit helfend wirksam werden zu können. Wieviel Schwierigkeiten uns allen bei der Lösung der verschiedensten Aufgaben allein die physiologischen Unterschiede der unzähligen Tierarten bereiten, brauche ich hier nicht weiter auszuführen, da jeder täglich vor diesem Problem steht. Dennoch möchte ich gerade diesen Fakt zum Anlaß nehmen, an Sie alle zu appellieren, die von Ihnen gesammelten Erfahrungen ständig weiterzugeben, denn nur so können wir wirklich weiterkommen. Bedenken Sie bitte auch stets, daß noch lange nicht alle in Gefangenschaft gehaltenen und in der freien Wildbahn lebenden Tiere fachlich ordnungsgemäß tierärztlich betreut und überwacht werden können, wie es zur Zeit schon in den meisten größeren tiergärtnerischen Einrichtungen der Fall ist. Hieraus erwächst für uns alle, die wir hier versammelt sind, die wichtige Aufgabe, soweit es nur möglich ist, unsere Kenntnisse und Erfahrungen auch an andere Kollegen weiterzugeben, die nur zeitweilig mit dergleichen Aufgaben konfrontiert werden. Die immer stärkere Industrialisierung in vielen Staaten der Welt hat zwangsläufig ein steigendes Bedürfnis der Bevölkerung zu einem erholsamen Kontakt mit Tieren in zoologischen Gärten zur Folge. Kleinere tiergärtnerische Einrichtungen, Safaris und Wildgatter entstehen täglich neu, wobei oft aus Unkenntnis oder merkantilen Gesichtspunkten Fragen der tierärztlichen Betreuung vernachlässigt oder nur als nebensächlich abgetan werden. Im Interesse der hier gehaltenen Tiere und damit im Interesse unserer ureigensten Aufgabe sollten wir bestrebt sein, auch hier durch unsere Unterstützung mit einzuwirken, optimale Bedingungen zu schaffen. Durch weit kompetentere Persönlichkeiten als durch mich wurde in den letzten Jahren mit allem Nachdruck immer wieder aufgezeigt, daß der Rückgang des Wildtierbestandes in der Welt Ausmaße annimmt, die absehen lassen, daß ganze Tierpopulationen in wenigen Jahren nicht mehr existieren werden. Lassen Sie uns durch unermüdlichen Einsatz unserer Kraft und durch Erweiterung der Fachkenntnisse auf unserem Gebiet mit dazu beitragen, dies zu verhindern.

Bevor wir nun in die wissenschaftlichen Sitzungen eintreten, bleibt mir die traurige Pflicht, Ihnen davon Kenntnis zu geben, daß der vom ersten Symposium an stets aktive Mitgestalter unserer Zusammenkünfte, Herr Prof. Dr. C h r i s t o p h aus Leipzig, sowie der bereits längere Zeit im Ruhestand gewesene Direktor M o o g aus dem Zoologischen Garten in Saarbrücken und der durch viele Jahre hindurch an unseren Tagungen anwesende Direktor Karoly S t e r n des Zoos in Tallin und schließlich der vom Erfurter Symposium uns allen bekannte Tierarzt aus Sao Paulo, Herr Prof. Dr. M a t e r a , im letzten Jahr verstorben sind. Ich darf Sie bitten, sich zu Ehren der Verstorbenen von den Plätzen zu erheben.

Erlauben Sie mir bitte noch zum Abschluß meiner kurzen Ausführungen, einer alten Tradition folgend, unseren diesjährigen Gastgebern herzliche Worte des Dankes auszusprechen. Wohl jeder der hier Anwesenden kennt unseren hochgeschätzten und verehrten Professor Hans P s e n n e r , der über viele Jahre mit großem Einsatz seiner ganzen Persönlichkeit den wunderschönen Alpenzoo Innsbruck auf- und ausbaute. Er ließ es sich nicht nehmen, noch vor seinem Ausscheiden in den wohlverdienten Ruhestand die gewiß nicht leichte Aufgabe anzupacken, das Internationale Symposium über die Erkrankungen der Zoo- und Wildtiere zu organisieren. Mit großer Weitsicht und der ihm eigenen Genauigkeit löste er mit seinen hochgeschätzten Mitarbeitern Dr. T e u c h n e r und Dr. P e c h l a n e r alle anstehenden Aufgaben so frühzeitig und komplikationslos, daß es für uns eine Freude war, die Tagung hier gemeinsam vorzubereiten. Unser aller tiefempfundener Dank soll gleichzeitig mit dem aufrichtigen Wunsch verbunden sein, daß Dir, lieber Hans, noch viele Jahre voller Freude und Schaffenskraft beschieden sein mögen und Du in altbewährter Weise auch künftig mitschaffst, die von uns allen auf den Symposien bearbeiteten Aufgaben zum Erfolg werden zu lassen.

Lassen Sie uns an dieser Stelle auch einen Dank an all die ungenannten Helfer aussprechen, die in Berlin in der Forschungsstelle in mühevoller Kleinarbeit entscheidend mit dazu beitrugen, daß wir wiederum unsere wissenschaftlichen Sitzungen in altbewährter Form abhalten können. Dank sei auch der Leitung der Akademie der Wissenschaften der DDR gesagt, die durch ihre uneingeschränkte Unterstützung die Abhaltung der Tagung nun zum achtzehnten Mal möglich werden ließ.

Nun möchte ich Ihnen allen im Namen der Veranstalter einen erfolgreichen Tagungsverlauf wünschen in der Hoffnung, daß Sie auch Zeit finden werden, die Schönheiten des herrlichen Gastgeberlandes Tirol ein wenig zu genießen."

Im Anschluß an diese Ausführung ergriff im Namen der Landesveterinärdirektion Tirol Herr Landesoberveterinärrat Dr. S t o t t e r das Wort:

"Sehr verehrte Kongreßteilnehmer, meine Damen und Herren!

Ich möchte Sie im Namen der Landesveterinärdirektion von Tirol sowie der Tierärzte unseres Landes auf das herzlichste hier begrüßen. Im besonderen überbringe ich Ihnen die besten Wünsche von Herrn Landesveterinärdirektor Hofrat Dr. V i n a t z e r , der leider zu Beginn Ihrer Tagung nicht anwesend sein kann, für den heutigen Empfang am Abend aber sein Kommen zugesagt hat.

Wir freuen uns über Ihren geschätzten Besuch und wünschen Ihnen einen erfolgreichen Verlauf Ihrer Tagung und einen angenehmen Aufenthalt in unserem Lande. Darüber hinaus, meine sehr geehrten Damen und Herren, sei mir persönlich ein herzlicher Gruß und Glückwunsch an Sie gestattet. Mögen Sie neben neuen fachlichen Erkenntnissen auch privat die besten Eindrücke unseres Alpenlandes Tirol und unserer schönen Stadt Innsbruck gewinnen und in Ihre nahe oder ferne Heimat mitnehmen.

Nochmals alles Gute!"

Schließlich begrüßte Herr Prof. P s e n n e r als örtlicher Mitveranstalter die Teilnehmer mit folgenden Worten:

"Es ist für mich als Leiter des Alpenzoo und mitverantwortlicher örtlicher Veranstalter eine angenehme und ehrende Pflicht, Sie, meine Damen und Herren, die Sie aus aller Welt zusammengekommen sind, willkommen heißen zu dürfen. Die uns allen aus dem "XVIII. Symposium über die Erkrankungen der Zoo- und Wildtiere" erwachsenden Aufgaben lassen die Verantwortung erkennen, die jeden von uns erfüllt. Wir alle und jeder auf seine Weise wollen mitwirken, die heute so gefährdete Fauna hier und auf der ganzen Welt so lange wie möglich zu erhalten. Denn leider wissen wir nicht, ob auf lange Sicht gesprochen, unseren Bestreben auch ein dauernder Erfolg beschieden sein mag.

Auch in unserer Bergheimat, von der man lange glaubte, sie würde weitestgehend vom schädlichen Einfluß durch die Menschheit verschont bleiben, müssen wir heute sehen und erkennen, daß der Eingriff in die Natur und damit in die Tierwelt erschreckend ist, zumal nicht nach biologischen, sondern nur nach finanziellen Motiven gehandelt wird.

Wenn ich Ihnen von hier aus, erfüllt von der Sorge um das Schicksal der Tierwelt, guten Erfolg wünsche und neben Stunden ernster Arbeit auch solche menschlichen Zusammenseins und Kennenlernens, so können Sie mir glauben, daß diese Wünsche auch herzlich und aufrichtig gemeint sind.

Mögen uns die nächsten Tage in unseren Bestrebungen weiterhelfen."

Im Mittelpunkt der wissenschaftlichen Sitzungen des ersten Tages standen die "Erkrankungen australischer Tiere". In den Nachmittagsstunden erfolgte eine Stadtrundfahrt, und die Abendstunden waren einem Empfang durch den Landeshauptmann von Tirol und den Bürgermeister der Landeshauptstadt Innsbruck vorbehalten.

Die wissenschaftlichen Sitzungen des zweiten Tages befaßten sich mit den "Erkrankungen der Hochgebirgstiere". In den Nachmittagsstunden besuchten die Teilnehmer den Alpenzoo Innsbruck, der seine Gäste in den Abendstunden zu einem geselligen Beisammensein im "Brangerhof" einlud.

Am dritten Arbeitstag wurden freie Themen abgehandelt. Anschließend wurde die Fragestunde über aktuelle Probleme der Zootierkrankheiten durchgeführt. In den Nachmittagsstunden trafen sich die Teilnehmer zu einer Fahrt ins Hochgebirgstal Schmirn.

Am 20. Juni besuchten die Teilnehmer im Rahmen einer Exkursion ein Haflinger Gestüt und nutzten beim anschließenden Ausklang im Tiroler Dorf Alpbach die letzte Gelegenheit zu persönlichen und fachlichen Gesprächen.

Der von den örtlichen Mitveranstaltern gesicherte präzise Ablauf aller Rahmenveranstaltungen fand die volle Anerkennung aller Symposiumsteilnehmer, die die Heimreise mit vielen bleibenden Eindrücken antreten konnten.

H.-D. Schröder

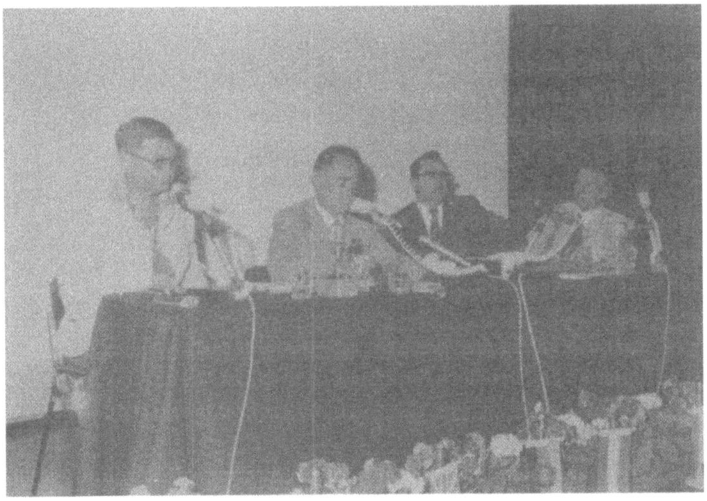

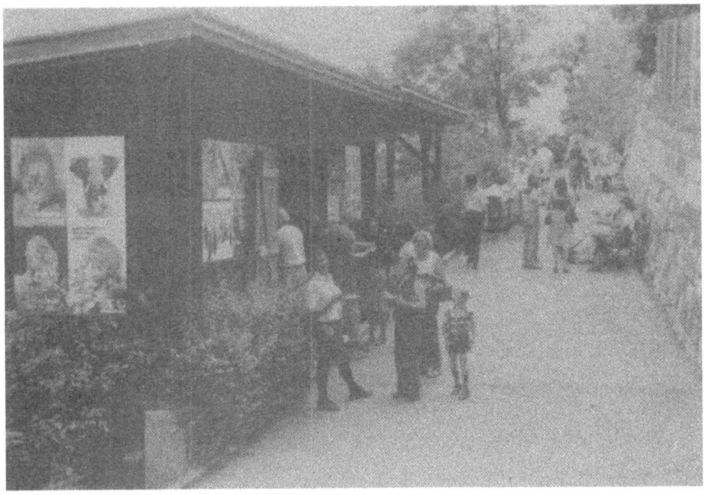

Aus der Fachgruppe für Veterinärpathologie der Universität Utrecht, Abteilung für Erkrankungen besonderer Tiere (Leiter: Doz. Dr. P. Zwart)

HALTUNGS- UND FÜTTERUNGSFEHLER BEI REPTILIEN

Von P. Zwart

Obwohl eine klare Abgrenzung zwischen Haltungs- und Fütterungsfehlern nicht immer möglich ist, soll im nachfolgenden versucht werden, diese beiden Aspekte getrennt zu besprechen.

Haltungsfehler

In diesem Abschnitt sollen Fehler beim Terrarienbau, die zu Verletzungen oder zum Tod der Tiere führen, besprochen sowie durch unsachgemäße Haltung verursachte Erkrankungen aufgezeigt werden.

Fehler beim Terrarienbau

Beim Ausstatten von Terrarien mit Kletterästen muß darauf geachtet werden, daß die Anordnung der Äste so erfolgt, daß Tiere, die sich herunterfallen lassen, nicht mit dem Schwanz in spitzwinkligen Astgabeln hängenbleiben können. Dies trifft besonders für Echsen, wie z. B. Grüne Leguane (Iguana iguana), zu, die einen langen und relativ steifen Schwanz haben. Kommt es zu einem Einklemmen, so kann unter Umständen der Schwanz abgerissen werden.
Die Haltung von Reptilien auf einem ungeeigneten, rauhen und zu harten Boden, wie z. B. Beton, kann, besonders bei Schildkröten, zu einem Abschleifen des Bauchschildes führen, wobei blutende Wunden entstehen. Derartige Beobachtungen werden besonders bei konditionsschwachen Tieren gemacht, die nicht in der Lage sind, beim Fortbewegen den Panzer vom Boden abzuheben. Außerdem führt ein zu harter Boden auch zu starker Abnutzung der Krallen. Zur Behandlung der Panzerdefekte sollte eine Desinfektion der Wunden vorgenommen werden und bei vorliegender Infektion ein Einsatz von Antibiotika erfolgen. Bei beginnender Abheilung erweist sich die Anwendung von Unguentolan-Salbe zur Unterstützung der Epithelisierung als günstig. Prophylaktisch kann zur Vermeidung weiterer Verletzungen die Anbringung von Holz- oder Metallschienen mit Heftpflaster am Bauchpanzer angezeigt sein. Auch bei Wasserschildkröten kann es zu Verletzungen des Bauchschildes bei zu rauhem Beckengrund kommen, wofür die Tatsache bedeutungsvoll sein dürfte, daß eine Fluchtreaktion dieser Tiere erst durch den Bodenkontakt beendet wird. Ein heftiger Aufprall auf einen zu harten Beckengrund ruft leicht Verletzungen hervor.

Ein zu feuchtes Terrarium führt bei Schlangen zu sogenannten "Pocken". Hiermit ist die laienhafte Bezeichnung für Eiterungsprozesse zwischen Stratum corneum und Stratum basale der Epidermis gemeint. Derartige Veränderungen treten immer dann auf, wenn im Terrarium kein trockener Platz vorhanden ist, auf den sich die Tiere zurückziehen können. Eine zweckmäßige Terrariengestaltung ist durch eine wasserdichte Abtrennung des Wasserbeckenteiles zum übrigen Terrarium zu erreichen, wobei der trockene Bereich zusätzlich mit einer Bodenheizung ausgestattet werden sollte. Hierzu kann das Heizkabel eines Heizkissens verwandt werden. Zur Behandlung der Eiterungsprozesse ist eine chirurgische Öffnung der Herde angezeigt. Anschließend ist eine Desinfektion mit Jodpräparaten und eine Applikation von Antibiotika vorzunehmen. Wir verwenden in solchen Fällen Chloramphenikol- oder Penizillinstreupulver bzw. antibiotikahaltige Salben. Unterstützend zur Regeneration der Haut hat sich ein Vitamin A-Stoß als günstig erwiesen (Sievers, 1957).
Auf Traumen durch herabfallende Käfigdeckel oder Terrariensteine als Folge einer unsachgemäßen Haltung hat Ippen (1965) bereits hingewiesen. Ein grundsätzlicher Fehler ist es, Schildkröten frei in Zimmern oder größeren Räumen zu halten. Abgesehen von der Gefahr leicht eintretender Lungenentzündungen kommt es hierbei häufig durch versehentliches Auftreten oder durch Schläge beim Öffnen der Türen zu Verletzungen. Auch unsachgemäß gestaltete Wasserbecken in Terrarien können Anlaß für Verletzungen oder den Tod der Tiere sein.

Bei der Haltung von Wasserschildkröten soll die Wassertiefe mindestens der größten Breite des größten Tieres aus dem Bestand entsprechen. Ist die Wassertiefe niedriger, so kann sich ein auf dem Rücken liegendes Tier nicht selbständig umdrehen und muß ertrinken. Weiterhin können auch elektrische Kabel und Heizelemente zu erheblichen Schäden führen. Krokodile, die im Wasser unter nicht fachkundig angelegte Heizkabel kriechen, können diese über die Wasseroberfläche heben und sich so erhebliche Verbrennungen zuziehen. In Glas gefaßte Heizelemente aus Aquarien werden bei Benutzung in Schildkrötenterrarien leicht durch Panzerstöße zerdrückt, wobei es passieren kann, daß das ganze Terrarium unter Strom gesetzt wird.

Fütterungsfehler

Über die Fütterung der in Gefangenschaft gehaltenen Reptilien ist bisher wenig wissenschaftlich gearbeitet worden. Entsprechende Freilandbeobachtungen sind auch nur in beschränktem Umfang durchgeführt worden. Eine Nutzung solcher Erkenntnisse ist auch stark eingeschränkt, da keine Futtermittelanalysen durchgeführt wurden. Hinzu kommt, daß wir über den tatsächlichen Nahrungswert und die optimale Zusammenstellung der von uns verabreichten Nahrungsrationen für die verschiedenen Reptilienarten nur sehr wenig aussagen können. Fleisch wird z. B. als ein hochwertiges Futter eingeschätzt. Dabei wird aber völlig außer acht gelassen, daß eine ausschließliche Fleischfütterung allein schon wegen des ungünstigen Kalzium-Phosphorverhältnisses von 1:20 bis 1:200 ausgesprochen schlecht ist. Ein solches Ca:P-Verhältnis wird sicher von keinem Tier vertragen. Erst durch Zusatz von Kalzium, am besten in Kombination mit anderen Mineralien und Vitaminen, kann Fleisch zu einem guten Nahrungsmittel werden. Weit geringer sind die Risiken bei der Verfütterung von ganzen Beutetieren, wie z. B. Mäusen und Ratten. Nur sehr selten werden bei einer solchen Fütterung klinisch nachweisbare Mangelerkrankungen bei Pythons oder Boas beobachtet. Eine wertvolle Ergänzung bildet wahrscheinlich bei der Verfütterung ganzer Tiere der pflanzliche Nahrungsbrei im Verdauungstrakt der Futtertiere. Auch bei der Mehlwurmfütterung können Schwierigkeiten auftreten. Eine Analyse+) von Mehlwürmern aus dem Handel ergab folgende Befunde:

Trockensubstanz insgesamt	zirka	38 %
Roheiweiß in der Trockensubstanz	zirka	47 %
Rohfaser " " "	zirka	6 %
Fett " " "	zirka	35 %
Asche " " "	zirka	3,6 %
Kalzium " " "	zirka	0,23 %
Phosphor " " "	zirka	0,71 %

Bei einer entsprechenden Analyse von Mehlwürmern aus eigener Zucht, in der Hafermehl und Getreidesemmeln die Futtergrundlage bilden, konnten wir einen Kalziumgehalt von zirka 0,05 % bei einem Phosphorgehalt von 0,71 % feststellen. Hieraus wird ersichtlich, daß man auch bei der Mehlwurmfütterung ständig bestrebt sein muß, zusätzlich Kalzium zu geben, um ein für Reptilien günstiges Ca-P-Verhältnis von 1:1 bis 2:1 zu erreichen. Dies trifft besonders für die Zucht insektenfressender Reptilien zu. Um ein möglichst vollwertiges Futter zu bekommen, wurden entsprechende Versuche angestellt. Hierzu wurden handelsübliche Mehlwürmer über drei Stunden einer ausschließlichen Fütterung mit dem Mineral-Vitaminpräparat Gistocal (Fa. Brocades-de Zeeuw) ausgesetzt, welches nachweislich 10,6 % Ca und 5,7 % P enthält. Nach drei Stunden war der Verdauungstrakt der Mehlwürmer bis zur Hälfte mit aufgenommenem Gistocal gefüllt. Der Gehalt an Ca stieg bei den Mehlwürmern auf 0,57 % und der des Phosphors auf 0,93 %. Damit wurde zwar ein Optimum an Kalzium erreicht, aber der Phosphorgehalt war zu hoch. Somit hatten wir wiederum kein Idealfutter.

Einige Bemerkungen zur Verdauung der Reptilien

Untersuchungen über die Verweildauer der Nahrung im Magen der Reptilien wurden von B l a i n und C a m p b e l l (1942), R o o t (1961) und S k o c z y l a s (1970) durchgeführt. Nach den Angaben von R o o t (1961) erstreckt sich bei Kettennattern (Lampropeltis getulus) die Verdauung von Fröschen und Mäusen im Magen bei einer Umgebungstemperatur von 32°C über einen Zeitraum von 10 - 40 Stunden, bei 22°C Temperatur dagegen

+) Für die Durchführung der Analyse danken wir Herrn W. van der S c h e e

über 48 Stunden, während bei 7°C keine Nahrungsaufnahme mehr erfolgte. Diesen Befunden stehen die Angaben von S k o c z y l a s (1970) gegenüber, der für Ringelnattern (Natrix natrix) eine Verdauungsgeschwindigkeit (Frösche) bei 25°C von 60 Stunden angibt. Eine Haltungstemperatur von 35°C zeigte eine gleichlange Verdauungszeit, möglicherweise sogar mit einer gewissen Verzögerung. (25°C entsprechen etwa der optimalen Haltungstemperatur für Nattern). Bei 5°C stagnierte die Verdauung bzw. dauerte 12 - 13 Tage. Für die Verdauung pflanzlicher Nahrungsteile sind nach S a c h s e (1971) höhere Temperaturen erforderlich. Dementsprechend wirkt sich das Sonnenbad bei herbivoren Schildkröten verdauungsfördernd aus. Eine Verdauung von Pflanzenteilen bis zu 86 % bei herbivoren Echsen erfolgt nach Untersuchungen von T h r o c k m o r t o n (1973) bei einer Temperatur von 37°C.

Praktische Beispiele für Fütterungsmethoden und Futterumstellungen

Uns wurde mit schweren rachitischen Erscheinungen ein Warrens Gürtelschweif (Cordylus warreni) zur Übernahme angeboten. Laut Vorbericht waren schon mehrere Geschwistertiere unter gleichen Erscheinungen gestorben. Die Tiere waren mit Mehlwürmern und Insekten gefüttert worden. Ihre Haut war grau und unansehnlich. Wir verabreichten dem übernommenen Tier rohes Muskelfleisch, das mit reichlicher Menge (etwa 2 % des Fleischgewichtes) Vitamin-Mineral-Gemisch (Gistocal) überstreut worden war. Der Gürtelschweif entwickelte sich bei uns gut, obwohl die Rachitis nicht gänzlich abklang. Jetzt nach einem Jahr zeigt er eine prachtvolle tiefbraune Farbe mit weißer Tüpfelung.
Ein zweites Beispiel bieten Strumpfbandnattern (Thamnophis sirtalis), die wir im Institut gezüchtet hatten. Anfänglich fütterten wir Regenwürmer, Fische und Frösche. Nach eingetretenen Schwierigkeiten bei der Futterbeschaffung nahmen wir eine Futterumstellung auf Fischfleisch vor. Durch fünfminütiges Erhitzen auf 80°C erreichten wir eine Zerstörung der Thiaminase. Anschließend wurde das Fischfleisch mit Gistocal bestreut und den Tieren angeboten. Besonders junge Strumpfbandnattern sind leicht auf Fischfleisch umzugewöhnen, da sie nach Untersuchungen von B u r g h a r d t (1973) zur Nahrungssuche nur den Geruchssinn benutzen. Das Fischfleisch muß natürlich in angemessene Stücke geteilt werden. Nach recht kurzer Zeit verhalten sich die so umgewöhnten Schlangen lebender Beute gegenüber abwartend bzw. ablehnend.
Als praktische Richtlinie für Futterberechnungen bei Reptilien, einschließlich für Vitamine und Mineralien, können etwa die Werte für ein drei Monate altes Huhn zum Vergleich herangezogen werden.

Hypovitaminosen:

Vitamin A:

Eine A-Hypovitaminose tritt speziell bei Wasserschildkröten und dabei besonders bei Rotwangen-Schmuckschildkröten (Pseudemys scripta elegans) auf. Wahrscheinlich ist eine nicht optimale Fütterung der Elterntiere dafür ausschlaggebend. Weiterhin werden meist ganz junge Tiere importiert, die oft noch den Eizahn aufweisen und häufig überhaupt noch keine Nahrung aufgenommen haben. Erfolgt dann eine ausschließliche Ernährung der Jungtiere mit dem doch so "hochwertigen" Fleisch, so tritt mit Sicherheit innerhalb von 5 - 16 Wochen ein deutlicher Vitamin A-Mangel in Erscheinung. Bei Verfütterung eines getrockneten Schildkrötenspezialfutters, eventuell mit Tubifex, wird der Zeitpunkt einer A-Hypovitaminose nur um Wochen oder Monate hinausgeschoben. Beim Eintreten ungünstiger Umstände kann auch noch nach Jahren eine A-Hypovitaminose einsetzen. Klinisch wird zunächst eine Anschwellung der Augenlider beobachtet. Dabei handelt es sich um Ödembildung und entzündliche Zellinfiltration in den Augenlidern. Eine Verschlimmerung dieses Prozesses erfolgt durch Anhäufungen von abgestoßenem Keratin der metaplastisch umgewandelten Konjunktivalschleimhaut der Augenlidsäcke. Zum Schluß sind die Augen vollständig geschlossen (F r a n k , 1975, 1976; B u r k e , 1970). Auch andere Organe werden in Mitleidenschaft gezogen. Bei Landschildkröten macht sich nach S t e u e r (1966) eine A-Hypovitaminose in Form von Korneatrübungen und gelben Belägen auf der Zunge bemerkbar. Nach B u r k e (1970) kommt es auch infolge einer Hyperkeratose zu einer stellenweise übermäßigen Schildhäutung. Therapeutisch wird Vitamin A injiziert. Bei kleinen Exemplaren (25 - 30 g) wird die kleinste abmeßbare Menge von 0,01 ml eines Handelspräparates verabreicht. Dies entspricht bei den zur Verfügung stehenden Handelspräparaten etwa einer Dosierung von 60.000 - 120.000 IE/kg/Kgw.

Bei Tieren, die noch selbständig fressen, wird nach der Behandlung innerhalb von 12 - 15 Tagen das unter den Augenlidern gelegene pfropfartige Gebilde abgestoßen, und die Schwellungen in den Augenlidern gehen nach weiteren 3 - 5 Tagen vollständig zurück. Neben einer Injektion kann bei noch fressenden Tieren auch eine Vitamin A-Verabreichung über ein entsprechend präpariertes Fleischstückchen vorgenommen werden. Im Gegensatz hierzu liegen bei nicht mehr fressenden erkrankten Tieren meist umfangreichere Veränderungen vor, deren Abheilung nach einer Vitamin A-Stoßtherapie oft fünf Wochen und länger dauern kann. Oft ist hier die Prognose ungünstig. Wegen der Gefahr einer Vitamin A-Intoxikation sollte eine Behandlung nicht öfter als zweimal in Abständen von drei Wochen wiederholt werden. Über eine erfolgreiche Vitamin A-Behandlung bei Griechischen Landschildkröten berichtet auch S t e u e r (1966).

Vitamin D:
Rachitis tritt speziell bei Schildkröten und Eidechsen auf. Bei Schlangen konnten wir bislang keine Vitamin D-Mangelerscheinungen beobachten. Da die D-Hypovitaminose meist mit Kalziummangelerscheinungen kombiniert ist, treten echte Rachitisfälle relativ selten auf. Wir selbst konnten bei einigen Leguanen (Iguana iguana) und einem Warrens-Gürtelschweif (Cordylus warreni) als typische Rachitiserscheinungen Verdickungen am Übergang der Rippen zum Rippenknorpel feststellen. Bei Schildkröten, vor allem bei Rotwangen-Schmuckschildkröten (Pseudemy scripta elegans), kommt es zu querverlaufender Eindellung des Rückenschildes (sattelförmiger Carapax). Diese Eindellung tritt an der Stelle auf, an der die Halsmuskeln, Mm. retractor cervicis, an der Wirbelsäule und den Rippenplatten ansetzen. Histologisch konnte D ä m m r i c h (1967) nachweisen, daß zwar Osteoid gebildet wird, was jedoch nicht verkalkt, wodurch das Skelett weich und biegsam bleibt. Therapeutisch wird Vitamin D_3 verabreicht. Eine Korrektur der Deformationen ist damit jedoch nicht erreichbar. Genauere Angaben über die Dosierung von Vitamin D_3-Präparaten bei Reptilien liegen bis jetzt nicht vor. In den meisten Fällen dürfte die Applikation der minimalsten dosierbaren Menge von 0,01 ml eines Vitamin D_3-Konzentrats ausreichen. Da jedoch sehr oft eine Vielzahl von Mangelerscheinungen gleichzeitig vorliegt, empfiehlt es sich, Kombinationspräparate einzusetzen, die Vitamin A, D_3 und E enthalten. Zur weiteren Unterstützung sollte auch 10%iges Kalziumboroglukonat in einer Dosierung von 1 ml/100g/Kgw. subkutan appliziert werden.

Vitamin E:
Zuverlässige Nachweise über Vitamin E-Mangelerscheinungen sind bisher nicht bekannt. In diesem Zusammenhang erscheint es jedoch angezeigt, auf eine Beobachtung aufmerksam zu machen, bei der es sich möglicherweise um eine E-Hypovitaminose gehandelt haben könnte. Ein Grüner Leguan (Iguana iguana), der über ein Jahr die Nahrungsaufnahme verweigerte und zwangsweise gefüttert werden mußte, zeigte ein Muskelzittern an den Extremitäten und Zehen. Zweimalige Gaben von Vitamin B-Komplex brachten keine Besserung. Sechs Wochen später behandelten wir erneut zweimal mit einem kombinierten A-D_3-E-Vitaminpräparat, woraufhin nach einigen Tagen das Muskelzittern abklang und selbständig Futter aufgenommen wurde.

Vitamin B:
Eine B-Hypovitaminose kann sich bei Reptilien infolge ausschließlicher Fischfütterung einstellen. Hierbei ist der Gehalt an Thiaminase von entscheidender Bedeutung. Wir selbst beobachteten eine B-Hypovitaminose bei unseren Strumpfbandnattern (Thamnophis sirtalis). Sie zeigten einen typischen Opisthotonus, wobei der Kopf über den Rücken nach hinten gebogen wurde. Sie kippten zur Seite, teilweise sogar auf den Rücken. Danach drehten sie sich wieder in die normale Bauchlage zurück. Nach einigen Zentimetern Vorwärtsbewegung wiederholte sich die ganze Prozedur. Zweimalige Injektionen von 2 mg Vitamin B_1 im Abstand von zwei Tagen führten zur vollständigen Heilung der Tiere. Das Gewicht der Tiere betrug durchschnittlich 25 g. Nach diesem Vorfall haben wir prophylaktisch Fischfleisch grundsätzlich 5 Minuten auf 80°C erhitzt, um dadurch die thermolabile Thiaminase zu zerstören. Möglicherweise sind auch die von F i s h e r (1957) beschriebenen Paresen bei Grünen Leguanen (Iguana iguana) und Tejus (Tupinambis) auf eine B-Hypovitaminose zurückzuführen. Auch diese Tiere erholten sich kurzfristig nach der Injektion von einem

Vitamin B-Komplex-Präparat. Nach einer Mitteilung aus dem Jahre 1972 (Anonym) wird empfohlen, Reptilien, insbesondere Schildkröten, die länger als zwei Wochen nicht gefressen haben, über einen Zeitraum von zwei bis drei Wochen mindestens zwei- bis dreimal wöchentlich Vitamin B_{12} zu verabreichen.

Hypervitaminosen:

Über D-Hypervitaminose wurde bereits mehrmals im Schrifttum berichtet (Pallaske, 1961; Wallach, 1966; Lindt, 1968; Ippen, 1975). Lindt beschreibt eine Kalzinose bei einer Eidechse nach Applikation von 45.000 IE Vitamin D_3/200 g/Kgw. Dieser Befund ist etwa mit dem von Pallaske vergleichbar, wonach bei einem Leguan (Iguana iguana) ausgedehnte Mediaverkalkungen in der Aorta sowie Verkalkungen in Herz, Nieren und Magen beobachtet wurden. Als Ursache wird auf die Verabreichung von mehrmals wöchentlich einigen Tropfen Vigantol über einen Zeitraum von 1½ Jahren hingewiesen. Ippen berichtet ebenfalls über eine langzeitige tägliche Vigantolapplikation, die zu schwerer Skelettkalzifizierung bei einem Python führte. Auch der kontinuierliche Zusatz eines Vitamin-Mineralstoff-Gemisches (500.000 IE Vitamin D_2 und 200.000 IE Vitamin D_3 pro kg) zum Futter der Leguane führte nach Wallach im Verlauf von 4 - 6 Jahren zu Anzeichen einer D-Hypervitaminose. Gleiche Beobachtungen konnten auch wir bei der langzeitigen Anwendung eines Präparates machen, das 100.000 IE Vitamin D_3 enthielt und als Zusatz (2 %) dem Futter beigemengt war. Auch hierbei traten nach vier bis sechs Jahren gleiche Veränderungen ein. Hieraus geht deutlich hervor, daß derartige Zusätze immer das Risiko einer Überdosierung einschließen.

Mineralstoffmangel:

Kalzium-Phosphor

Da die Reptilien vorwiegend mit frischem Gemüse und Früchten oder mit ganzen Beutetieren und Fleisch, jedoch nur selten mit Kohlenhydraten gefüttert werden, handelt es sich bei einem Mineralstoffdefizit in erster Linie um einen Kalziummangel. Eine hiermit im Zusammenhang stehende Erkrankung, die Osteodystrophia fibrosa, die mit dem Abbau des Knochengewebes und dessen Ersatz durch Bindegewebe einhergeht, wurde bei Griechischen Landschildkröten (Testudo hermanni) beobachtet und beschrieben (Dämmrich, 1967). Auch bei Grünen Leguanen (Iguana iguana) konnten wir durch Verfütterung einer Kalziummangeldiät das Bild einer Osteodystrophia fibrosa experimentell reproduzieren (Zwart et al., 1976). Über gleiche experimentell verursachte Erkrankungen bei derselben Tierart berichten Anderson et al. (1976). In erster Linie kommt es zu einer Verdickung der Röhrenknochen der Extremitäten, wodurch erhebliche Fortbewegungsschwierigkeiten bedingt werden. Röntgenologische Untersuchungen können für die Diagnosestellung sehr von Nutzen sein. Neben der hier besprochenen ernährungsbedingten Osteodystrophie kommt es, vor allem bei Schildkröten, auch zu einer renalen Osteodystrophie, wobei es wahrscheinlich durch eine erhöhte Phosphorausscheidung über die Parathormonwirkung zu einem Hyperparathyreoidismus kommt, der zu Entkalkungsvorgängen im Skelett und Kalkablagerungen in den Weichteilen führt. Kombinierte Vitamin D-, Kalzium- und weitere Mangelerscheinungen sind für die Praxis von großer Bedeutung. Zuverlässige Diagnosen werden jedoch selten gestellt. Oftmals kommt es zu recht irreführenden Angaben (Essmann, 1968; Murphy, 1973; Freye et al., 1974; Frank, 1976; Horn, 1976). Bei Panzer- und Skeletterweichungen sowie beim Auftreten von Knochenverdickungen wird es erforderlich, Erkundigungen über die Futterzusammensetzung einzuholen. Besonders wenn Fleisch verfüttert wurde, wird sich herausstellen, daß unbedingt ein Zusatz von Kalzium und eventuell auch Phosphor und Vitamin D_3 erforderlich ist. Empfehlenswert ist es, die handelsüblichen Multivitamin-Mineralstoffgemische zu geben. Dabei soll der Vitamin D_3-Anteil nicht höher als 50.000 IE/kg liegen. Das Verhältnis von Vitamin A:D_3 soll etwa 5:1 oder noch höher liegen. Für fleischfressende Reptilien sollte das Kalzium-Phosphor-Verhältnis 2:1 betragen. Als weitere direkte Unterstützung können Injektionen von Kalziumboroglukonat dienen.

Jodmangel:

Ein Jodmangel kann bei Reptilien zu Veränderungen an den Schilddrüsen führen. Schildkröten und Eidechsen sind besonders anfällig. Oft kommt es zu erheblichen Schilddrüsenvergrößerungen, die bei Echsen äußerlich erkennbar sein können. Die Schilddrüse ist in solchen Fällen als feste, scharf umschriebene knotige Anschwellung am Kehlgang sichtbar und fühlbar. Bei Schildkröten ist eine klinische Diagnose kaum möglich, da die Schilddrüse an der Herzbasis lokalisiert ist. Prophylaktisch können Trink- und Badewasser jodiert werden. Bei tropfentrinkenden Eidechsen ist ein Versprühen jodierten Wassers angezeigt. Von einer Vorratslösung (200 mg Kalium-jodid auf 1 Liter Wasser) wird dem zu verwendenden Wasser jeweils 1 ml/Liter zugesetzt.

Zusammenfassung:

Haltungs- und Fütterungsfehler bei Reptilien

Die auf Grund langjähriger Erfahrungen gesammelten Erkenntnisse über Haltungs- und Fütterungsfehler bei der Reptilienbetreuung werden aufgezeigt und Hinweise zu deren Vermeidung sowie zur Behandlung aufgetretener Erkrankungen gegeben.

Summary:

Shortcomings in Keeping and Feeding of Reptiles

A compilation has been made of knowledge regarding inadequacies in keeping and feeding of reptiles, as accumulated over many years. Hints are given on how to avoid them and on the treatment of diseases.

Résumé:

Erreurs commises dans L'entretien et l'alimentation de reptiles

L'intervention fait mention des expériences réunies au sujet des erreurs d'entretien et d'alimentation commises dans la tenue de reptiles et donne des recommandations, à savoir comment prévoir et traiter diverses maladies.

Содержание и ошибки в питании у рептилий.

Собраны результаты по содержанию и питанию рептилий, на основе данных даются советы по исключению и лечению заболеваний.

Literatur:

ANDERSON, M. P. and C. C. CAPEN (1976): Fine structural changes of bone cells in experimental nutritional osteodystrophy of green iguanas. Virch. Arch. B. 20, 169-184.

ANONYM (1972): Vitamin B_{12}. Internat. J. Turtle and Tortoise Ass. 6, 29.

BLAIN, A. W. and K. N. CAMPBELL (1942): A study of digestive phenomena in snakes with the aid of the Roentgen ray. Am. J. Roetg. 48, 229-239.

BURGHARDT, G. (1973): Chemical release of prey attack: extension to naive newly hatched lizards, Eumeces fasciatus. Copeia, No. 1, 178-181.

BURKE, T. J. (1970): Hypovitaminosis A. Internat.J.Turtle and Tortoise Ass. 4, 8-9.

DÄMMRICH, K. (1967): Pathomorphologische Befunde am Panzer der Schildkröten. Verhandlungsber. IX. Internat. Symp. Erkrankungen Zootiere, Prag, 271-273.

ESSMANN, H. (1968): Futterprobleme bei Wassernattern. Aquar. Terrar. Zschr. 21, 187-188.

FISHER, L. E. (1957): Absorption of Vitamin supplements in Lizards. J. Amer. vet. med. Ass. 130, 412.

FRANK, W. (1975): Haltungsprobleme und Krankheiten der Reptilien. Tierärztl. Prax. 3, 343.

FRANK, W. (1976): Amphibien und Reptilien in: Klös-Lang: Zootierkrankheiten. Hamburg: Parey, 302.

FREYE, F. L. and J. D. CARNEY (1974): Achondroplastic dwarfism in a turtle. V.M./S.A.C. 69, 299-301.

HORN, H. G. (1976): Mangelerscheinungen bei der Haltung von Waranen. Salamandra 12,159-162.

IPPEN, R. (1965): Über Sektionsbefunde bei Reptilien. Zbl.allg.Path. 107, 520-529.

IPPEN, R. (1975): Ein Beitrag zu einigen stoffwechselbedingten Veränderungen bei Zoo- und Wildtieren. Verhandlungsber.XVII.Internat.Symp.Erkrankungen Zootiere, Tunis, 187-196.

LINDT, S. (1968): Kalzinose durch Hypervitaminose D bei verschiedenen Tieren. Wien.Tierärztl.Monatsschr. 55, 148-164.

MURPHY, J. B. (1973): A review of diseases and treatments of captive chelonians; dietary deficiencies. Hiss.News.J. 1, 173-179.

PALLASKE, G. (1961): Gefäßveränderungen bei D-Hypervitaminose eines Leguans. Mhft.Vet. Med. 7, 279.

ROOT, H. D. (1961): Gastric digestion with hypothermia: observations and applications. Thesis, Univ. Minnesota, 1-154.

SACHSE, W. (1971): Was ist Ballast in der Nahrung von Schildkröten? Salamandra 7, 143-148.

SIEVERS, K. (1957): Die Bedeutung der Vitamine A, B (Komplex), C und D_3 für den Häutungszyklus der Schlangen. Internat. Zschr. Vitaminforsch. 27, 752-763.

SKOCZYLAS, R. (1970): Influence of temperature on gastric digestion on the grass snake (Natrix natrix L.). Comp. Biochem. Physiol. 33, 793-804.

STEUER, H. (1966): Ist die sogenannte Mundfäule der Reptilien eine Avitaminose? Zoolog. Garten 32, 36-38.

THRODEMORTON, G. (1973): Digestive efficiency in the herbivorous lizard (Ctenosaura pectinata). Copeia 3, 431-435.

WALLACH, J. D. (1966): Hypervitaminosis D in Green Iguanas. J.Am.Vet.Med.Ass.149,912-914.

ZWART, P. und C.C. v.d. WATERING (1976): im Druck.

Anschrift des Verfassers: Doz. Dr. P. Z w a r t ,
Fachgruppe für Veterinärpathologie
Abteilung Erkrankungen besonderer Tiere
Biltstraat 172
Utrecht (Niederlande)

Aus der Forschungsstelle für Wirbeltierforschung (im Tierpark Berlin) (Direktor: Prof. Dr. sc. Dr. h. c. H. D a t h e) der Akademie der Wissenschaften der DDR

ZU DEN ERKRANKUNGEN DER REPTILIEN

Von R. I p p e n und H.-D. S c h r ö d e r

Im Laufe der zurückliegenden Jahre zeichnete sich deutlich ein ständig wachsendes Interesse für die Erkrankungen der Reptilien ab. Hierfür dürfte nicht nur die Erweiterung der Reptilienhaltung in den zoologischen Gärten und in Privathand von Bedeutung sein, sondern auch die Erkenntnis, daß eine derart ausgerichtete Forschungsarbeit wichtige phylogenetische Aspekte für eine Betrachtungsweise der Krankheitsgeschehen allgemein eröffnet. Unser Anliegen ist es, mit der Auswertung eines recht umfangreichen Materials einen Überblick über die durch die Sektionen nachzuweisenden Erkrankungen der Reptilien zu geben, wobei gleichzeitig auf einige sich daraus ergebende Schlußfolgerungen eingegangen werden soll.

Die Grundlage der Untersuchungen stellen 4000 Reptiliensektionen dar, wobei es sich im einzelnen um

485 Schildkröten
126 Krokodile
1578 Echsen und
1811 Schlangen

handelt. Die Tiere stammten aus verschiedenen zoologischen Gärten, Tierhandlungen und aus Privathand. Grundsätzlich wurden nur die Reptilien in die Auswertung mit einbezogen, von denen nach der Zerlegung und makroskopischen Befundung auch bakteriologische und histologische Untersuchungen durchgeführt wurden. Die Differenzierung eines Teils der aufgefundenen Parasiten erfolgte im Lehrbereich Parasitologie der Sektion Tierproduktion und Veterinärmedizin der Humboldt-Universität zu Berlin+).

Ergebnisse:

Bevor eine Besprechung der tabellarisch zusammengefaßten Untersuchungsergebnisse erfolgt, sei darauf hingewiesen, daß es sich bei den vorgelegten Zahlenangaben ausschließlich um Befundwiedergaben handelt, womit häufiger mehrere bei einem Tier erhobene Befunde in den Tabellen an den verschiedensten Stellen aufgenommen wurden. Dementsprechend ist die Zahl der ausgewiesenen Befunde weit höher als die Anzahl der sezierten Reptilien. Ein Gesamtüberblick über die erhobenen Befunde gibt die Tabelle 1.

Tabelle 1:

Infektionen bei 3016 Tieren		(75,4 %)
davon durch Viren	21	(0,5 %)
" " Bakterien	2962	(74,1 %)
" " Pilze	33	(0,8 %)
Parasitenbefall bei 1991 Tieren		(49,8 %)
davon durch Protozoen	478	(12,0 %)
" " Helminthen	1463	(36,6 %)
" " Arthropoden	56	(1,4 %)
Organerkrankungen bei 824 Tieren		(20,6 %)
Sonstige Befunde bei 987 Tieren		(24,6 %)

+) Für die Durchführung der parasitologischen Untersuchungen möchten wir Herrn Dr. N i c k e l im Lehrbereich Parasitologie (Leiter: Prof. Dr. Th. H i e p e) der Sektion Tierproduktion und Veterinärmedizin der Humboldt-Universität zu Berlin vielmals danken.

Mit 75,4 % stehen die Infektionen unter den bei den Reptilien erhobenen Befunden an erster Stelle, wobei den bakteriellen Infektionen mit 74,1 % die größte Bedeutung zukommt, während die Viruserkrankungen (0,5 %) und die Mykosen (0,8 %) nur eine untergeordnete Rolle spielen.

Bei der Darstellung der Virusinfektionen muß berücksichtigt werden, daß die Befunderhebung ganz allgemein nur auf der pathologisch-anatomischen bzw. histologischen Untersuchung basiert, da gezielte virologische Untersuchungen aufgrund des Fehlens adäquater Zellkultursysteme nicht durchgeführt werden konnten. So wurden auch die in der Tabelle 2 aufgeführten vier Fälle von Leukose erst endgültig bei der histologischen Untersuchung diagnostiziert. Bei drei Schlangen und einer Schildkröte waren fast alle Organe leukotisch verändert. Während bei zwei Schlangen und der Schildkröte schon bei der makroskopischen Untersuchung eine Durchsetzung der meisten großen Parenchyme mit weißen, speckigen, zum Teil auch miliaren Herden beobachtet wurde, konnten bei der dritten Schlange die leukotischen Veränderungen erst bei der histologischen Untersuchung festgestellt werden. Die bei 17 Tieren nachgewiesenen Pockeninfektionen betrafen ausschließlich Echsen. Es handelte sich um Hautpocken, die vorwiegend bei Smaragdeidechsen festgestellt wurden. Die linsen- bis erbsengroßen Erhabenheiten waren sowohl über die ganze Körperoberfläche verstreut anzutreffen als auch bei einigen Echsen hauptsächlich im Kopfbereich, in der Rückenpartie sowie am Schwanz und den Hinterextremitäten lokalisiert. Die borkenartigen, grauen Gebilde zeigten eine bröcklige Konsistenz. Histologisch stand eine fibro-epitheliale Gewebswucherung im Vordergrund. In einigen Fällen zeichnete sich am Übergang zum unveränderten Gewebe ein Saum entzündlicher Zellinfiltrationen ab.

Vor der Besprechung der bakteriellen Infektion muß darauf hingewiesen werden, daß die Tabelle 2 alle Tiere ausweist, bei denen die bakteriologische Untersuchung im Rahmen der Todesursachenermittlung zu positiven Ergebnissen führte, unabhängig davon, ob den nachgewiesenen Erregern eine pathogenetische Bedeutung zukam oder nicht. Allerdings wurden bei der Wertung der einzelnen Infektionen die Tiere, bei denen erregerbedingte Veränderungen festgestellt wurden, besonders berücksichtigt. Ferner muß darauf aufmerksam gemacht werden, daß gerade bei Reptilien oft Doppel- und auch Mischinfektionen beobachtet werden, die die Entscheidung, welche Erreger für die festgestellten Veränderungen verantwortlich zu machen sind, sehr erschweren. Besonders sei dabei auch auf die hohen Verluste durch Amöbiasis bei Schlangen hingewiesen, die in größeren Beständen oft einen seuchenhaften Verlauf nehmen können.

Bei 252 Tieren (6,3 %) wurden Kokkeninfektionen nachgewiesen. Bei 4,1 % aller Reptilien wurden pathologisch-anatomische Veränderungen ermittelt. Bei 107 Tieren (2,7 %) lagen Mischinfektionen vor, hauptsächlich mit Salmonellen sowie Aeromonas- und Pseudomonaskeimen. Unter den in 55 Fällen ausschließlich durch Kokken bedingten Veränderungen dominierten die Alterationen in den Lungen. Bei der Sektion wurden oft eine starke Entzündung der Lungen sowie eine miliare Herdbildung festgestellt. In mehreren Fällen wurden in den Lungensäcken gelblich-flockige Massen beobachtet.

Als Einzelfall ist eine Rotlaufinfektion bei einer Echse zu erwähnen. Bei der Sektion des Tieres wurden neben einer Hepatitis Dekubitalstellen an den Hinterextremitäten und dem Schwanz festgestellt. Die bakteriologische Untersuchung führte zum Nachweis von Erysipelothrix insidiosa in Leber, Lunge und Niere. Außerdem wurde S. waycross aus dem Darm isoliert. Andere Corynebakterieninfektionen wurden nur in geringem Umfang beobachtet, so daß eine gesonderte Besprechung nicht erforderlich erscheint. Das gleiche trifft für die Klebsielleninfektionen zu.

An zweiter Stelle aller bakteriellen Infektionen stehen mit 27,7 % die Salmonelleninfektionen, wobei die Schildkröten mit 18,4 %, die Krokodile mit 26,2 %, die Echsen mit 31,4 % und die Schlangen mit 27,1 % betroffen waren. Bei 7,7 % der Tiere konnten bei alleinigem Nachweis von Salmonellen und bei 9,6 % im Verlauf von Mischinfektionen mit den verschiedensten Keimen pathologisch-anatomische Veränderungen ermittelt werden. Sie reichten von schwersten Magen-Darmentzündungen und Hepatitiden über Nephritiden und Pneumonien bis zu

TABELLE 2	Reptilien 4000	Schildkröten 485	Krokodile 126	Echsen 1 578	Schlangen 1 811
INFEKTIONEN	3016 (75,4 %)	356 (73,4 %)	114 (90,5 %)	1151 (72,9 %)	1395 (77,0 %)
VIREN	21 (0,5 %)	1	-	17	3
Leukose	4 (0,1 %)	1	-	-	3
Pocken	17 (0,4 %)	-	-	17	-
BAKTERIEN	2962 (74,1 %)	342 (70,5 %)	114 (90,5 %)	1117 (70,8 %)	1389 (76,7 %)
Kokken	252 (6,3 %)	38 (7,8 %)	14 (11,1 %)	125 (7,9 %)	75 (4,1 %)
Rotlaufbakterien	1 (0,03 %)	-	-	1	-
andere Corynebakterien (nicht end differenziert)	7 (0,2 %)	1	-	2	4
Klebsiellen	4 (0,1 %)	-	1	2	1
Salmonellen	1109 (27,7 %)	89 (18,4 %)	33 (26,2 %)	496 (31,4 %)	491 (27,1 %)
Pseudomonaden	408 (10,2 %)	30 (6,2 %)	9 (7,1 %)	159 (10,1 %)	210 (11,6 %)
Aeromonaden	1131 (28,3 %)	176 (36,3 %)	51 (40,5 %)	318 (20,2 %)	586 (32,4 %)
Pasteurellen	8 (0,2 %)	-	1	6	1
Tuberkulosebakterien	42 (1,1 %)	8	5	8	21
PILZE	33 (0,8 %)	13	-	17	3
Mucor	1	1	-	-	-
Aspergillus	1	-	-	1	-
Penicillium	1	1	-	-	-
Candida	1	-	-	1	-
nicht differenziert	29	11	-	15	3

Peri- und Myokarditiden.

Mit 28,3 % stehen die Aeromonasinfektionen an der ersten Stelle der bakteriellen Infektionen. Sie wurden sowohl bei Schildkröten (36,3 %) als auch bei Krokodilen (40,5 %), Echsen (20,2 %) und Schlangen (32,4 %) nachgewiesen. In 9,1 % hatten die Aeromonaskeime allein und bei 12,4 % der Reptilien in Mischinfektion mit anderen Erregern Organveränderungen verursacht. Häufig wurden Gastroenteritiden und herdförmige entzündliche Veränderungen in den großen Parenchymen festgestellt. Hierbei handelt es sich vorwiegend um flächenförmige Gewebseinschmelzungen. Gleichartige nekrotische Veränderungen konnten auch an Schildkrötenpanzern beobachtet werden. In 27 Fällen wurden außerdem Veränderungen einer Stomatitis ulcerosa, der sogenannten Mundfäule, festgestellt. Hiervon waren hauptsächlich Schlangen betroffen.

Pseudomonasinfektionen wurden bei 10,2 % der Reptilien beobachtet. Hierbei muß erwähnt werden, daß auch bei Reptilien Infektionen sowohl mit Pseudomonas aeruginosa als auch mit anderen Pseudomonasarten vorkommen. Neben Gastroenteritiden wurden hauptsächlich Lungenveränderungen nachgewiesen. Bei der Sektion erwiesen sich die stark geröteten Lungensäcke als feucht und ödematös. Genau wie bei den Aeromonas-Infektionen wurde auch hier häufiger Herdbildung beobachtet. Schließlich muß erwähnt werden, daß auch im Verlauf von Pseudomonasinfektionen Veränderungen in Form von Mundfäule festgestellt wurden. Hiervon waren 19 Tiere, wiederum vorwiegend Schlangen, betroffen.

Infektionen mit Pasteurellen scheinen bei Reptilien nur eine untergeordnete Rolle zu spielen. Sie wurden lediglich in acht Fällen ermittelt.

In 42 Fällen (1,1 %) wurde Tuberkulose nachgewiesen, wobei alle Reptilienordnungen betroffen waren. Obwohl eine Ermittlung des Primärherdes bei den ausschließlich generalisiert verlaufenden Tuberkulosen nicht möglich war, ist eine alimentäre Infektion sehr wahrscheinlich. Neben knötchenförmigen Veränderungen in Darmtrakt, Darmserosa und Leber wurden auch miliare Herdbildungen in den Lungen angetroffen.

Die bei 33 Tieren (0,8 %) ermittelten Mykosen waren vorwiegend im Respirationstrakt lokalisiert. Hierzu gehören auch die bei einem Teju festgestellte Infektion mit Aspergillus fumigatus sowie die bei einer Schildkröte durch eine Penicilliumart verursachte Lungenmykose. Bei dem Teju lag gleichzeitig eine Infektion mit Salmonellen und Amöben vor. In sieben Fällen wurden generalisierte Mykosen beobachtet, und bei drei Tieren wurden durch Pilze bedingte Hautschäden ermittelt. Unter den durch Pilze verursachten Darmveränderungen sind eine Candida-Infektion bei einer Krötenechse sowie die bei einer Schildkröte festgestellte Infektion mit einer Mucorart besonders zu erwähnen. Beim letzteren Tier wurden bei der Sektion nekrotische Veränderungen in der Speiseröhre und im Darm festgestellt. Streckenweise war die Schleimhaut vollkommen zerstört und abgelöst.

Schließlich ist noch hervorzuheben, daß in 129 Fällen bei der histologischen Untersuchung Veränderungen festgestellt wurden, die auf eine Infektion hinwiesen, ohne daß bei der bakteriologischen Untersuchung spezifische Erreger nachgewiesen werden konnten. Zum Teil hängt das mit der vor dem Tode erfolgten Applikation von Antibiotika zusammen. Außerdem waren in mehreren Fällen die Nährböden von Proteus überwuchert, so daß eine genaue Diagnosestellung unmöglich wurde. Ferner sind retrospektiv auch Infektionen mit Anaerobiern nicht auszuschließen, deren Nachweis nur in Ausnahmefällen versucht wurde.

Einleitend zur Besprechung des von uns ermittelten Parasitenbefalls bei Reptilien (Tab.3) muß darauf hingewiesen werden, daß in keinem Fall eine ausgesprochen parasitologische Obduktion vorgenommen wurde. Dementsprechend handelt es sich bei den Zahlenangaben nur um solche Befunde, die entweder bei der makroskopischen Untersuchung oder im Verlauf der histologischen Untersuchung erhoben wurden. Als ausgesprochen nachteilig im Hinblick auf den Aussagewert der aufgezählten Parasitenarten erwies sich die Tatsache, daß im Laufe der zurückliegenden Jahre keine kontinuierliche Bestimmung der bei der Sektion gefundenen

TABELLE 3	Reptilien 4000	Schildkröten 485	Krokodile 126	Echsen 1578	Schlangen 1811
PARASITENBEFALL insgesamt	1991 (49,8%)	176 (36,3)	22 (17,5%)	711 (45,1%)	1088 (60,1%)
PROTOZOEN	478 (12,0%)	28 (5,8%)	4 (3,2%)	105 (6,7%)	341 (18,8%)
Amöba	359 (9,0%)	14 (2,9%)	2 (1,6%)	80 (5,1%)	263 (14,5%)
Amöben ausschließlich	115	6	1	39	69
Amöben u. Bakterien	244	8	1	41	194
Kokzidia u. Sarkosporidia	40 (1,0%)	1 (0,2%)	-	9 (0,6%)	30 (1,7%)
nicht differenzierte Protozoen	79 (2,2%)	13 (2,7%)	2 (1,6%)	16 (1,0%)	48 (2,5%)
HELMINTHEN	1463 (30,5%)	148 (30,5%)	18 (14,3%)	581 (36,9%)	716 (39,5%)
Nematoden	313 (7,8%)	32 (6,6%)	2 (1,6%)	181 (11,5%)	98 (5,4%)
Ascaridoidea	135	16	-	36	83
Oxyuroidea	86	15	-	71	-
Filarioidea	89	1	2	74	12
Kalicephalus	3	-	-	-	3
Cestoden	112 (2,8%)	-	1 (0,8%)	54 (3,4%)	57 (3,1%)
Trematoden	6 (0,2%)	-	-	1 (0,06%)	5 (0,3%)
Acanthocephalen	18 (0,5%)	-	-	2 (0,1%)	16 (0,9%)
nicht differenzierte Helminthen	1014 (25,4%)	116 (23,9%)	15 (11,9%)	343 (21,7%)	540 (29,8%)
in: Magen-Darmkanal	692	90	13	248	341
Lunge	245	11	-	71	163
Leber	43	11	-	19	13
Niere	27	1	2	9	16
Unterhaut	11	-	-	-	8
anderen Organen	5	1	-	-	4
ARTHROPODEN	56 (1,4%)	-	-	25 (1,6%)	31 (1,7%)
Pentastomiden	50 (1,3%)	-	-	24 (1,5%)	26 (1,4%)
Zecken, Milben, Läuse	6 (0,2%)	-	-	1 (0,06%)	5 (0,3%)

Parasiten erfolgen konnte. Dennoch dürften die zahlenmäßig recht umfangreichen Befundangaben wertvolle Hinweise auf die Häufigkeit eines Parasitenbefalls bei Reptilien geben.

Die bei den Reptilien von uns nachgewiesenen hohen Protozoenbefunde in 478 Fällen (12 %) waren in erster Linie auf das häufige Auftreten von Entamöba invadens zurückzuführen. Die durch diesen Erreger ausgelöste Amöbendysenterie wurde allein in 359 Fällen (9 %) aller Sektionen festgestellt. Besonders stark betroffen waren dabei die Schlangen, unter denen 14,1 % einen solchen Befund aufwiesen. Von Bedeutung erscheint an dieser Stelle der Hinweis, daß die Zahl der Erkrankungen, bei denen neben einem Amöbennachweis gleichzeitig bakterielle Infektionen und/oder ein Helminthenbefall festgestellt wurden, wesentlich höher war als die der alleinigen Amöbeninvasion. Unter den gleichzeitig nachzuweisenden bakteriellen Infektionen standen, entsprechend den schon vorher gegebenen Aussagen, die durch Aeromonaskeime an erster Stelle. Daneben wurden aber auch Mischinfektionen mit Salmonellen, Pseudomonaden und Kokken festgestellt. Derartige Mischinfektionen dürften in jedem Fall den tödlichen Ausgang der Amöbendysenterie noch beschleunigen. Die im Verlauf der Amöbendysenterie entstehenden Veränderungen zeigten sich überwiegend als diphtheroid-nekrotische Enddarmentzündungen, wobei derartige Prozesse bei den Schlangen vorrangig im Bereich der oftmals nur angedeuteten blinddarmähnlichen Ausstülpung des Darmes, also mehrere Zentimeter kranial der Kloake, lokalisiert waren. Gleichartig zeigten sich auch bei Echsen und Schildkröten die sackartig ausgebildeten Blinddarmabschnitte am stärksten betroffen. Neben flächenförmig ausgedehnten, entzündlich nekrotischen Darmschleimhautveränderungen können, ebenfalls durch Amöben verursacht, geschwürsartige, herdförmige Prozesse beobachtet werden. In fortgeschrittenen Stadien erwiesen sich ganze Darmabschnitte als vollständig nekrotisch umgewandelt, wobei das Darmlumen durch Verbreiterung bzw. Verdickung der Darmwand soweit eingeengt wurde, daß keine Fäzes mehr passieren konnten. In vielen Fällen wurden neben den Darmveränderungen gleichzeitig herdförmig nekrotisierende Entzündungen in der Leber beobachtet. In diesen Abschnitten ließen sich, genau wie in den Darmschleimhautveränderungen, histologisch Amöben in unterschiedlicher Zahl nachweisen. Seltener traten dagegen durch Entamöba invadens verursachte Erkrankungen im Magen, Dünndarm und in den Nieren auf. Einmal konnten wir jedoch bei einer perakut, enzootisch verlaufenden Amöbiasis in einer Giftschlangenfarm bei einer großen Anzahl Schlangen schwere Entzündungsvorgänge im gesamten Magen-Darmtrakt beobachten, ohne daß es vor dem Tod der Tiere zur Ausbildung der doch recht charakteristischen nekrotischen Veränderungen kam.

Als weitere Protozoenbefunde stellten wir in unserem Sektionsmaterial Kokzidien und Sarkosporidien fest. Gegenüber den Amöbenbefunden war ihre Anzahl nur sehr klein. Die insgesamt 30mal nachgewiesenen Kokzidien fanden sich fast nur bei Schlangen. Die durch sie hervorgerufenen Veränderungen waren ausschließlich im Dünndarm lokalisiert. Es kam zu umfangreichen Zerstörungen des Darmepithels, wobei gleichzeitig verschiedene Entwicklungsstadien der Kokzidien auch in den tieferen Schichten der Darmwandung angetroffen werden konnten. Gleichzeitig ablaufende bakterielle Infektionen bedingten oftmals Sektionsbilder, die denen der Amöbendysenterie sehr ähnelten. Die in dieser Gruppe mit genannten Sarkosporidien können nur als Zufallsbefunde gewertet werden, da wir nicht regelmäßig Muskelproben in die laufenden histologischen Untersuchungen mit einbezogen hatten. Die bisher nachgewiesenen zehn Fälle weisen jedoch darauf hin, daß auch diese heute bei Nutztieren besonders intensiv untersuchten Protozoen bei Reptilien auftreten können und vielleicht auch für Fragen der Erregerreservoire bedeutungsvoll werden können.

Unter dem Begriff "nicht differenzierte Protozoen" faßten wir zahlreiche verschiedenartige protozoäre Gebilde zusammen, die im Verlauf der histologischen Untersuchung in verschiedenen Organen festgestellt wurden. Zu diesem Zeitpunkt war verständlicherweise eine Bereitstellung von Frischmaterial für Anzüchtungsversuche zur weiteren Differenzierung nicht mehr möglich. In zahlreichen Fällen sprachen die histologischen Bilder für das Vorliegen von Entwicklungsstadien von Hämogregarinen; eine zuverlässige Absicherung der Diagnosen war jedoch nicht möglich.

Der von uns bei 1463 Reptilien ermittelte Helminthenbefall stellte mit 36,6 % zahlenmäßig einen der häufigsten Befunde im Sektionsmaterial dar. Auffällig war, daß die im Gesamtmaterial zwar nur mit 126 Sektionen vertretenen Krokodile lediglich 18mal (14,3 %) einen Helminthenbefall erkennen ließen. Auf Grund der meist nicht erfolgten Bestimmung der von uns gesehenen Helminthen mußten 1014 Fälle (25,4 %) unter dem Begriff der nicht differenzierten Helminthen eingeordnet werden. Ebenfalls sind in dieser Zahl die in den histologischen Schnitten verschiedener Organe nachgewiesenen Helminthenquerschnitte als Befunde enthalten. Interessant erscheint hierbei die Aussage, daß 70 % der 1014 nicht differenzierten Helminthen im Magen-Darmtrakt angetroffen wurden. Weitere 24 % betrafen Helminthennachweise aus den Lungen, und der verbleibende relativ kleine Anteil bezog sich auf Befunde aus Leber, Nieren, Unterhaut und anderen Organen. Mit großer Wahrscheinlichkeit wird ein großer Teil der nicht bestimmten Helminthen den Nematoden zuzuordnen sein, so daß sich die ausgewiesenen 313 (7,8 %) Nachweise von Nematoden bei allen Reptilien noch wesentlich erhöhen würden. Innerhalb dieser Gruppe sind Askariden am häufigsten ermittelt worden, wobei besonders stark die Schlangen betroffen waren. Die recht geringen Zahlen der nur bei Echsen und Schlangen nachgewiesenen Oxyuren sowie die bei Reptilien festgestellten Filarien und Kalicephalusfälle können aus den schon vorher diskutierten Gründen nur als Hinweise, aber nicht als Häufigkeitsaussage gewertet werden. Das gleiche trifft auch für die in 112 Fällen nachgewiesenen Cestoden und die mehr oder weniger als Einzelbefunde zu betrachtenden Trematoden- und Acanthocephalenbefunde zu. Die im Zusammenhang mit einem Helminthenbefall festgestellten pathologisch-anatomischen Veränderungen waren unterschiedlicher Art. In einem relativ großen Teil der hier aufgeführten Fälle konnten keine oder nur unbedeutende Veränderungen ermittelt werden. Dies trifft besonders für die sehr zahlreichen Befunde im Magen-Darmtrakt zu. Des weiteren konnte bei Tieren mit sehr starkem Helminthenbefall oftmals eine ausgesprochene Kachexie beobachtet werden. Entzündliche Gewebsreaktionen sowie Abszeßbildungen wurden ebenfalls im Verlauf von Helminthenbefall nachgewiesen. Mehrmals konnte bei Schlangen im Verlaufe eines starken Askaridenbefalls auch die Ausbildung von faustgroßen Divertikeln in der Magenwand gefunden werden. Nicht unerwähnt bleiben darf an dieser Stelle auch der Hinweis auf das häufig gleichzeitig nachgewiesene Auftreten eines Helminthenbefalls und einer bakteriellen Infektion. Gemessen an den Gesamtbefunden spielen die ermittelten Arthropoden nur eine völlig untergeordnete Rolle. Die ausschließlich bei Echsen und Schlangen in den Lungen angetroffenen Pentastomiden traten bei einzelnen Tieren in so großer Zahl auf, daß sie als direkte Todesursache angesehen werden mußten. Zecken, Milben und Läuse stellten Zufallsbefunde dar. Ein Massenbefall wurde nur zweimal beobachtet. Entscheidend für diesen so seltenen Nachweis dürfte die Tatsache sein, daß die meisten Ektoparasiten bald nach dem Tode des betroffenen Tieres abfallen und so zum Zeitpunkt der Obduktion nicht mehr am Tierkörper zu finden sind.

Unter dem Sammelbegriff Organkrankheiten faßten wir die ermittelten krankhaften Organveränderungen zusammen, die nicht durch Erreger verursacht wurden. Daraus ergibt sich, daß die hier für die einzelnen Organsysteme ausgewiesenen Befundzahlen keine generelle Auskunft über die Erkrankungshäufigkeit in den einzelnen Organen geben, sondern nur eine begrenzte Teilaussage darstellen. Die ebenfalls in den verschiedenen Organsystemen auftretenden Infektionskrankheiten, Parasitosen, Stoffwechselstörungen und Geschwulstbildungen sowie mögliche traumatische Veränderungen und Mißbildungen werden auf Grund ihrer besonderen Bedeutung und zur besseren Übersicht gesondert ausgewiesen und besprochen.

Innerhalb der Organkrankheiten stehen bei den Reptilien hinsichtlich ihrer Häufigkeit die Erkrankungen des Urogenitalsystems innerhalb dieser Gruppe an erster Stelle (300 Fälle, 7,5 %). Dabei konnten zahlenmäßig fast gleich viele entzündliche und nicht entzündliche Nierenveränderungen bei allen Reptilienordnungen ermittelt werden. Unter den Nephritiden standen die interstitiellen Entzündungsvorgänge im Vordergrund und bei den Nephrosen dominierten Veränderungen in den Tubuli. An dieser Stelle erscheint es angezeigt, auch auf die noch nachfolgend zu besprechenden Stoffwechselstörungen in Form von Kalkablagerungen und Harnsäurestauungen zu verweisen, da im Zusammenhang mit diesen oftmals Tubulinephrosen und gelegentlich auch interstitielle Nephritiden entstehen. Als ein gesondertes Problem bei der Reptilienhaltung möchten wir die relativ oft im Sektionsmaterial nachzuweisende "Legenot" herausstellen. Dieser von uns gewählte Begriff beinhaltet unterschiedlich bedingte Veränderungen, die zu einem Sistieren der Eiablage Anlaß gaben und in den meisten

TABELLE 4	Reptilien 4000	Schildkröten 485	Krokodile 126	Echsen 1578	Schlangen 1811
ORGANKRANKHEITEN	824 (20,6%)	139 (28,7%)	26 (20,6%)	361 (22,9%)	298 (16,5%)
UROGENITALSYSTEM	300 (7,5%)	44 (9,1%)	5 (4,0%)	178 (11,3%)	73 (4,0%)
Nephritis	62	17	2	29	14
Nephrose	49	14	2	17	16
Legenot	189	13	1	132	43
VERDAUUNGSSYSTEM	270 (6,8%)	45 (9,3%)	10 (7,9%)	100 (6,3%)	115 (6,4%)
Gastroenteritis	138	20	9	47	62
Obstipation	11	1	-	4	6
Lageveränderungen Darm	41	9	-	19	13
Hepatopathie	80	15	1	30	34
RESPIRATIONS-SYSTEM	121 (3,0%)	23 (4,7%)	3 (2,4%)	29 (1,8%)	66 (3,6%)
Pneumonie	121	23	3	29	66
HERZ- und KREISLAUFSYSTEM	72 (1,8%)	10 (2,1%)	8 (6,3%)	31 (2,0%)	23 (1,3%)
Myokardschaden	30	7	1	9	13
Insuffizienz	40	2	7	21	10
Angiopathie	2	1	-	1	-
SKELETTSYSTEM und HAUT	27 (0,7%)	8 (1,6%)	-	14 (0,9%)	5 (0,3%)
Osteopathie	13	1	-	10	2
Hautdefekt	14	7	-	4	3
ENDOKRINES SYSTEM	34 (0,9%)	9 (1,8%)	-	9 (0,5%)	16 (0,9%)
Thyreopathie	34	9	-	9	16

Fällen direkt den Tod zur Folge hatten. Besonders häufig stellten wir eine Legenot bei Echsen (132 Fälle) fest. Die bei infolge einer Legenot gestorbenen Reptilien zu beobachtenden pathologischen Veränderungen beschränkten sich oft lediglich auf den Nachweis eines voll ausgereiften Geleges im Legedarm. Dabei konnten an den Eiern auch Anzeichen einer Mumifikation oder Mazeration gesehen werden. Mehrmals zeigte sich eine deutliche Entzündung des Legedarmes. Angetroffene Kloakenentzündungen deuteten darauf hin, daß auch solche Prozesse als Ursache einer Legenot in Betracht gezogen werden müssen. Nur in Einzelfällen waren bei Schlangen, offensichtlich durch traumatische Einwirkungen bedingt, Zerstörungen von ausgereiften Eiern im Legedarm zu beobachten, die dann ebenfalls zu einem Sistieren der Eiablage geführt hatten.

Die nicht erregerbedingten Befunde im Verdauungssystem umfaßten 270 Fälle (6,8 %). Hierbei handelte es sich vorrangig um sogenannte "unspezifische" Gastroenteritiden, die infolge von Fütterungsfehlern, Unterkühlungen und möglicherweise von Virusinfektionen entstanden waren. Pathologisch handelte es sich bei den hier aufgeführten Fällen überwiegend um katarrhalische Gastroenteritiden. Nur vereinzelt ließen sich ausgesprochen hämorrhagische Darmentzündungen nachweisen. Eine Absicherung der oftmals makroskopisch nicht sicher zu stellenden Diagnose erfolgte in allen Fällen durch die histologische Untersuchung. Hepatopathien traten bei insgesamt 80 Tieren, also bei 2 % der untersuchten Reptilien, auf. Entzündliche und nicht entzündliche Krankheitsabläufe hielten sich etwa die Waage. Hinsichtlich der Hepatitiden, bei denen keine bakteriellen oder parasitären Erreger nachzuweisen waren, bleibt, wie schon oben ausgeführt, die Frage offen, inwieweit auch hier möglicherweise Virusinfektionen eine Rolle spielten. Die Hepatosen dokumentierten sich in Form von pathologischen Leberzellverfettungen, Degenerationen, Atrophien sowie Leberzirrhosen. Nicht unerwähnt bleiben soll, daß bei zwei Echsen in der Gallenblase eine umfangreiche Konkrementbildung zu beobachten war, wobei die Tiere selbst deutliche Anzeichen eines Ikterus erkennen ließen. Darmverstopfungen (Obstipationen) wurden als Sektionsbefund elfmal ermittelt. Nicht enthalten sind in dieser Zahl die häufig ermittelten Obstipationen im Verlaufe einer Amöbiasis. Bei den von uns beobachteten Verstopfungen waren die Faecesmassen meist so verhärtet, daß sie nur schwer zu zerteilen waren. Die Darmschleimhaut in der Umgebung der Obstipationsstelle war entzündlich verändert. In allen Fällen mußte die Verstopfung über lange Zeit bestanden haben. Lageveränderungen des Darmes traten bei den Reptilien genau wie bei anderen Wirbeltieren auf. So konnten wir Fälle von Invagination, Volvulus und Prolaps recti beobachten. Hinsichtlich der Ursachen der in 41 Fällen nachgewiesenen Lageveränderungen lassen sich nur Vermutungen anstellen. Die angetroffenen pathologischen Befunde entsprachen weitgehend denen, die im Verlaufe gleicher Erkrankungsvorgänge bei Säugetieren und Vögeln beobachtet werden.

Zu den in der Tabelle 4 ausgewiesenen 121 Befunden (3,0 %) im Respirationssystem ist anzuführen, daß es sich fast ausschließlich um Pneumonien handelte. Nur in zwei Ausnahmefällen beobachteten wir Veränderungen in der Trachea beziehungsweise in den Luftsäcken. Für die Entstehung der Pneumonien, bei denen keine Erreger isoliert werden konnten, gilt das gleiche, wie das zu den Gastroenteritiden ausgeführte. Das pathologische Bild der Pneumonien ist, entsprechend dem unterschiedlichen anatomischen Aufbau der Lungen, verschiedenartig. Meist kommt es aber im Verlaufe der Pneumonien zu starker Flüssigkeitsabsonderung, die gerade bei Schlangen zu Todesfällen führt, da der gekammerte Aufbau der Lungensackwandung bei Exsudatstau keinen Gasaustausch mehr möglich werden läßt.

Erkrankungen von Herz und Kreislaufsystem fanden sich in unserem Material in 72 Fällen (1,8 %). Im Vordergrund standen hierbei Kreislaufinsuffizienzen (40 Fälle), die sich in erster Linie in hochgradigen Blutstauungen in allen Organen sowie in der Ausbildung von Lungenödemen dokumentierten. Unter den 30 ermittelten Myokardschäden fanden sich Herzmuskeldegenerationen und Fälle von Myokarditiden, bei denen keine Erreger ermittelt werden konnten. Als Angiopathie ist lediglich auf zwei vollständige Verkalkungen von ganzen Aortenabschnitten bei einer Schildkröte und einer Echse zu verweisen.

Die von uns ausgewiesenen 27 Befunde (0,7 %) am Skelettsystem und der Haut geben, wie auch die anderen Organbefunde, nur eine sehr begrenzte Aussage, da entsprechend der vielseitig aufgegliederten Befundwiedergabe besonders Knochenbrüche, Stoffwechselstörungen, Tumoren und Infektionen an anderer Stelle aufgeführt wurden. Dementsprechend sind hier unter den 13 Osteopathien nur Knochenveränderungen ausgewiesen, deren Ursache nicht abgeklärt werden konnte. Bei den Hautdefekten handelte es sich in sieben Fällen um Panzernekrosen bei Schildkröten, aus denen nicht, so wie in anderen Fällen, bakterielle Erreger oder Pilze isoliert werden konnten. Gleiches gilt auch für die bei Echsen und Schlangen angeführten Hautschäden.

Zum letzten Komplex in der Aufstellung der Organkrankheiten, den Befunden des Endokrinen Systems, muß einschränkend betont werden, daß eine systematische Untersuchung der Schilddrüsen in unserem Sektionsmaterial nur in einem begrenzten Zeitraum vorgenommen wurde. Damit stellen die hier angegebenen Befundzahlen keine Vergleichswerte oder Anhaltspunkte für die Häufigkeit dar. Trotzdem sollen sie mit erwähnt werden, da hierdurch aufgezeigt wird, daß bei entsprechender Einbeziehung der Schilddrüsen in die laufenden Untersuchungen durchaus auch Veränderungen ermittelt werden können, die als Erkrankungen zu werten sind. Wir konnten Hyperplasien und hochgradige Kolloidstauungen, die den Stapelschilddrüsen der Säugetiere glichen, beobachten. Weiterhin traten verschiedenartige Konkrementbildungen in den Follikeln und im Interstitium der Schilddrüse auf. Den letzten Komplex der Befundauswertung stellen verschiedenartige Befunde dar, die unter dem Sammelbegriff "Sonstige Befunde" zusammengefaßt wurden. An erster Stelle sind hier 750 Fälle (18,8 %) von Stoffwechselstörungen zu nennen. Bei 434 Reptilien (10,9 %) konnten durch die Sektion Harnsäureablagerungen ermittelt werden. Fast ausschließlich waren davon die Nieren betroffen (397 Tiere). Dabei zeigte sich, je nach Stärke der Ablagerung, eine weißstrahlige Streifung der Nieren bis zu einer vollständigen Weißfärbung des ganzen Organs. Entsprechend waren im Organgewebe in unterschiedlicher Ausdehnung kristalline Ablagerungen vor allem in den Tubuli und den ableitenden Harnwegen nachzuweisen. Bei weiteren 37 Reptilien beobachteten wir eine generalisierte Harnsäureablagerung unter den serösen Häuten mehrerer Organe sowie in den Gelenken und in der Körpermuskulatur. Derartige auch als "Harnsäuregicht" bezeichnete Prozesse lassen die betroffenen Organe wie mit Staubzucker bestreut erscheinen. Durch mechanische Reizwirkung kommt es im Verlauf solcher Erkrankungen auch zu Bindegewebsvermehrungen und lokalen Entzündungsprozessen. Eine weitere Form der Stoffwechselstörung stellen die in 305 Fällen (7,6 %) beobachteten Kalkablagerungen dar. In erster Linie handelte es sich dabei um feinstaubige bis kleinschollige Kalkablagerungen in offensichtlich gesundem Gewebe. Derartige auch als "Kalkmetastasen" bezeichneten Prozesse waren vorrangig in den Nieren und Lungen nachzuweisen. Völlig reaktionslos zeigten sich in den Tubuliepithelien und gelegentlich auch in den Glomerulaschlingen solche Verkalkungen. Im Lungengewebe wurden sie meist unter dem respiratorischen Epithel gelagert angetroffen. Eine weitere, des öfteren zu beobachtende Form der Kalkablagerung ist die Gefäßwandverkalkung. Hierbei handelt es sich überwiegend um eine primäre Verkalkung, die nicht mit der im Verlauf der Arteriosklerose auftretenden dystrophischen Mediaverkalkung gleichzusetzen ist. Schließlich soll noch ein Fall einer generalisierten Verkalkung im Bereich des Skelettsystems und der inneren Organe bei einem Python angeführt werden, bei dem nachweislich über lange Zeit eine massive Überdosierung von Vitamin D_3 erfolgte. Als letzte der erfaßten Stoffwechselstörungen in unserem Sektionsmaterial soll die Rachitis beziehungsweise Osteodystrophie genannt werden. Mit Sicherheit wurden 11 derartige Fälle nachgewiesen, von denen allein neun bei Schildkröten beobachtet wurden. Gezielte Untersuchungen würden wahrscheinlich einen weit höheren Anteil derartiger Befunde erbringen. Als Hinweis diente in allen Fällen die überaus weiche Konsistenz des Panzers beziehungsweise der Knochen.

Die Anzahl der unter dem Begriff Trauma registrierten Befunde ist gegenüber den bei anderen Wirbeltieren mit nur 74 Fällen (1,9 %) auffallend gering. Lediglich unter den Krokodilen lag der Anteil etwas höher (10,3 %). Neben Bißverletzungen traten Stich- und Schnittwunden sowie Quetschungen und Knochenbrüche auf. Die ursächliche Aufklärung war entscheidend von den anamnestischen Angaben abhängig. Als ausgesprochen ausgefallener Befund muß der zweimalige Nachweis von Schlundperforationen durch Angelhaken bei Echsen angeführt werden, wobei es sich um Frischimporte einer Tierhandlung handelte.

TABELLE 5	Reptilien 4000	Schildkröten 485	Krokodile 126	Echsen 1578	Schlangen 1811
SONSTIGE BEFUNDE	987 (24,5%)	106 (21,8%)	42 (33,3%)	430 (27,2%)	409 (22,6%)
STOFFWECHSEL-STÖRUNG	750 (18,8%)	81 (16,7%)	25 (19,8%)	320 (20,3%)	324 (17,9%)
Harnsäureablagerung	434 (10,9%)	19 (3,9%)	9 (7,1%)	184 (11,7%)	222 (12,3%)
in: Nieren	397	15	9	168	205
serösen Häuten (Gicht)	37	4	-	16	17
Kalkablagerung	305 (7,6%)	53 (10,9%)	16 (12,7%)	134 (8,5%)	102 (5,6%)
Rachitis / Osteodystrophie	11 (0,2%)	9 (1,9%)	-	2 (0,1%)	-
TRAUMA	74 (1,9%)	8 (1,6%)	13 (10,3%)	29 (1,8%)	24 (1,3%)
GESCHWULST	20 (0,5%)	4 (0,8%)	-	11 (0,7%)	5 (0,3%)
MISSBILDUNG	3 (0,08%)	-	-	2 (0,1%)	1 (0,05%)
OHNE BEFUND	140 (3,5%)	13 (2,7%)	4 (3,2%)	68 (4,3%)	55 (3,0%)

Insgesamt wurden in unserem Sektionsmaterial 20 Geschwulstbefunde erhoben. Obwohl es sich dabei mit 0,5 % um eine zahlenmäßig recht unbedeutende Aussage für die Reptilienverluste handelt, dürften die aufgefundenen Tumoren für vergleichende medizinische Betrachtungen recht interessant sein. Einen Überblick über die ermittelten Geschwülste gibt die Tabelle 5.

Tabelle 6: Aufgliederung der Reptilientumoren:

Schildkröten:	
1. Schmuckschildkröte (Chrysemys picta)	Schilddrüsenkarzinom
2. Starrbrust-Pelomedusa (Pelomedusa subrufa)	Schilddrüsenkarzinom
3. Griechische Landschildkröte (Testudo hermanni)	systematisches lymphoblastäres Lymphosarkom
4. Dosenschildkröte (Terrapene carolina)	Adenokarzinom der Niere
Echsen:	
5. Kubanischer Wirtelschwanzleguan (Cyclura macleayi)	Osteochondrom (Extremitäten)
6. Grüner Leguan (Iguana iguana)	Osteochondrom (Extremitäten)
7. Indischer Dornschwanz (Uromastyx hartwickei)	Osteochondrom (Extremitäten)
8. Nilwaran (Varanus niloticus)	Osteochondrom (Extremitäten)
9. Grüner Leguan (Iguana iguana)	Osteosarkom (Extremitäten)
10. Nördlicher Großteju (Tupinambis nigropunctatus)	Plattenepithelkarzinom (Oberkiefer)
11. Roter Großteju (Tupinambis rufescens)	Leberzelladenom
12. Indischer Dornschwanz (Uromastyx hartwickei)	Leberzelladenom (nicht endgültig geklärt)
13. Streifenskink (Eumeces fasciatus)	Leberzellkarzinom
14. Streifenskink (Eumeces fasciatus)	Epithelialer Tumor (Lungengewebe)
15. Bindenwaran (Varanus salvator)	Schilddrüsenkarzinom
Schlangen:	
16. Mangroven-Nachtbaumnatter (Boiga dendrophila)	Pankreasadenom (nicht endgültig geklärt)
17. Kettenviper (Vipera russelli)	Leberadenom (nicht endgültig geklärt)
18. Wassermokassinschlange (Agkistrodon piscivorus)	Fibrom (Leibeshöhle)
19. Indische Streifennatter (Natrix stolata)	Hämangioendotheliom
20. Sandotter (Vipera ammodytes)	Epithelialer metastasierender Tumor in Niere, Leber, Lunge und Fettkörper (nicht endgültig geklärt)

Mit Ausnahme der unter den Nummern 2, 9, 12, 16, 17 und 20 angeführten Tiere ist bereits an anderen Stellen über die hier erwähnten Tumoren berichtet worden.

Mißbildungen fanden wir bei zwei Echsen in Form einer gabelartigen Zweiteilung des Schwanzes und bei einer Schlange als eine Doppelkopfbildung.

Zum Abschluß bleibt noch, auf 140 Reptilien zu verweisen, die keinerlei Veränderungen zeigten und als "ohne Befund" registriert wurden. Derartige Feststellungen trafen für die Untersuchungen bei allen vier Reptilienordnungen in annähernd gleichgroßem Anteil von 3,5 % zu.

Diskussion und Schlußfolgerungen:

Bei einem Vergleich der bei Reptilien ermittelten Ergebnisse mit den in früheren Untersuchungen bei Säugetieren und Vögeln erhaltenen Resultaten (I p p e n , 1967; I p p e n und S c h r ö d e r , 1972) tritt die vermehrte Feststellung von bakteriellen Infektionen bei den Reptilien besonders hervor. Dies hängt zweifellos einerseits mit den optimalen Keimentwicklungsmöglichkeiten in den Terrarien und andererseits mit den Lebensgewohnheiten vieler Reptilien (Koprophagie) zusammen. Gerade aufgrund der letztgenannten Tatsache sind immer wieder die Möglichkeiten für eine Reinfektion gegeben. Hinzu kommt, daß bei Reptilien in Abhängigkeit von den jeweiligen Umweltbedingungen der Stoffwechsel soweit herabgesetzt sein kann, daß auch die Bakterienausscheidung für einen längeren Zeitraum stagniert und somit bei bakteriologischen Kontrolluntersuchungen trotz eines massiven Organbefalls negative Ergebnisse herauskommen. Diese Wechselbeziehungen erklären unserer Ansicht nach nicht nur die recht hohen Prozentsätze bei den Salmonella-, Aeromonas- und Pseudomonasinfektionen, sondern sind auch für das vermehrte Vorkommen von Doppel- und Mischinfektionen sowie den hohen Befall mit Endoparasiten, besonders Amöben, verantwortlich zu machen. Hier ist nur durch oftmalige gründlichste Desinfektion der Unterkünfte und der bei der Betreuung der Tiere benutzten Gerätschaften sowie durch ständige Beseitigung der Exkremente eine Unterbrechung der Infektketten zu erreichen. Bei der Therapie bakterieller Infektionen ist, soweit möglich, eine Kombination von parenteraler und oraler Applikation der Antibiotika bzw. Sulfonamide von Bedeutung, wobei unter Berücksichtigung der Dosierungsvorschläge von F r y e (1973) die Beachtung der Behandlungsintervalle besonders wichtig ist. Eine Kombinationstherapie ist auch bei der Mundfäule angezeigt, bei der es sich auf Grund unserer Untersuchungen nicht um eine durch einen spezifischen Erreger verursachte Erkrankung handelt, sondern um ein Krankheitsbild, das nach primärer Schädigung der Maulschleimhaut durch Infektion mit Aeromonas- oder Pseudomonaskeime kompliziert wird. Zur Behandlung der Parasitosen haben sich kürzlich erst F r a n k (1975) und G a b r i s c h (1976) ausführlich geäußert, so daß an dieser Stelle darauf verzichtet werden kann.

Im Gegensatz zu den bei Säugetieren und Vögeln erhobenen Befunden stehen bei den Reptilien innerhalb der Gruppe der Organkrankheiten die Veränderungen am Urogenitalsystem im Vordergrund. Dabei wurde gehäuft Legenot festgestellt. Beim überwiegenden Teil der beobachteten Fälle war aus den Vorberichten zu entnehmen, daß dem Tod eine Standortveränderung der Tiere vorausgegangen war. Es ist daher sehr wahrscheinlich, daß allein der Biotopwechsel ausreicht, um bei Reptilien, die ein vollentwickeltes Gelege aufweisen, eine normale Eiablage unmöglich zu machen. Diese Tatsache sollte Veranlassung sein, beim Umsetzen oder beim Transport von weiblichen Zuchttieren zu überprüfen, ob ein Gelege nachzuweisen ist.

Unter den bei den Reptilien ermittelten Stoffwechselstörungen kommt der Harnsäureablagerung die größte Bedeutung zu. Die Ursache für derartige pathologische Harnsäureablagerungen ist noch nicht geklärt. Sicher ist, daß eine gesteigerte Harnsäurebildung sowohl auf Grund endogener Ursachen (degenerative Prozesse) als auch exogener Einwirkungen eintreten kann. Natürlich können auch rein mechanische Verlegungen der ableitenden Harnwege Anlaß für Harnsäurestauungen sein. Stoffwechselbedingte Osteopathien, wie Rachitis oder Osteodystrophie, werden auf Grund unserer Untersuchungen gerade bei Schildkröten immer wieder beobachtet. Offensichtlich wird hier bei der Fütterung noch nicht das richtige Kalzium-Phosphor-Verhältnis erreicht. Hinzu kommt, daß per os verabreichte Vitaminpräparate offenbar häufig infolge Darmwandschädigungen nicht oder nur unzureichend resorbiert werden, so daß der parenterale Einsatz erfolgversprechender erscheint. Derartige Darmwandschädigungen sind, wie bereits erwähnt, auf Grund der hohen Prozentsätze bakterieller Infektionen und des hohen Endoparasitenbefalls gerade bei Reptilien nicht selten.

Der Anteil traumatischer Veränderungen war in unserem Material auffallend gering. Lediglich bei der relativ kleinen Anzahl von 126 Krokodilen konnten in 10,3 % Verletzungen nachgewiesen werden. Es bleibt abzuwarten, ob sich diese Feststellung auch an einem größeren Material bestätigen läßt. Es erscheint angezeigt, bei der Eingewöhnung neuerworbener Krokodile größte Sorgfalt walten zu lassen.

Tumoren und Mißbildungen wurden in so geringen Prozentsätzen festgestellt, daß sie bei der tierärztlichen Betreuung der Reptilienbestände kaum eine größere Rolle spielen dürften.

Für die gewissenhafte und umsichtige Unterstützung bei den statistischen Zusammenstellungen möchten wir Frau Vet. Ing. H e n n e unseren besten Dank sagen.

Zusammenfassung:

Zu den Erkrankungen der Reptilien

Es wird über die bei der Sektion von 4000 Reptilien ermittelten Befunde berichtet. Am häufigsten wurden Infektionen (75,4 %) festgestellt, unter denen den Aeromonas-, Salmonella- und Pseudomonasinfektionen besondere Bedeutung zukommt. An zweiter Stelle folgt mit 49,8 % der Parasitenbefall, wobei Magen-Darmhelminthosen und Amöbenbefunde im Vordergrund standen. Relativ hoch mit 18,8 % der untersuchten Tiere erwiesen sich auch die ermittelten Stoffwechselstörungen, während die Organerkrankungen, die nicht durch Erreger verursacht wurden, nur eine untergeordnete Rolle spielten. Abschließend wurden einige Hinweise zur Prophylaxe und Therapie der am häufigsten bei Reptilien anzutreffenden Erkrankungen gegeben.

Summary:

Diseases of Reptiles

Reported in this paper are post-mortem findings recorded from 4,000 reptiles. Infections were most common (75,4 per cent), with predominant positions held by Aeromonas, Salmonella, and Pseudomonas infections. They were followed by parasitisation (49,8 per cent), with gastro-intestinal helminthiasis and amoebic findings ranking high on the list. Disorders of metabolism accounted for 18.8 per cent und were as well relatively important, whereas a minor role was played by organic diseases not caused by pathogens. Some proposals are made on prophylaxis and therapy of diseases most commonly observed in reptiles.

Résumé:

A propos des affections de reptiles

L'exposé donne un bilan des résultats d'analyses effectuées lors de la dissection de 4 000 reptiles. Parmi les infections constatées (75,4 %) une signification particulière revient à celles causées par Aeromonas, Salmonella et Pseudomonas. En second lieu on mentionne les cas de parasitose, les helminthoses de l'estomac et de l'intestin et les affections amibiennes constituant la part la plus importante. 18,8 % des bêtes examinées souffraient de troubles du métabolisme, tandis que les maladies qui n'étaient pas causées par des microbes mais qui affectaient des organes ne jouaient qu'un rôle négligeable. Pour conclure, l'exposé formule quelques recommandations au sujet de la prophylaxie et de la thérapeutique des maladies les plus fréquemment décelées chez les reptiles.

О заболеваниях рептилий.

Сообщается о результатах 4 000 секционных исследований рептилий. Чаще всего были обнаружены инфекции (%), особое распространение получили аеромонас,сальмонелла и псевдомонас инфекции. На втором месте обнаружены паразиты, причем особо поражен глистами желудочно-кишечный тракт,а также выявлены амебы(49,8%). У 18,8% животных обнаруженоонарушение обмена веществ, в то время заболевания органов не инфекционного происхождения играют незначительную роль. В заключении даются советы к профилактике и терапии чаще всего встречающихся у рептилий заболеваний.

<u>Literatur:</u>

FRANK, W. (1975): Haltungsprobleme und Krankheiten der Reptilien. Tierärztl. Prax. 3, 343-364.

FRYE, F. L. (1973): Husbandry, Medicine & Surgery in Captive Reptiles. VM Publishing Inc. 144 North Nettleton, Bonner Springs, Kansas.

GABRISCH, K. (1976): Diagnose und Therapie von Parasitosen bei Reptilien. Prakt. Tierarzt 57, Sdnr. 37-40.

IPPEN, R. (1967): Auswertung der bei 1400 Zoo- und Wildtieren (Mammalia) erhobenen Zerlegungsbefunde. Zbl. Vet. Med. B 14, 293-320.

IPPEN, R. und H.-D. SCHRÖDER (1972): Ein Beitrag zu den Erkrankungen der Zoovögel. Verhandlungsber. XIV. Internat. Symp. Erkrankungen Zootiere, Wrocław, 11-27.

Anschrift der Verfasser: Prof. Dr. habil. R. I p p e n und
Dr. H.-D. S c h r ö d e r ,
DDR-1136 Berlin-Friedrichsfelde, Am Tierpark 125 (DDR)

Aus der Abteilung Parasitologie der Universität Hohenheim (Leiter: Prof. Dr. W. Frank)

INTERESSANTE KRANKHEITSBILDER BEI AMPHIBIEN UND REPTILIEN, DIE DURCH BAKTERIEN, PILZE UND PARASITEN BEDINGT SIND - EINE ÜBERSICHT NACH 15jähriger ERFAHRUNG

Von W. Frank und Brigitte Loos-Frank

Einleitung:

Verfolgt man die Literatur der vergangenen Jahrzehnte, so fällt auf, daß mit Ausnahme einiger mehr oder weniger zufälliger Publikationen in Liebhaberzeitschriften das Schrifttum über Erkrankungen der Amphibien und Reptilien erst seinen Anfang nahm mit der Zusammenstellung der bis dahin bekannt gewesenen Krankheiten in dem Handbuch "Pathologie der Laboratoriumstiere" durch Schlumberger (1958). In der Folgezeit sind nicht nur eine große Zahl von Einzelveröffentlichungen erschienen, nicht zuletzt auch eine Reihe statistischer Auswertungen, die zum Teil in den "Symposiumsberichten" ihren Niederschlag fanden (Ippen, 1967, 1968, 1971, 1972), sondern darüber hinaus mehrere zusammenfassende Darstellungen, von denen die wichtigsten erwähnt seien. Das Schwergewicht der behandelten Fakten ist dabei unterschiedlich gelagert (Ippen, 1965; Reichenbach-Klinke und Elkan, 1965; Page, 1966; Marcus, 1968; Wallach, 1969; Marcus, 1971; Frye, 1973; Zwart, 1974a, b, c; Frank, 1975, 1976a).

Neben diesen Veröffentlichungen gibt es eine Reihe von Publikationen, die zum Teil monographischen Charakter haben, und die die pathologischen Veränderungen bestimmter Organe (Zwart, 1963; Will, 1975 a, b, c) oder Organsysteme behandeln (Pienaar, 1962; Will, 1971, 1977) bzw. solche, die sich mit dem Problem von Tumoren niederer Vertebraten befassen (Mizell, 1969), aber auch einzelne Infektionen bzw. Erregergruppen ausführlicher berücksichtigen (Ippen, 1964; Frank (1976 b, c).

Diese kurze Übersicht einiger wichtiger bzw. neuerer Publikationen zeigt sehr deutlich, daß das Interesse an der Erkennung und Erforschung der Krankheitsursachen dieser stammesgeschichtlich alten Vertebraten in den vergangenen zwanzig Jahren erheblich zugenommen hat. Daß dieses Gebiet zu einem Schwerpunktthema des diesjährigen Symposiums gemacht wurde, unterstreicht diese Bemerkungen auf das nachhaltigste.
Die nachfolgenden Ausführungen sollen nicht nur einen Beitrag dazu liefern, mit welchen Problemen wir uns bei Amphibien und Reptilien konfrontiert sehen, sondern die Ausführungen sollen auch denjenigen einen Einblick in das pathologische Geschehen geben, die sich bisher weniger damit beschäftigt haben, aber gleichzeitig auch eine Anregung für die Befassung mit den Krankheiten dieser Tiergruppen darstellen.

Ergebnisse:

Bei der Untersuchung von Amphibien- und Reptilien-Erkrankungen wird sich das Schwergewicht, entsprechend der Interessenlage des Bearbeiters, zum einen mehr auf die pathologischen Veränderungen an sich, zum anderen dagegen mehr auf die Ursachen, die zu solchen Prozessen führen, verlagern.

In dieser Zusammenstellung soll den Ursachen das größere Augenmerk gewidmet sein, da es zugleich zu einem Teil in das eigentliche Arbeitsgebiet der Verfasser gehört. Es werden also nur solche Krankheitsbilder vorgestellt, die durch Bakterien, Pilze und Parasiten verursacht sind. Bedauerlicherweise sind unsere Kenntnisse über solche Prozesse, die durch Viren bedingt werden, aus vielerlei Gründen bisher recht ungenügend. Die wenigen Publikationen darüber stammen meist aus USA; aus Europa liegen bisher so gut wie keine Veröffentlichungen vor, was vor allem auf unzureichende Techniken bei der Kultur von Kaltblüterzellen zurückzuführen ist, aber auch das allgemein geringe Interesse der zuständigen Stellen für derartige Untersuchungen dokumentiert. - Die Ergebnisse von R a y n a u d und A d r i a n (1976) zeigen aber, daß gerade auf diesem Gebiet wesentliche neue Erkenntnisse gewonnen werden können. Der Nachweis, daß die sogenannten Pocken der Smaragdeidechsen (Lacerta viridis) durch Viren verursacht werden, macht ein bisher in seiner Ätiologie völlig undurchsichtiges Krankheitsbild plötzlich erklärbar. In den papillomatösen Bildungen ließen sich Viren der Herpes- neben denen der Reo-Gruppe nachweisen, und außerdem noch solche, die auf Grund ihrer Morphologie wahrscheinlich den Papova-Viren nahestehen. Ob ein Zusammenhang dieser Bildungen, wie vom Verfasser vermutet, auch mit unterschiedlicher Intensität der Sonnenbestrahlung, also des UV-Anteils im Licht besteht, muß weiteren Untersuchungen vorbehalten bleiben.

Bakterien: Von der großen Vielfalt von Keimen, die sich aus krankhaften Veränderungen bzw. aus gestorbenen Tieren isolieren lassen, haben sicher nur relativ wenige eine pathogenetische Bedeutung, doch sind darüber hinaus Opportunisten am Krankheitsgeschehen beteiligt. Interessant ist die Tatsache, daß neben aeroben Keimen neuerdings auch den oft schwer kultivierbaren anaeroben Erregern eine Bedeutung beigemessen wird (M a y e r und F r a n k, 1977).

Zweifelsfrei spielen bakterielle Infektionen bei den recht häufigen pathologischen Prozessen im Magen-Darmkanal eine überragende Rolle; Gastroenteritiden dürften bei frisch importierten Schlangen und Waranen zu den häufigsten Todesursachen gehören. Das dabei zu beobachtende Krankheitsbild, das durch Arten von Pseudomonas, Aeromonas und gelegentlich auch durch die verschiedensten Salmonella-Serovare verursacht wird, sind käsig-nekrotische Destruktionen der Darmschleimhaut (Zusammenstellung der Literatur bei F r a n k , 1976a).

Behandlungen sind bei rechtzeitiger Erkennung - Absetzen breiig-stinkenden Kotes, Auswürgen aufgenommener Beute nach ein bis mehreren Tagen - durch Breitbandantibiotika möglich. Chloromycetin hat sich bei fehlendem Resistenztest als besonders wirksam erwiesen.
Ein besonders auffälliges und nicht seltenes Krankheitsbild stellt die viscerale Gicht dar, die sich nach noch nicht veröffentlichten Untersuchungen möglicherweise auf dem Boden einer Aeromonas-Infektion der Nieren entwickeln kann und schließlich den Tod verursacht. Über mehrere Jahre durchgeführte Serum-Harnsäurebestimmungen bei Reptilien lassen es möglich erscheinen, daß eine beginnende viscerale Gicht auf diese Weise frühzeitig erkannt werden könnte. Auch F r y e und D u t r a (1976) stellen bei der sogenannten Pseudogicht der Gelenke einen um das Mehrfache höheren Bluthamsäurespiegel fest. Vorläufig stehen einer Routineuntersuchung noch Schwierigkeiten entgegen, da die Blutentnahme bei Reptilien, trotz neuer Techniken (R u e d i und G i r a r d , 1976), bisher unbefriedigend ist.

Von den vielerlei Möglichkeiten, die durch bakterielle Infektionen bei Amphibien und Reptilien außerdem noch auftreten können, sollen nur noch die bei Reptilien recht häufigen Abszesse erwähnt sein. Wohl erstmals berichteten G r ü n b e r g et al. (1963) über abszeßähnliche Nekrosen bei Schlangen, aus denen sie verschiedene Keime isolieren konnten. Derartige Bilder kommen bevorzugt bei Schlangen vor, doch gibt es daneben echte Abszesse bei allen Reptilienarten. Meistens lassen sich neben einem Hauptkeim, z. B. Proteus vulgaris oder P. morganii, aber auch einem Salmonellen-Serotyp, unter anderem ein bis mehrere Begleitkeime isolieren (M a y e r und F r a n k , 1974; F r a n k , 1976a; M a y e r und F r a n k , 1977).

Pilze und Hefen: Obwohl sicherlich nicht in jedem Fall eines Mykoseverdachts durch Isolierung der Erreger der Beweis erbracht werden kann, daß tatsächlich mykotische Veränderungen vorliegen und eine histologische Untersuchung bei weitem nicht immer durchgeführt wird, scheinen diese Infektionen auch bei Amphibien und Reptilien zuzunehmen. In einer früheren Mitteilung (F r a n k , 1970) konnten bereits erste Ergebnisse vorgelegt werden, doch haben sich unsere Kenntnisse in den vergangenen Jahren wesentlich erweitert. Aus einer tabellarischen Zusammenstellung, in der die wichtigsten bis zu dieser Zeit veröffentlichten

Untersuchungen aufgeführt sind, geht hervor, daß auch bei den Mykosen das Spektrum der Erreger groß ist (F r a n k , 1976 b, c). Die Möglichkeiten sind aber sicher damit noch nicht voll erfaßt.
Besonders interessant erscheint in diesem Zusammenhang, daß die als Chromoblastomykose-Erreger des Menschen aus der Neuen Welt bekannten Vertreter der Dematiaceae in den letzten Jahren wiederholt aus amerikanischen Amphibien isoliert werden konnten. Es handelt sich dabei um Arten der Gattungen Phialophora, Cladosporium und Hormodendrum (F r a n k und R o e s t e r , 1970; E l k a n und P h i l p o t , 1973). Aber auch in Reptilien lassen sich Dematiaceae nachweisen, die zum Teil nur die Haut befallen und tiefgreifend schädigen, wie bei einem zirka 4 m langen Python reticulatus von uns nachgewiesen, aber auch zu einer systemischen Mykose (Endomykose nach G e m e i n h a r d t , 1976) führen können, wie das von uns bei einer Testudo radiata beobachtet wurde (F r a n k , 1976 b, c). Eine weitere Endomykose, die durch eine bisher nicht genau determinierte Mucor-Art bei Amphibien nachgewiesen werden konnte, zeichnet sich durch ein aberrantes Wuchsverhalten der Pilzelemente im Amphibiengewebe aus. Die Art wächst dabei in kugeligen Gebilden, die vorläufig als Sphärulen bezeichnet wurden und sich in einer Art endogener Knospung vermehren, ohne daß jemals Hyphen gebildet werden (F r a n k et al., 1974). Erst kürzlich konnten solche Pilz-Sphärulen erneut aus einem frisch importierten Baumsteiger-Frosch (Dendrobates sp.) isoliert werden (L o o s - F r a n k und R o e s t e r , unveröffentlicht).- Alle hier angesprochenen Pilze lassen sich problemlos auf einheimische Amphibien übertragen.
Den Soorpilz-Erregern der Gattung Candida kommt auch bei den niederen Vertebraten eine nicht zu unterschätzende Bedeutung zu. Immer dann, wenn sich diese Keime außerhalb des Darmtraktes auffinden lassen, dürften sie eine pathogenetische Relevanz besitzen (M a y - e r und F r a n k , 1974). Neben den häufigen Isolierungen von C. albicans ließ sich in letzter Zeit wiederholt auch C. tropicalis nachweisen (R o e s t e r und F r a n k , unveröffentlicht), eine Art, die in warmen Ländern eine sicher noch größere Verbreitung besitzt als die im gemäßigten Klima recht häufige C. albicans (C o n a n t et al., 1954).

Diese kurzen Ausführungen zu bakteriellen und mykotischen Infektionen der Amphibien und Reptilien sollen andeuten, daß einerseits unsere Kenntnisse noch bei weitem nicht ausreichen, um eine allgemeine Aussage über die Bedeutung solcher Erreger der niederen Vertebraten für den Menschen zu machen, daß aber andererseits neben Salmonellen weitere, vielleicht bedeutungsvolle Keime auftreten, die bisher kaum beachtet wurden.
Die oft spektakulär hochgespielten Salmonellen-Infektionen der Reptilien, bei denen es sich nach Auffassung von H ö h n e et al. (1975) sogar zum Teil um echte Kommensalen dieser Tiere handelt, stellen möglicherweise durchaus nicht die einzige Infektionsmöglichkeit für den Menschen dar. Es soll aber nicht unerwähnt bleiben, daß die Infektionskette prinzipiell nicht einbahnig aufzufassen ist, sondern daß vielmehr auch die Kaltblüter ihre Infektionen vom Menschen direkt oder über das ihnen gebotene Futter oder sonstiges Zutun erleiden, wie an Beispielen unschwer zu belegen ist. So dürften die allermeisten Salmonella typhimurium-Nachweise aus Gefangenschafts-Reptilien ihren Ausgang von verseuchten Futtertierzuchten genommen haben, da man sie stets nur in solchen Reptilien nachweist, die mit derartig befallenen Mäusen gefüttert worden waren, oder bei denen eine solche Infektion von Becken zu Becken durch Gerätschaften oder ähnlichem weitergetragen wurde.

<u>Protozoen:</u> Von der großen Zahl von Einzellern, die sich in Amphibien und Reptilien auffinden lassen, kommt nur wenigen eine besondere Bedeutung im pathologischen Geschehen zu. An erster Stelle sind hier die Entamoeben zu erwähnen, die in früheren Jahren mehrfach zu enzootisch-verlaufenden Infektionen in Schauterrarien geführt hatten. Die Zahl der Publikationen ist groß; um nur einige zu nennen, seien hier angeführt I p p e n (1959); S t e c k (1961, 1962, 1963); F r a n k (1966a). Daß aber trotz der im Vergleich zu anderen parasitären Infektionen besonders ausführlichen Bearbeitung noch immer neue Erkenntnisse gewonnen werden können, machen die jüngsten Publikationen deutlich (F r a n k et al., 1976a, b). Dabei konnte gezeigt werden, daß sich eine Amöbiasis einerseits selbst bei einer optimal gehaltenen, kühles Milieu (13-20°C) liebenden Brückenechse (Sphenodon punctatus) ausbilden kann, andererseits diese Erkrankung aber auch bei in Seewasser leben-

den Tieren, wie Suppen- und Karettschildkröten (Chelonia mydas und Caretta caretta), zu beobachten ist.

Neben solchen Entamöben, die zur Amöbiasis führen und die möglicherweise durch verschiedene Arten verursacht werden kann (B o s c h und D e i c h s e l , 1972), treten noch weitere Arten bei Amphibien und Reptilien auf, die aber apathogen sind. Daneben finden sich aber auch Amöben, die zu den sogenannten "Kleinen Limax-Amöben" gehören, wie Vahlkampfia und andere. Von nahe verwandten Gattungen (Hartmannella, Acanthamoeba, Naegleria) sind im vergangenen Jahrzehnt einige Arten bekannt geworden, die zu tödlich verlaufenden Meningo-Encephalitiden beim Menschen führen. Es ist in diesem Zusammenhang interessant, daß es uns gelang, solche Erreger aus pathologisch veränderten Gehirnbezirken einzelner Reptilien zu isolieren (F r a n k und B o s c h , 1972) und daß solche Arten, die aus Patienten, die an Amöben-Meningitis verstorben waren und von uns experimentell in das Gehirn von Fröschen injiziert wurden, zwar bei diesen Tieren zu keinen krankhaften Prozessen geführt hatten, aber in den Froschgehirnen für Wochen überlebten und rückisoliert werden konnten (F r a n k, 1974a). Ob eventuell epidemiologische Zusammenhänge zwischen den aus Kaltblütern und solchen isolierten Erregern, die beim Menschen beobachtet wurden, bestehen, ist eine nach wie vor ungeklärte Frage.
Von den übrigen Protozoen lassen sich nur noch die sogenannten "Haemogregarinen" häufiger nachweisen, doch dürfte ihnen nur ausnahmsweise eine Pathogenität zukommen. Die Zuordnung zu den drei Gattungen gelingt mit Sicherheit nur bei Kenntnis des ganzen Lebenskreislaufs (B e r g l e , 1970), der aber bisher nur von wenigen Arten vollständig aufgeklärt ist. Eine Unterscheidung der Gattungen ist aber auch nach den Stadien der Sporogonie im Wirbellosen möglich (F r a n k , 1976d), die Benennung von Arten nach den Wirbeltierwirten ist dagegen fraglich geworden, seit es experimentell gelungen ist, Übertragungen zwischen unterschiedlichen Wirten vorzunehmen (O d a et al., 1971). Im Hinblick auf Wirtspräferenzen scheint es so zu sein, daß Arten der Gattung Hepatozoon bevorzugt bei Schlangen, dagegen seltener bei Echsen zu finden sind - als Überträger fungieren anscheinend nur Culiciden und in einem Fall eine Tsetsefliege (die Arten, die bei Säugetieren vorkommen, bleiben unberücksichtigt) -, die Gattung Karyolysus dagegen ausschließlich bei Lacertiden vorkommt - die Zwischenwirte sind hierbei Milben (Ophionyssus u. a.) -, während die Verbreitung der zur Gattung Haemogregarina zu stellenden Arten auf Wasserschildkröten beschränkt sein dürfte - Überträger sind in diesen Fällen Blutegel. Eingehende ultrastrukturelle Untersuchungen zeigten die engen verwandtschaftlichen Beziehungen dieser Protozoen zu den übrigen Coccidien (B e r g l e , 1974).

Außer diesen schon lange bekannten Protozoen wurden in den vergangenen Jahren verschiedene Formen aufgefunden, die zum Teil neuen Gattungen zugeordnet werden mußten und bei denen Vektoren auftreten, die bisher, auf Grund der Kenntnisse der Lebenskreisläufe von Arten verwandter Gattungen, nicht nachgewiesen werden konnten. Dieses abweichende Verhalten in der Biologie unterstreicht die Bedeutung von Untersuchungen und experimentellen Arbeiten mit diesen phylogenetisch sehr alten Tiergruppen, lassen sich doch dadurch Erkenntnisse über die zunehmend enger werdende Bindung zwischen Parasit und Wirt bei den höheren Vertebraten, nicht zuletzt aber auch an die Zwischenwirte aufzeigen. Solche Beobachtungen liegen z. B. für die neue Gattung Saurocytozoon vor (L a n d a u , 1973), zeigen sich aber auch bei bestimmten Arten lange bekannter Gattungen, wie Plasmodium (A y a l a , 1970), und solchen Parasiten, die wahrscheinlich anderen Gattungen zugeordnet werden müssen wie Haemoproteus (D e G i u s t i und D o b r z e c h o w s k i , 1974). Parasiten dieser Gruppen treten vergleichsweise selten auf, ebenso wie Arten der Familie Trypanosomatidae. Aus unserem umfangreichen Sektionsmaterial liegen nur Einzelfunde vor.

Besonders interessant gestalten sich wahrscheinlich Arbeiten mit Vertretern der Sarcocystidae. Die vielen neuen Ergebnisse, die von diesen bei Haustieren weit verbreiteten Parasiten vorliegen, und die sich als Coccidien mit einem 2-Wirbeltier-Wirte-Zyklus darstellen - vergleiche die Zusammenstellung von T a d r o s und L a a r m a n (1976) -, haben bisher bei Reptilien nur vereinzelt Berücksichtigung gefunden (R z e p c z y k , 1974; Z a m a n und C o l l e y , 1975). Eigene Erkenntnisse machen deutlich, daß diese Erreger anscheinend häufiger auftreten als bisher angenommen wurde und bestimmte Schlangen als Endwirte benötigen, in denen es zur Oocystenbildung kommt. Daß Reptilien daneben auch als Wirte der vegetativen Vermehrung dieser Parasiten dienen, zeigen die Zusammenstellungen von F r a n k (1966b) und K a l y a k i n und Z a s u k h i n (1975).

Coccidien der Gattung Eimeria sind bei Echsen nicht selten, sie treten bevorzugt im Gallengangssystem auf. Von der großen Zahl beschriebener Arten scheinen nur wenige zu Schädigungen ihrer Wirte zu führen. In einem Fall konnte allerdings beobachtet werden, daß neugeborene Chamaeleo jacksonii einer solchen Infektion erliegen können, wenn keine rechtzeitige Behandlung erfolgt (F r a n k , unveröffentlicht). Dies macht deutlich, daß diesen Parasiten, ähnlich wie bei Vögeln und Säugern, auch bei Reptilien bei Jungtieren eine Bedeutung zukommen kann.
Eine Anzahl weiterer Protozoen, aber auch solche Erreger, die man den Rickettsiales zuordnen muß, und die nicht selten beobachtet werden können, zum Teil aber als Artefakte aufzufassen sind (F r a n k , 1974b), sollen hier aus Platzgründen unberücksichtigt bleiben.

Helminthen: Auch von den zahlreichen Helminthen lassen sich nur beispielhaft einige herausgreifen, um die zum Teil große Bedeutung für die Amphibien und Reptilien zu unterstreichen.

Trematoden treten in vielen Fällen im Darm auf, doch sind hier Schädigungen nur selten zu erwarten, ganz im Gegensatz zu solchen Arten, deren Lokalisation die Gallengänge, die Ureteren oder die Lunge sind. Gefäßbewohnende Arten (Spirorchidae) führen gleichfalls zu pathologischen Veränderungen; sie kommen nur bei im Wasser lebenden Schildkröten vor und werden selten nachgewiesen.
Die gravierendsten Veränderungen durch Trematoden wurden bei Fühlerschlangen (Erpeton tentaculatum) in der Gallenblase festgestellt (F r a n k , 1966c). Nicht selten lassen sich bei den verschiedensten Schlangen (Boidae und Colubridae) aber Trematoden auch in den Ureteren nachweisen, die nach unseren Sektionsbefunden zu einer Proliferation der Epithelien und einer Wandverdickung bei gleichzeitiger Erweiterung des Lumens der Harnleiter und Blockade durch Urate führen, Erscheinungen also, wie sie von G r ü n b e r g und K u t z e r (1964), T ú r y und K ö b u l e j (1973) beschrieben worden sind. Da es sich in der Regel um Arten handelt, die mit Integumentdornen besetzt sind, wie Styphlodora, ist ein Zusammenhang zwischen den Epithelveränderungen mit diesen Strukturen bzw. den dadurch bedingten Irritationen wahrscheinlich. Im Gegensatz dazu dürften die häufig nur in histologischen Präparaten aufgefundenen, in den Nierenkanälchen lebenden mikroskopisch kleinen Arten kaum eine wesentliche Bedeutung haben (Z w a r t , 1963). Ähnlich bedeutungslos sind nach unseren Erfahrungen die Vertreter der Monogenea, die man in den Harnblasen vieler Amphibien, selbst bei den kleinen Rhacophoriden, findet (L o o s - F r a n k , unveröffentlicht).

Cestoden sind bei Amphibien und Reptilien recht häufig. Sie treten dabei als Larvenstadien (Plerocercoide und Tetrathyridien) unter der Haut, in der Muskulatur, im Mesenterium, gelegentlich auch in Organen (Leber) auf, finden sich aber daneben auch als Geschlechtstiere im Mitteldarm vieler Wirtsarten. Die Befallshäufigkeit steht in engem Zusammenhang mit dem Biotop, aus dem die Tiere stammen und kann bei einzelnen Wirten zu einer hohen Bandwurmbürde führen. Dies trifft sowohl für Larven- als auch Geschlechtstierbefall zu.
Unsere Kenntnisse über die Lebensdauer von Cestodenlarven in Reptilien sind noch bruchstückhaft, da unseres Wissens niemals exakte Untersuchungen angestellt wurden. Plerocercoide scheinen über Jahre in Reptilien lebensfähig zu bleiben und können anscheinend noch nach Jahren Wanderungen durchführen, die unter Umständen zu plötzlich auftretenden ödematösen Schwellungen führen. Solche Ödeme sind mit blutigem Exsudat gefüllt und können anscheinend auch bakteriell superinfiziert sein. So trat bei einer Agkistrodon rhodostoma, die bereits sechs Jahre in Gefangenschaft war, plötzlich rechtsseitig hinter dem Kopf eine daumengroße weiche Beule auf, die blutiges Exsudat und ein zirka 10 cm großes Plerocercoid enthielt (F r a n k , unveröffentlicht). Daß ein Befall mit vielen Plerocercoiden aber auch weitergehendere Schädigungen verursachen kann und sogar zu einer Degeneration des Herzmuskels führt (F r a n k , unveröffentlicht), unterstreicht die Bedeutung der Cestodenlarven für

die Reptilien, wie sie von F r a n k (1966d) und neuerdings von O d e n i n g und B o c k h a r d t (1976) dargestellt wurde.
Aber auch die Geschlechtstiere der Bandwürmer können auf die Vitalität der Reptilien einen nachhaltigen Einfluß ausüben, wie dies erstmals von K u t z e r und G r ü n b e r g (1965) am Beispiel eines Massenbefalls durch 1547 Exemplare von Crepidobothrium gerrardii bei einer 32 kg schweren Euneotes murinus mitgeteilt wurde. Wir selbst beobachteten gleichfalls einen ähnlichen Befall bei einem Python reticulatus, wo wir bei einem zirka 6 m langen Tier mehr als 1000 Cestoden der Gattung Bothridium zählen konnten. Eigenartig dabei war, daß keiner der Cestoden die Geschlechtsreife erreicht hatte, so daß der Befall durch Kotuntersuchungen intravital nicht festgestellt worden war. Da die Schlange bereits mehrere Monate in Gefangenschaft gewesen war und pseudophyllide Bandwürmer rasch heranwachsen, dürfte hier eine gegenseitige Beeinflussung die volle Reifung unterdrückt haben (crowding effect?) (F r a n k , unveröffentlicht). Daß trotz Fehlens von Saugscheiben oder Hakenkränzen auch durch solche Arten Gewebs-Irritationen auftreten, beweist die Publikation von W i e s e n h ü t t e r (1964).

Nematoden sind bei beiden Tierklassen so zahlreich, daß nur einzelne besonders markante Beispiele angeführt werden können. Die große Bedeutung der Fadenwürmer geht aus zahlreichen Untersuchungen hervor, von denen hier nur die Zusammenstellungen von I p p e n (1965) und Z w a r t (1968) erwähnt seien.
Den Nematoden kann in verschiedener Hinsicht eine pathogenetische Bedeutung zukommen. Ein Massenbefall im Darmkanal kann nicht nur durch Stoffwechselendprodukte die Wirte schädigen, es kann sogar zur Teil- oder Totalblockade der Nahrungspassage kommen. Solche Tiere magern in der Regel stark ab, wie wir das verschiedentlich bei Echsen, seltener bei Schlangen, beobachten konnten. Die Würmer gehören dabei zur Ordnung der Strongylida.
Weit gefährlicher sind aber solche Nematoden wie Spulwürmer (Ascariden), die, besonders auffällig bei Schlangen, zu großen Abszessen im Magen führen, in dessen zentraler Zerfallshöhle sich die Würmer festgesaugt haben und von Zelldebris ernähren. Sekundäre Vereiterungen solcher Bezirke verschlimmern das Krankheitsbild, Todesfälle sind häufig (F r a n k , 1971, 1976a; I p p e n , 1971). Obwohl die Ascariden eine indirekte Entwicklung über Zwischenwirte durchlaufen, ist bei unhygienischen Verhältnissen eine Übertragung über Beutetiere auch in Gefangenschaft möglich, wie K u t z e r und L a m i n a (1965) aufgezeigt haben.
Eine gleichfalls nicht geringe Bedeutung kommt den, den Respirationstrakt bewohnenden Arten der Rhabdiasida zu, die bei Massenansiedlung nicht selten Pneumonien verursachen können. Da die Entwicklung direkt verläuft, kann es bei günstigen Umweltbedingungen rasch zu einem derartigen Zustand kommen. Besteht z. B. bei Schlangen eine beginnende Maulfäule, so lassen sich die oft nur wenige Millimeter großen Nematoden auch in derartigen Prozessen auffinden, wo sie dazu beitragen, die nekrotischen Areale zu vergrößern (F r a n k , unveröffentlicht).

Die Bedeutung der oft zahlreichen Oxyuren unter anderem ist zum Teil umstritten, doch empfiehlt es sich in jedem Fall eine Bekämpfung, da es unter den unnatürlichen Verhältnissen des Gefangenschaftslebens zu einer schweren Schädigung der Wirte kommen kann. Möglichkeiten der Abtreibung von Magen-Darm-Nematoden und solchen, die in der Lunge leben, sind heute vorhanden; die Unterscheidung der verschiedenen Eitypen ist nicht allzu schwierig (F r a n k und R e i c h e l , 1977). Biologisch besonders interessante Nematodenordnungen sind die Dracunculiden und Filariiden. In beiden Fällen sind wirbellose Zwischenwirte in den Entwicklungskreislauf einbezogen. Um die Larvenstadien mit den Vektoren in Kontakt zu bringen, kommt es zu speziellen Anpassungen, die bei den Medinawürmern recht auffällig, wie z. B. bei Eunectes murinus, in Erscheinung treten. Bei diesen Schlangen bilden sich zu der Zeit, wenn die unter der Haut sitzenden weiblichen Würmer voll entwickelte Larven enthalten, nässende Wunden auf der Haut, die bei Kontakt mit Wasser aufplatzen. Biologisch ist dieser Vorgang notwendig, um die Larven ins Wasser abzusetzen, wo sie von Kleinkrebsen (Cyclops) gefressen werden, ihre Entwicklung in deren Leibeshöhle bis zur dritten der Infektionslarve fortsetzen und bei der Trinkwasseraufnahme mit ihren Zwischenwirten wieder in einen neuen Wirt gelangen.
Im Terrarium kann zwar der Lebenskreislauf nicht vollendet werden, doch führen die Hautwunden ohne Behandlung mit Antibiotika leicht zu Vereiterungen. Diese Dracunculiden wurden von

uns mehrfach beobachtet (F r a n k , unveröffentlicht); die Veränderungen sind von M o r a v e c (1966) beschrieben worden. Auch in anderen Reptilien, bevorzugt Schlangen, finden sich diese Parasiten, wie wir wiederholt nachweisen konnten; viele dürften wissenschaftlich noch nicht bearbeitet sein wie die Publikation von D e s h m u k h (1969) beweist, der aus einer Natrix- und einer Coluber-Art jeweils neue Dracunculiden beschreiben konnte. Noch unbestimmt sind die von uns aus amerikanischen Schlammschildkröten (Claudius angustatus) isolierten Medinawürmer, die einen anderen Weg einschlagen, um die Larven ins Wasser zu entlassen. Die Lokalisation dieser Nematoden findet sich in der Kloakalregion, wobei es gleichfalls zu Veränderungen des Gewebes kommt, so daß die Larven schließlich über die Kloake ins Freie gelangen (F r a n k , unveröffentlicht). Die weitere Entwicklung dürfte mit der der übrigen Arten identisch sein.

Die biologisch höchste Anpassungsstufe an die Übertragungsmöglichkeiten ist bei den Filarien realisiert. Hier übernimmt ein blutsaugender Arthropode die Transportfunktion von Wirbeltier zu Wirbeltier, wobei sich in den als echten Zwischenwirten fungierenden Arthropoden, die bei der Blutmahlzeit aufgenommenen Larven (Mikrofilarien) über zwei Häutungen zu den dritten Larven, den Infektionsstadien, entwickeln. Von den vielen bei Amphibien und Reptilien vorkommenden Gattungen (A n d e r s o n et al., 1976) haben wohl nur wenige eine pathogenetische Relevanz. Die manchmal sehr zahlreich auftretenden Filarien, wie z. B. Foleyella furcata in Chamaeleo oustaleti, die in ganzen Klumpen subkutan aber auch in der Leibeshöhle liegen können, scheinen die Wirtstiere nur sehr wenig zu beeinflussen. Inwieweit in Gefangenschaft aber eine sekundäre Schädigung durch Aufnahme bestimmter essentieller Substanzen, z. B. Carotine, zustande kommt, ist bisher nicht zu entscheiden (F r a n k und F e t z e r , 1968). Gleichfalls ohne Beeinträchtigung für die Wirtstiere scheinen solche oviparen Arten zu sein wie Hastospiculum, die man nicht selten in der Leibeshöhle oder dem Intestinaltrakt aufliegend bei Riesenschlangen findet (F r a n k , unveröffentlicht). Bei einer ganzen Reihe von Exemplaren von Varanus prasimus, die wir in den vergangenen beiden Jahren sezierten, und die vielleicht alle aus dem gleichen Biotop stammten, konnten wir gleichfalls ovipare, zirka 12 - 15 cm lange Filarien in der Lunge und der Leibeshöhle nachweisen. Einige saßen im Lungengewebe und ragten mit ihrem freien Ende in die Leibeshöhle hinein (L o o s - F r a n k und F r a n k , unveröffentlicht).- Über die Biologie dieser oviparen Arten ist nur wenig bekannt, doch scheiden Blutsauger als Zwischenwirte mit Sicherheit aus.

Andere Verhältnisse liegen in solchen Fällen vor, in denen durch Zusammentreffen für die Parasiten günstigen Umstände eine accidentelle Entwicklung von Filarien in Wirten erfolgen kann, die aus anderen Faunenregionen stammen, oder wenn es sich um Wirte handelt, die auf Grund anderer Lebensgewohnheiten oder eines anderen Verbreitungsgebietes in Gefangenschaft infiziert werden können.

Solche Fälle wurden von uns beobachtet (F r a n k , 1964a, b, c). Dabei entwickelten sich die Filarien (Macdonaldius oschei) in Riesenschlangen der Alten Welt (Python-Arten), in denen es zu schweren Schädigungen kam, die den Tod der Wirte herbeiführten. Bei den Filarien handelte es sich um Arten, die natürlicherweise in Boiden (Boa constrictor) auftreten und deren Zwischenwirte (Ornithodoros talaje) gleichfalls neuweltliche Zecken sind. Hatten wir bisher angenommen, daß sich die Entwicklung dieser Art nur in Vertretern der Familie Boidae (Boinae und Pythoniae) vollziehen kann, so haben wir in allerjüngster Zeit Befunde erheben können, die klarstellen, daß diese Filarie sich anscheinend auch in Colubriden-Arten (Elaphe guttata) entwickelt. Auch bei diesen Schlangen, die gleichfalls nur zufällig infizierte Wirte darstellen, kommt es nach Aussagen des Besitzers+ der Schlangen zu den gleichen pathologischen Veränderungen wie bei den accidentell besiedelten

---

+ Herrn F. G o l d e r , Kleine Bogenstr. 1, 6500 Mainz-Mombach, möchten wir an dieser Stelle für die Überlassung des für uns besonders wertvollen Untersuchungsmaterials herzlich danken.

altweltlichen Pythons. Das charakteristische Bild sind absterbende Schwanzbereiche, was von F r a n k (1964a) mit der mangelnden Blutversorgung dieser peripheren Bezirke durch die in Knäueln in der Abdominalarterie liegenden Filarien in Verbindung gebracht wurde. Bei der vor kurzem sezierten Elaphe guttata war die große Körperschlagader vom Kloakalbereich bis weit über die Körpermitte dicht vollgepackt mit Filarien und stark aufgetrieben. Anscheinend hatte eine Perforation der Gefäßwand im Kloakenbereich zu einer inneren Verblutung geführt (F r a n k und L o o s - F r a n k , unveröffentlicht). Die Schlange stellte ein Tier der dritten Nachzuchtgeneration dar, so daß andere Infektionsmöglichkeiten als die im Terrarium ausscheiden. Da nach Aussage des Besitzers Lederzecken im Becken seit Jahren vorhanden sind und nicht restlos vernichtet werden konnten, stellt sich vorläufig für uns lediglich noch die Frage nach der Artzugehörigkeit dieser Zwischenwirte.

Diese Bemerkungen zu den accidentell übertragbaren Filarien unterstreichen die Bedeutung, die solchen Parasiten zukommen kann, deren Übertragung in Gefangenschaft auf zufällig empfängliche Wirte gelingt, und bei denen sich die allgemeingültige Aussage bestätigt, daß je jünger, im Sinne der Evolution, eine Parasitose ist, desto heftiger die Reaktionen des Wirtsorganismus ausfallen. Trotzdem sind dabei die Schädigungen so gravierend, daß in der Regel der rasche Tod des Wirtes eine natürliche Folge ist. Dieses allgemein biologisch interessante Phänomen hat bei Gefangenschaftstieren - in diesem Fall bei Amphibien und Reptilien - eine sehr wichtige praktische Bedeutung.

Arthropoden: Bei Amphibien und Reptilien treten Arthropoden zwar nur in wenigen Arten als Parasiten in Erscheinung, können aber trotzdem zu einer empfindlichen Beeinträchtigung ihrer Wirte führen. Neben den schon erwähnten Lederzecken (Argasidae), die auch, ohne daß es zu Filarienübertragungen kommt, als gefährliche Lästlinge in den Terrarien auftreten können, spielen auch Schildzecken (Ixodidae), besonders bei neuerworbenen Reptilien, eine beachtliche Rolle, kommen jedoch im allgemeinen in Gefangenschaft nicht zur Vermehrung, da sie als Langzeitsauger leicht gesehen und entfernt werden. Die unterschiedliche Lebensweise beider Zeckenfamilien führt dazu, daß die Kurzzeitsauger (Argasidae) eher der Beobachtung entgehen als die Ixodidae. Im Zusammenhang mit der Biologie und der Unempfindlichkeit der Argasiden gegenüber den meisten Acariziden stehen die in jüngster Zeit häufiger werdenden Beobachtungen, daß Lederzecken vermehrt in Terrarien auftreten. Soweit uns eine Überprüfung möglich war, handelt es sich immer um die gleiche Art, Ornithodoros talaje, deren Präferenzwirte, wie bereits von F r a n k (1964c) vermutet, anscheinend Reptilien sind. Da besonders bei Biotop-Terrarien eine starke Vermehrung der Zecken kaum zu verhindern ist, stellt sich die Frage nach einer wirksamen Bekämpfung nach wie vor. Eigene Erfahrungen sprechen gegen den Einsatz der häufig verwendeten Präparate wie Neguvon^R als Sprühmittel, sofern die Schlangen - und um diese handelt es sich vorwiegend - im Becken bleiben. Krampfartige Zustände, die schließlich zum Tod führen, wurden wiederholt beobachtet.

Die Massenvermehrung der "roten Blutmilbe" (Ophionyssus) ist eine bekannte Tatsache, deren Bekämpfung gleichfalls dringend notwendig ist, aber zum Teil auf ähnliche Schwierigkeiten stößt wie die der Lederzecken. Was häufig auf die Anwendung von Acariziden zurückgeführt wird, nämlich Schwierigkeiten bei der Häutung nach einer Milbenbekämpfung mit Neguvon^R, steht nach unserer Auffassung in direktem Zusammenhang mit dem Massenbefall durch Milben. Auch ohne Einsatz von Präparaten kommt es durch die tausenden und aber tausenden von Stichen der Milben mit den Chelioeren und dem Serumaustritt zu einer mehr oder weniger stark sich verhärtenden Haut, wodurch nachfolgende Häutungen unvollständig erfolgen. Daß Milben Reptilien blutleer saugen, ist keine neue Erkenntnis, sollte aber der Vollständigkeit halber, weil auch von uns mehrfach beobachtet, hier nicht unerwähnt bleiben. Auf die Gefahr der Übertragung von Protozoen (Karyolysus) auf Eidechsen wurde bei der Besprechung dieser Parasiten schon hingewiesen.

Sehr selten werden bei Schlangen Lungenmilben nachgewiesen, die nach unserer Auffassung als Ursache von Pneumonien gelten können.
Eine gewisse Bedeutung kann dagegen den Pentastomiden zukommen. Bei Schlangen findet man

vielfach Zungenwürmer in den Lungen bzw. den Luftsäcken, bei anderen Reptilien treten sie seltener auf. Die gravierendsten Veränderungen konnten von uns bei einer Dendrelaphis beobachtet werden, bei der im Lungengewebe kraterförmige Öffnungen in die Leibeshöhle entstanden waren, die durch den häufigen Ortswechsel von Exemplaren der Art Waddycephalus teretiusculus verursacht waren, einer der durch Hämoglobin blutrot gefärbten Arten (F r a n k , unveröffentlicht). Hämoglobineinlagerungen sind bei diesen Parasiten selten - fast alle Vertreter sind kalkweiß oder leicht gelblich gefärbt -, doch fanden wir einmal in der Lunge eines Grünen Leguans einige Exemplare einer anderen, bisher nicht bestimmten Art, die wahrscheinlich mit den von Z w a r t (mündl. Mitt.) gleichfalls in einem Grünen Leguan gefundenen, ebenfalls rot gefärbten Pentastomiden identisch sind.
In welcher Beziehung die bei einem Pentastomiden-Befall bei Schlangen häufig zu beobachtenden Pneumonien stehen, vermögen wir vorläufig nicht mit Sicherheit zu entscheiden. Es scheint so zu sein, daß in den Fällen, in denen andere Affektionen vorausgehen, die Pentastomiden das Krankheitsbild verschlimmern und insofern letztlich Todesursache sein können, während andererseits auch bei einem starken Befall, selbst durch die größten Arten (Armillifer armillatus u. a.), das Lungengewebe keine makroskopisch sichtbaren Veränderungen zeigt. Nach unserer Kenntnis bestehen bisher keine Möglichkeiten einer wirksamen Bekämpfung. Da der Lebenskreislauf bei den meisten Arten Zwischenwirte einschließt, ist eine Übertragung in Gefangenschaft nicht zu befürchten, doch sollten die Tierpfleger dahingehend informiert werden, daß sich eine ganze Reihe von Pentastomiden auch im Menschen in verschiedenen Organen bis zur Infektionslarve entwickeln kann, wobei gewisse Beschwerden nicht ausgeschlossen werden können.
Gering sind unsere Kenntnisse über die Biologie der Arten, die wahrscheinlich eine direkte Entwicklung durchlaufen und die von uns vor Jahren in einem Schauterrarium bei Phelsuma madagascariensis in mehreren Tieren nachgewiesen werden konnten und den Tod der Geckos verursacht hatten (F r a n k , unveröffentlicht).

Diese zusammenfassende Darstellung stellt eine Auswahl der im Laufe der Jahre bei zirka 7000 Sektionen gemachten Beobachtungen dar, ohne daß dabei alle Details erschöpfend angesprochen werden konnten.

Zusammenfassung:

Interessante Krankheitsbilder bei Amphibien und Reptilien, die durch Bakterien, Pilze und Parasiten bedingt sind - eine Übersicht nach 15jähriger Erfahrung

Auf der Grundlage von zirka 7000 Sektionen von Amphibien und Reptilien, die während der vergangenen 15 Jahre durchgeführt werden konnten, wird eine Übersicht über die im weitesten Sinne als Infektionen zu bezeichnenden Krankheiten gegeben. Berücksichtigt werden Bakterien, Pilze und Parasiten (Protozoen, Helminthen, Arthropoden), von denen jeweils auf Grund eigener Erkenntnisse interessante Feststellungen mitgeteilt und mit den Ergebnissen anderer Untersucher verglichen werden.

Summary:

Remarkable Pathological Patterns in Amphibians and Reptiles caused by Bacteria, Fungi, and Parasites - Account of 15 Years of Experience

An account is given of diseases which can be defined as infections in the widest sense of the term, on the basis of some 7,000 post-mortems performed on amphibians and reptiles over the past 15 years. Consideration is given to bacteria, fungi, and parasites (protozoa, helminthes, arthropods). Remarkable findings were recorded from them by the author. These are reported and compared with results described elsewhere by other examiners.

Résumé:

Aspects cliniques intéressants chez les amphibiens et les reptiles provoqués par bactéries, champignons et parasites. Tableau d'ensemble portant sur une expérience de 15 ans

Durant les 15 dernières années près de 7000 dissections d'Amphibiens et de Reptiles ont été effectuées. Au moyen de ces recherches un inventaire des maladies qualifiées d'infectieuses a pu être dressé. Les maladies considérées sont provoquées par des Bactéries, Parasites (Protozoaires, Helminthes et Arthropodes) ainsi que par des Champignons. Les résultats obtenues au cours de ces expériences ont été publiés et comparés à des résultats mentionnés par d'autres auteurs.

Обзор I5-летних исследований заболеваний амфибий и рептилий, вызванных бактериями,грибками и паразитами.

Дается обозрение инфекционных заболеваний амфибий и рептилий, обследованных в течение I5 лет на основе 7000 секционных результатов. При этом описываются заболевания , вызванные бактериями, грибами и паразитами (протозоо, гельминты и вртроподы). На основе полученных данных получены интересные сравнительные результаты.

Literatur:

ANDERSON, R. C., CHABAUD, A. G. and S. WILLMOTT (1976): CIH Keys to the nematode Parasites of Vertebrates. Nr. 3 keys to the genera of the order Spirurida, Part.3 Diplotriaenoidea, Aproctoidea and Filarioidea, by R.C.Anderson and Odile Bain. Commonwealth Agricultural Bureaux, Farnham Royal, Bucks, England.

AYALA, S. C. (1970): Lizard malaria in California; description of a strain of Plasmodium mexicanum and biogeography of lizard malaria in Western North America. J. Parasitol. 56, 417-425.

BERGLE, E. (1971): Der Entwicklungszyklus von Karyolysus sp. (Sporozoa, Adeleidea) aus Lacerta sicula in Haupt- und Zwischenwirt. Z. Parasitenkde. 34, 17.

BERGLE, D. (1974): Der Entwicklungszyklus von Karyolysus sp. (Apicomplexa, Adeleidea) unter besonderer Berücksichtigung der Ultrastruktur. Universität Hohenheim: Diss.

CONANT, N. F., SMITH, D. T., BAKER, R. D., CALLAWAY, J. L. and D. S. MARTIN (1954): Manual of clinical mycology. Philadelphia-London: W.B.Saunders Comp. 2nd ed.

DE GIUSTI, D. L. and D. DOBRZECHOWSKI (1974): The biology of the chelonian haemoproteid Haemoproteus metchnikovifin turtle hosts and in the intermediate host, Chrysops callidus. III. Int. Congr. Parasitol., München Vol.I, 80-81.

DESHMUKH, P. G. (1969): Two new species of the genus Dracunculus Reichard, 1759 from snakes. Fol. Parasit. 16, 105-110.

FRANK, W. (1964a): Die pathogenen Wirkungen von Macdonaldius oschei CHABAUD et FRANK 1961 (Filarioidea, Onchocercidae) auf verschiedene Arten von Schlangen (Reptilia, Ophidia). Z. Parasitenkde. 24, 249-275.

FRANK, W. (1964b): Die Entwicklung von Macdonaldius oschei CHABAUD et FRANK 1961 (Filarioidea, Onchocercidae) in der Lederzecke Ornithodoros talaje GUERIN-MENEVILLE 1849 (Ixodoidea, Argasidae). Z. Parasitenkde. 24, 319-350.

FRANK, W. (1964c): Die Übertragung der Filarien-Infektionsstadien von Macdonaldius oschei CHABAUD et FRANK 1961 (Filarioidea, Onchocercidae) durch Ornithodoros talaje (Ixodoidea, Argasidae) auf den Endwirt; zugleich ein Beitrag zur Biologie des Überträgers. Z. Parasitenkde. 24, 415-441.

FRANK, W. (1966a): Generalisierte Amöbiasis ohne Darmsymptome bei einem Leguan (Iguana iguana) (Reptilia, Iguanidae), hervorgerufen durch Entamoeba invadens (Protozoa, Amoebozoa). Z. Tropenmed. Parasit. 27, 285-294.

FRANK, W. (1966b): Eine Sarcocystis-Infektion mit pathologischen Veränderungen bei einem Chamaeleo fischeri durch Sarcocystis chamaeleonis n. spec. (Protozoa, Sporozoa). Z. Parasitenkde. 27, 317-335.

FRANK, W. (1966c): Pathologische Veränderungen nach einem Trematodenbefall der Gallenblase mit Gogatea serpentium bei der Fühlerschlange Erpeton tentaculatum Lacépède 1800 (Reptilia, Ophidia). Z. Parasitenkde. 27, 90-98.

FRANK, W. (1966d): Reptilien als 2. Zwischenwirte für Diphyllobothriiden; zugleich ein Beitrag zur Biologie dieser Bandwürmer unter Berücksichtigung der Pathogenität für die Endwirte. VIII. Internat. Symp. Erkrankungen Zootiere, Leipzig, 184-196.

FRANK, W. (1970): Mykotische Erkrankungen der Haut und der inneren Organe bei Amphibien und Reptilien. Verhandlungsber. XII. Internat. Symp. Erkrankungen Zootiere, Budapest, 231-235.

FRANK, W. (1971): Häufige Reptilienerkrankungen und deren Behandlung. Aqu. Magazin 5, 244-250.

FRANK, W. (1974a): Limax-Amoebae from cold-blooded vertebrates. Ann. Soc. belge Méd.trop. 54, 343-349.

FRANK, W. (1974b): "Sauroplasma" and other so-called "parasites" in reptile blood corpuscles. III. Int. Congr. Parasitl., München Vol.III, 1666-1667.

FRANK, W. (1975): Haltungsprobleme und Krankheiten bei Reptilien. Tierärztl. Prax. 3, 343-363.

FRANK, W. (1976a): 3.29 Amphibien-Reptilien in: Klös, H.G. und E.M. Lang: "Zootierkrankheiten". Berlin-Hamburg: Parey, 290-305.

FRANK, W. (1976b): Mycotic infections in amphibians and reptiles. In: Wildlife Diseases (Page, L.A.-Editor) New York-London: Plenum Press.

FRANK, W. (1976c): Beitrag zum Problem der Mykosen der niederen Vertebraten (Amphibien und Reptilien). Die Blauen Hefte (Behring-Werke, Marburg) 56, 264-278.

FRANK, W. (1976d): Parasitologie, Lehrbuch für Studierende der Human- und Veterinärmedizin, der Biologie und der Agrarbiologie. Stuttgart: Ulmer.

FRANK, W. und U. FETZER (1968): Anhäufung von Carotinoiden in Filarien (Nematodes, Filarioidea) aus einem Chamaeleon. (Chamaeleo oustaleti) (Reptilia, Chamaeleonidae). Z. Parasitenkde. 30, 199-206.

FRANK, W. und U. ROESTER (1970): Amphibien als Träger von Hormiscium (Hormodendrum) dermatitidis Kano, 1937, einem Erreger der Chromoblastomykose (Chromomykose) des Menschen. Z. Tropenmed. Parasit. 21, 93-108.

FRANK, W. und I. BOSCH (1972): Isolierung von Amoeben des Typs "Hartmannella - Acanthamoeba" und "Naegleria" aus Reptilien. Z. Parasitenkde. 40, 139-150.

FRANK, W. und K. REICHEL (1977): Erfahrungen bei der Bekämpfung von Nematoden und Cestoden bei Amphibien und Reptilien mit den Präparaten Panacur[R] (Fenbendazol/Hoechst) und Droncit[R] (Praziquantel/Bayer). Verhandlungsber. XIX. Internat. Symp. Erkrankungen Zootiere, Poznań (im Druck)

FRANK, W. ROESTER, U. und H. J. SCHOLER (1974): Sphaerulen-Bildung bei einer Mucor-Species in inneren Organen von Amphibien. Zbl. Bakt.I Orig. 226, 405-417.

FRANK, W. BACHMANN, U. und R. BRAUN (1976a): Außergewöhnliche Todesfälle durch Amöbiasis bei einer Brückenechse (Sphenodon punctatus), bei jungen Suppenschildkröten (Sphenodon punctatus), bei jungen Suppenschildkröten (Chelonia mydas) und bei einer Unechten Karettschildkröte (Caretta caretta). I. Amöbiasis bei Sphenodon punctatus. Salamandra 12, 94-102.

FRANK, W. SACHSSE, W. und K. H. WINKELSTRÄTER (1976b): Außergewöhnliche Todesfälle durch Amöbiasis bei einer Brückenechse (Sphenodon punctatus), bei jungen Suppenschildkröten (Chelonia mydas) und bei einer Unechten Karettschildkröte (Caretta caretta). II. Amöbiasis bei Chelonia mydas und Caretta caretta Salamandra 12, 120-126.

FRYE, F. L. (1973): Husbandry medicine and surgery in captive reptiles. Kansas: VM Publishing Inc.

FRYE, F. L. and F. R. DUTRA (1976): Articular pseudogout in a turtle (Chrysemys s.elegans). VM/SAC 71, 655-659.

GEMEINHARDT, H. (1976): Endomykosen des Menschen. Stuttgart-New York: G. Fischer.

GRÜNBERG, W. und E. KUTZER (1964): Pathologische Veränderungen der Harnorgane von Riesenschlangen nach Befall mit Trematoden der Gattung Styphlodora Looss, 1899. Zbl. Vet. Med. B 11, 190-194.

GRÜNBERG, W. KUTZER, E. und E. OTTE (1963): Abszeßähnliche Nekrosen bei Schlangen aus Zoologischen Gärten. Berl. Münch. tierärztl. Wschr. 76, 90-95.

HÖHNE, K., BOCKEMÜHL, J. und B. LOOSE (1975): Sind Hauseidechsen als Salmonella-Keimträger wirklich ein bedeutungsvolles Reservoir für die menschliche Salmonellose in den Tropen? VIII. Tg. Deutsch. Trop. Med. Ges. 9. - 11. 10. 75, Hamburg, S. 62.

IPPEN, R. (1959): Die Amöbendysenterie der Reptilien. Kleintierprax. 4, 131-137.

IPPEN, R. (1964): Vergleichende pathologische Untersuchungen über die spontane und experimentelle Tuberkulose der Kaltblüter. Abh. Dt. Akad. Wiss. Berlin 1, 1-90.

IPPEN, R. (1965): Reptilienerkrankungen. VII. Internat. Symp. Erkrankungen Zootiere, Zürich-Basel, 66-71.

IPPEN, R. (1967): Die Krankheiten des Verdauungsapparates der Reptilien. Verhandlungsber. IX. Internat. Symp. Erkrankungen Zootiere, Prag, 33-42.

IPPEN, R. (1968): Die Erkrankungen des Respirationsapparates der Reptilien. Verhandlungsber. X. Internat. Symp. Erkrankungen Zootiere, Salzburg, 37-43.

IPPEN, R. (1971): Zur Problematik des Parasitenbefalls bei Reptilien. Verhandlungsber. XIII. Internat. Symp. Erkrankungen Zootiere, Helsinki, 173-186.

IPPEN, R. (1972): Ein Beitrag zu den Spontantumoren bei Reptilien. Verhandlungsber.XIV. Internat. Symp. Erkrankungen Zootiere, Wrocław, 409-418.

KALYAKIN, V. N. and D. N. ZASUKHIN (1975): Distribution of Sarcocystis (Protozoa:Sporozoa) in vertebrates. Fol. Parasit. 22, 289-307.

KUTZER, E. und W. GRÜNBERG (1965): Massenbefall mit Crepidobothrium gerrardii (Baird 1860) bei einer Anakonda (Eunectes murinus). Z. Parasitenkde. 26, 24-28.

KUTZER, E. und J. LAMINA (1965): Zur Biologie einiger Schlangenascariden. Z. Parasitenkde. 25, 211-230.

LANDAU, I. (1973): Development of Saurocytozoon tupinambi, parasite of brazilian lizards in an unexpected vector for the Leucocytozoidae, Culex pipiens. Progr. Protozool. 4th Internat. Congr. Protozool. 241.

MARCUS, L. C. (1968): Diseases of snakes and turtles. Curr. Vet. Therap. 3, 435-442.

MARCUS, L. C. (1971): Infectious diseases of reptiles. J. Amer. Vet. Med. Assoc. 159, 1626-1631.

MAYER, H. und W. FRANK (1974): Bakteriologische Untersuchungen bei Reptilien und Amphibien. Zbl. Bakt. I Orig. 229, 470-481.

MAYER, H. und W. FRANK (1977): Vorkommen und Bedeutung von anaeroben Mikroorganismen bei Reptilien und Amphibien. Verhandlungsber. XIX. Internat. Symp. Erkrankungen Zootiere, Poznań (im Druck).

MIZELL, M. (1969): Biology of amphibian tumors. Recent results in cancer research. Berlin-Heidelberg-New York: Springer.

MORAVEC, F. (1966): The first record of Dracunculosis in the Anaconda (Eunectes murinus L.). Fol. Parasit. 13, 281-283.

ODA, S. N., CHAO, J. and G. H. BALL (1971): Additional instances of transfer of reptile Haemogregarines to foreign hosts. J. Parasitol. 57, 1377-1378.

ODENING, K. und I. BOCKHARDT (1976): Plerocercoid-Befall bei thailändischen Reptilien aus dem Tierpark Berlin. Angew. Parasit. 17, 9-14.

PAGE, L. A. (1966): Diseases and infections of snakes. Bull. Wildl. Dis. Assoc. 2, 111-126.

PIENAAR, Uys de Villiers (1962): Haematology of some South African Reptiles. Johannesburg: Witwatersrand University Press.

RAYNAUD, A. et M. ADRIAN (1976): Lesions cutanée à structure pupillomateuse associées à des virus chez le Lezard vert (Lacerta viridis). C. R. Acad. Sc. Paris 283, 845-847.

REICHENBACH-KLINKE, H. H. und E. ELKAN (1965): The principle diseases of lower vertebrates. London: Academic Press.

RUEDI, D. und J. GIRARD (1977): Neue Methode zur Geschlechtsbestimmung bei Reptilien (im Druck).

RZEPCZYK, C. M. (1974): Evidence of a rat-snake life cycle for Sarcocystis. Int. J. Parasitol. 4, 447-449.

SCHLUMBERGER, H. G. (1958): Krankheiten der Fische, Amphibien und Reptilien. In: Cohrs,P., Jaffé, R. und H. Meesen: Pathologie der Laboratoriumstiere, Bd.2. Berlin-Göttingen-Heidelberg: Springer.

STECK, F. (1961): Amöbendysenterie bei Reptilien. Zbl. Bakt. I Orig. 181, 551-553.

STECK, F. (1962): Pathogenese und klinisches Bild der Amöbendysenterie der Reptilien. Acta trop. 19, 318-354.

STECK, F. (1963): Die Amöbendysenterie der Reptilien. Ätiologie, Epidemiologie, Diagnostik und Bekämpfung. Acta trop. 20, 115-142.

TADROS, W. and J. J. LAARMAN (1976): Sarcocystis and related coccidian parasites: A brief general review, together with a discussion on some biological aspects of their life cycles and a new proposal for their classification. Acta Leydensia 44, 1-107.

TÚRY, E. and T. KOBULEJ (1973): Pathological changes caused by trematodes in the urinary system of a Boa constrictor. Verhandlungsber. XV. Internat. Symp. Erkrankungen Zootiere, Kolmården, 343-345.

WALLACH, J. D. (1969): Medical care of reptiles. J. Amer. Vet. Med. Assoc. 155, 1017-1034.

WIESENHÜTTER, E. (1964): Ein Beitrag zum Bandwurmbefall bei Python reticulatus (Schn.). Z. Parasitenkde. 24, 80-82.

WILL, R. (1971): Serologische Normalwerte und deren krankhafte Veränderungen bei Reptilien. Universität Hohenheim: Dipl.Arbeit.

WILL, R. (1975a): Kurze Beschreibung der Lebererkrankungen (Nosologie) der Reptilien. Zbl. Vet. Med. B 22, 617-625.

WILL, R. (1975b): Die Entstehungsursachen (Ätiologie) der Lebererkrankungen bei Reptilien. Zbl. Vet. Med. B 22, 626-634.

WILL, R. (1975c): Die Verschiebungen des Bluteiweißbildes (Dysproteinaemien) bei Lebererkrankungen von Reptilien (Boidae, Pythonidae, Varanidae). Zbl. Vet. Med. B 22, 635-655.

WILL, R. (1977): Hämatologische und serologische Untersuchungen bei Lacertiden (Reptilia, squamata). Universität Hohenheim: Inaug. Diss.

ZAMAN, V. and F. C. COLLEY (1975): Light and electron microscopic observations of the life cycle of Sarcocystis orientalis sp. n. in the rat (Rattus norvegicus) and the Malaysian reticulated python (Python reticulatus). Z. Parasitenkde. 47, 169-185.

ZWART, P. (1963): Studies on renal pathology in reptiles. Utrecht: Vet.med.Diss.

ZWART, P. (1968): Parasitäre und mykotische Lungenaffektionen bei Reptilien. Verhandlungsber. X. Internat. Symp. Erkrankungen Zootiere, Salzburg, 45-48.

ZWART, P. (1974a): Maladies des reptiles. Zoo Anvers 39, 152-158.

ZWART, P. (1974b): Maladies des reptiles. Zoo Anvers 40, 14-22.

ZWART, P. (1974c): Maladies des reptiles. Zoo Anvers 40, 63-70.

Anschrift der Verfasser: Prof. Dr. W. Frank
Priv.-Doz. Dr. Brigitte Loos-Frank,
Universität Hohenheim
D-7000 Stuttgart-70 (BRD)

Unseren wissenschaftlichen und technischen Mitarbeitern, die im Laufe der Jahre diese Untersuchungen sehr wesentlich gefördert haben, sei deshalb auch an dieser Stelle herzlich gedankt, namentlich seien erwähnt: Dr. Inge Bosch, Dipl.Biol. R. Braun, Dipl.Biol. R. Will, Tierarzt C.-P. Thiel, Frau K. Berg, Frau G. Schmitz, Fräulein Chr. Geppert und Fräulein J. Hinrichs.

Aus der Sektion Tierproduktion und Veterinärmedizin der Karl-Marx-Universität Leipzig, Fachgruppe Reproduktion landwirtschaftlicher Nutztiere (Leiter: OVR Prof. Dr. sc. med. vet. K. Wohanka), Fachgruppe Mikrobiologie und Tierseuchenlehre (Leiter: Prof. Dr. sc. med. vet. A. Voigt) und dem Zoologischen Garten Leipzig (Direktor: Dr. S. Seifert)

AUSWERTUNG DES KRANKHEITSGESCHEHENS BEI REPTILIEN IM ZOOLOGISCHEN GARTEN LEIPZIG (1957 - 1976)

Von K. Elze, A. Bergmann, K. Eulenberger, H.-J. Selbitz und W.-E. Engelmann

Reptilien besitzen auf Grund ihrer zum Teil sehr extremen Lebensweisen in der Natur, ihrer wechselwarmen Körpertemperatur, der bei Terrariumhaltung meist fehlenden Winterruhe, ihres hohen Bedarfes an Vitaminen und UV-Strahlen in Gefangenschaft eine hohe Disposition für Erkrankungen. Diese Anfälligkeit kann aber heute bereits wesentlich gemindert werden, wenn man

- die Haltungsverhältnisse stark den Lebensgegebenheiten der betreffenden Arten anpaßt
- die Widerstandskraft der Tiere durch planmäßige Vitaminsubstitution und gegebenenfalls UV-Bestrahlung stärkt
- alle Neuzugänge mit Mebendazol (40 mg/kg/Kgw.) entwurmt (Franke, 1976) und durch Trichlorphonwaschung (1%ig) den Ektoparasitenbefall verringert sowie durch planmäßige Zwischendesinfektion eine starke Erregerverdünnung betreibt.

Die planmäßige Durchführung der genannten Maßnahmen hilft wesentlich, die Krankheitsgefährdung zu senken und niedrigere Morbiditäts- und Mortalitätsraten zu erhalten. Nach Erkrankungsausbruch kann der Verlauf durch eine sehr früh einsetzende umfassende, antibiogrammgerechte Therapie heute oft noch kupiert werden.
Aber selbst bei der Beachtung der Bedeutung sehr umfassender Präventiv- und Prophylaxemaßnahmen ist die Erkrankungsquote an Reptilien allerorts noch sehr hoch. Im Vordergrund stehen bei den Schlangen Parasitosen und Infektionen mit klinischer Manifestation im Verdauungs- und Atmungsapparat. Bei den Echsen und zum Teil auch bei den Schildkröten dominieren nach unseren Beobachtungen auf Resistenzmangel (Hypovitaminosen) beruhende bakterielle Affektionen des Haut- und Unterhautgewebes. So sind in den letzten 15 Jahren über die ätiologischen Zusammenhänge, Pathogenese, Therapie und Prophylaxe der Reptilien- und Amphibienerkrankungen zwar viele Erkenntnisse gewonnen worden (Grünberg et al., 1963; Ippen, 1967, 1968; Taborski, 1972; Zwart und Cornelisse, 1972; Franke, 1976), aber dennoch erscheint es uns dringend erforderlich, weiterhin alle klinischen und labordiagnostischen Beobachtungen und Befunde über Reptilienerkrankungen auszuwerten, da noch viele Fragen im sehr komplexen Krankheitsgeschehen der Reptilien abzuklären sind.

Von diesem Gedanken ausgehend, sollen im folgenden die in den letzten 20 Jahren vorwiegend bei der Betreuung des Reptilienbestandes des Leipziger Zoos gewonnenen klinischen und bakteriologischen Untersuchungsbefunde einer Sichtung und Beurteilung unterzogen werden.

Diskussion der klinischen Untersuchungsbefunde

Abszesse im Haut- und Unterhautgewebe

Bei unserem Patientengut stehen Abszesse und Ulzerationen im Zahnleistengebiet, an den Extremitäten sowie an allen Regionen des Körpers an erster Stelle. Eine besondere Häufung ist bei den Echsen und Schlangen zu beobachten. Sind die Prozesse gut lokalisiert und zentralisiert, bindegewebig abgekapselt und der Inhalt eine trockene, käsige, eitrige Masse, dann ist die Prognose bei noch gutem Allgemeinzustand der Tiere recht günstig. Sind die Abszesse schlecht abgekapselt, der Inhalt stinkend jauchig, oft von rosagrauer Farbe, dann ist die Prognose wesentlich ungünstiger bis schlecht. Bakteriologisch dominierten in dem Abszeßinhalt: Pseudomonas aeruginosa vor α-hämolysierenden Streptokokken, Streptococcus pyogenes animalis C und koliformen Keimen, vereinzelt Corynebakterium pyogenes und ganz selten Salmonellen. Dazu ist festzustellen, daß in unserem Bestand im Vergleich zu anderen Publikationen der Anteil an Salmonellenfunden generell nicht hoch ist.

Bekämpfung:

- so früh wie möglich chirurgische Behandlung
- austupfen bzw. ausspülen der Abszeßhöhle oder betupfen der Ulseration mit 1%iger Vagothyl-Lösung (Polfa) (das Vagothylkonzentrat ist eine 36%ige wäßrige Lösung eines Kondensationsproduktes der Metakresolsulfonsäure mit Methanol)
- lokale (wenn auf Grund des Allgemeinzustandes angezeigt parallel dazu parenterale) Sulfonamid- oder Antibiotikatherapie nach Antibiogramm, in zahlreichen Fällen haben sich zur lokalen Behandlung in unserem Bestand unverdünntes Solupront (Germed) (90%ige Sulfanilamidlösung) sowie Bovoflavinsalbe (Hoechst) recht gut bewährt.
- Generell erhalten die Tiere zwei- bis viermal im Abstand von 7 - 14 Tagen zur Substitution eine wäßrige Vitaminkombination, Ursovit A, D_3, E, C wäßrig (Germed) intramuskulär injiziert
- UV-Bestrahlung
- Erregerabwehr

Apathie, Kachexie, Parasitenbefall, Infektion, Stoffwechselstörung

An zweiter Stelle steht ein klinischer Komplex, der sich in plötzlich einsetzendem und oft rapide verlaufendem Kräfteverfall äußert. Es sind Tiere mit schweren Störungen des Allgemeinbefindens. Das Hauptsymptom ist Inappetenz. Die Pathogenese muß häufig folgendermaßen gesehen werden:
- Parasitenbefall
- Stoffwechselbeeinträchtigung
- Hypovitaminose
- klinische Manifestation einer Infektion

Bekämpfung:
- Kotuntersuchung auf Parasitenbefall, wenn nicht möglich, 20 - 40 mg Mebendazol/kg/Kgw. eingeben
- 3 Vitaminkombination-Injektionen (A, D_3, E, C) intramuskulär
- UV-Bestrahlung
- wenn Erreger bestimmt, parenterale oder lokale Antibiotikabehandlung nach Antibiogramm einleiten (z. B. 30 - 50 mg/kg Körpermasse OTC oder Chloramphenicol oder Streptomycin)
- Erregerabwehr durch planmäßige Zwischendesinfektion.

Hypovitaminosen:

An dritter Stelle stehen die Hypovitaminosen (A-, B-, C-, D-, E-Hypovitaminose). Sie gilt es, durch optimale Ernährung und regelmäßige orale und/oder parenterale Vitamininjektionen zu verhüten bzw. so früh wie möglich anzugehen.

Maulfäule:

Maulfäule ist nach unseren Erfahrungen ein bedeutender Parameter für das Vorliegen noch verborgener Parasitosen oder Infektionen. Bei regelmäßig entwurmten, eingewöhnten und von Allgemeininfektionen freien Tieren kommt es nicht zur Maulfäule.

Bekämpfung:
- Wurmkur (Mebendazol 40 mg/kg Körpermasse)
- Vitaminsubstitution (A, D_3, E, C)
- parenterale Antibiotikabehandlung
- Wundtoilette in Maulhöhle
- spülen mit 0,3%iger H_2O_2-Lösung
- orale Sulfanilamid-(90%iges Solupront)behandlung 7 - 14 Tage täglich durchführen
- Erregerverdünnung
- Zwischendesinfektion der Käfige

Amöbiasis:

Von Amöbenruhr war unser Schlangenbestand sowie der einer Artistenfamilie lange Jahre - bis zur Einschleppung über Zukauftiere - frei. Generell sollte jedes Zukauftier potentiell als amöbenruhrverdächtig angesehen werden. Die Behandlung ist heute mit Vagimid (Germed) (Trichomonazidum) oral und parallel kloakal erfolgreicher als früher. Gleichzeitig sollte ein Freimachen von Parasiten versucht und eine planmäßige massive Vitaminsubstitution und UV-Bestrahlung erfolgen.

Panzerläsion:

Panzerläsionen traten nicht zu häufig auf, bei ihrer Genese muß nach F r a n k e (1976) besonders auch an eine D-Hypovitaminose gedacht werden.
Die weiteren beobachteten und in Tabelle 1 aufgezählten Erkrankungen betrafen einzelne Tiere und sind kausal oder auch symptomatisch so früh wie möglich einer Therapie oder Metaphylaxe zu unterziehen.
Die Gesundheitskontrolle bei Schlangen von Artisten bezieht sich auf Beurteilung
- der Masse
- der Häutung
- des parasitologischen und bakteriologischen Status im Kot und beinhaltet prophylaktisch bzw. therapeutisch:
- Vitaminsubstitution
- orale oder parenterale Chloramphenicolbehandlung (7 - 10 Tage täglich 50 mg/kg/Kgw. bei Salmonellenbefunden)
- Erregerabwehr und Zwischendesinfektion; bei längerer Inappetenz erwies sich ein Stopfen der Tiere mit kleinen Fischen als sehr günstig.

Die bakteriologischen Befunde basieren einerseits auf der Untersuchung von Probenmaterial von erkrankten und sezierten Tieren, andererseits aber auch auf Reihenuntersuchungen und Stichprobenmaterial (Maulhöhlenabstriche, Kotproben) von gesunden Tieren.
Zur bakteriologischen Untersuchung wurde Probenmaterial per Impföse auf Blut- und Gassneragar übertragen, in Kalium-Tetrathionat-Bouillon nach Preuß 24 Stunden bzw. bei Kotproben 48 Stunden lang angereichert und anschließend auf Gassner- sowie Brillantgrün-Phenol-Nährboden ausgestrichen. Im Falle der Tupferabstriche erfolgte zusätzliche Anreicherung in Serum-Bouillon. Die Bebrütung der Nährboden erfolgte bei 37 und 22°C.

Die im Rahmen der bakteriologischen Untersuchung erhobenen Befunde sind in den Tabellen 2 - 6 zusammengestellt. Das in der Tabelle 4 aufgegliederte Sektionsmaterial von 146 Reptilien erbrachte den Nachweis von 85 x anhämolysierenden und 15 x hämolysierenden koliformen Keimen, 53 x Pseudomonas aeruginosa, 23 x anhämolysierenden, 6 x α-hämolysierenden und 2 x ß-hämolysierenden (Gruppe C) Streptokokken, 16 x Salmonellen, 14 x Proteus, 11 x Mikrokokken, 8 x aerobe Sporenbildner, je 3 x Aerobacter, Pasteurella multocida mit Staphylococcus aureus, je 2 x Edwardsiella und Klebsiella sowie je 1 x Arizona, Aeromonas, Corynebacterium pyogenes und Neisserien. Die genannten Keime lagen 75 x in Reinkulturen und 71 x in Mischkulturen vor; 5 x war kein Bakterienwachstum festzustellen. Dabei waren die letztgenannten Relationen bei den verschiedenen Reptilien etwa einheitlich. Bezüglich diagnostisch interessanter und im Untersuchungsgut in höherer Zahl vorhandener Bakterien kann eine Häufung der Nachweise von Pseudomonas aeruginosa und Salmonellen bei Schlangen gegenüber Schildkröten, Echsen und Krokodilen ersehen werden. Außerdem resultierte ein relativ hoher Anteil von Proteus (postmortaler Untersuchungstermin!) bei den Schlangen und von anhämolysierenden Streptokokken sowie Mikrokokken bei Schildkröten. Der Anteil der für die postmortale Diagnose als bedeutsam einzuschätzenden Bakterien dürfte nach den Ergebnissen der Tabelle 4 mindestens über 100 der insgesamt 146 Reptilien umfassen. Diese Zahl erhöht sich, wenn man die 19 Reptilien mit starkem Gehalt an anhämolysierenden koliformen Keimen sowie an- und α-hämolysierenden Streptokokken in allen Organen hinzurechnet.
In Ergänzung der Tabelle 4 soll in der Tabelle 5 eine Übersicht über die prozentuale Verteilung der in der Tabelle 4 am häufigsten nachgewiesenen Bakterien gegeben werden. Die

Tabelle 1: Klinische Erkrankungen der Reptilien im Berichtszeitraum

Klinische Diagnose Hauptsymptome	Schildkröten			Echsen			Krokodile			Schlangen			intra vitam bzw. post mortem ermittelte bakteriologische und parasitologische Befunde
	insgesamt	geh.	ex	insgesamt	geh.	ex	insgesamt	geh.	ex	insgesamt	geh.	ex	
Einzelne sowie multiple Abszeßbildung und/oder Ulzerationen in der Haut und im Unterhautgewebe	5	4	1	48	32	16				21	8	13	- Pseudomonas aeruginosa - ß-hämolys.Streptokokken - Streptococcus pyogenes animalis C - Mikrokokken - Corynebacterium pyogenes - Salmonellen d.Gruppe C - S. typhi-murium - E.coli
Apathie, Inappetenz, Kachexie, Parasitenbefall, Stoffwechselstörung, Infektion	5	2	3	9		9	1		1	15	6	9	- Pentastomidenlarvenbefall - Larva-migrans-Befall - Filarien - Pseudomonaden - Klebsiellen - ß-hämolys.Kolikeime - S. typhi-murium - Pasteurella multocida - Sphaerophorus necrophorus - Streptococcus pyogenes animalis C - Streptococcus faecium - Tuberkulosebakterien
Hypovitaminosen (Abmagerung)	5	4	1	13	11	2	1	1		1	1		
Maulfäule	2	1	1	1	1					9	2	7	- Pseudomonaden - Sphaerophorus necrophorus - Mikrokokken - ß-hämolys.Kolikeime - S. typhi-murium - Bandwurmbefall - Filarienbefall - Ophidascarisbefall - Strongyloidesbefall
Verletzung	7	3	4	3	1	2	4	1	3				
Panzerläsionen	9	7	2										
Plattenepithelkankroid				7		7							
Diarrhoe	1	1		1	1								- Pseudomonaden ß-hämolys.Kolikeime
Obstipation	1	1											
Konjunktivitis	1		1				1	1					
Rhinitis, Dyspnoe	2	2		1	1		1		1				
Amöbiasis										6	3	3	
Gesundheitskontrolle und Prophylaxe (Tiere von Artisten)										32	28	4	- Salmonellen - Pseudomonaden - Streptokokken
Patienten insgesamt:	38	25	13	83	47	36	8	3	5	84	48	36	

<u>Tabelle 2:</u> Bakteriologische Befunde der Kotuntersuchung bei klinisch gesunden Reptilien

Tierart	x_1 Probeform	Keime: Salmonellen	Pseudomonas aeruginosa	Aeromonas salmonicida	koliforme Keime	Proteus	aerobe Sporenbildner	Mikrokokken	α u. anhämolysierende Streptokokken	x_2 Schimmelpilze
Levante-Otter Vipera lebetina	E				+++					
Kubanische Schlankboa Epicrates angulifer	E	++					+	+		
Sandboa Eryx tataricus	S	++						±		
Gelbe Anakonda Eunectes notaeus	E				++		±	±	±	
Sandotter Vipera ammodytes	E				++		++			++
Regenbogenboa Epicrates cenchris	E		+++							
Sandrasselotter Echis carinatus	E				+++					
Gelbe Anakonda Eunectes notaeus	E	+			++					
Diademnatter Spalerosophis diadema	E	++			++				++	
Eidechsennatter Malpolon monspessulanus	E	+								
Regenbogenboa Epicrates cenchris	E	+++		+		++				
Königspython Python regius	E		+		+++	+				
Texas-Klapperschlange Crotalus atrox	S				+++	+++				
Levanteotter Vipera lebetina	E				++		+		+	
Levanteotter Vipera lebetina	S		++		++					
Königspython Python regius	E				+++	+++				
Kleine Krokodile Osteolaemus tetraspis	S	++						±		
Waldschildkröte Testudo denticulata	S				++				±	
Riesenschildkröte Testudo elephantopus	S				++		±		++	
Landschildkröte Testudo spec.	S				+++	+++				
Landschildkröte Testudo spec.	S				+		+			
Wüstenwaran Varanus griseus	E				+++					
Helmbasilisk Basiliscus basiliscus	S				++	++	++			
Scheltopusik Ophisaurus apodus	S				++				++	
Rollschwanzleguan Leiocephalus carinatus	S				+++		+++			+++
Tannenzapfenechse/Trachysaurus rugosus Scheltopusik /Ophisaurus apodus	S				++		++			
Walzenskink Chalcides ocellatus	S				+		±			
Tokee Gecko gecko	E				++		++			++
Teju Tupinambis teguixin	E		+++							
Gilatier Heloderma horridum	E	+			++					± (Hefen)
Zahl insgesamt:		8	4	1	23	6	11	4	6	4

Erläuterung: Zu x_1: E = Einzelprobe, S = Sammelprobe
zu x_2: Die hier angeführten Pilze wurden als Nebenbefunde auf bakteriologischen Nährböden festgestellt
+ = geringgradiger Gehalt
++ = mittelgradiger Gehalt
+++ = hochgradiger Gehalt

Tabelle 3: Bakteriologische Befunde von Tupferabstrichen von klinisch gesunden Reptilien

Tierart	Material	Keime								
		Aeromonas hydrophila	Salmonellen	Pseudomonas aeruginosa	aerobe Sporenbildner	Proteus	Mikrokokken	koliforme Keime	Staphylococcus aureus	Streptokokken
Kubanische Schlankboa Epicrates angulifer	Maulabstrich			++				++		+beta-hämolys.
Königsboa I Boa constrictor	"			++				+		
Königsboa II Boa constrictor	"			+					+	
Königsboa III Boa constrictor	"				+		+			
Stumpfkrokodil Osteolaemus tetrapsis	"				+					
Kubakrokodil Crocodylus rhombifer	"			++						
Gelbe Anakonda Eunectes notaeus	"			++						
Amethystpython, groß Liasis amethistinus	"			++						
Amethystpython, klein Liasis amethistinus	"				++			++		
Teppichschlange Morelia argus variegata	"			++						
Grüner Baumpython I Chondropython viridis	"							++		
Grüner Baumpython II Chondropython viridis	"	+						+		
Timor Waran I Varanus timorensis	"			+				+++		
Timor Waran II Varanus timorensis	"			+		+++		+++		
Fidschi-Leguan I, groß Brachylophus fasciatus	"					+++		+++		
Fidschi Leguan II, klein Brachylophus fasciatus	"			+		+++		+++		
Grüner Leguan Iguana iguana	"					+	+			+α-hämolys.
Nashornleguan Cyclura cornuta	"					+++		+++		
Nashornleguan Cyclura cornuta	"					+++		+++		
Netzpython Python reticulatus	"						++			++α-hämolys.
Netzpython Python reticulatus	Hautabstrich					++		++		
Kubakrokodil Crocodylus rhombifer	"			+	++					
Geierschildkröte Macroclemys temminckii	Hals, äußerl.		++ (S.kottbus)					++		
Kubanische Schlankboa Epicrates angulifer	Analdrüsensekret				++	+				
Zahl insgesamt:		1	1	11	5	8	3	13	1	3

Erläuterung: + = geringgradiger Gehalt
++ = mittelgradiger Gehalt
+++ = hochgradiger Gehalt

Tabelle 4: Befunde der bakteriologischen Untersuchungen von sezierten Reptilien (1968 bis 1976)

Keimnachweis qualitativ	Tiere /Anzahl				
	insgesamt	Schlangen	Schildkröten	Echsen	Krokodile
anhämolys.koliforme Keime	85	33	27	24	1
Pseudomonas aeruginosa	53	25	11	14	3
Proteus	14	11	2	1	-
Salmonella spec.	16	8	4	4	-
hämolys.koliforme Keime	15	7	5	3	-
anhämolys.Streptokokken	23	7	10	5	1
α -hämolys.Streptokokken	6	2	3	1	-
Mikrokokken	11	1	6	3	1
aerobe Sporenbildner	8	1	2	4	1
Streptococcus pyogenes anim. C	2	1 (Kopf)	-	1	-
Edwardsiella	2	1	1	-	-
Arizona	1	1	-	-	-
Aerobacter	3	1	-	2	-
Neisserien	1	-	-	1	-
Pasteurella multocida	3	1	1	1	-
Staphylococcus aureus	3	1	1	1	-
Klebsiellen	2	-	1	1	-
Corynebacterium pyogenes	1	1	-	-	-
Aeromonas spec.	1	1	-	-	-
kein Wachstum	5	3	1	-	1
Anzahl der Reinkulturen	75	31	17	25	2
Anzahl der Mischkulturen	71	27	25	17	2

Tabelle 5: Anteile der am häufigsten nachgewiesenen Keime bei bakteriologischen Untersuchungen von Reptilienorganen in den Jahren 1968 bis 1976

Keimnachweis	Tiere			
	Schlangen	Schildkröten	Echsen	Krokodile
anhämolys.koliforme Keime	57,0 %	64,3 %	57,1 %	-
Pseudomonas aeruginosa	43,1 %	26,2 %	33,3 %	75,0 %
Proteus	18,9 %	4,75%	2,4 %	-
anhämolys. Streptokokken	12,1 %	23,8 %	11,9 %	25,0 %
hämolys.koliforme Keime	12,1 %	11,9 %	7,1 %	-

Tabelle 6: Salmonellenbefunde bei klinisch erkrankten bzw. verendeten Reptilien in den Jahren 1968 bis 1976

Salmonellenspezies	Tierarten		Untersuchungsmaterialien
S. typhi-murium	Schmuckschildkröte	Pseudemys scripta elegans	Organe
	Strahlenschildkröte	Testudo radiata	"
	Schildkröte	Kl. Testudines	"
	Wirtelschwanzleguan	Cyclura macleayi	"
	Tannenzapfenechse	Trachysaurus rugosus	"
	Tigerpython	Python molurus molurus	"
S. paratyphi C	Gelbe Anakonda	Eunectes notaeus	Kot
	Diademnatter	Spaleresophis diadema	"
	Eidechsennatter	Malpolon monspessulanus	"
	Wüstenwaran	Varanus griseus	"
S. paratyphi B	Kubanische Schlankboa	Epicrates angulifer	"
	Sandboa	Eryx tataricus	"
S. kottbus	Vierstreifennatter	Elaphe quatourlineata sauromates	Organe
	Grüner Baumpython	Chondropython viridis	"
	Geierschildkröte	Macroclemys temminckii	Halsabstrich
S. newport	Königsboa	Boa constrictor	Kot
	Python	Python spec.	Organe
S. missiou	Tokee	Gecko gecko	"
S. norwich	Schlange	UO. Serpentes	"
S. choerae-suis	Schildkröte	Kl. Testudines	Kot
S. seremban	Felsenpython	Python sebae	Organe
S. montevideo	Anakonda	Eunectes murinus	Kot
S. brazzaville	Königsboa	Boa constrictor	Organe
S. infantis	Kornnatter	Elaphe guttata	"
S. muenchen	Gilatier	Heloderma horridum	Kot
S. Gruppe C	Schönechse	Calotes versicolor	Organe
S. O 11-60	Schildkröte	Kl. Testudines	"

Tabelle 6 informiert über die Aufgliederung von Salmonellenfunden bei klinisch erkrankten bzw. verendeten Reptilien.
Nach den Angaben der Tabelle 6 waren in insgesamt 27 Reptilien 15 verschiedene Salmonellatypen nachzuweisen. Am häufigsten wurden S. typhimurium und S. paratyphi C ermittelt, gefolgt von S. paratyphi B, S. kottbus sowie S. newport.

Diskussion der bakteriologischen Untersuchungsbefunde

Auswertungen der bakteriologischen Untersuchungen verendeter Reptilien liegen nur in relativ geringem Umfang vor. Dabei steht naturgemäß das Salmonellenproblem an bevorzugter Stelle.
Allgemein ist auch aus unseren Untersuchungsergebnissen zu entnehmen, daß das Spektrum der am häufigsten bei klinisch gesunden und verendeten Reptilien nachgewiesenen Bakterien in etwa übereinstimmt. Deshalb ist unter der Voraussetzung eines frischen Untersuchungsmaterials und eines mittel- bis hochgradigen Gehaltes der nachgewiesenen Bakterien in genügender Reinheit dem Fundort besondere Beachtung zur Einschätzung ihrer diagnostischen Bedeutung beizumessen.
Auffällig ist, daß in unserem Material gegenüber dem anderer Untersucher ein relativ geringer Anteil von Salmonellen gefunden wurde. Während S c h r ö d e r (1969) bei 32,03 % aller untersuchten Reptilien Salmonellen nachwies, gelang uns das nur bei 13,8 % der Schlangen, 9,5 % der Schildkröten und 9,5 % der Echsen.
I p p e n (1969) fand unter 231 bakteriologisch positiven Lungenproben 46mal Salmonellen.
Nach W e b e r (1973) stellen latent verseuchte Schildkröten eine ständige Gefahrenquelle für ihre Umwelt dar. Diesem Autor gelang eine erfolgreiche orale Behandlung solcher Salmonellenträger mit OTC.

Nächst anhämolysierenden koliformen Keimen ist Pseudomonas aeruginosa der in unserem Reptilienmaterial am häufigsten vorkommende Keim. Er wurde in über 26 % aller Fälle nachgewiesen (Schlangen 43 %). I p p e n (1969) ermittelte 48mal Pseudomonaden aus einer Gesamtprobe von 231 bakteriologisch positiven Lungen. Mit insgesamt 69 Fällen waren darin Aeromonaden am häufigsten zu finden.
Pseudomonas aeruginosa ist dabei ebenso wie die anderen häufig gefundenen Bakterien weniger als primär pathogener Erreger anzusehen als vielmehr ein im Milieu der Reptilienwelt verbreiteter Keim, der bei den vielfältigsten Resistenzminderungen zur Wirkung kommen kann. Ähnliches gilt naheliegend für Aeromonaden. Hinzu kommt bei Pseudomonaden die antagonistische Wirkung gegen andere Erreger und die Resistenz gegen viele verwendete Antibiotika.
Aeromonas hydrophila wurde in der Humanmedizin mehrfach bei Septikämien, verbunden mit Muskelnekrosen oder Osteomyelitiden, sowie auch bei Diarrhoen aus dem Stuhl isoliert.
Bei Fröschen konnte Aeromonas hydrophila als Ursache einer Septikämie festgestellt werden (K ö h l e r und M o c h m a n n , 1975). F ö l s c h und L e l o u p (1976) wiesen sie verstärkt bei einem verlustreichen Erkrankungsgeschehen in einem größeren Schlangenbestand nach, das ursächlich wahrscheinlich durch ein Paramyxovirus bedingt war.
Anhämolysierende Streptokokken waren in dem von uns untersuchten Reptilienmaterial zu 11,9 - 25 % vorhanden. Von K a r a s e k (1969) wurde über einen Befall der untersuchten Organe von 8,4 % berichtet. Warmblütige Tiere waren in etwa gleicher Stärke zu 7,3 % betroffen. Bekapselte Streptokokken wurden von Z w a r t und C o r n e l i s s e (1972) als Erreger einer Reptilienseptikämie mit schleichenden Hautveränderungen beschrieben.
Bei der bakteriologischen Untersuchung von Abszeßinhalt dominieren nach Z w a r t und R e i j n g e u d (1970) bei Eidechsen Pseudomonaden und Aeromonaden vor Salmonellen.
Diese Mitteilung kann durch unsere Untersuchungsergebnisse an klinisch gesunden Reptilien insofern pathogenetische Unterstützung erfahren, als wir in den Maul- und Hautabstrichen eine Dominanz von Pseudomonas aeruginosa und in den Kotproben ein Vorherrschen von koliformen Keimen und Salmonellen nachweisen konnten.

Schlußfolgerungen:

Durch planmäßige klinische, bakteriologische und postmortale Untersuchungen sollte man ständig einen guten Überblick über den Gesundheitszustand, den Parasitenbefall und das im Terrarium vorhandene Erregerspektrum sichern. Für die im Bestand dominierenden Erreger müssen im halbjährigen Abstand Antibiogramme erstellt werden, um bei klinischer Manifestation einer Infektion gezielt eine Chemo- oder Antibiotikatherapie oder Metaphylaxe einsetzen zu können. In einem gut eingelebten Reptilienbestand sollten zu häufige Zusetzungen von Neuzugängen vermieden werden. Neuzugänge sollten für ein bis zwei Monate separat gehalten werden und stets einer Vitaminsubstitution, Entwurmung und gegebenenfalls auch einer metaphylaktischen antibakteriellen Behandlung unterzogen werden. Jährlich sollte der gesamte Bestand zweimal eine Vitaminsubstitution erhalten und entwurmt werden. Von einer UV-Bestrahlung der Reptilien sollte generell planmäßiger Gebrauch gemacht werden. Die einzelnen Terrariumgehege sowie die Tiere selbst sind jährlich ein- bis zweimal einer Generaldesinfektion zu unterziehen. Die Aerosolierung oder ein Absprühen der Tiere mit einer 0,08%igen bis 0,4%igen Peressigsäurelösung bieten sich wegen der guten Verträglichkeit für Mensch und Tier an (Kretzschmar et al., 1972). Wir führten Verträglichkeitsprüfungen bei drei Echsen und einer Schlange durch. Die Tiere sind anfänglich etwas erregt, haben sich aber bereits 5 - 10 Minuten nach der Behandlung wieder nahezu völlig beruhigt.

Zusammenfassung:

Auswertung des Krankheitsgeschehens bei Reptilien im Zoologischen Garten Leipzig (1957 - 1976)

Klinische Bilder und bakteriologische Untersuchungsbefunde von Reptilien des Zoos Leipzig werden ausgewertet. Bei allen Untersuchungsproben zeigt sich, daß Pseudomonaden in der Population weit verbreitet sind. Schwerpunkte der Bekämpfung werden dargelegt und entsprechende Schlußfolgerungen für die Gesunderhaltung des Terrariumbestandes gezogen.

Summary:

Evaluation of Diseases in Reptiles in Leipzig Zoo, 1957 - 1976

Evaluated are clinical patterns and bacteriological findings obtained from reptiles in the Zoological Garden of Leipzig. Pseudomonas was widespread throughout the population, as revealed by all samples. Priorities for control are suggested and conclusions drawn on how to keep the terrarium stock in good health.

Résumé:

Bilan des maladies chez les reptiles du Zoo de Leipzig (1957 à 1976)

Les aspects cliniques et bactériologiques des analyses effectuées sur des reptiles du Jardin zoologique de Leipzig sont présentés par cette intervention. Il ressort de tous les échantillons d'analyse que les pseudomonades sont fort répandus dans la population. L'exposé fait état des principales mesures de traitement et de prophylaxie dans l'entretien des populations du terrarium.

Характеристика заболеваний рептилий в зоопарке города Лейпцига, /I957-I976гг./

Характеризуются клинические результаты и бактериологические исследования у рептилий в зоопарке города Лейпцига. Во всех пробах найдено широкое распространение псевдомоноса в популяциях. Подчеркиваются основные проблемы, связанные с содержанием животных втеррариях в здоровом состоянии.

Literatur:

FÖLSCH, D. W. und P. LELOUP (1976): Über eine verlustreich verlaufene Infektion in einem Schlangenbestand. Verhandlungsber. XVIII. Internat. Symp. Erkrankungen Zootiere, Innsbruck, 159-166.

FRANK, W. (1976): Amphibien - Reptilien in: Zootierkrankheiten, 1. Aufl., Hrsg.H.-G. Klös, E. M. Lang. Berlin-Hamburg: Parey, 290-304.

GRÜNBERG, W., KUTZER, E. und E. OTTE (1963): Abszeßähnliche Nekrosen bei Schlangen aus Zoologischen Gärten. Berl.Münch.tierärztl.Wschr. 76, 90-95.

IPPEN, R. (1967): Die Krankheiten des Verdauungsapparates der Reptilien. Verhandlungsber. IX. Internat. Symp. Erkrankungen Zootiere, Prag, 33-42.

IPPEN, R. (1968): Die Erkrankungen der Respirationsorgane der Reptilien. Verhandlungsber. X. Internat. Symp. Erkrankungen Zootiere, Salzburg, 37-43.

KARASEK, E. (1969): Streptokokkeninfektionen bei Zootieren. Verhandlungsber. XI. Internat. Symp. Erkrankungen Zootiere, Zagreb, 81-84.

KÖHLER, W. und H. MOCHMANN (1975): Grundriß der medizinischen Mikrobiologie, 4. Aufl. Jena: Fischer.

KRETZSCHMAR, Ch., AGERTH, R., BAUCH, R. und D. FRIEDRICH (1972): Peressigsäure - nur ein neues Desinfektionsmittel? Mh. Vet. Med. 27, 324-332.

SCHRÖDER, H.-D. (1969): Zum Salmonellenproblem in Zoologischen Gärten. Verhandlungsber. XI. Internat. Symp. Erkrankungen Zootiere, Zagreb, 35-43.

TABORSKI, A. (1972): Ein Beitrag zu den Erkrankungen der Haut und Unterhaut bei Reptilien und Amphibien. Verhandlungsber. XIV. Internat. Symp. Erkrankungen Zootiere, Wrocław, 261-265.

WEBER, A. (1973): Behandlungsversuch bei latent mit Salmonellen infizierten Schildkröten. Verhandlungsber. XV. Internat. Symp. Erkrankungen Zootiere, Kolmården, 279-282.

ZWART, P. und G. REIJNGOUD (1970): Multiple Abszeßbildung bei Eidechsen. Verhandlungsber. XII. Internat. Symp. Erkrankungen Zootiere, Budapest, 237-238.

ZWART, P. und J. L. CORNELISSE (1972): Streptokokkensepsis mit Hautwucherungen bei Eidechsen. Verhandlungsber. XIV. Internat. Symp. Erkrankungen Zootiere, Wrocław, 265-269.

Anschrift der Verfasser: VR Doz. Dr. sc. med. vet. K. E l z e ,
DDR 701 Leipzig, Marg.-Blank-Str. 8 (DDR)

Aus der Sektion Tierproduktion und Veterinärmedizin, Fachgruppe Reproduktion landwirtschaftlicher Nutztiere (Leiter: OVR Prof. Dr. sc. med. vet. K. W o h a n k a) der Karl-Marx-Universität Leipzig und dem Zoologischen Garten Leipzig (Direktor: Dr. S. S e i f e r t)

ZU EINIGEN SPEZIELLEN ERFAHRUNGEN BEI DER BEHANDLUNG VON REPTILIEN

Von K. E u l e n b e r g e r

Ohne Zweifel sind die therapeutischen Möglichkeiten bei Erkrankungen der Reptilien vergleichsweise zu Säugern und Vögeln immer noch als relativ gering einzuschätzen. In besonderem Maße gilt das für primäre und sekundäre Störungen im Stoffwechsel und ihre Korrektur, für organspezifische symptomatische Maßnahmen und deren Bedeutung bei der Behandlung von Erkrankungen vorrangig komplexer Ätiologie; vielfach sind die Wirkungen in der tierärztlichen oder auch humanmedizinischen Praxis gebräuchlicher Präparate bei Reptilien noch unbekannt. Nachfolgend sollen deshalb einige spezielle Erfahrungen zur Behandlung von Reptilien vorgestellt werden.

Selbstverständlich wissen wir um die besondere Bedeutung des Stoffwechsels poikilothermer Tiere, um ihre theoretischen Vor- und Nachteile gerade im Krankheitsfalle. Zur tatsächlichen Bedeutung zum Beispiel der fettlöslichen Vitamine gibt es jedoch nach wie vor keine über die Empirie hinausgehenden Erkenntnisse, um ihre Gefährlichkeit bzw. ihre Verträglichkeit immer noch relativ weit auseinandergehende Meinungen, wobei es als unbestritten gilt, daß reichliche Vitamin-D-Gaben oder zu reichlich verabreichte UV-Strahlen zu Kalzifizierungen der Gefäße führen. Was jedoch als "reichlich" zu gelten hat, konnte nirgends definitiv gesagt werden.
Z w a r t (1976) empfiehlt zur Behandlung und Prophylaxe der Rachitis der Leguane die tägliche Beigabe eines Vitamin-Mineralstoffpräparates für Vögel zum Futter, wofür gleichzeitig Dosierungen differenziert für Jung- und Alttiere (über zwei Jahre) angegeben werden.

Auch wir können auf Grund der "Indikatorwirkung" unserer Leguangruppe (Iguana iguana, Cyclura cornuta, C. lophome) aus klinischer Sicht zu dieser Frage beitragen. Trotz abwechslungsreicher, vorwiegend pflanzlicher Ernährung zeigten besonders in den Wintermonaten einzelne Tiere ein Verhalten (kaum merkliche Apathie, Inappetenz), das einem Vitaminmangelzustand zuzuschreiben war und mit jeweils 2,0 ml (= 100 000 I.E.Vitamin A, 10 000 I.E.Vitamin D_3, 60 mg Vitamin E, 200 mg Vitamin C) des wäßrigen Präparates Ursovit A, D_3, E, C "Germed" i. m. behandelt wurde. Es sei noch vermerkt, daß die typischen Rachitissymptome der Leguane (F r a n k , 1976; Z w a r t , 1976) noch nicht in Erscheinung getreten waren. Erste Zeichen der erfolgreichen Behandlung traten nach 3 - 5 Tagen auf, die Tiere nahmen wieder Futter auf und zeigten sich bewegungsfreudiger. Der verabreichte Vitaminstoß schien ausreichend zu sein, die ohne Zweifel über das Futter nicht voll zu realisierende Deckung des Bedarfes an den fehlenden Vitaminen (oder auch nur eines Teiles) für etwa drei Monate ausgleichend zu ergänzen; wenn danach bei einem der Tiere erneut die beschriebenen Symptome auftraten, wurde die gesamte Gruppe in gleicher Weise metaphylaktisch mit Erfolg behandelt. Aus diesen klinischen Behandlungsergebnissen kann geschlußfolgert werden, daß erwachsenen Leguanen in den Wintermonaten zusätzlich zur verabreichten, vorwiegend pflanzlichen Nahrung ein Tagesbedarf von mindestens 1000 I.E. Vitamin A, 100 I.E.Vitamin D_3, 0,7 mg Vitamin E und 0,2 mg Vitamin C zugesprochen werden kann. Ohne Zweifel ist eine regelmäßige Zugabe der Vitamine mit dem Futter vorrangig zu empfehlen; ansonsten dürften Applikationen von je 1 ml oben genannter Vitaminkombination im 4-Wochen-Abstand den zusätzlichen Bedarf mit Sicherheit abdecken.
Zu einem weiteren Fall von Vitaminmangel bei einer ausgewachsenen Aldabra-Riesenschildkröte (Testudo gigantea):
Das Tier zeigte starke Brüchigkeit und Porosität des Rückenpanzers, die zu bereits großflächigen Läsionen geführt hatten. Ein Abdecken der Läsionen mit Holzteer und drei Verabreichungen von je 10 ml oben genannter Vitamin-Kombination im Abstand von 14 Tagen führten

nach zirka acht Wochen zur rezidivfreien Heilung.
Zur Gefährlichkeit oder besser Ungefährlichkeit zusätzlicher Vitamingaben (siehe auch E l z e et al., 1977) kann ferner gesagt werden, daß auch nach pathologisch-anatomischer Untersuchung der von uns behandelten Tiere kein Fall von Hypervitaminosis festgestellt wurde.
Inwieweit wird eigentlich unsere Therapie der komplexen Ätiologie vieler Reptilienerkrankungen gerecht? Es ist festzustellen, daß wir bei der Durchführung zum Beispiel einer Leberschontherapie recht unsicher sind. Auch hier ist es ein Verdienst von Z w a r t (1976), dem erste Vorschläge auf diesem Gebiet zu verdanken sind.
Gleiches ist zur Behandlung von Herz-Kreislaufinsuffizienzen, primärer oder vielmehr sekundärer Genese zu sagen.
Bei einem in Händen einer Artistenfamilie befindlichen Python bivittatus, der als schon sehr alt angegeben wurde, sollten nach Aussagen der Besitzer plötzlich stärkere Schwellungen im Kopfbereich aufgetreten sein, die auf Verdacht hin als Ödeme angesprochen wurden. Es wurde empfohlen, dem Tier täglich 10 ml Coffeinum benzoicum 25%ig per os zu verabreichen. Wie später berichtet wurde, war die Behandlung von überraschend schnellem Erfolg gewesen. Sie sei später noch gelegentlich mit gleichem Effekt wiederholt worden. Drei Jahre nach der Erstbehandlung verendete das Tier infolge einer Pseudomonadensepsis.

Obstipationen bei Reptilien, besonders bei Schildkröten, denen nicht selten Haltungsmängel zugrunde liegen, erfordern gelegentlich tierärztliches Intervenieren, wenn, zumindest bei den kleinen Schildkröten, auch in der Mehrzahl der Fälle die konservativen Warmwasserbäder schon recht gut wirken können.
Bei Riesenschildkröten ist dieses Verfahren jedoch weniger leicht durchführbar, und so blieb uns bei einer Galapagos-Elefantenschildkröte (Testudo elephantopus) mit permanenter Anorexie nichts weiter übrig, als an eine hartnäckige Obstipation zu denken. Von einer Ultima ratio nicht weit entfernt, entschlossen wir uns, das Parasympathikomimetikum Dorlen[R] in einer Dosis von 1 ml (= 2 mg Carbachol) einzusetzen. Nachdem eine erste Applikation bis auf stärkeren Speichelfluß keine bemerkenswerte Reaktion verursachte, setzte das Tier nach der zweiten, eine Woche später wiederholten Therapie Kot und ein größeres Stück Stanniolpapier ab.

Zuletzt soll noch ein Applikationsverfahren Erwähnung finden, das zumindest bei Tieren, die an das Wasserleben angepaßt sind, mehr Anwendung finden sollte, sei es zur Behandlung gegen Ektoparasiten, großflächiger Hautläsionen etc.
Eine vom Leipziger Zoo aus Privathand zugekaufte Anakonda (Euneotes murinus) litt an multiplen Abszedierungen, die zum Teil bis tief in die Muskulatur hinein reichten und auf der Bauchseite großflächig konfluierten. Als Erreger wurde Pseudomonas aeruginosa nachgewiesen. Lokal und parenteral verabreichte Sulfonamide und Antibiotika vermochten zwar den Krankheitsprozeß merklich einzudämmen, und ein Großteil der zum Teil trockene Nekrose zeigenden, zum Teil jedoch schmierige Beläge aufweisenden kleineren Läsionen heilten ab. Besonders die großflächigen Läsionen im Bauch- und Kopfbereich blieben jedoch weitgehend unverändert, so daß wir uns auch bei diesem Tier zu einer weiteren Maßnahme entschlossen; das Tier wurde für täglich drei Stunden vollständig in ein Wasserbecken mit einpromilliger Chloraminlösung verbracht. Nach drei Wochen waren alle Läsionen ausgeheilt.

Abschließend soll noch über einen mitteilenswerten Mißerfolg berichtet werden: Bei zwei eigenen jungen Amurnattern (Elaphe schrencki) wurde zur Bekämpfung des Milbenbefalls Alugan[R]-Puder (Farbwerke Höchst) eingesetzt. Nach etwa drei Stunden Einwirkungszeit wurde das Puder mit Wasser abgespült, zehn Minuten später zeigte das größere der beiden Tiere (50 cm Länge) leichten Tremor, das kleinere (30 cm Länge) Maulsperren und starke Konvulsionen, die etwa zehn Minuten anhielten und danach abklangen; die Milben waren nicht völlig getilgt.

<u>Zusammenfassung:</u>

<u>Zu einigen speziellen Erfahrungen bei der Behandlung von Reptilien</u>

Es wird über Erfahrungen zur Vitaminsubstitution, zur Anwendung von Carbachol, Koffein,

Chloraminbädern und Alugan bei Reptilien berichtet.

Summary:

Specific Experience in Treatment of Reptiles

Reference is made to experience so far obtained from the treatment of reptiles, using vitamin substitution, Carbachol, caffeine, chloramine baths, and Alugan.

Résumé:

Quelques expériences particulières lors de traitement des reptiles

Expériences concernant l'application de vitamines, de carbachol, de caféine, de bains à la chloramine et à l'Alugan chez les reptiles.

О специальных сведениях , полученных при лечении рептилий.

Сообщается о витаминизации, применении сарбахола, хлораминовых ванн и алугана у рептилий.

Literatur:

ELZE, K., BERGMANN, A., EULENBERGER, K., SELBITZ, H.-J. und W. E. ENGELMANN (1977): Auswertung des Krankheitsgeschehens bei Reptilien im Zoologischen Garten Leipzig (1957 - 1976). Verhandlungsber. XIX. Internat. Symp. Erkrankungen Zootiere, Poznań (im Druck).

FRANK, W. (1976): Amphibien - Reptilien. In: Klös, H.-G. und E. M. Lang: Zootierkrankheiten. 1. Aufl. Berlin-Hamburg: Parey, 290-304.

ZWART, P. (1976): Reptilien in der tierärztlichen Sprechstunde. Prakt. Tierarzt 57, Sondernummer 31-33.

Anschrift des Verfassers: Dr. med. vet. K. E u l e n b e r g e r ,
DDR 701 Leipzig, Marg. Blank-Str. 8 (DDR)

Aus dem Zoologischen Garten Wrocław (Direktor: Dr. A. G u c w i ń s k i) und der Forschungsstelle für Wirbeltierforschung (im Tierpark Berlin) (Direktor: Prof. Dr. sc. Dr.h.c. H. D a t h e) der Akademie der Wissenschaften der DDR

ERKRANKUNGEN BEI AMPHIBIEN UND REPTILIEN IM ZOO WROCŁAW

Von A. G u c w i ń s k i , R. I p p e n und K. K o c u ł a

Unsere Kenntnisse über die Erkrankungen der in zoologischen Gärten gehaltenen niederen Wirbeltiere sind, gemessen an den Kenntnissen über die Krankheiten bei Vögeln und Säugetieren, zur Zeit noch sehr unzureichend. Als besonders schwierig erweist es sich, bei Amphibien und Reptilien Krankheitssymptome zu erkennen und richtig zu bewerten. So beziehen sich heute noch die meisten Aussagen über die Erkrankungen dieser Tierklassen auf Obduktionsergebnisse. Wir möchten nun in unserem nachfolgenden Beitrag versuchen, einige Erkrankungsgeschehen aus der alltäglichen tierärztlichen Praxis im Zoo Wrocław aufzuzeigen, wobei klinische und pathologische Befunde sowie Behandlungsversuche Erwähnung finden sollen.

Über zwei Jahre konnten wir im Zoo Wrocław eine größere Gruppe von Aga-Kröten (Bufo marinus) ohne irgendwelche Erkrankungserscheinungen halten. Während der Wintermonate im dritten Jahr beobachteten wir kurz nacheinander bei vier Tieren eine deutliche Korneatrübung, jeweils an beiden Augen. Die betroffenen Kröten verweigerten alsbald die Nahrungsaufnahme und gruben sich in den Sandboden des Terrariums ein. Als symptomatische Behandlung bestrichen wir über drei Tage die Augenlider mit Oxycortsalbe (Polfa). Gleichzeitig applizierten wir einmal jedem Tier subkutan 15 ml einer 20%igen Glukoselösung und 10 ml einer Elektrolytlösung. Weiterhin wurden 50 I.E. Vitamin A+D_3 i. m. injiziert. Nach fünf Tagen klangen alle Krankheitsanzeichen ab, und die Tiere nahmen wieder ihre üblichen Futterrationen auf. Wir vermuten, daß im vorliegenden Fall eine fütterungsbedingte Hypovitaminose ausschlaggebend für das Krankheitsgeschehen war. Aus diesem Grund geben wir seitdem einmal wöchentlich über Futtertiere Vitamin A und Vitamin D_3 mit dem Erfolg, daß bis heute keine Erkrankungen oder Verluste mehr eingetreten sind.

Eine andere Beobachtung betraf einen bereits über 20 Jahre im Zoo Wrocław lebenden China-Alligator (Alligator sinensis). Bei diesem Tier zeigten sich besonders während der Wintermonate im Bereich des gesamten Rückens und an der Schwanzwurzel unterschiedlich gestaltete, tiefgreifende Hautdefekte. Auch hier setzten wir zur lokalen Behandlung erfolgreich Oxycortspray (Polfa) ein und applizierten zur Unterstützung Vitamin A und Vitamin D_3 und 1 ml/kg/Kgw. Calphosan (Biowet) intramuskulär. Es traten jedoch im Verlauf der nächsten vier Jahre wiederholt Rezidive auf, so daß die eigentliche Ursache für das Krankheitsgeschehen nicht aufgeklärt werden konnte. Das Tier verstarb plötzlich, ohne zu diesem Zeitpunkt irgendwelche Krankheitssymptome zu zeigen. Durch die Sektion konnte nachgewiesen werden, daß der Alligator sich in einem sehr guten Ernährungszustand befand, wofür besonders die sehr gut ausgebildeten Fettkörper sprachen. Die rezidivierenden, nekrotisierenden Hautdefekte waren zum Zeitpunkt der Sektion bis auf zwei, etwa pfenniggroße Prozesse abgeheilt und konnten somit nicht für den Tod des Tieres von Bedeutung sein. Bei der Besichtigung der Maulhöhle traten umfangreiche eitrige, zum Teil nekrotisierende Schleimhautentzündungen entlang der Zahnleisten und am Zungengrund hervor. Nach Eröffnung der Leibeshöhle erwies sich am auffälligsten eine Vergrößerung und streifige Weißfärbung der Nieren. Die Leber zeigte eine gelbbraune Farbe, und im Eierstock konnten in großer Anzahl voll ausgereifte Follikel ermittelt werden. Histologisch erwiesen sich die Nierenveränderungen als eine fortgeschrittene interstitielle Nephritis, die mit einer Harnsäurestauung einherging. Daneben traten recht zahlreich Kalkmetastasen in den Tubuliepithelzellen auf. Die Leberschnitte ließen das typische Bild einer großtropfigen Verfettung erkennen. Auf Grund der Befunde kann ausgesagt werden, daß neben einer Maulfäule eine Stoffwechselstörung bestanden hat, die sicherlich mit entscheidend für den Tod des Tieres war.

Da leider aus äußeren Gründen keine bakteriologische Untersuchung durchgeführt werden konnte, blieb die Aussage über die tatsächliche Todesursache und über die Genese der Hautdefekte ungeklärt.

Der plötzliche, uns bis jetzt nicht zu erklärende Verlust von vier jungen Nil-Krokodilen (Crocodilus niloticus) gibt uns Anlaß, hier kurz darüber zu berichten, in der Hoffnung, durch Hinweise über ähnliche Fälle in anderen Gärten weitere Aufschlüsse zu erlangen. Nach Fertigstellung des neuen Krokodilhauses in Wrocław wurde neben anderen Tieren auch eine größere Gruppe junger Nil-Krokodile von durchschnittlich einem Meter Länge aus einem relativ engen Terrarium in geräumige Unterkünfte umgesetzt. Die vier kleinsten Exemplare der Gruppe verweigerten vom Tage des Umsetzens an jegliche Futteraufnahme und blieben bewegungslos am gleichen Platz liegen, während alle übrigen Krokodile sich relativ schnell in ihrer neuen Unterkunft eingewöhnten. Alle Versuche, die vier Tiere zum Fressen zu veranlassen oder sie zur Fortbewegung zu zwingen, blieben ohne Erfolg. Nach drei Wochen starben alle vier Tiere kurz nacheinander. Bei der Sektion konnten bei drei der Krokodile keinerlei pathologische Veränderungen nachgewiesen werden. Das vierte Tier ließ deutliche Anzeichen einer traumatischen Einwirkung erkennen. Mehrere Rippenbrüche an beiden Körperseiten, Hämatome in der Muskulatur und Blutkoagula in der Leibeshöhle wurden beobachtet. Das Ausmaß der offensichtlich durch unachtsamen Transport verursachten Verletzungen war jedoch nicht so groß, daß sie zum Tode hätten führen müssen. Möglicherweise hat bei allen vier Tieren die plötzliche Veränderung des gewohnten Biotops zu einem Stress geführt, der letztlich den Tod bedingte.

Eine weitere Beobachtung bei Krokodilen betraf einen über längere Zeit im Zoo Wrocław gehaltenen Mississippi-Alligator (Alligator mississippiensis). Das über zwei Meter lange Tier hielt über einen Zeitraum von annähernd 14 Tagen das Maul um etwa 5 cm geöffnet und nahm keine Nahrung auf. Alle Versuche während dieser Zeit, die Kiefer für eine Adspektion gewaltsam zu öffnen, blieben erfolglos. Schließlich gelang es uns zufällig, durch einen beidseitig von kaudal ausgeführten Fingerdruck im Bereich der Unterkieferwinkel, die Maulhöhle offensichtlich reflektorisch zu öffnen. Mit einem sofort eingelegten Rundholz konnten wir den geöffneten Kiefer fixieren und eine genaue Besichtigung der Maulhöhle vornehmen. Als Ursache des Krankheitsgeschehens konnte eine etwa 6 cm lange Fischgräte ausgemacht werden, die tief in den weichen Gaumen eingestochen war und eine lokale Entzündung verursacht hatte. Nach Entfernung des Fremdkörpers mit einer Pinzette wurde die Wunde mit 20%igem Josan (Ciba) bepinselt und das zur Kiefersperre verwendete Rundholz herausgenommen. Nach wenigen Tagen fraß das Tier wieder völlig normal. In diesem Zusammenhang möchten wir darauf hinweisen, daß die Anwendung des 20%igen Josan auch bei äußerlichen Hautverletzungen gute Erfolge zeitigte. So konnten wir durch dreimal wöchentliche Anwendung dieses Präparates bei immer wieder zu beobachtenden Hautverletzungen, die infolge von Beißereien in einer Gruppe von 15 Brillenkaimanen (Caiman crocodilus) auftraten, eine schnelle Abheilung ohne sekundäre bakterielle Infektionen erreichen.

Ein etwas ausgefallenes Problem stellte sich für uns bei der Haltung von 40 Grünen Leguanen (Iguana iguana). Es handelte sich dabei um Jungtiere, die aus einem Frischimport stammten. Wir hielten die Tiere in einem relativ großen Terrarium, in dem wir Kletteräste bis zu einer Höhe von 80 cm untergebracht hatten. Dem physiologischen Verhalten entsprechend hielten sich die meisten Tiere auf den oberen Zweigen auf. Sobald die Tierpfleger die Futternäpfe in das Terrarium stellten, ließen sich die Leguane von den Ästen auf den mit Watte und Zellstoff ausgelegten Boden herunterfallen. Unmittelbar daran anschließend zeigten einige der Tiere eine vollständige Paralyse der Nachhand und des Schwanzes. Die betroffenen Leguane schleppten sich nur noch mit den Vorderextremitäten durch das Terrarium. Gleiche Ausfallserscheinungen beobachteten wir auch bei einigen Leguanen dieser Gruppe, nachdem wir sie mit der Hand eingefangen hatten, um sie umzusetzen. Alle Behandlungsversuche mit Vitamin B-Komplex sowie mit Calphosan (Polfa) 2 ml pro Tier s. c. und UV-Bestrahlung blieben ohne Erfolg. Alle betroffenen Tiere starben nach unterschiedlicher Krankheitsdauer. Wir verloren auf diese Weise insgesamt 21 Leguane in einem kurzen Zeitabschnitt.

Einen recht interessanten Befund beobachteten wir bei einem Nördlichen Greßteju (Tupinambis nigropunctatus). Das Tier wurde bereits mehrere Jahre im Zoo Wrocław gehalten, als sich am linken Oberkiefer, etwas kranial vom Mundwinkel, eine sich ständig vergrößernde fleischfarbene Knotenbildung in der Maulhöhle zeigte. Die Kiefer konnten alsbald nicht mehr fest geschlossen werden, und wir entschlossen uns zum operativen Eingriff. Die herausgeschälte Geschwulst wurde histopathologisch untersucht und als bösartige epitheliale Neubildung diagnostiziert, die offensichtlich ihren Ausgang von der Mundschleimhaut nahm. Fünf Monate nach der Operation hatte sich an der gleichen Stelle ein Rezidiv entwickelt, das an Größe die Primärgeschwulst bei weitem übertraf. Wir entschlossen uns daraufhin, das Tier zu euthanasieren. Erstaunlicherweise befand sich das in der Futteraufnahme doch stark behinderte Tier in einem ausgesprochen guten Ernährungszustand. Bei der Sektion wiesen auf diese Tatsache zwei sehr gut ausgebildete, paarig angelegte Fettkörper hin. Die Mundhöhle war, bedingt durch die umfangreichen Gewebswucherungen, nur zur Hälfte geschlossen. Nach Absetzen des unveränderten Unterkiefers konnte am rechten Oberkiefer und am Gaumen eine umfangreiche, traubenförmig gestaltete Geschwulst ermittelt werden, die sich von der rechten Backenseite bis weit über die Mittellinie des Gaumens und vom Kieferwinkel bis kurz vor die Mundspitze ausdehnte. Beim Herausschälen des tumorösen Gewebes wurde deutlich, daß der rechte Oberkieferknochen bis in die Augenhöhle durch das Geschwulstgewebe zerstört worden war. Histologisch konnten die Veränderungen als rein epitheliale, tumoröse Zellwucherungen bestimmt werden. Der Gesamtaufbau und die Zellstruktur entsprach der eines Plattenepithelkarzinoms. Offensichtlich hatte die Geschwulst vom Epithel des Zahnfleisches und des harten Gaumens ihren Ausgang genommen. Von den Säugetieren her ist bekannt, daß derartige Plattenepithelkarzinome in die Tiefe wuchern und Weichgewebe genauso wie Knochengewebe zerstören. Das frühzeitige Einbrechen in die Kieferhöhle hat sogar oft Anlaß gegeben, fälschlicherweise vom Vorliegen eines Kieferhöhlenkrebses zu sprechen. Eine Einbeziehung der Augenhöhle in die tumoröse Veränderung wurde ebenfalls bereits bei Säugetieren beobachtet.

Auch bei den im Zoo Wrocław gehaltenen Schlangen traten die unterschiedlichsten Erkrankungen auf. Interessant erscheint der Hinweis auf eine Beobachtung, die wir bei einer Großen Anakonda (Eunectes murinus) machen konnten. Die Schlange war uns von einem anderen Zoo übersandt worden. Sechs Tage nach der Ankunft wurde blutiger Kotabsatz festgestellt. In der Annahme, daß es sich um eine mit dem erfolgten Transport in Zusammenhang stehende Verdauungsstörung handelte, verzichteten wir auf eine Untersuchung und Behandlung, um dem sich eingewöhnenden Tier keine zusätzliche Belastung zuzumuten. Drei Tage später war jedoch die Schlange bereits tot. Es zeigte sich bei der Obduktion im letzten Darmabschnitt, etwa 20 cm vor der Kloake, eine etwa 10 cm lange Darminvagination, die mit einer fibrinösen Entzündung der serösen Häute in diesem Abschnitt einherging. Nach vorsichtigem Auseinanderlösen des invaginierten Darmabschnittes und anschließender Eröffnung des Darmlumens erwies sich die Darmschleimhaut auf einer Länge von etwa 20 cm hochgradig diphtheroid-nekrotisch entzündet. Im Verlauf der hier vorliegenden Amöbendysenterie war es zu schwersten Schleimhautveränderungen gekommen, die eine vollständige Verlegung des Darmlumens durch Gewebsdetritus zur Folge hatten. Der dadurch ausgelöste Reiz zu Preßbewegungen wie beim Kotabsatz dürfte der eigentliche Anlaß für die Invagination des Darmes gewesen sein. Möglicherweise hätte bei einer Untersuchung palpatorisch die Invagination diagnostiziert werden können, jedoch wäre bei dem Umfang der nachgewiesenen Veränderung jeder Behandlungsversuch ohne Erfolg geblieben.

Zum Abschluß möchten wir noch auf die Erkrankung einer weiteren Großen Anakonda (Eunectes murinus), dem Muttertier der vorgenannten Schlange, eingehen. Das Tier stellte für uns mit einem Körpergewicht von 85 kg ein sehr wertvolles Ausstellungsstück dar. Außerdem hatte sie in zurückliegender Zeit im Zoo Wrocław gute Nachzucht gebracht. Durch einen technischen Defekt an der elektrischen Beheizung des Terrariums war es über eine ganze Nacht zum Ausfall aller Wärmequellen gekommen. Das Tier wurde am nächsten Morgen stark unterkühlt aufgefunden. Nach Regulierung des Schadens trat alsbald wieder eine Normalisierung des Befindens der Anakonda ein, und es konnten in den nachfolgenden sechs Tagen keine Krankheitssymptome beobachtet werden. Am sechsten Tag wurde jedoch ein plötzlich einsetzendes turbulentes Verhalten der Anakonda gemeldet. Das Tier führte stürmische, krampfartige Kreisbewegungen aus, als würde es herumgeschleudert. Die Maulöffnung war bei diesem tobsuchtähnlichen Kampf weit aufgerissen, und alle Gegenstände und Behälter im Terrarium wurden herumgeschleudert. Nach annähernd halbstündigem Todeskampf brach die Anakonda in sich zusammen und war tot. Die Sektion erbrachte Aufschluß über das absonderliche Verhalten der Schlange. Unmittelbar hinter dem Kehlkopf zeigte sich in der Trachea ein etwa 8 cm langer, das Lumen vollständig ausfüllender Pfropf, der zu einem völligen Verschluß des Luftweges geführt hatte. Der gummiartige, grüngelbliche Pfropf lag der Trachealschleimhaut eng an und paßte sich am kranialen Ende den Knorpelformen des Kehlkopfes direkt an. Der Pfropf bestand aus einem homogenen Gemisch nekrotischer Gewebsmassen und zähem Schleim. Entstanden war diese Pfropfbildung infolge einer eitrig-exsudativen Pneumonie, in deren Verlauf schwere Gewebsnekrosen entstanden waren. Histologisch konnten in den Lungenkammerwandungen großflächige pseudoeosinophile entzündliche Zellinfiltrationen sowie Nekrosen und starke Flüssigkeitsansammlungen nachgewiesen werden. Gleichartig wie in der Trachea ließen sich auch in den kaudal der Lunge gelegenen Luftsäcken grüngelbliche, schleimige Nekrosemassen feststellen, wobei jedoch die Luftsackwandungen nicht entzündlich verändert waren. Neben den beschriebenen, als direkte Todesursache anzusehenden Prozessen im Respirationstrakt konnte lediglich noch ein starker Bandwurmbefall ermittelt werden, der abschnittsweise herdförmige Entzündungen im Darm zur Folge hatte. Auf Grund der vorliegenden Befunde kann festgestellt werden, daß offensichtlich bedingt durch eine fast zwölfstündige Unterkühlung bei der Anakonda eine schwere eitrig-nekrotisierende Pneumonie entstanden war. Die im Verlauf der Pneumonie abgestoßenen nekrotischen Gewebsteile vermengten sich mit Schleim und Exsudat und bildeten in der Trachea einen Pfropf, der zu einer vollständigen Verlegung des Atemweges und damit zum Erstickungstod der Schlange führte.

Zusammenfassung:

Erkrankungen bei Amphibien und Reptilien im Zoo Wrocław

Es wird über verschiedene Erkrankungen bei Kröten, Krokodilen, Echsen und Schlangen berichtet. Dabei werden klinische Beobachtungen, Behandlungsversuche und pathologisch-anatomische und histologische Befunde wiedergegeben und diskutiert.

Summary:

Diseases of Amphibians and Reptiles in Wrocław Zoo

Reported are several diseases that developed in toads, crocodiles, lizzards, and snakes. Clinical observations, attempted treatment, as well as pathologico-anatomic and histological findings are mentioned and discussed.

Résumé:

Maladies des amphibiens et des reptiles au Zoo de Wrocław

Le rapport fait état de différentes maladies chez les crapauds, les crocodiles, les sauriens et les serpents avec présentation des aspects cliniques, thérapeutiques, anatomo pathologique et histologique.

О заболеваниях амфибий и рептилий в зоопарке города Врослава.

Сообщается о заболеваниях жаб, крокодилов ,ящериц и змей. Обсуждаются клинические наблюдения, методы лечения, пато-анатосические и гистологические результаты.

Anschrift der Verfasser: Direktor Dr. A. G u c w i ń s k i
Zoologischer Garten Wrocław
ul. Wroblewskiego 1
Wrocław (VR Polen)

Aus dem Zoologischen Park Poznań (Direktor: Dr. A. T a b o r s k i) und dem Städtischen Veterinärdienst Poznań (Direktor: Dr. J. K o z ł o w s k i)

ÜBER EINIGE ERKRANKUNGEN BEI REPTILIEN IM ZOO POZNAŃ

Von W. G o l e c und W. K a s p r z a k

Aus der Vielzahl der in unserem Reptilienbestand im Laufe der Jahre auftretenden Erkrankungsfälle möchten wir heute zwei uns aus der Praxis wichtig erscheinende Fragen herausgreifen und darüber kurz berichten.

Seit 1968 hatten wir von Zeit zu Zeit unter den Schlangen tödlich verlaufende Darmentzündungen. Diese Krankheit, die seuchenartig verlief, betraf Anakondas (Eunectes notaeus), Brasilianische Glattnattern (Cyclagras gigas), Königsschlangen (Boa constrictor), Regenbogenboas (Epicrates cechris) und Pfeilnattern (Coluber jugularis). Durch mikroskopische Kotuntersuchungen konnten wir Entamoeba invadens nachweisen. Genau wie bei diesen klinischen Untersuchungen konnte nach der Sektion im histologischen Schnitt des hochgradig veränderten Dickdarmes Entamoeba invadens nachgewiesen werden. Eingeleitete Behandlungen mit Metronidazol und Macrocyclin versagten in den meisten Fällen. Um einer Ausbreitung der Erkrankung entgegenzutreten, isolierten wir kranke und ansteckungsverdächtige Tiere. Die Terrarien wurden desinfiziert. Trotz der eingeleiteten prophylaktischen Maßnahmen kam es 1976 erneut zu einer Enzootie, wobei auch die im Zoo Poznań geborenen Brasilianischen Glattnattern mit erkrankten. Diese Schlangen wurden zusammen mit Rotwangen-Schildkröten (Cyclagras gigas) und Schmuckschildkröten (Pseudomys scripta elegans) im selben Terrarium gehalten. Es wird angenommen, daß Entamoeba invadens durch 1968 importierte Anakondas nach Poznań eingeschleppt wurde. Die latente Infektion der Schildkröten konnte durch Kotuntersuchungen bestätigt werden. Ohne selbst zu erkranken, bildeten sie die ständige Infektionsquelle für die mit ihnen zusammen gehaltenen Schlangen. Die aus den Schlangen und Schildkröten isolierten Amöbenstämme werden jetzt für weitere taxonomische Untersuchungen benutzt, wobei mit Hilfe der Elektrophorese eine Differenzierung und Klassifizierung der Amöbenart erfolgen soll. Die Ergebnisse dieser Untersuchungen halten wir für die Infektionsquellenforschung wichtig.

Ein anderes Problem stellte sich für uns bei der Behandlung von Knochenbrüchen bei Waranen. Die Ursache derartiger Knochenbrüche bestand darin, daß plötzlich durch Schreck ausgelöste starke Schlagbewegungen mit dem Schwanz eine Fraktur bei einem anderen Tier der Gruppe hervorrief. Bekanntlich nehmen Warane bei drohender Gefahr eine spezifische Stellung ein. Leicht aufgerichtet, mit gekrümmten Rücken verfolgen sie aufmerksam die Bewegungen des vermeintlichen Gegners. Beim Herannahen führen sie dann einen plötzlichen Schlag mit dem Schwanz aus. Die bei einem Nil-Waran (Varanus niloticus) beobachtete Femurfraktur der rechten Hinterextremität deutete sich durch eine stark verminderte Beweglichkeit und erhebliche Schwellung der Extremität an. Bei der klinischen Untersuchung war eine Krepitation wahrzunehmen, durch die Röntgenuntersuchung wurde der Nachweis der Fraktur gesichert. Durch die Knochensplitterung war es zu Gefäßzerreißungen im Oberschenkel gekommen, wodurch sich ein großes Hämatom entwickelte. Die damit verbundene erhebliche Schwellung machte das Anlegen eines Gipsverbandes unmöglich. Wir sedierten den Waran mit 2 mg/kg/Kgw. Sedavet (Biowet) i. m. und besprühten den Bereich des Knochenbruches mit 1%iger Lignocainlösung (Polfa). Der Operationstisch wurde mit Hilfe von Chloräthylen (Wolfa) abgekühlt. Nach Anlegen eines Schnittes in der Längsachse des Oberschenkels wurden das Blutgerinnsel und etwa 10 ml Exsudat entfernt. Die freipräparierten Knochenenden fixierten wir mit Metalldrähten. Da kein entsprechendes Instrumentarium für eine Knochenchirurgie vorhanden war, mußte auf eine Nagelung oder andere Fixierung verzichtet werden. Die Wunde wurde antibiotisch versorgt und durch Nähte geschlossen. Nach acht Tagen nahm das Tier normal Futter auf. Sicherheitshalber wurden postoperativ jeden zweiten Tag

75 mg/kg/Kgw. Syntarpen (Biowet) p. o. verabreicht. Sechs Wochen nach der Operation starb der Waran.
Bei der Obduktion wurde eine Eierstockentzündung mit schweren Degenerationsprozessen an den Follikeln festgestellt. Im Bereich der gebrochenen Knochenenden war die Ausbildung eines knorpeligen Kallus zu erkennen. Der Tod des Tieres stand also nicht direkt mit dem behandelten Knochenbruch im Zusammenhang.

Es sei an dieser Stelle darauf verwiesen, daß die Abheilung von Knochenbrüchen bei Reptilien viel langsamer als bei Säugetieren vor sich geht. So unterbleibt jegliche Regeneration während des Winterschlafes und beginnt erst erneut nach dem Erwachen. Bei den niederen Wirbeltieren steht bei der Knochenheilung die knorpelige Kallusbildung im Vordergrund. Histologisch kann man zwischen vier Stadien der Knochenheilung unterscheiden. Als erstes werden die Bruchenden durch eine faserige Knochenstruktur verbunden, sodann bildet sich eine periostale, hyaline Knorpelmasse. Es folgt das Stadium, bei dem es zu einer Verknöcherung der Bruchenden kommt, und schließlich verknöchert auch die geschlossene Knorpelmasse, und es entsteht eine Markhöhle. Auf Grund der in unserem Fall bereits nach sechs Wochen nachzuweisenden Knorpelkallusbildung scheint die operative Behandlung bei größeren Reptilien durchaus angebracht zu sein. Wichtig wäre jedoch auch, über ein geeignetes Instrumentarium verfügen zu können.

Bei einem weiteren Gelben Waran (Varanus flavescens) konnte ebenfalls, durch eine Schlagverletzung verursacht, eine Fraktur des rechten Unterarmes festgestellt werden. Die Knochenenden waren gegeneinander verschoben. Nach entsprechender Reposition der Knochen legten wir einen Gipsverband an die gesamte Extremität an, wobei gleichzeitig eine Befestigung über den Rücken vorgenommen wurde. Nach 12 Wochen entfernten wir den Gipsverband, obwohl die zuvor gemachte Röntgenaufnahme nur eine schwache Kallusbildung andeutete. Bereits nach einigen Tagen wurde die Extremität wieder aufgesetzt. Eine völlige Ausheilung des Knochenbruches konnte im Röntgenbild jedoch erst nach 14 Monaten festgestellt werden.

Die beiden hier beschriebenen Behandlungswege von Frakturen der Extremitäten bei Waranen lassen deutlich werden, daß ohne weiteres derartige Eingriffe auch bei Reptilien erfolgreich durchgeführt werden können.

Zusammenfassung:

Über einige Erkrankungen bei Reptilien im Zoo Poznań

Es wird über die im Zoologischen Park Poznań häufiger beobachtete Amöbendysenterie bei Schlangen und deren mögliche Ursache berichtet. Des weiteren werden erfolgreiche Knochenbruchbehandlungen bei zwei Waranen beschrieben.

Summary:

Diseases among Reptiles in Poznań Zoo

Amoebic dysentery is a disease which has been quite frequently observed in snakes kept in the Zoological Garden of Poznań, Poland. A report is given together with possible causes. Also described are two successful cases of bone fracture treatment of Nile monitors.

Résumé:

Quelques maladies chez les reptiles du Zoo de Poznań

Exposé sur la dysenterie amibienne des serpents relativement fréquente au Zoo de Poznan et sur ses causes. Traitement de fractures chez deux varans avec résultat positif.

О некоторых заболеваниях рептилий в зоопарке города Познани.

Сообщается о часто наблюдаемой амебной дезентирии у змей в зоопарке города Познани и о возможных причинах заболевания. Дальше описаны два случая успешного лечения перелома костей у двух варанов.

Anschrift der Verfasser: Dr. W. G o l e e und
Dr. W. K a s p r z a k ,
ul. Grunwaldska 248
60-814 Poznań (VR Polen)

Aus dem Thüringer Zoopark Erfurt (Direktor: Doz. Dr. D. A l t m a n n)

HALTUNG, ERNÄHRUNG UND ERKRANKUNGEN VON LANDSCHILDKRÖTEN IM THÜRINGER ZOOPARK ERFURT

Von D. A l t m a n n und Ingrid A l t m a n n

Der Thüringer Zoopark Erfurt besitzt eine Sammlung von Landschildkröten, die seit 1972 in einem 8,10 m langen, 4,10 m breiten und hinten 2,35 m, vorn 2,70 m hohen Schildkrötenpavillon leben, an den sich für die kleinen und die großen Arten je ein Auslauf anschließen. Den großen Landschildkröten steht innen eine Bodenfläche von 23,50 m^2 und außen eine von sirka 66 m^2 zur Verfügung. Für die kleinen Landschildkröten ist innen eine Bodenfläche von 7,30 m^2 und außen von sirka 20 m^2 vorhanden. Die Außenanlagen enthalten Badebecken. Der Auslauf für die kleinen Landschildkröten wird wegen der zum Teil großen Seltenheit der einzelnen Tiere nur unter Aufsicht von Mitarbeitern des Zoos benutzt.

Der Pavillon für die Landschildkröten ist an einer Längsseite, 70 cm über dem Boden beginnend, komplett verglast. Die Hälfte einer Seitenwand weist eine Verglasung in der gleichen Weise auf. Die Be- und Entlüftung des Pavillons erfolgen über ein Fensterband in Höhe von 50 cm am oberen Rande der rückwärtigen Längsseite des Hauses bzw. bei Öffnung der Tür zur Außenanlage der großen Landschildkrötenarten durch diese. Eine Öffnung dieser Fenster und der genannten Tür zur gleichen Zeit findet nicht statt, um die Entstehung von Zugluft zu vermeiden. Die Zoobesucher können die Tiere von außen betrachten.

Der Boden, auf dem die Schildkröten im Hause leben, besteht aus Holz, befindet sich zu ebener Erde und liegt 0,70 m über dem in die Erde eingelassenen, aus Beton gefertigten Pavillonboden. Mit Hilfe eines Warmluftgebläses wird in der kalten Jahreszeit warme Luft unter den Holzboden, auf dem die Schildkröten leben, geblasen. So ist die für Reptilien sehr wichtige Bodenwärme garantiert. Die Raumtemperatur wird in der kalten Jahreszeit bei 26°C bis 28°C gehalten. Somit bleiben Landschildkrötenarten, die in der Natur eine Winterruhe halten, ständig aktiv.

Abb. 1: Pavillon für große und kleine Landschildkröten mit Freianlagen im Thüringer Zoopark Erfurt

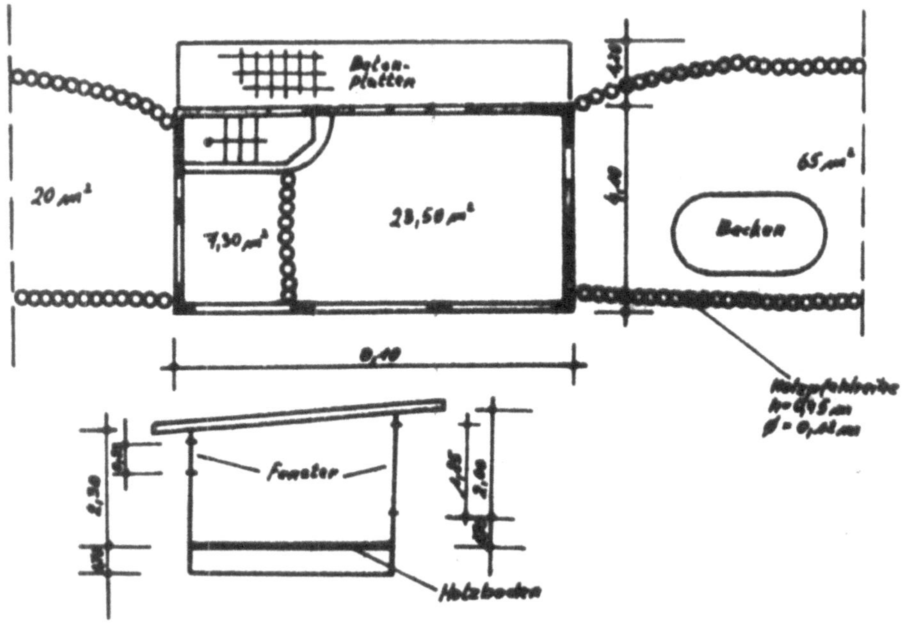

In der Anlage leben in der Abteilung für große Landschildkrötenarten augenblicklich nachfolgende Tiere:

1 Galapagosriesenschildkröte	-	Testudo (Cheloneidis) elephantopus
5 Seychellenriesenschildkröten	-	Testudo (Aldabrachelys) gigantea
8 Spornschildkröten	-	Testudo (Geochelone) sulcata

In der kleinen Abteilung der Anlage werden augenblicklich folgende Landschildkröten gehalten:

8 Vierzehenschildkröten	-	Testudo (Agrionemys) horsfieldii
9 Griechische Landschildkröten	-	Testudo hermanni
6 Maurische Landschildkröten	-	Testudo graeca
1 Glattrandgelenkschildkröte	-	Kinixys belliana belliana
1 Westafrikanische Gelenkschildkröte	-	Kinixys belliana nogueyi
2 Brasilianische Waldschildkröten	-	Testudo (Chelonoidis) denticulata
1 Argentinische Landschildkröte	-	Testudo (Cheloneidis) chilensis
1 Strahlenschildkröte	-	Testudo (Asterochelys) radiata

Das verhältnismäßig trockene Raumklima bekommt allen genannten Arten gut und ist eine wesentliche Voraussetzung dafür, daß die als heikel geltenden Spornschildkröten zum Teil seit acht und zum Teil seit sechs Jahren in dieser Anlage leben und erheblich an Größe sowie Gewicht zugenommen haben.

Nur die Sternschildkröten gediehen in dieser Anlage nicht optimal. Sie werden seitdem in einem besonderen Terrarium mit höherer Luftfeuchtigkeit gehalten, die auch für Brasilianische Waldschildkröten und andere in feuchten Waldgebieten lebende Arten sicher günstiger ist. Der geschilderte Schildkrötenpavillon stellt aber augenblicklich unsere einzige Schaumöglichkeit für Landschildkröten dar.

Allen Schildkrötenarten wird das gleiche Futter zur Auswahl angeboten, wobei die einzelnen Obst- und Gemüsesorten getrennt voneinander angeboten werden. Der Zerkleinerungsgrad, das gleiche gilt für Fleisch, Ei etc., ist in den beiden Abteilungen des Hauses natürlich unterschiedlich. Die Tiere erhalten Apfel, Birne, Pflaume, Kirsche, Möhre, Rote Rübe, Tomate, Melone, Gurke, Salat, Endivie, Chinakohl, Chicorée, Banane, Apfelsine, Kohlrabi, Kohlrübe, Sellerie, Blumenkohl, Grünkohl, Welsch- und Weißkraut, je nach Angebot. Dabei wird von blähendem Obst oder Gemüse (Birnen, Kohl- und Krautsorten) nur wenig verabreicht. Weiterhin werden gekochter Reis, geschälte hartgekochte Eier sowie mageres Fleisch von Rind oder Schaf gefüttert. Alle genannten Futtermittel werden mit Ursovit A D_3 E C, wäßrig, Ursovit A, wäßrig, Ursovit D_3, wäßrig, Vitamin E, Ursoselevit, Vitamin B-Komplex sowie Methionin (alle VEB Jenapharm Serum-Werk Bernburg) übersprüht. Weiterhin wird Rachitin (VEB Chemisch-Pharmazeutisches Werk Oschersleben/Bode) als Mineralstoff-Spurenelement-Präparat übergestreut.

Die Tiere erhalten außerdem ein Konzentrat, das den kleinen Schildkrötenarten in Krümelform, den großen in Form von Klößen angeboten wird. Es hat nachfolgende Zusammensetzung:

1. Haferflocken oder Hafermark	60 %
2. Rohe Eier	6 %
3. Maisschrot	6 %
4. Butter und Margarine	3 %
5. Trockenmilch	6 %
6. Traubenzucker	6 %
7. Marmelade	3 %
8. Sojaschrot	6 %
9. Rachitin	4 %

Dazu alle oben aufgeführten Vitaminpräparate und Methionin.
Frisches Trink- und Badewasser stehen ständig zur Verfügung. Zweimal wöchentlich werden alle Landschildkröten lauwarm gebadet bzw. abgewaschen. Anschließend werden ihre unbepanzerten Körperteile sowie ihre Panzer hauchdünn mit Vitamin A-Öl (VEB Jenapharm Serum-Werk

Bernburg) bzw. Vitadral (Vitamin A-Präparat des VEB Arzneimittelwerke Dresden) oder Elasan-Babyöl (VEB Leipziger Arneimittelwerk) eingefettet.
Erkrankungen wurden bei den in dieser Anlage gehaltenen Schildkröten wenig beobachtet. Die regelmäßig durchgeführten bakteriologischen Kotuntersuchungen waren bislang immer negativ, die parasitologischen Befunde jeweils negativ oder unbedeutend.
Alle Schildkröten werden, bevor sie in diese Anlage kommen, wenigstens vier Wochen in Quarantäne gehalten. Dabei erfolgen eingangs im Abstand von zwei bis drei Tagen drei bakteriologische Kotuntersuchungen, denen im Verlauf der Quarantäne, wenn die ersten negativ verliefen, noch zwei weitere folgen. Parallel dazu werden parasitologische Untersuchungen durchgeführt.

Neben den für unsere Anlage gezielt angeschafften oder durch Zufall erworbenen Exemplaren erhielt unser Zoo aus Privathand in den vergangenen 15 Jahren zirka 60 Landschildkröten. Dabei handelt es sich in den letzten Jahren entsprechend der für die zoologischen Handlungen vom VEB Zoologica durchgeführten Importe in erster Linie um Vierzehenschildkröten. Vorher überwogen Griechische und Maurische Landschildkröten, die jetzt weit seltener abgegeben werden. Bei allen diesen aus Privathand stammenden Schildkröten wurden in keinem Falle Salmonellen nachgewiesen. Abgesehen von der umstrittenen Frage der Pathogenität der Kaltblütersalmonellen für Warmblüter und besonders den Menschen ist die Frage doch aus hygienischer Sicht bezüglich der immer mehr zunehmenden Heimhaltung von Hobbytieren von Interesse.

Die einzigen Salmonellenbefunde, die bei im Thüringer Zoopark Erfurt gehaltenen Landschildkröten erhoben wurden, stammen von unserem zweiten Import von Spornschildkröten aus dem Gebiet von Niono in Mali, der im März 1971 erfolgte. Bei zweien der insgesamt neun Tiere dieses Importes wurde Salmonella ilandoff festgestellt.
Die Resistenzbestimmung ergab:

Sulfonamide	R	Kolistin	E
Chloronitrin	E	Neomycin	E
Tetracycline	e	Kanamycin	E
Paromomycin	E	Streptomycin	E
Furazolidon	E	Ampicillin	E

E = empfindlich
e = schwach empfindlich
R = resistent

Das eine Tier war klinisch ohne jegliche Befunde, das andere nahm nur sehr schlecht Nahrung auf. Da Chloramphenikol bzw. Chloronitrin bei Salmonellosen als das Mittel der Wahl gilt (B e e r et al., 1974; S p r ö s s i g und A n g e r , 1976), wurde beiden Tieren in die Muskulatur der Hinterextremitäten Berlicetin (VEB Berlin-Chemie, Berlin-Adlershof) intramuskulär injiziert, und zwar täglich einmal über sechs Tage. Das 21 kg schwere Tier erhielt pro Tag 2 ml, das 30 kg schwere 3 ml i. m. Eine Ampulle Berlicetin zu 5 ml enthält 1,0 g Chloramphenicol und 0,025 g Lidokain. Bei einem Tier waren jedoch schließlich Injektionen bis zu zehn Tagen erforderlich, da erst dann negative bakteriologische Befunde einsetzten. Bei der Dosierung bedenke man bei Schildkröten, daß der Panzer einen beachtlichen Teil des Gewichtes ausmacht, aber bezüglich des Stoffwechsels der Tiere wenig aktiv ist. Ein Teil des Panzergewichtes sollte also bei der Dosierung nach der Körpermasse in Abzug gebracht werden. Um eine möglichst schnelle und lokal reaktionsarme Wirkung der Berlicetin-Injektionen zu erreichen, wurden an der Injektionsstelle jeweils 300 IE Hyaluronidase (Hylase, Institut für Impfstoffe Dessau) vorgespritzt. Die Berlicetin-Injektionen wurden durch Vitamin-Injektionen etc. unterstützt (Vitamin AD_3, EC 1-2 ml, Vitamin B-Komplex 1-2 ml, Ursoferran 0,5 - 1 ml i.m.). Die salmonellenpositiven Tiere wurden in der Quarantäne sofort nach Feststellung des Befundes von den bakteriologisch negativen Tieren getrennt. Trotzdem wurden die bakteriologisch negativen Tiere insgesamt zehn Kotproben unterzogen. Nachdem diese alle negativ verlaufen waren, durften die Tiere die Quarantäne verlassen. Die salmonellenpositiven Tiere wurden erst dann aus der Quarantäne genommen, nachdem zehn negative Proben vorlagen. Das Tier, das über zehn Tage Berlicetin erhalten mußte, zeigte fünf negative Proben, danach wieder eine positive. Die intramuskuläre

Chloramphenikoltherapie wurde daraufhin nochmals über acht Tage, unterstützt durch parallele Vitamininjektionen, durchgeführt. Das 21 kg schwere Tier erhielt wiederum täglich nach Vorinjektion von 300 IE Hyaluronidase 2 ml Berlicetin. Parallel dazu injizierten wir aber täglich noch 40 mg Polymyxin B (Pfizer G.m.b.H., Karlsruhe) für den Fall, daß diese Salmonellen doch chloramphenikolresistent geworden sein könnten, obwohl die Resistenzbestimmung noch immer eine volle Chloramphenikolempfindlichkeit auswies. Untersuchungen in vitro entsprechen aber nicht immer den Bedingungen in vivo.
Nach weiteren zehn negativen Proben wurde die Schildkröte als salmonellenfrei betrachtet. Die zehn Proben erstreckten sich über einen Zeitraum von zwei Monaten.

An weiteren Infektionskrankheiten wurden im Verlauf der vergangenen 15 Jahre bei Landschildkröten des Bestandes des Thüringer Zooparkes Erfurt immer wieder einmal, bei aus der Bevölkerung zur Behandlung vorgestellten Tieren, häufiger Rhinitiden bzw. Pneumonien und Enteritiden bakterieller Genese gesehen. Natürlich ist es intra vitam bei Schildkröten praktisch unmöglich, festzustellen, ob bei einem Nasenausfluß bzw. dem Austreten von Bläschen aus den Nasenlöchern, meist ist das Sekret wäßriger, weit seltener eitriger Natur, nur eine Infektion der oberen Luftwege oder des gesamten Atmungsapparates vorliegt.

In den letzten Jahren wurden in zunehmendem Maße vor Einsatz eines Antibiotikums Proben zur mikrobiologischen Untersuchung an das Institut für Medizinische Mikrobiologie der Medizinischen Akademie Erfurt gegeben, um neben dem Erregernachweis auch noch einen Resistenztest durchführen zu lassen. Entsprach das Ergebnis der Resistenzbestimmung nicht dem bereits eingesetzten Antibiotikum, so wurde dann sofort ein Antibiotikum eingesetzt, das als noch voll dem Erreger gegenüber wirksam ermittelt worden war. Auch Sulfadimidin (VEB Jenapharm Serum-Werk Bernburg) kam i. m. teilweise zum Einsatz und wurde gut vertragen.

In erster Linie wurden nachfolgende Keime aus Nasensekret bzw. Nasenschleim und Mundschleim ermittelt: Vergrünende Streptokokken, anhämolysierende Streptokokken, Staphylokokken, Mikrokokken, aerobe Sporenbildner, Pseudomonaden, koliforme Stäbchen und Sarzinen. Dabei kamen nicht selten mehrere Keimarten gleichzeitig vor. Ein Teil der Keime ist dabei zweifelsohne nicht als pathogen oder nur bedingt pathogen zu betrachten, wenn man beispielsweise an Sarzinen denkt.

Als Beispiele seien die mikrobiologischen Untersuchungen an einer Galapagos- und einer Seychellenriesenschildkröte vom 20. November 1970 sowie einer Argentinischen Landschildkröte vom 11. November bzw. 13. November 1975 aufgeführt:

Tabelle 1:

		Ampicillin	Streptomycin	Cephalosporin	Tetracycline	Penicillin	Methicillin
Galapagosriesenschildkröte 20. 11. 1970							
	Sarzinen	E	e	E	E	E	E
	Vergrünende Streptokokken	E	R	E	E	E	E
Seychellenriesenschildkröte 20. 11. 1970							
	Staphylokokken Plasmakoagulase pos.	E	E	E	E	E	E
	Anhämolysierende Streptokokken	E	R	E	R	E	E
	Vergrünende Streptokokken	E	R	E	E	E	E
	aerobe Sporenbildner	E	e	E	E	E	E

Tabelle 2:

Argentinische Landschildkröte	Chloronitrin	Tetracyclin	Trimethoprim	Gentamycin	Carbenicillin	Cephalotin	Ampicillin	Rifampicin	Penicillin	Methicillin	Erythomycin	Lincomycin
Mundschleim 11.11.1975 coliforme Stäbchen	e	R	E	E	E	R	R	R	R	R	R	R
Nasenschleim 13.11.1975 vergrünende Streptokokken	E	E	e	E	E	E	E	E	R	E	E	E
anhämolysierende Streptokokken	R	R	R	e	e	e	E	e	R	R	R	R

R = resistent
E = empfindlich
e = schwach empfindlich

Eine am 19. Mai 1970 verstorbene, aus der Bevölkerung stammende Vierzehenschildkröte zeigte bei der Obduktion eine lokale Tracheitis. Dabei war die Trachea mit zähem Schleim bedeckt. Die Lunge wies ein starkes Ödem auf. Am Mundhöhlenboden befanden sich miliare Nekrosen, in denen histologisch Bakterien nachweisbar waren. Die Schildkröte hatte außerdem eine starke Konjunktivitis.Bei der bakteriologischen Untersuchung wurden in den aufgeführten Organen und im Auge Micrococcus albus und Edwardsiella nachgewiesen.

Bei der Obduktion von drei weiteren Schildkröten wurden in verschiedenen Organen Pseudomonaden festgestellt. Bei der am 13. 11. 1974 verstorbenen Sternschildkröte wurde in allen Organen Pseudomonas aeruginosa nachgewiesen. Das Tier litt an einer Serositis. In seinem Eingeweidesack befanden sich zirka 20 ml einer bräunlichen Flüssigkeit. Eine am 5. 6. 1975 verstorbene Vierzehenschildkröte erbrachte bei der bakteriologischen Untersuchung neben Pseudomonaden, die nicht näher bestimmt wurden, in allen Organen außerdem noch coliforme Keime und Sporenbildner. Als Todesursache mußten eine Nierengicht sowie eine Enteritis gesehen werden. Schließlich verstarb am 22. 1. 1976 eine Griechische Landschildkröte, in deren Obduktionsbefund eine Leberverfettung und eine Koprostase im Mittelpunkt standen. Wiederum wurde in den Organen Pseudomonas aeruginosa nachgewiesen.

Bei der Durchsicht der Obduktionsbefunde von Landschildkröten aus dem Bestand des Thüringer Zooparkes Erfurt, besonders aber von aus der Bevölkerung schwerkrank oder tot überbrachten Tieren, treten zwei Befunde relativ häufig hervor. Einmal handelt es sich um Leberveränderungen in der Form von degenerativen Leberverfettungen: 16. 6. 1970 Sporenschildkröte, 28. 12. 1974 Vierzehenschildkröte, 12. 3. 1975 Brasilianische Waldschildkröte, 19. 11. 1975 Argentinische Landschildkröte und am 22. 1. 1976 Griechische Landschildkröte, die bereits bei den Betrachtungen über die Pseudomonaden Erwähnung gefunden hatten. In 4 der 6 Fälle lagen bakterielle Infektionen zugrunde. Außerdem können natürlich auch Ernährungsprobleme mit zu den beschriebenen Leberveränderungen beigetragen haben.

In zwei Fällen, und zwar bei der Sporenschildkröte vom 16. 6. 1970 sowie bei der Argentinischen Landschildkröte vom 19. 11. 1975 lag jeweils ein Ileus vor. Bei der Argentinischen Landschildkröte heißt es dazu im Obduktionsbefund der Fachgruppe Veterinär-Pathologie und -Pathophysiologie der Sektion Tierproduktion und Veterinärmedizin der Karl-Marx-Universität Leipzig: "Etwa in der Mitte des Darmes Ileus durch feste zusammengebackene Nahrungsbreimassen, oraler Darmabschnitt stark dilatiert." Das Tier lebte seit 19. 10. 1971 im Landschildkrötenbestand des Thüringer Zooparkes Erfurt.

Die Sporenschildkröte war zirka zwei Monate zuvor aus Mali importiert worden und hat offensichtlich während der gesamten Zeit kaum Nahrung aufgenommen. Ihr Darmkanal war nach dem Untersuchungsergebnis der gleichen Institution: "stark aufgegast, über eine Strecke von zirka 20 cm mit über männerfingerdicken steinartigen Massen verstopft." Genau wie beim vorgenannten Fall konnten keine bakteriologischen Befunde ermittelt werden, aber starke Schädigungen der großen Parenchyme.

Eine Sporenschildkröte aus dem gleichen Import, die zirka vier Monate nach ihrer Ankunft verstarb und offensichtlich bei uns ebenfalls kaum oder keine Nahrung aufgenommen haben konnte, zeigte eine Verlegung des Darmkanals über 50 cm mit strohartigen langfasrigen Bestandteilen. Dieser Befund wurde in der Abteilung Zoo- und Wildtiererkrankungen der Forschungsstelle für Wirbeltierforschung (im Tierpark Berlin) der Akademie der Wissenschaften der DDR erhoben. Wie wir durch Befragen von VR Dr. W e i d i g , der uns die Tiere dankenswerterweise aus Mali geschickt hatte, erfahren konnten, wurden die Sporenschildkröten, die er uns sandte, im Norden Malis im Gebiet von Niono in der Sahelzone bei Bauern gehalten und teilweise nur mit Reisstroh gefüttert.

Weiterhin fällt bei der Durchsicht der Obduktionsbefunde auf, daß Landschildkröten zu Nierengicht neigen. Dabei ist zu bemerken, daß die Tiere außerdem jeweils noch andere massive pathologische Befunde aufwiesen. Ein Teil der Tiere mit Nierengicht wurde bereits bei der Betrachtung anderer pathologischer Befunde erwähnt. So zeigte die Vierzehenschildkröte vom 19. 5. 1970 bezirksweise Gichtablagerungen in den Nieren. Das gleiche gilt für die am 5. 6. 1975 verstorbene Vierzehenschildkröte sowie die am 28. 12. 1974 verstorbene Vierzehenschildkröte. Beide Tiere wiesen massive Gicht auf. Histologisch konnten starke Uratablagerungen ermittelt werden.

Bei einer am 27. 10. 1970 verstorbenen Vierzehenschildkröte, die in schlechtem Nährzustand mit einer zirka 2-Markstück großen Bauchpanzerverletzung zu uns kam, wurde neben einer starken Blutstauung in der Lunge und einer Enteritis, die durch koliforme Keime und einen massiven Oxyurenbefall bedingt war, eine massive Nierengicht festgestellt.

Auch an Mykosen muß man bei Durchfällen und anderen Verdauungsstörungen von Landschildkröten denken, die bei diesen Tieren manchmal auch nur durch Nahrungsverweigerung bzw. Gewichtsabnahmen sichtbar werden. So ermittelte die Abteilung für Zoo- und Wildtiererkrankungen der Forschungsstelle für Wirbeltierforschung (im Tierpark Berlin) der Akademie der Wissenschaften der DDR bei einer am 17. 10. 1972 verstorbenen Maurischen Landschildkröte "eine nekrotisierende Darmentzündung", die auf "eine Pilzinfektion zurückzuführen ist."

Abgesehen von der Körperpflege der Landschildkröten, die unter der Obhut des Menschen durch regelmäßiges lauwarmes Abwaschen, Einfetten der bepanzerten sowie der unbepanzerten Körperteile (hauchdünn, nie darf das Tier klebrig wirken!) etc. erfolgen sollte, und zwar obwohl die Tiere selbstverständlich Bademöglichkeiten erhalten, spielen zweifelsohne für das Wohlbefinden der Tiere neben einer optimalen Ernährung besonders die für die Biotope der jeweiligen Arten zutreffende Temperatur und Luftfeuchtigkeit eine große Rolle. Nicht immer wird es möglich sein, bei Gemeinschaftshaltung verschiedener Landschildkrötenarten beide Faktoren optimal zu realisieren. So hielten wir die Sporenschildkröten von Anfang an, das heißt auch bereits in der Quarantänestation, nicht nur entsprechend warm, sondern auch trocken. Im Sommer erhielten die Tiere bei günstiger Witterung Auslauf in einer besandeten Anlage.

Am 17. 5. 1970 wurde bei drei Sporenschildkröten festgestellt, daß sie im Bereich des Halses sowie der Vorder- und der Hinterextremitäten Hautveränderungen aufwiesen. Sie hatten teilweise entzündlichen Charakter. Flächenweise konnten schmierige Beläge auf der Haut festgestellt werden. An einer Reihe von Stellen begannen sich auch die Oberschichten der Haut abzulösen. Die veränderten Hautstellen wurden mit verdünnter Kamillanlösung (VEB Arzneimittelwerk Dresden) abgespült, anschließend trockengetupft und danach mit Vitadral dünn eingeölt. Die Panzer erhielten ebenfalls einen hauchdünnen Film von Vitadral bzw. Elasan-Babyöl. Die Behandlung erfolgte täglich. Eine Besserung war nicht zu verzeichnen. Im Gegenteil, der Zustand verschlechterte sich. Nach den Waschungen mit verdünnter Kamillanlösung und anschließendem Trockentupfen mit Mulltupfern wurden die veränderten Flächen mit Sulfadimidinlösung (VEB Jenapharm Serum-Werk Bernburg) und Mamycinsalbe (Penicillin-Streptomycin-Salbe zur Behandlung von Mastitiden, VEB Jenapharm Serum-Werk Bernburg) sowie Vitadral bestrichen. Darauf verbrachten wir dann zeitweise auch noch Lebertransalbe 20 % (VEB Jenapharm Serum-Werk Bernburg). Zur Unterstützung der lokalen Therapie wurden Penicillin und Streptomycin injiziert. Zwei Millionen IE Jenacillin A und 1 g Streptomycin (beides VEB Jenapharm) wurden mit 10 ml physiologischer Kochsalzlösung aufgelöst. Davon erhielten die Tiere, die im Gewicht zwischen 15 und 40 kg lagen, je nach Körpermasse täglich über sechs Tage je 3 bis 5 ml i. m. Hinzu kamen Injektionen von

Biocalan S (= Sonderanfertigung von Biocalan " ASID München mit 50 000 IE Vitamin D_3.pro ml)	1,5 bis 3,0 ml
Marivit L (Marienfelde)	1,5 bis 3,0 ml
Ascorvit (1 Ampulle = 100 mg, VEB Jenapharm)	1,5 bis 2,0 ml
Methionin (VEB Jenapharm Serum-Werk Bernburg)	1,5 bis 2,0 ml
Ursoferran (VEB Jenapharm Serum-Werk Bernburg)	0,8 bis 1,5 ml

Der Zustand verbesserte sich trotz dieser Behandlung ebenfalls nicht. Es wurden dann auch die Augen der Tiere in Mitleidenschaft gezogen. Dabei traten nicht nur Verklebungen der Augenlider, sondern auch Hornhauttrübungen auf. Nach Betupfen der Augen und ihrer Umgebung sowie Entfernung entzündlicher, zum Teil eitriger Beläge mit Borsäurelösung D A B 7 wurde Penicillin-Augenöl (VEB Arzneimittelwerk Dresden) eingesetzt. Dort, wo Hornhauttrübungen zu verzeichnen waren, wurde dann so verfahren, daß früh und abends Penicillin-Augenöl und mittags Jodoform-Pulver zum Einsatz kamen, das mit einem Pinsel eingestäubt wurde, wobei jeweils vorher ein Austupfen des Auges und seiner Umgebung durch Borwasser und anschließendes Trockentupfen erfolgte, um die Medikamente zum Haften zu bringen. Um keine Schäden durch Jodresorption entstehen zu lassen, wurde die Jodoformgabe mittags nach der ersten Behandlungswoche dann nur noch einen um den anderen Tag und später nur noch an jedem dritten Tag durchgeführt. Anstelle der ausbleibenden Jodoformgabe erfolgte an diesen Tagen eine dritte Applikation von Penicillin-Augenöl. Bei zwei der behandelten Tiere verschwanden die Hornhauttrübungen im Verlauf von zirka drei Wochen wieder. Der Allgemeinzustand dieser beiden Tiere, der auch mit einer Gewichtsabnahme verbunden war, begann sich gleichfalls wieder zu bessern. Die Hautveränderungen klangen allmählich ab. Eine völlige Heilung konnte Ende August 1970 verzeichnet werden.

Bei der dritten in gleicher Weise erkrankten Sporenschildkröte, die anfangs 24 kg wog, aber dann zusehends an Gewicht verlor, konnte keine Besserung erzielt werden. Auch jeweils sechstägige Injektionen von Otesolut-Depot (Oxytetracyclin, VEB Jenapharm) in Höhe von 200 mg (= 2 Ampullen zu je 2 ml) und später Berlicetin intramuskulär (Chloramphenikol) in Höhe von 0, 5 g (= 2,5 ml) nach Vorspritzen von Hyaluronidase in der bereits beschriebenen Weise brachten keine Besserung. Das Tier verlor immer mehr an Gewicht und nahm keine Nahrung auf. Deshalb wurde es täglich mit verschiedenen Futtermitteln gestopft. Außerdem erfolgten weiterhin regelmäßig in mehrtägigem Abstand Vitamin- sowie Methionin- und Eisenpräparatinjektionen in der bereits beschriebenen Weise. Weiterhin kamen dann auch noch intramuskuläre Injektionen von Traubenzuckerlösung 20 % zum Einsatz, die wegen der zunehmenden Verschlechterung des Allgemeinbefindens des Tieres und der fortschreitenden Gewichtsabnahme schließlich täglich erfolgten. Es wurden jeweils zirka 5 bis 10 ml auf zwei bis drei Stellen verteilt i. m. appliziert. Die Traubenzuckerlösung wurde in mehrtägigen Abständen noch durch intramuskuläre Injektionen von Calcium gluconicum 24 % (VEB Tierarzneimittel Leipzig) ergänzt. Das Tier erhielt davon jeweils 2 ml. Am 5. 8. 1970 verstarb das Tier. Organveränderungen konnten bei der Obduktion nicht ermittelt werden.

Ähnliche Hautveränderungen sahen wir seit Anfang April 1976 bei einer Argentinischen Landschildkröte. Die Haut löste sich streckenweise in Fetzen, teilweise wurde darunter neue intakte Haut gebildet. Flächenweise traten jedoch auch Nekrosen auf, die oft schmierigkäsigen Charakter besaßen. Neben Spülungen mit verdünnter Kamillanlösung nach Waschung mit 1%iger Wofaseptlösung (VEB Chemiekombinat Bitterfeld) wurden auch Spülungen mit stark verdünnter Akridinfarbstofflösung durchgeführt. Die bakteriologische Untersuchung von Gewebsteilchen ergab coliforme Stäbchen, anhämolysierende Streptokokken und aerobe Sporenbildner. Die nachfolgende Tabelle gibt über die Arzneimittelempfindlichkeit dieser Keime Auskunft.

Tabelle 3:

Argentinische Landschildkröte 12. 4. 1976	Chloronitrin	Tetracyclin	Trimethoprim	Gentamycin	Carbenicillin	Cephalotin	Ampicillin	Rifampicin	Penicillin	Methicillin	Erythomycin	Linoomycin
coliforme Stäbchen	E	E	E	E	E	e	e	e	R	R	R	R
anhämolysierende Streptokokken	E	E	R	E	E	R	E	E	R	R	E	R
aerobe Sporenbildner	E	E	E	E	E	E	E	E	E	E	E	E

R = resistent
E = empfindlich
e = schwach empfindlich

Entsprechend diesen Ergebnissen wurde Oxytetracyclinlösung (Otesolut-Depot) mit Lebertransalbe vermischt auf die veränderten Hautpartien aufgetragen. Gleichzeitig erhielt das erwachsene weibliche Tier über sechs Tage täglich 0,5 ml Otesolut-Depot (in 2 ml = 100 mg Oxytetracyclin) i. m. Parallel dazu wurden, wie bereits in anderem Zusammenhang beschrieben, die Vitamine A, D_3, E, C, B-Komplex , Selen sowie Methionin injiziert. Es trat keine Besserung ein, auch nicht, nachdem über sechs Tage bei weiterer täglicher lokaler Behandlung Berlicetin intramuskulär (Chloramphenicol 5 ml = 1 g) nach Vorspritzen von Hyaluronidase injiziert wurde. Das Tier erhielt pro dosi 0,3 ml Berlicetin i. m. Parallel dazu wurden wiederum Vitamine appliziert. Die Schildkröte verlor mehr und mehr an Gewicht und nahm keine Nahrung mehr auf. Auch ein Stopfen des Tieres mit verschiedenen Futtermitteln half, weder den Allgemein- noch den Nährzustand zu verbessern. Die Schildkröte verstarb schließlich am 20. 5. 1976, ohne daß wesentliche Organbefunde ermittelt werden konnten.

Dabei sei einmal generell festgestellt, daß bei schwerkranken Schildkröten offensichtlich der Stoffwechsel von einem bestimmten Zeitpunkt an stark herabgesetzt zu sein scheint, so daß Medikamente nur noch schwer wirksam werden. Außerdem tritt dann bei Schildkröten der Tod nicht selten äußerst langsam ein.

Wiederholt sahen wir im Laufe der Jahre Penisvorfälle bei männlichen Landschildkröten verschiedener Art. Manchmal verfärbte sich der Penis bis ins Dunkelrotblaue. Lauwarmes Abwaschen unter Zusatz von 1/2 % Wofasept zum Wasser diente in erster Linie der Reinigung des dann meist verschmutzten Penis, half aber gleichzeitig die Spasmen vermindern. Zum Teil war außerdem eine Injektion von Spasmen (VEB Arzneimittelwerk Dresden) und Spasmonal (VEB Arzneimittelwerk Dresden) erforderlich. Die Tiere in der Größe erwachsener Griechischer Landschildkröten erhielten davon je 0,3 ml und das erwachsene Strahlenschildkrötenmännchen 0,6 ml i. m. Bei Sporen- und Riesenschildkröten traten in unserem Bestand bislang keine Penisvorfälle auf. In allen Erkrankungsfällen wurde dann nach der entsprechenden Behandlung der Penis von selbst wieder eingezogen bzw. ließ sich ohne größere Schwierigkeiten reponieren. Nur in einem Falle, es handelte sich um eine Maurische Landschildkröte, war das Anlegen einer Tabaksbeutelnaht um die Kloakenöffnung erforderlich. Täglich wurde über sechs Tage lang gespült und Strecillin-Öl (VEB Jenapharm Serum-Werk Bernburg) sowie Sulfadimidin instilliert, da das Penisgewebe stark verändert erschien und Nekrosen zu befürchten waren. Vom vierten bis sechsten Tag nach Anlegen der Tabaksbeutelnaht mittels eines Dederonfadens wurde der Faden zwar noch liegengelassen, aber die Kloake nicht mehr fest verschlossen. Das wichtigste ist, solche Penisvorfälle sofort festzustellen und sie von einem normal ausgeschachteten Schildkrötenpenis zu unterscheiden. Gerade bei größeren Landschildkrötensammlungen wird es sicher nicht immer möglich sein, alle Schildkröten täglich in die Hand zu nehmen bzw. bei großen Tieren sie umzudrehen, und nur so sind ja Penisprolapsus feststellbar. In einem Falle eines Brasilianischen Waldschildkrötenmännchens wurde der Penisvorfall nicht festgestellt. Das Tier wurde tot in der Anlage aufgefunden. Der Sektionsbefund der Fachgruppe Veterinär-Pathologie und -Pathophysiologie der Karl-Marx-Universität Leipzig wies neben dem Penisvorfall eine fibrinöse Kloakenentzündung sowie eine Leberverfettung aus.

Nach der Betrachtung von Erkrankungen bei Landschildkröten, wo Erreger direkt oder zumindest mittelbar eine Rolle spielen, seien noch einige Ausführungen zu ernährungs- bzw. vitamin- und mineralstoffbedingten Erkrankungen gemacht.

Landschildkrötenbabys zeigen, einerseits unter völlig gleichen Umwelt- und Ernährungsbedingungen gehalten, immer wieder einmal eine auffallend unterschiedliche Entwicklung. Einige Tiere wachsen sichtlich und vergrößern parallel dazu ihr Gewicht deutlich. Andere bleiben im Verhältnis dazu in ihrer Entwicklung sichtbar zurück. So zeigen augenblicklich zwei am 9. 7. 1976 erworbene Argentinische Landschildkröten, die bei ihrer Ankunft gleich groß waren, aber bereits damals deutliche Gewichtsunterschiede zeigten, jetzt eine Carapaxlänge von 6 bzw. 5,2 cm, einen Gesamtpanzerumfang an der höchsten Stelle von 16,4 bzw. 12,6 cm sowie ein Gewicht von 93 bzw. 44 g. In solchen Fällen, so auch im gerade geschilderten Beispiel, öffnen die wenig wachstumsfreudigen und gewichtsschwachen Tiere oft tagelang ihre Augen nicht oder nur, wenn durch Betupfen mit lauwarmem Wasser oder 3 % Borsäurelösung nachgeholfen wird, ohne daß aber entzündliche oder andere Veränderungen am Auge feststellbar wären. Leider ist jedoch sogar diese Maßnahme teilweise ohne Erfolg. Das Nichtöffnen der Augen, manchmal wird auch nur eines geöffnet, bedingt dann seinerseits wieder nicht selten ein Ausbleiben der Nahrungsaufnahme, auch wenn die Tiere direkt vor das Futter gesetzt werden.

Immer wieder beobachtet man, daß junge Landschildkröten zwar wachsen, aber ihre Panzer zu weich sind oder die einzelnen Panzerplatten sich einzeln höckerartig emporheben. Letzteres stellt bei den meisten Landschildkrötenarten keinesfalls Artcharakteristika dar, sondern ist die Folge von Mangelerscheinungen, wobei sicherlich oft Mangel zumindest an spezifischen Eiweißbausteinen, an verschiedenen Vitaminen, nicht zuletzt Vitamin D und A sowie an Mineralstoffen und oft auch Spurenelementen mehr oder weniger gemeinsam auftreten. So sieht man beispielsweise oft in Zoos und anderen Tierhaltungen nur Madagassische Strahlen-Schildkröten mit einem durchweg höckrigen Rückenpanzer. Eine Reihe von Stücken, die wir in verschiedenen Zoos sahen, so auch unser eigenes voll erwachsenes Männchen mit einem völlig glatten stark gewölbten Rückenpanzer, beweisen aber, daß gesunde, besonders in der Jugendzeit optimal ernährte Strahlenschildkröten anders aussehen. Das gleiche könnte natürlich auch für andere Landschildkrötenarten ausgeführt werden. Auch das nur partielle Wachstum des Rückenpanzers, das unter anderem zu nach caudal pultdachartig abfallenden Rückenpanzerformen führt, ist mangelbedingt. Dabei können natürlich bakteriell- oder virus-, besonders aber auch parasitär bedingte Enteritiden die Resorption von Eiweißbausteinen sowie Vitaminen, Mineralstoffen und Spurenelementen in besonders starkem Maße stören. Ganz abgesehen davon, daß Endoparasiten im Magen-Darmkanal bereits am Ort ihres Sitzes in erheblichem Maße der Nahrung wichtige Bestandteile entziehen.

Neben einer vielseitigen Ernährung mit reichlichen Gaben aller erforderlichen Vitamine, darunter besonders Vitamin D_3 sowie Mineralstoffe und Spurenelemente, die wir in Form von Rachitin nicht nur in unserem Konzentratfutter zuführen, sondern auch über Obst, Gemüse etc. streuen, sind gerade aus der Sicht von Resorptionsstörungen auch Injektionen von Vitaminen, gegebenenfalls außerdem von Eiweißbausteinen wie Methionin, des weiteren auch von Selen und Eisenpräparaten, angezeigt. Parallel dazu ist dem Einfetten der Panzer sowie der unbepanzerten Körperteile mit Vitamin A, aber auch D, eine besondere Bedeutung beizumessen.
Wird nicht genügend Vitamin D_3 verabreicht und ist eine direkte Sonneneinstrahlung durch

die Haltung hinter Glas ausgeschlossen, dann muß unbedingt eine UV-Bestrahlung zum Einsatz kommen, dabei bedenke man, daß hier nur kurzzeitige Bestrahlungen angebracht sind. Durch ein entsprechendes Halten kleinerer Schildkröten muß man unbedingt ein direktes Auftreffen der UV-Strahlen auf das Auge vermeiden, um Hornhautschäden zu verhindern. Bei großen Landschildkröten ist der diesbezügliche Schutz beispielsweise durch Vorhalten eines Brettes vor die Augen zu garantieren. Die Verabreichung genügend hoher Dosen von Vitamin D_3 ist also weit günstiger in ihrer Anwendung. Hier kommen uns reine Vitamin D_3-Präparate wie das Ursovit D_3, wäßrig 20 (VEB Jenapharm Serum-Werk Bernburg), das pro ml 20000 IE Chlorkalziferol enthält, sehr entgegen. Für das Auftragen von Vitamin D auf den Panzer kommen natürlich genau wie beim diesbezüglichen Einsatz von Vitamin A nur ölige Präparate in Frage, während ja für die Injektion die Vitamine A, D_3 und E, ganz gleich, ob als Multivitaminpräparat oder als Einzelpräparate, heute nur in wasserlöslicher Form zu empfehlen sind, da diese im Körper sehr schnell von der Injektionsstelle weg resorbiert und in Form eines Leberdepots abgelagert werden, während die öllöslichen Präparate Muskeldepots bilden, die nicht nur weniger und besonders weniger schnell wirksam werden, sondern gerade bei nur kleineren Muskelpartien, wie sie uns bei kleineren Landschildkrötenarten auch an den Hinterextremitäten ausschließlich zur Verfügung stehen, außerdem noch Muskelreizungen bedingen können.

Es ist uns ein Bedürfnis, den Herren Prof. Dr. K r o n b e r g e r und Dr. S c h ü p p e l , Fachgruppe für Veterinär-Pathologie und -Pathophysiologie, sowie den Herren Prof. Dr. N i c k e l und Dr. H a u p t sowie Frau Dr. D a n n e r , Fachgruppe Veterinär-Parasitologie, und Herrn Prof. V o i g t und Mitarbeitern, Fachgruppe Veterinär-Mikrobiologie der Sektion Tierproduktion und Veterinärmedizin der Karl-Marx-Universität Leipzig sowie den Herren Prof. Dr. I p p e n und Dr. S c h r ö d e r , Abteilung für Zoo- und Wildtiererkrankungen der Forschungsstelle für Wirbeltierforschung (im Tierpark Berlin) der Akademie der Wissenschaften der DDR, sowie den Herren Prof. Dr. S p r ö ß i g und Dr. W a c h t e l , Institut für Med. Mikrobiologie der Medizinischen Akademie Erfurt, sehr herzlich für die durchgeführten Untersuchungen zu danken.

Zusammenfassung:

Haltung, Ernährung und Erkrankungen von Landschildkröten im Thüringer Zoopark Erfurt

Nach Charakterisierung des im Thüringer Zoopark Erfurt errichteten Pavillons für Landschildkröten wird auf deren Ernährung und Körperpflege eingegangen. Anschließend erfolgt eine Übersicht über die in den letzten 15 Jahren im Erfurter Zoo aufgetretenen Erkrankungen bei Landschildkröten. Außerdem finden die Erkrankungsfälle Berücksichtigung, die bei Landschildkröten auftraten, die der Thüringer Zoopark Erfurt aus der Bevölkerung erhielt oder die ihm zur Behandlung vorgestellt wurden.

Summary:

Keeping, Feeding, and Diseases of Tortoises in Thüringer Zoopark Erfurt

A tortoise pavilion completed in Thüringer Zoopark Erfurt is described, followed by closer reference to the nutrition and individual hygiene of the tortoises. An account also is given of diseases recorded from tortoises in Erfurt Zoo over the last 15 years. Also mentioned and briefly described are diseases of toroises that were received by Thüringer Zoopark Erfurt as gifts from the general public or for treatment.

Résumé:

Elevage, nourrissage et maladies de tortues terrestres au Zoo d'Erfurt

Après description du pavillon aménagé pour les tortues terrestres au jardin zoologique d'Erfurt, l'exposé mentionne les mesures prises dans le contexte de l'alimentation et de l'hygiène des ces animaux. Suit un aperçu des maladies enregistrées au cours des 15 dernères années chez les tortues du Zoo d'Erfurt. On signale également les cas de maladies constatées chez les tortues terrestres remises au Zoo d'Erfurt en vue de traitement par les personnes privées.

Содержание ,кормежка и заболевания земных черепах в Тюригском зоопарке города Эрфурта.

Дается характеристика павилльона для земных черепах в Тюрингском зоопарке города Эрфурта, описаны методы питания и содержания животных. В заключении дается обзор заболеваний земных черепах в последние I5 лет в Эрфуртовском зоопарке.Кроме того описаны также заболевания животных предоставленных зоопарку жителями города.

Literatur:

BEER, J. (1974): Infektionskrankheiten der Haustiere, Teil II. Jena: G. Fischer.

KORZYBSKI, T. und W. KURYLOWICZ ( ): Antibiotica. Jena: G. Fischer.

MLYNARSKI, M. und H. WERMUTH (1976): Die Schildkröten. In: Grzimeks Tierleben, Band 6. Zürich: Kindler.

PATSCH, R. (1975): Antibiotika - Ratgeber. 3. neubearb. und erw.Auflage. Jena: G.Fischer.

PETERS, G. (1967): Klasse Reptilia-Kriechtiere. In: Urania Tierreich. Bd. 4, Fische, Lurche, Kriechtiere. Leipzig-Jena-Berlin: Urania.

SPRÖSSIG, M. und G. ANGER (1976): Mikrobiologisches Vademecum. 3. überarb.Auflage. Jena: G. Fischer.

WERTMUTH, H. und R. MERTENS (1961): Schildkröten, Krokodile, Brückenechsen. Jena: G. Fischer.

Anschrift der Verfasser: Doz. Dr. D. A l t m a n n und
Ingrid A l t m a n n ,
Thüringer Zoopark Erfurt
DDR 5001 Erfurt, Zum Zoopark 8-10 (DDR)

Aus dem Zoologischen Garten Łódź (Direktor: Dr. A. S o s n o w s k i)

LEUKÄMIE BEI EINER RINGELNATTER (NATRIX NATRIX L.)

Von G. M a l e c k i

Leukämien bei Reptilien traten bisher selten auf. In der uns zugänglichen Literatur sind nur vier Fälle bei Kriechtieren beschrieben worden (G r i n e r , 1975). Im Zoologischen Garten Łódź stellten wir eine Leukämie bis jetzt nur bei einer Ringelnatter (Natrix natrix L.) fest. Das Tier kam im Mai 1976 aus dem Zoologischen Garten Płock nach Łódź. Trotz guter Futterannahme zeigte es eine schlechte Kondition. Am 16. Juni 1976 starb die Schlange.

Sektionsbefund:

Die Körperlänge betrug 85 cm und das Körpergewicht 100 g. Es zeigte sich eine starke Abmagerung. In der Magenwand fanden sich wenige weiße Knoten von Hirsekorngröße. Die Leber war leicht geschwollen, und unter der Leberkapsel traten kleine weiße Knoten hervor. Die Niere war ebenfalls leicht geschwollen und mit einzelnen Knötchen durchsetzt. Unter dem Epikard fanden sich zahlreiche weiße Knötchen von Hirsekorngröße. Der Herzmuskel war blaß und derb.

Die im Institut für Veterinärhygiene in Łódź durchgeführten histologischen Untersuchungen ergaben folgende Befunde: Die Leber zeigte eine parenchymatöse Degeneration bei gleichzeitigem Auftreten umfangreicher Infiltrationen von lymphoiden Zellen. Im Herz waren einzelne herdförmige, zwischen den Muskelfasern liegende Infiltrationen ausschließlich mit lymphoiden Zellen zu ermitteln. Unter der Magenschleimhaut traten zahlreiche kleine herdförmige, mit dünner Bindegewebskapsel umgebene Infiltrationen von lymphoiden Zellen auf. Gleiche Zellen wurden auch einzeln liegend in der Schleimhaut angetroffen. Die in der obenerwähnten Einrichtung durchgeführten bakteriologischen Untersuchungen führten zum Nachweis von Kolibakterien und Kokken.

Auf Grund der beschriebenen histologischen Veränderungen wird angenommen, daß als Todesursache bei der Ringelnatter eine Leukämie vorlag. Die Kolibakterien und Kokken führten dagegen lediglich zu Sekundär-Komplikationen im Krankheitsverlauf.

Zusammenfassung:

Leukämie bei einer Ringelnatter (Natrix natrix L.)

Es wird ein Fall von Leukämie bei einer Ringelnatter beschrieben.

Summary:

Leukaemia in a Ring-Snake (Natrix natrix L.)

Described is one case of leucaemia in a ring-snake.

Résumé:

Leucémie chez Natrix natrix L.

Un cas de leucémie est décrit chez Natrix natrix L.

Лейкемия у кольчатого ужа (Natrix natrix L.).
Описан случай лейкемии у кольчатого ужа.

Literatur:

GRINER, L. A. (1975): Hematopoietic neoplasia in animals at the San Diego Zoological Gardens. Verhandlungsber. XVII. Internat. Symp. Erkrankungen Zootiere, Tunis, 253-259.

Anschrift des Verfassers: G. M a l e c k i ,
Zoologischer Garten
ul. Konstantynowska 8/10
94-303 Łódź (VR Polen)

Aus dem Zoologischen Garten Katowice (Direktor: Dr. Z. Z i e l i ń s k i)

ZUR PROPHYLAXE UND THERAPIE VON PSEUDOMONAS AERUGINOSA-INFEKTIONEN BEI REPTILIEN IM ZOOLOGISCHEN GARTEN CHORZÓW

Von K. K o c j a n

Infektionskrankheiten bei Reptilien werden meistens durch Bakterien folgender Ordnungen hervorgerufen: Pseudomonadales, Eubacteriales, Spirochaetales und Actinomycetales. Aus der Familie der Pseudomonadaceae wurde nach Mitteilungen im Schrifttum im Jahre 1940 Pseudomonas reptilivora bei einer Krustenechse (Meloderma suspectum) und bei Krötenechsen (Phrynesoma solare) festgestellt. Ferner wurden Fälle von Ansteckungen mit Pseudomonas fluorescens bei Schildkröten und Schlangen beschrieben, die durch Veränderungen an der Schleimhaut der Mundhöhle charakterisiert waren. Bekannt ist auch, daß neben Pseudomonas fluorescens Pilze mit beteiligt sind.

In der Zeit von Juni bis September 1975 haben wir bei Schlangen und Schildkröten Erkrankungsfälle festgestellt, die auf eine Ansteckung mit Bakterien aus der Familie der Pseudomonadaceae hinwiesen. Die Untersuchungen des Sektionsmaterials sowie die von lebenden Reptilien entnommenen Proben haben gezeigt, daß es sich um eine Ansteckung mit Pseudomonas aeruginosa gehandelt hat. Das Material wurde auf gewöhnlichem Agar und auf Blutagar ausgestrichen sowie zusätzlich auf einen Nähragar mit einem Zusatz von 0,1 % eines Cetrimid-Präparates gebracht.

Die ersten Krankheitserscheinungen wurden gleichzeitig in drei Terrarien bei vier Argentinischen Boas (Boa constrictor occidentalis) und bei fünf Regenbogenboas (Epicrates cenchris) beobachtet. Sie zeigten eitrige Entzündungen der Mundhöhle, erst ein Glanzloswerden und später eine Zerstörung der Haut sowie Schwierigkeiten beim Schließen der Mundhöhle und bei der Aufnahme von Futter. Nach drei Tagen Krankheitsdauer starben plötzlich drei Rotwangen-Schmuckschildkröten (Pseudemys scripta elegans), welche sich in dem benachbarten Terrarium befanden. Bei den verendeten Schildkröten wurden blutige Abgänge aus den natürlichen Körperöffnungen beobachtet. Bakteriologische Untersuchungen der inneren Organe der Schildkröten führten zum Nachweis von Pseudomonas aeruginosa und Aeromonas punctata. Bei der Sektion wurde eine blutige Entzündung der Speiseröhre ermittelt.
Zehn Tage nach Feststellung der ersten Krankheitserscheinungen bei den Schlangen verendeten zwei Argentinische Boas und drei Regenbogenboas. Bei der Sektion wurden eine katarrhalische bis hämorrhagische Entzündung der Speiseröhre, eine fettige Degeneration der Leber und Abszesse in den Nieren festgestellt. Bakteriologische Untersuchungen erbrachten den Nachweis von Pseudomonas aeruginosa. Während des Krankheitsprozesses bei den Schlangen wurden sechs Meerschweinchen untersucht, die die Hauptnahrung der Schlangen darstellten. Bei der bakteriologischen Untersuchung der inneren Organe wurden keine Pseudomonaden nachgewiesen. Gleichzeitig mit den bakteriologischen Untersuchungen wurden histologische Untersuchungen der inneren Organe der verendeten Schlangen durchgeführt, wobei ausgedehnte Nekroseherde in der Leber festgestellt werden konnten. Mykologische Untersuchungen des Sektionsmaterials ergaben ein negatives Resultat.

In die Behandlungsmaßnahmen wurden sowohl erkrankte als auch ansteckungsverdächtige Tiere mit einbezogen. Anfangs wurde Polymyxin B (250.000 IE alle vier Stunden über fünf Tage) bei vier Argentinischen Boas und drei Regenbogenboas injiziert. Zusätzlich wurden die Vitamine A, D und B_1 verabreicht. Da nach einigen Behandlungstagen bei den kranken Tieren keine Besserung ihres Gesundheitszustandes beobachtet werden konnte, wurde die Behandlung auf intramuskuläre Injektionen halbsynthetischer Penizillin-Carbenicillin-Präparate umgestellt. Hiervon erhielten die Tiere alle sechs Stunden 1 g. Nach sechs Tagen wurde bei den behandelten Schlangen eine Besserung des Gesundheitszustandes festgestellt. Während der Behandlungsdauer befanden sich die Tiere in getrennten Terrarien, die täglich einer Desinfektion mit Septyl und Pollena JK unterzogen wurden. Ferner wurden Quarzlampenbestrahlungen durchgeführt. Von dem Zeitpunkt an, als in den Terrarien der Schildkröten und Schlangen Krankheitserscheinungen festgestellt worden waren, wurden rigorose Veterinäranweisungen erlassen. Im August wurde die Behandlung der Schlangen und Schildkröten beendet. Bis Ende September wurden weiterhin Vitamine verabreicht und eine genaue Desinfektion der Behältnisse eingehalten. Von diesem Zeitpunkt bis zum heutigen Tage sind keine Rezidive mehr aufgetreten.

Zusammenfassung:

Zur Prophylaxe und Therapie von Pseudomonas aeruginosa-Infektionen bei Reptilien im Zoologischen Garten Chorzów

Es wird über eine Pseudomonas aeruginosa-Infektion bei Schlangen und Schildkröten berichtet. Dabei werden die Ergebnisse bakteriologischer und histologischer Untersuchungen mitgeteilt und Therapiehinweise gegeben.

Summary:

Prophylaxis and Therapy of Pseudomonas-aeruginosa Infections of Reptiles in Zoological Garden of Chorzów

An outbreak of Pseudomonas-aeruginosa infection in snakes and tortoises is reported in this paper. The results abtained from bacteriological and histological examinations are reported and therapeutic suggestions made.

Résumé:

Prophylaxie et thérapeutique des infections de pseudomonas aeruginosa chez des reptiles au Zoo de Chorzov

L'exposé porte sur une infection de pseudomonas aeruginosa chez des serpents et des tortues. Il signale les résultats des analyses bactériologiques et histologiques et donne des indications à propos du traitement recommandé.

О профилактики и терапии инфекции Псевдомонас аеругинозы у рептилий в зоопарке г. Хорцова.

Сообщается о псевдомонас аеругинозной инфекции , обнаруженной у змей и черепах. При этом даются результаты бактериологических и гистологических исследований, даются указания для терапии.

Anschrift des Verfassers: K. K o c j a n ,
ul. Tysiaclecia 41/47
40-875 Katowice (VR Polen)

Aus dem Bezirksinstitut für Veterinärwesen Halle (Direktor: Oberveterinärrat Dr. I h l e n b u r g)

PSEUDOMONAS-ENZOOTIE BEI KETTENVIPERN

Von W. S e n f

Pseudomonas-Infektionen werden bei der labordiagnostischen Todesursachenermittlung nicht selten, jedoch meist als Ursache von Spontanerkrankungen beobachtet. Bei Haus- und Zoosäugern gelang uns die Isolierung vorwiegend aus entzündlich veränderten Lungenteilen und lokalen Eiterungsprozessen. So ermittelten wir beispielsweise Pseudomonas aeruginosa als Ursache gehäufter Otitiden und Meningitiden in einem größeren Kaninchenzuchtbestand. Bei Reptilien fanden wir in Übereinstimmung mit I p p e n (1967, 1968) und S c h r ö d e r (1975) Pseudomonas-Infektionen vorwiegend bei Pneumonien und Magen-Darmerkrankungen. Beobachtungen zu einer Pseudomonas-Enzootie bei Schlangen, die klinisch und pathologisch-anatomisch durch das Bild einer Pneumonie charakterisiert war, sollen Gegenstand unserer Darlegungen sein.

Drei Kettenvipern (Vipera russellii siamensis) erkrankten wenige Tage nach dem Ankauf unter Apathie, erschwerter Atmung und Blasenbildung vor Mund- und Nasenöffnung. Der Tod trat nach ein- bis zweitägiger Krankheitsdauer ein. Eine Behandlung erfolgte nicht.

Die pathologisch-anatomische Untersuchung der drei Schlangen erfolgte am 16. und 19. November 1976. Die Tiere befanden sich in normalem Nährzustand. Der Magen-Darmkanal war leer und wies keine pathologischen Veränderungen auf. Die Lungen erschienen stark umfangsvermehrt mit körniger bzw. knotiger Oberfläche. Das Lumen der Luftröhre und der Lungensäcke war prall gefüllt mit schaumig-schleimigem Sekret, das massenhaft bis hanfkorngroße Gewebsbrocken bzw. -flocken enthielt. Einige dieser Gewebsflocken hafteten lose der Mundschleimhaut an. Die Bronchial- und Trachealschleimhaut waren stark gerötet und mit Blutungen sowie mit fibrinösen Belägen bedeckt.

Die histologische Untersuchung ergab pralle Füllung der Lungenkapillaren, nahezu diffuse granulozytäre Infiltration des Interstitiums sowie weitgehende Ausfüllung der wabenartig angelegten Kammern mit einem granulozytenhaltigen Exsudat. In diesem lockeren Ausguß der Ausbuchtungen der Lungensäcke waren unterschiedlich große Herde mit Nekrobiose und Zusammenballung des Gewebes zu nahezu homogenen kompakten nekrotischen Gewebspartikeln vorhanden, die teilweise die Lungenkammern völlig ausfüllten. Das respiratorische Epithel war meist erhalten, teilweise jedoch stark abgeflacht und vakuolig aufgehellt.

Die stark geschwollene Leber wies histologisch hochgradige Blutfülle, Auseinanderdrängung und Zerfall der Leberzellbalken, vakuolige Degeneration der Leberzellen, diffuse Infiltration des Interstitiums mit Granulozyten, Epitheloidzellen und Lymphozyten sowie herdförmige Granulombildung mit Beteiligung dieser Zellen auf.

Bakteriologisch wurde aus dem Lungengewebe, dem Inhalt der Lungensäcke und der Trachea, aus Leber und Herz aller drei Schlangen in Reinkultur Pseudomonas aeruginosa isoliert.

Im Resistenztest zeigten die Pseudomonas aeruginosa-Stämme gute Empfindlichkeit lediglich gegenüber Neomyzin. Gegenüber Chloramphenicol und Streptomyzin wurde verminderte Empfindlichkeit ermittelt. Gegenüber Penizillin, OTC, Furazolidon und auch gegenüber Polymyxin-B lag Resistenz vor.
Parasitäre Gebilde wurden in der Lunge und im Magen-Darmkanal nicht nachgewiesen.

Diskussion:

Nach I p p e n (1967, 1968) führen Umweltbelastungen und insbesondere Temperaturschwankungen bei Reptilien oft zur Konditionsschwächung und zu tödlich verlaufenden Krankheiten, insbesondere auch unter Beteiligung von Keimen der Pseudomonas-Gruppe.

Bei den drei Schlangen handelte es sich um Wildfänge, die unter sehr ungünstigen äußeren Bedingungen und bei tiefen Außentemperaturen transportiert worden waren und wenige Tage nach sachgemäßer Unterbringung bei einem Terrarianer schwere Krankheitssymptome zeigten.

Mitteilungswert erschien uns der Nachweis der aus den Lungensackausbuchtungen stammenden Gewebsflocken auf der Mundschleimhaut, der bei wenig erfahrenen Pflegern oder Besitzern den Verdacht auf das Vorliegen der sogenannten Mundfäule entstehen lassen könnte.
Von erheblicher Bedeutung ist ferner, daß unsere Stämme, im Gegensatz zu den Erfahrungen von C a s e l i t z (1966), S c h r ö d e r (1975) u. a., völlige Resistenz gegenüber Polymyxin-B zeigten.

Zusammenfassung:

Pseudomonas-Enzootie bei Kettenvipern

Es werden klinische, pathologisch-anatomische, histologische und bakteriologische Beobachtungen zu einer durch Pseudomonas aeruginosa bedingten Pneumonie bei Schlangen mitgeteilt.

Summary:

Enzootic Pseudomonas of Viper

Reported are clinical, pathologico-anatomic, histological, and bacteriological observations on snakes afflicted with pneumonia caused by Pseudomonas aeruginosa.

Résumé:

Enzootie par pseudomonas chez des vipères de Russel (Vipera russelli)

Données cliniques, anatomo-pathologiques, histologiques et bactériologiques concernant une pneumonie à pseudomonas aeruginosa chez des serpents.

Псевдамонас - энзоотия у змей.

Сообщается о клинической , патолого-анатомической, гистологической и бактериологической картине, наблюдаемой при пневмонии, вызванной псевдамоносом аеругинозой у змей.

Literatur:

CASELITZ, F.-H. (1966): Pseudomonas-Aeromonas und ihre humanmedizinische Bedeutung. Jena: Fischer.

IPPEN, R. (1967): Die Krankheiten des Verdauungsapparates der Reptilien. Verhandlungsber. IX. Internat. Symp. Erkrankungen Zootiere, Prag, 33-42.

IPPEN, R. (1968): Die Erkrankungen des Respirationsapparates der Reptilien. X. Internat. Symp. Erkrankungen Zootiere, Salzburg, 37-44.

SCHRÖDER, H.-D. (1975): Zum Vorkommen und zur Bedeutung von Pseudomonas-Infektionen bei Zootieren. Verhandlungsber. XVII. Internat. Symp. Erkrankungen Zootiere, Tunis, 297-301.

Anschrift des Verfassers: Veterinärrat Dr. med. vet. W. S e n f ,
DDR 402 Halle/S., Freiimfelder Str. 66/68 (DDR)

Aus der Forschungsstelle für Wirbeltierforschung (im Tierpark Berlin) (Direktor: Prof. Dr. sc. Dr. h. c. H. D a t h e) und dem Institut für Wirkstofforschung (Direktor: Prof. Dr. P. O e h m e) der Akademie der Wissenschaften der DDR

ZUR TOXIZITÄT AUS REPTILIEN ISOLIERTER SALMONELLEN

Von H.-D. S c h r ö d e r und E. K a r a s e k

Über die Isolierung von Salmonellen aus Reptilien ist im Schrifttum wiederholt berichtet worden. Dabei handelt es sich sowohl um Einzelberichte als auch um zusammenfassende Darstellungen. Die ermittelten Befallsgrade erreichen in Abhängigkeit vom jeweiligen Standort und der epizootiologischen Situation Werte bis 90 %. Nicht selten wurden Doppel- und Mischinfektionen mit mehreren Serotypen gleichzeitig festgestellt. In eigenen Untersuchungen wurden bei 32,08 % von über 2000 untersuchten Reptilien Salmonellen nachgewiesen, wobei 189 verschiedene Serotypen ermittelt wurden (S c h r ö d e r , 1970).

Die Ansichten über die Bedeutung der aus Reptilien isolierten Salmonellen gehen weit auseinander. Sie reichen von der Vorstellung, daß es sich bei ihnen um zur physiologischen Darmflora dieser Tierklasse gehörende Keime handelt bis zur Warnung vor ihrer universellen Menschenpathogenität. Die im Sektionsmaterial von Reptilien bei Salmonelleninfektionen festgestellten pathologisch-anatomischen Veränderungen waren für uns Veranlassung, Untersuchungen über die Pathogenität und Toxizität der isolierten Serotypen durchzuführen.

Material und Methodik:

Um die erforderlichen Ausgangsmengen für die Toxinherstellung zu erhalten, wurden die einzelnen Salmonellenstämme über Traubenzuckerbouillon bzw. Traubenzuckeragarplatten vermehrt. Nach dreitägiger Bebrütung der letzteren wurden die Bakterien mit physiologischer Kochsalzlösung abgeschwemmt und während 90 min. bei 60°C abgetötet. Bei der Toxinherstellung richteten wir uns nach den Angaben von W e s t p h a l et al. (1952):

Die Bakterien wurden bei 68°C im Wasser suspendiert und unter Rühren mit der gleichen Menge auf 68°C vorgewärmtem 90%igen Phenol versetzt. Nach 20-30minütigem Rühren wurde mit Eiswasser auf 5 - 10°C gekühlt und anschließend zentrifugiert. Die obere wäßrige Phase wurde abgehoben und die untere bräunlich-klare Phenolschicht nochmals bei 68°C mit Wasser während weniger Minuten gerührt. Nach erneuter Kühlung und Zentrifugation wurden die wäßrigen Lösungen vereinigt und gegen dest. Wasser dialysiert. Die schwach opaleszierende Innenlösung wurde im Vakuum auf 10 - 15 cm eingeengt, von geringen Mengen ungelöster Substanz scharf abzentrifugiert und in die 6-10fach Menge Alkohol eingegossen. Die in weißen Flocken ausfallende Substanz wurde mit Alkohol und Azeton gewaschen und im Vakuum getrocknet. Die Ausbeute war sehr unterschiedlich. Sie reichte von 150 - 420 mg. Bei den folgenden Untersuchungen wurde mit einer Konzentration von 30 mg/0,5 ml gearbeitet. Den Versuchsmäusen wurde 0,25 ml dieser Lösung i. p. verabreicht.

Für die in-vitro-Tests dienten primäre Mäuseembryofibroblasten als Testsystem. Sie wurden in sogenannten Bucher Kulturflaschen mit Eagle MEM_{90} $Kälberserum_{10}$ als Monolayer gezüchtet. Die Zelleinsaat betrug 0,22 - 0,47 x 10^5/5 ml. Mit dem Ziel, über den Gesamteinfluß von Salmonellatoxinen auf die Zellkultivierung (Anheftung, Ausbreiten, Proliferation) sowie die Dauer der Toxinwirkung eine Aussage treffen zu können, intoxierten wir je acht Zellkulturen mit verschiedenen Toxinen in Dosen von 0,25; 0,5 und 1,0 mg/ml bereits bei der Einsaat. In speziellen Untersuchungen über den Einfluß auf den Zellzuwachs wurden außerdem je acht Zellkulturen nach erfolgtem Anheften und Ausbreiten der Einsaatzellen mit Toxinverdünnungen behandelt. Die intoxierten Zellkulturen unterlagen 4, 24, 48 und gegebenenfalls 72 Stunden nach der Toxinzugabe der mikroskopischen Kontrolle. Mit Hilfe des elektronischen Teilchenzählgerätes ZG2 (K a r a s e k et al., 1974) wurde 48 Stunden nach Intoxikation die Zelldichte ermittelt. Bei den nach dem Ausbreiten der Einsaatzellen intoxierten Kulturen bestimmten wir außerdem die Anzahl der 24 Stunden nach der Einsaat angehefteten Zellen (t_0-Wert). Bei allen Tests wurden je acht Kontrollkulturen mitgeführt. Die Mittelwertdifferenzen der elektronisch gezählten Zelldichten wurden mittels t-Test auf Signifikanz geprüft ($\alpha = 0{,}01$).

Ergebnisse und Schlußfolgerungen:

Alle untersuchten Salmonella-Toxine führten innerhalb von 24 Stunden zum Tod der Versuchstiere. Die im Tierversuch als toxisch erkannten Salmonellenstämme erwiesen sich auch bei den in-vitro-Untersuchungen an Zellkulturen in der Mehrzahl als toxisch.
Zum Zeitpunkt der Zelleinsaat in die Kulturen eingebrachte Toxine beeinträchtigten die Anheftung der Zellen nicht, jedoch erschwerten sie teilweise das Ausbreiten der Zellen und führten zum Ablösen bereits angehefteter Zellen (Abb. 1). Bei drei von sieben in dieser Weise getesteten Toxinen waren 48 - 72 Stunden nach Inokulation dosisabhängige Unterschiede in der Dichte des Zellrasens zu erkennen. In Übereinstimmung mit diesen mikroskopischen Beobachtungen ergab die Zellzahlbestimmung im Vergleich zur Kontrolle dosisabhängige Unterschiede. Das Toxin 1 erwies sich als am stärksten wirksam, und die Toxine 4 sowie 10 verminderten die Zelldichte ebenfalls signifikant. Demgegenüber hatten die Toxine 2, 8, 19 und 20 keinen Einfluß auf die Zelldichte.

Wurden die Toxine auf bereits in Proliferation befindliche Zellkulturen gegeben (vergleichende Prüfung in der Dosierung von 0,5 mg/ml), so ergab sich bei den Toxinen 1, 4, 7, 10, 12, 13, 14, 15, 16 und 18 eine signifikante Proliferationshemmung (Tabelle 1). Graduelle Unterschiede in der Toxinwirkung sind in Abb. 2 dargestellt. Dagegen übten die Toxine 2, 3, 5, 6, 8, 9, 11, 17 und 19 keinen Einfluß auf den Zellzuwachs aus. In verschiedenen Dosierungen geprüft, zeigten die Toxine dosisabhängig proliferationshemmende bis zytozide Wirkungen.

Tabelle 1:

Lfd.Nr.	Tierart	Path.-anatom.Veränderungen	isolierter Serotyp	Zellzuwachs ($n \cdot 10^5$)	Signifikante Proliferationshemmung
1	Rotes Riesenkänguruh (Macropus rufus)	Herdförmige Degenerationen in Leber, Nieren und Darm	S.typhimurium	0,48 ± 0,46	+
2	Nandu (Rhea spec.)	Diphtheroide Blinddarmentzündung, Nierendegeneration	S.typhimurium	4,55 ± 0,69	-
3	Gürtelschweif (Cordylus cordylus)	Enteritis	S.typhimurium	4,03 ± 1,45	-
4	Rhodesische Agame (Agama rhodesianus)	Lungenabszeß, Glomerulonephrose	S.teshie	3,52 ± 0,69	+
5	Blutsauger-Agame (Calotes versicolor)	Granulom- und Abszeßbildung in der Leber	S.marina	4,22 ± 1,11	-
6	Grüner Leguan (Iguana iguana)	Hepatitis, Enteritis, Nephritis	S.erfurt	4,36 ± 0,84	-
				Kontrolle 4,56 ± 0,54	
7	Fischnatter (Natrix piscator)	Pneumonie, Peri- und Myokarditis	S.humber	0,83 ± 0,40	+
8	Felsenpython (Python sebae)	Lebernekrosen	S.lohbruegge	2,15 ± 0,95	-
9	Schlange (indet.)	o. b. B.	S.shomron	1,76 ± 0,34	-
10	Schlange (indet.)	Hepatitis, Enteritis, Amöbendysenterie	S.typhimurium	1,34 ± 0,34	+
11	Nonne (Lonchura spec.)	Enteritis, Lungenödem	S.typhimurium	2,19 ± 0,32	-
12	Wüstenfuchs (Fennecus zerda)	Bronchitis, Lungenbluten	S.typhimurium	1,20 ± 0,42	+
				Kontrolle 1,95 ± 0,47	

Fortsetzung:

13	Stachelschwanzleguan (Varanus acanthurus)	Pankreasverkalkung	S.tre-forest	0,67 ± 0,28	+
14	Teju (Tupinambis nigro-punctatus)	Leberdegeneration,Rotlauf-septikämie	S.way-cross	0,41 ± 0,71	+
15	Schlange (indet.)	Gastroenteritis	S.harme-lon	1,08 ± 0,42	+
16	Boa (Boa spec.)	o. b. B.	S.wasse-naar	0,13 ± 0,46	+
17	Anolis (Anolis spec.)	o. b. B.	S.hagen-beck	3,76 ± 0,42	-
18	Schlange (indet.)	o. b. B.	S.yoff	2,74 ± 0,45	+
				Kontrolle 4,08 ± 0,83	
19	Callagurschildkröte (Callagur borneonen-sis)	Granulombildung in der Leber, Nephrose	S.oslo	3,77 ± 0,11	-
20	Bartagame (Amphibolurus barbatus)	Lungen- und Magendarm-parasitose	S.roter-berg	4,05 ± 0,10 Kontrolle 3,43 ± 0,12	-

Anhand der vorliegenden Untersuchungsergebnisse aus Tierversuchen und in-vitro-Tests konnte nachgewiesen werden, daß aus Reptilien isolierte Salmonellen annähernd die gleiche Toxizität aufweisen können wie bei Säugetieren gefundene S. typhi-murium-Stämme. Das sollte besonders bei der Privathaltung von Reptilien berücksichtigt werden, da die Tiere hier meistens im engen Kontakt mit dem Menschen leben. Insbesondere bei Kindern sind wiederholt Salmonellainfektionen durch im Haushalt gehaltene Schildkröten nachgewiesen worden (B o y c o t t et al., 1953; T h o m a s , 1957; H e m m e s , 1958; u. a.). Außerdem sollten in Tierhandlungen und zoologischen Fachgeschäften Hinweise angebracht und Merkblätter ausgegeben werden, die auf die Gefahren hindeuten, die sich aus dem Umgang mit Reptilien ergeben können. In zoologischen Gärten besteht zweifelsohne eine potentielle Infektionsgefahr für die Reptilienpfleger. Dem genannten Personenkreis sind diese Gefahren aber bekannt, so daß im allgemeinen entsprechende Schutzmaßnahmen eingehalten werden. Für die Besucher dagegen bestehen auf Grund der isolierten Haltung der Reptilien keine Kontaktmöglichkeiten und somit auch kein Infektionsrisiko.

Zusammenfassung:

Zur Toxizität aus Reptilien isolierter Salmonellen

Es wurden Tierversuche und in-vitro-Tests mit Zellkulturen zur Ermittlung von Pathogenität und Toxizität aus Zootieren, insbesondere Reptilien, isolierter Salmonellen durchgeführt. Dabei konnte festgestellt werden, daß aus Reptilien isolierte Salmonellen teilweise eine signifikant höhere Toxizität aufweisen als aus Säugetieren und Vögeln nachgewiesene Salmonellastämme. Die epidemiologische und epizootiologische Bedeutung dieser Befunde wird diskutiert.

Summary:

Toxicity of Salmonellae isolated from Reptiles

Studies were conducted into the pathogenicity and toxicity of Salmonellae isolated from zoo animals, first of all, reptiles. The toxicity of certain Salmonellae isolated from reptiles was found to be significantly higher than that of Salmonella strains found in mammals and birds. The epidemiological and epizootiological relevance of these findings is discussed.

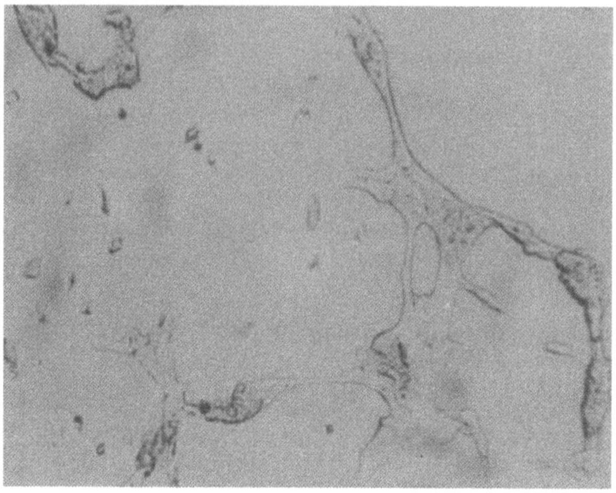

Abb. 1: Bei der Einsaat mit 1 mg Salmonellentoxin behandelte Fibroblastenkultur. Auffallende Aggregatbildung, behindertes Ausbreiten der Zellen auf dem Substrat.

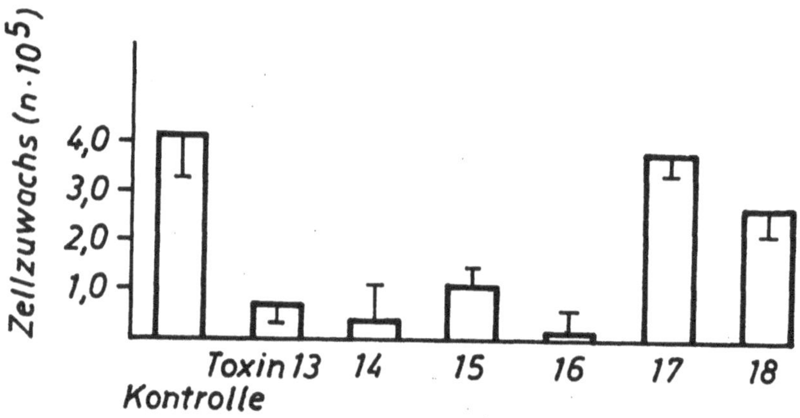

Abb. 2: Vergleichende Darstellung der durchschnittlichen Zuwachszellzahl / Kulturflasche in Kontrollkulturen und mit den Salmonellentoxinen 13 - 18 behandelten Fibroblastenkulturen (einschl. Standardabweichungen).

Résumé:

Toxicité des salmonella décelés dans des reptiles

L'exposé a trait à des recherches effectuées sur le caractère pathogène et toxique de salmonella décelés chez des animaux de zoo, notamment des reptiles. On a pu constater que les salmonella prélevées sur des reptiles présentaient une toxicité souvent de beaucoup plus élevée que chez les mamifères et les oiseaux. L'exposé met en évidence la signification épidémiologique et épizootiologique de ces résultats.

О токсичности выделенных из рептилий сальмонелл.

Проводятся опыты по выявлению патогенитета и токсичности сальмонелл, выделенных у животных зоологических садов, в особенности из рептилий. При этом выяснено, что выделенные из рептилий сальмонеллы обладают явно более высокой токсичностью, чем сальмонеллы выделенные из птиц и млекопитающих. Обсуждаются эпидемиологические и эпизоотиологические результаты .

Literatur:

BOYCOTT, J. A., TAYLOR, J. and S. H. DOUGLAS (1953): zit. nach Po-Koen-Lie (1968).

HEMMES, G. D. (1958): zit. nach Lehnert, Ch. und W. Bethke (1961).

KARASEK, E., ROHDE, W. und H. AUERNHAMMER (1974): Ein Verfahren zur Eignungsprüfung von Zellzuchtseren. Arch. exper. Vet. med. 28, 267-173.

LEHNERT, Ch. und W. BATHKE (1961): Schildkröten als latente Salmonellenausscheider. Z. ges. Hyg. 7, 472.

PO-KOEN-LIE (1968): Untersuchungen über den Salmonellabefall von Kaltblütern. Arch. Hyg. Bakt. 152, 139.

SCHRÖDER, H.-D. (1970): Zur Verbreitung von Salmonellen bei in Gefangenschaft gehaltenen Wildtieren. 2. Mitteilung: Zum Vorkommen bei Reptilien. Mh. Vet. med. 25, 547-550.

THOMAS, M. E. M. (1957): Enteritis from Tortoises. Monthly Bull. Minist. Hlth. 16, 29.

WESTPHAL, O., LÜDERITZ, O. und F. BISTER (1952): Über die Extraktion von Bakterien mit Phenol/Wasser. Zschr. Naturforsch. 76, 148-155.

Anschrift der Verfasser: Dr. med. vet. H.-D. S c h r ö d e r,

DDR-1136 Berlin-Friedrichsfelde, Am Tierpark 125

Aus dem Staatlichen Tierärztlichen Untersuchungsamt Heidelberg (Leiter: Prof. Dr. J. N a s s a l) und der Abteilung Parasitologie der Universität Hohenheim (Leiter: Prof. Dr. W. F r a n k)

VORKOMMEN UND BEDEUTUNG VON ANAEROBEN MIKROORGANISMEN BEI REPTILIEN UND AMPHIBIEN

Von H. M a y e r und W. F r a n k

Wir wissen, daß die in Gefangenschaft gehaltenen Reptilien und Amphibien einer Vielzahl von Mikroorganismen ausgesetzt sind, von denen ein uns noch nicht genau bekannter Teil als Krankheitserreger, ein anderer Teil als Sekundärerreger und andere wiederum als "Opportunisten" zu gelten haben. Viele Veröffentlichungen beweisen, daß sich zahlreiche Autoren mit bakteriologischen Untersuchungen bei Reptilien befaßt haben, wobei man sich hauptsächlich mit den am leichtesten kultivierbaren aeroben Keimen befaßte.

Das Salmonellenproblem bzw. die Isolierung von Arizonakeimen standen dabei im Vordergrund (B a c k h a u s , 1965; D i m o v et al., 1964; D i m o v und R o h d e , 1965; H a b e r m a l z und P i e t z s c h , 1974; R u d a t et al., 1966; S c h r ö d e r , 1969; S c h r ö d e r und I p p e n , 1970; Z w a r t , 1960; u. a.). Dies nicht zuletzt wegen der möglichen Infektionsquelle für den Menschen (E d w a r d s et al., 1936; S c h r ö d e r und I p p e n , 1970). Diese Untersuchungen waren für den Bakteriologen besonders reizvoll, da sie häufig Gelegenheit boten, bisher noch unbekannte Salmonellenserovare zu finden (E d w a r d s et al., 1962; F e y et al., 1957; H a b e r m a l z und P i e t z s c h , 1974; M a y e r und F r a n k , 1974; R a m s e y et al., 1960; R o h d e und R e f a i , 1965). Dies war auch bei unseren Untersuchungen des vergangenen Jahres der Fall. Aus etwa 200 Reptilien-Untersuchungen isolierten wir drei neue Arizonatypen sowie eine bisher unbekannte Variation des Salmonellen-Subgenus II, worüber aber an anderer Stelle berichtet werden soll.

Es ist schwierig, die meisten der bei Reptilien und Amphibien aerob wachsenden Mikroorganismen hinsichtlich ihrer ätiologischen Bedeutung am Krankheitsgeschehen genau zu fixieren. Während sich bei Arizonainfektionen der Reptilien ein Teil der Fälle mit Krankheitserscheinungen manifestierte (F e y et al., 1957; S c h r ö d e r und I p p e n , 1970) und auch Pseudomonas (I p p e n , 1968; M a y e r und F r a n k , 1974) und Aeromonas (K a r a s e k , 1967; M a y e r und F r a n k , 1974; I p p e n , 1967) als potentielle Krankheitserreger angesehen werden, liegen Berichte über andere mögliche Infektionserreger nur spärlich vor.

I p p e n (1967) hielt alle weiteren bakteriellen Infektionen, wie z. B. durch Kokken, Corynebakterien, Colikeime usw., für Erkrankungen der Verdauungsorgane als von untergeordneter Bedeutung. Am Respirationstrakt aber können diesen und anderen aeroben Erregern allein oder als Mischinfektionen ätiologische Bedeutung zukommen (I p p e n , 1967). Aus unseren Untersuchungen der letzten Zeit (M a y e r und F r a n k , 1974) haben wir eine Vielzahl von Mikroorganismen isoliert, ohne die Frage nach ihrer pathogenetischen Bedeutung beantworten zu können. Für einige Erreger, wie Streptokokken (Z w a r t , 1972), Pasteurella multocida (R e i c h e l und M a y e r , 1974), Listeria monocytogenes (M a y e r und F r a n k , 1974), muß aber die Frage nach primärer Pathogenität positiv beantwortet werden.

Wir wiesen schon 1974 darauf hin, daß neben den relativ einfach zu kultivierenden aeroben Keimen bei Reptilien und Amphibien auch anaerobe Mikroorganismen vorkommen. Aus den zirka 200 Untersuchungen, die wir 1976 durchführten, sind wir zur Auffassung gelangt, daß folgende anaeroben Keime im Untersuchungsmaterial von Reptilien und Amphibien häufiger auftreten:

Tabelle 1: Im Untersuchungsmaterial von Reptilien und Amphibien festzustellende Anaerobier

A Sporenbildende Anaerobier repräsentiert durch ektotoxinbildende Clostridien

B Sporenlose Anaerobier

a) gramnegative Stäbchen: Bacteroides
Fusobacterium
Sphaerophorus

b) grampositive Stäbchen: Eubacterium
Propionbacterium

c) grampositive Kokken : Peptococcus
Peptostreptococcus

Diese und wahrscheinlich noch andere anaerobe Mikroorganismen scheinen sich im Darmkanal und zum Teil auch in den Respirationsorganen der meisten untersuchten Reptilien und Amphibien vorzufinden.

1. Clostridien: Schon früher beobachteten wir im Sektionsmaterial besonders von Schlangen vorwiegend Clostridium septicum und Clostridium perfringens, daneben aber auch eine Reihe anderer pathogener und nicht als pathogen geltender Clostridien, deren Bestimmung uns zum Teil nicht gelang. Bezüglich der pathogenetischen Bedeutung von Clostridien haben wir zur vorsichtigen Beurteilung geraten, denn einerseits kommen Clostridien auf der Erdoberfläche, dem Lebensbereich der Schlangen, weitverbreitet vor, und sie nehmen diese Keime unter anderem mit den Futtertieren kontinuierlich auf, so daß überwiegend mit passagärem Auftreten dieser widerstandsfähigen Keime zu rechnen ist. Auch nach jüngsten Untersuchungsergebnissen hat es nicht den Anschein, als ob Clostridien ätiologisch am Krankheitsgeschehen bei Reptilien und Amphibien eine erkennbare Bedeutung hätten. Vielleicht trifft es tatsächlich zu, daß Reptilien und Amphibien gegen Clostridien, vornehmlich gegen deren Toxine, erheblich resistenter als Säugetiere sind, so wie sie sich gegen Tetanustoxin refraktär verhalten (M ü l l e r , 1950; S c h r ö d e r und I p p e n , 1970).

2. Sporenlose Anaerobier: Erst mit zunehmender Vervollkommnung der anaeroben Züchtungsmethoden konnte allgemein das Wissen über diese Mikroorganismen erweitert werden (W e r n e r , 1968 und 1974). Diese strikten Anaerobier lassen sich einerseits nur mittels geeigneter Verfahren nachweisen, wobei wir mit dem GASPAK-System (W e h r s p a n n , 1976) gute Erfahrungen machen konnten, andererseits lassen sie sich in Mischkulturen mit sauerstoffzehrenden Bakterien (Escherichia coli und Staphylokokken) auch ohne Entfernung des Sauerstoffes züchten. Ein besonderes Problem ist, bei diesen Mikroorganismen zu entscheiden, ob sie harmlose Schleimhautbewohner sind, oder ob sie als Krankheitserreger zu gelten haben. Da die Differenzierung viel zu aufwendig und mit einfachen Labormethoden auch nicht sicher zu handhaben ist, beschränken wir uns vorläufig nur auf Isolierungen aus Eiterungsprozessen, die in letzter Zeit extrem häufig zugenommen haben, und aus dem Respirationstrakt der Reptilien und Amphibien.
Dabei haben wir es vornehmlich zu tun mit
a) gramnegativen sporenlosen Anaerobiern und
b) grampositiven anaeroben Kokken.
Bei Menschen, bei denen umfangreiche Arbeiten über gramnegative sporenlose Anaerobier durchgeführt wurden (W e r n e r , 1968, 1975), spielen neben Bacteroides fragilis nur wenige Bacteroidesarten, ein Fusobacterium und drei Sphaerophorus-Arten, eine größere Rolle. Wir fanden Vertreter dieser Keimarten sowohl im Darmkanal der Reptilien und Amphibien als auch in verschiedenen Organteilen. Dabei ist besonders darauf hinzuweisen, daß die Kultur entweder auf Brain-Heard-Infusion-Agar oder Columbia Agar (Biotest) mit Blutzusatz unter strikter Anaerobiose mit präreduzierten Medien gelang und meist nur dann, wenn mehrere Nährböden im Verdünnungsausstrich beimpft wurden. Auch hierbei bewies das GASPAK-Verfahren

seine gute Brauchbarkeit.

Mit welcher Vielfalt wir es bei den von uns isolierten Bacteroides und Fusobacterien zu tun haben, können wir gegenwärtig noch nicht übersehen. Da sie sich in den Geweben mikroskopisch und auch in der anaeroben Kultur aus dem veränderten Material nachweisen lassen, halten wir eine ätiologische Beteiligung an verschiedenen pyogenen Prozessen für sehr wahrscheinlich.

Ähnlich verhält es sich auch mit den grampositiven anaeroben Kokken. Sie kommen besonders bei Pleuropneumonien und verschiedenen Eiterungsprozessen vor, aber auch aus anderem Material konnte der kettenbildende Peptostreptococcus oder der in Haufen liegende Peptococcus isoliert werden. Der Umstand, daß Kulturen dieser Keime bei Zutritt von Luftsauerstoff schon nach weniger als 15 Minuten ihre Vermehrungsfähigkeit verloren haben, ist von großer diagnostischer Bedeutung. Möglicherweise war dies die Ursache des nicht gelungenen kulturellen Erregernachweises bei einer Streptokokkeninfektion bei Eidechsen (Z w a r t und C o r n e l i s s e , 1972).

Ein entscheidendes bis jetzt noch nicht ganz gelöstes Problem ist der Transport des Untersuchungsmaterials. Gegenwärtig versuchen wir den Transport in Stuart-Medium, das mit CO_2 überschichtet ist. Über Erfahrungen mit Aussagewert verfügen wir jedoch noch nicht.

Für die Behandlung derartiger durch sporenlose Anaerobier verursachte Prozesse wäre die operative Entfernung der Eiterherde am zweckmäßigsten. Andererseits bestehen bereits gute Erfahrungen über die chemotherapeutischen Möglichkeiten.

Die Antibiotikaempfindlichkeit der Peptostreptokokken und Peptokokken ist recht konstant. Sie sind empfindlich gegen Penicilline, Cephalosporine, Tetracycline, Lyncomycine und andere ribosomaktive Antibiotika. Sie sind aber gegen Aminoglykoside (Streptomycin, Neomycin, Gentamycin, Tobramycin) und Polymyxine resistent.

Auch die anaeroben gramnegativen sporenlosen Stäbchen sind gegen Aminoglykosid-Antibiotika durchwegs resistent, ebenso gegen Penicilline und Cephalosporine. Eine therapeutische Wirksamkeit ist lediglich von Tetracyclinen, Clindamycin, Lincomycin, Chloramphenicol und Erythromycin zu erwarten (W e r n e r , 1975).

Große Probleme ergeben sich bei der Behandlung von aerob-anaerober Mischinfektion, die nach W e r n e r (1975) folgenden Ausgang nehmen können:
Entweder führt die Unterdrückung der Aerobier zum Erlöschen der synergetischen aerob-anaeroben Infektion, oder die Elimination der Aerobier hat die Ausbildung einer rein anaeroben Infektion zur Folge, die eigengesetzlich abläuft.

Neuerdings wird der Kombination von Clindamycin und Ampicillin (M a n i a r , 1969; L e d g e r , 1974) in der Humanmedizin bei der Behandlung derartiger Prozesse der Vorzug gegeben, was sicher auch trotz der Kosten in Einzelfällen auch bei Reptilien praktizierbar wäre.

Diskussion:

Durch unseren Beitrag wollen wir aufzeigen, daß neben den bereits hinreichend bekannten aeroben Mikroorganismen auch anaerobe Keime als Krankheitserreger bei Reptilien und Amphibien eine noch nicht zu übersehende Rolle spielen.

Wir wissen, daß wir es dabei auch mit verschiedenen gramnegativen und grampositiven sporenlosen Mikroorganismen zu tun haben, die wir in der Routinediagnostik bestenfalls isolieren können. Die Differenzierung dieser Erreger auf der Grundlage gaschromatographischer Untersuchungen der Pikrogramme ist dabei zunächst nicht möglich.
Für die Praxis könnte aber folgende Erfahrung übernommen werden:

1. Wir haben in allen Betrachtungen über Krankheitsursachen bei in Gefangenschaft gehaltenen Tieren die Auswirkungen der Assoziation der Mikroflora von Menschen und Tieren zu beachten. Denn, spätestens seit wir uns mit der Gewinnung und Haltung von SPF-Tieren befassen, wissen wir um die Rolle des Menschen als permanente Infektionsquelle für die Tiere (M a y e r , 1973). Wir müssen deshalb annehmen, daß wir es bei den bei Reptilien und Amphibien gefundenen sporenlosen Anaerobiern in erster Linie mit den beim Menschen und bei den angebotenen Futtertieren gefundenen Gattungen und Arten zu tun haben werden. Inwieweit ein derartiges Keimspektrum auch bei Tieren in ihrer natürlichen Umgebung zu erwarten ist, kann vorläufig nicht entschieden werden. Es sollte aber bei zukünftigen Untersuchungen mit berücksichtigt werden.

2. Aufgrund des Resistenzspektrums der sporenlosen Anaerobier bietet sich uns trotzdem die Möglichkeit, auch gegen diese Mikroorganismen gezielt vorzugehen: Penicillin G gegen Peptococcus und Peptostreptococcus; die Tetracycline, Chloramphenicol oder die Kombination von Clindamycin und Ampicillin gegen die gramnegativen Arten.

3. Dabei sollte vor der Behandlung möglichst der mikroskopische Ausstrich ausgewertet werden, der Aufschluß gibt, ob eine Infektion durch e i n e Erregerart hervorgerufen wurde oder ob eine polymikrobielle Besiedlung vorliegt. Häufig ergibt sich schon die Diagnose daraus, daß im Direktausstrich nach Gram zahlreiche Mikroorganismen erkennbar sind, in der aeroben Kultur jedoch kein Wachstum auftritt oder nur banale Keime zur Entwicklung kommen. Hierzu sei nochmals auf die Bedeutung von Mischinfektionen aerober/anaerober Mikroorganismen hingewiesen.

4. Man sollte aus der Tatsache des Vorkommens verschiedener sporenloser Anaerobier bei Reptilien und Amphibien die Folgerung ziehen, daß außer den bisher bekannten Erregern sicherlich noch eine Reihe unbekannter Keime zumindest teilweise auch als Krankheitserreger eine Rolle spielen können. Jede Initiative zur Erforschung neuer möglicher Infektionszusammenhänge sollte gefördert werden, um die Kenntnisse auf diesem allgemeinbiologisch interessanten Gebiet zu erweitern. Der Arbeit von F o e l s c h und L e l o u p (1976) sollte man aus diesem Grunde größtes Interesse entgegenbringen.

Zusammenfassung:

Vorkommen und Bedeutung von anaeroben Mikroorganismen bei Reptilien und Amphibien

Bei Reptilien und Amphibien finden sich neben den leicht kultivierbaren und hinreichend bekannten aeroben Mikroorganismen auch verschiedene sporenlose streng obligate Anaerobier. Ihr Vorkommen und ihre pathogenetische Bedeutung werden diskutiert. Dabei wird auf bestehende Behandlungsmöglichkeiten hingewiesen. Die diagnostischen Möglichkeiten zur Trennung pathogener von nichtpathogenen Arten sind in der Routinediagnostik gering.

Summary:

Occurrence and Importance of Anaerobic Microorganisms in Reptiles and Amphibians

In addition to easily cultivable and sufficiently known aerobic microorganisms, some sporeless and strictly anaerobic bacteria are also recordable from reptiles and amphibians. Their incidence and pathogenicity are discussed. Reference is made to possible therapies. In routine diagnosis the possibilities are limited to differentiate between pathogenic and non-pathogenic species.

Résumé:

Fréquence et importance des anaerobies chez les reptiles et les amphibiens

A côté des germes aérobies bien connus, faciles à cultiver, on trouve chez les reptiles et les amphibiens divers germes sans spores strictement anaérobies. Commentaires sur leur fréquence et leur rôle pathogène. Indications sur les possibilités thérapeutiques. Les possibilités de diagnostic différentiel entre germes pathogènes et non pathogènes sont réduites lors des examens courants.

Проявление и значение аэробных микроорганизмов у рептилий и амфибий.

У рептилий и амфтбий обнаружены кроме легко культивируемых известных аэробных микроорганизмов, различные безспоровые анаэробные бактерии. Обсуждается их проявление и патогенетическое значение. При этом указывается на возможности , применяемые при лечении. Диагностетические возможности разделения патогенных и непатогенных видов при стандартой диагностике не значительны.

Literatur:

BACKHAUS, D.(1965): Salmonellen bei Reptilien in Terrarien. Verhandlungsber. VII. Internat. Symp. Erkrankungen Zootiere, Zürich und Basel, 72-81.

DIMOV, I., RHODE, R. und R. SLAWITSCHEW (1964): Über Arizona- und Salmonellen-Dauerausscheidung bei Schlangen der Art Vipera ammodytes ammodytes. Zschr. Hyg. Infekt. Krkh. 150, 58-60.

DIMOV, I. und R. ROHDE (1965): Die Verbreitung der Arizona-Bakterien unter den freilebenden Schildkröten der Arten Testudo graeca und Testudo hermanni. Zschr. Hyg. Infekt. Krkh. 151, 107-110.

EDWARDS, P. R., McWHORTER, A. C. and M. A. FIVE (1956): The occurrence of bacteria of the Arizona-Group in man. Canad. J. Microbiol. 2, 281-287.

EDWARDS, P. R., FIVE, M. A., STECK, F. und H. FEY (1962): Eight undiscribed Arizonaserotypes isolated from reptiles. Path. Microbiol. 25/26, 885.

FEY, H., EDWARDS, P. R. und H. STÜNZI (1957): Arizona-Infektionen bei Reptilien mit Isolierung von vier neuen Arizonatypen, zugleich ein Beitrag zur pathologischen Anatomie der Arizonainfektion von Reptilien. Schweiz. Zschr. allg. Path. Bakt. 20, 27-40.

FÖLSCH, D. W. und P. LELOUP (1976): Fatale endemische Infektion in einem Serpentarium. Tierärztl. Praxis 4, 527-536.

HABERMALZ, D. und O. PIETZSCH (1974): Der Nachweis von Arizona-Bakterien, zugleich ein Beitrag zum Problem der Salmonella-Infektionen bei Reptilien und Amphibien in Zoolog. Gärten. Zbl. Bakt. Hyg. I. Abt. Orig. 225, 405-417.

IPPEN, R. (1967): Die Krankheiten des Verdauungsapparates der Reptilien. Verhandlungsber. IX. Internat. Symp. Erkrankungen Zootiere, Prag, 33-42.

IPPEN, R. (1968): Die Erkrankungen des Respirationsapparates der Reptilien. Verhandlungsber. X. Internat. Symp. Erkrankungen Zootiere, Salzburg, 37-43.

KARASEK, E. (1967): Zum Vorkommen von Aeromonas bei Kaltblütern. Verhandlungsber. IX. Internat. Symp. Erkrankungen Zootiere, Prag, 203-206.

LEDGER, W. J. (1974): Anaerobe Infektionen in der Gynäkologie und Geburtshilfe. Gastvorlesung: 2. 10. 1974 Univ.-Frauenklinik, Heidelberg.

MANIAR, A. C. (1969): Combination of Clindamycin and Ampicillin "in vitro". Internat. Zschr. Klin. Pharmak., Ther. und Toxik. 2, 70, 113.

MAYER, H. und W. FRANK (1974): Bakteriologische Untersuchungen bei Reptilien und Amphibien. Zbl. Bakt. Hyg. I. Abt. Orig. 229, 470-481.

MAYER, H. (1973): Die Bedeutung von Infektionen durch Bakterien mit niedriger Pathogenität in der Tierheilkunde und die Resistenzsituation gegenüber solchen opportunistischen Erregern. Tagungsber. 19. Jahrestagung d. DVG, Hohenheim. Stuttgart: Ulmer, 166-175.

MÜLLER, R. (1950): Med. Mikrobiologie. 4. Aufl. S. 422 (7035). München-Berlin: Urban und Schwarzenberg.

REICHEL, K. und H. MAYER (1974): Unveröffentlicht.

RAMSEY, C. H., HEYL, J. G. and P. R. EDWARDS (1960): Three new Arizonatypes isolated from normal reptiles. Antonie v. Leeuwenhoek 26, 47-48.

ROHDE, R. und M. REFAI (1965): Über die multiple Infektion einer exotischen Giftschlange (Echis carinata) mit zwei Arizona- und einer Salmonella-Spezies unter besonderer Berücksichtigung der neuen Arizona 1,4:26:21(53:z_{52}:z_{35}). Zschr. Hyg. Infekt. Krkh. 151, 178-182.

RUDAT, R.-D., BECK, G., FRANK, W. und G. MRUGOWSKY (1966): Über das Vorkommen von Salmonellen bei Reptilien in Zoologischen Gärten. Vortrag, 25. Jahresvers. Schweiz. Mikrobiolog. Gesellsch. Path. Microbiol. 29, 623-629.

SCHRÖDER, H.-D. (1969): Zum Salmonellenproblem in Zoologischen Gärten. Verhandlungsber. XI. Internat. Symp. Erkrankungen Zootiere, Zagreb, 35-43.

SCHRÖDER, H.-D. und R. IPPEN (1970): Ein Beitrag zu den Arizonainfektionen der Reptilien. Zool. Gart. 39, 248-254.

WEHRSPANN, P. (1976): Ein Vergleich verschiedener Anaerobier-Züchtungsverfahren mit besonderer Berücksichtigung des GASPAK-Systems. Zbl.Bakt.Hyg. I.Abt.Orig.234,121-128.

WERNER, H. (1968): Die gramnegativen anaeroben sporenlosen Stäbchen des Menschen. Jena: Gustav Fischer.

WERNER, H. (1974): Zur physiologischen und pathogenetischen Bedeutung intestinaler Bacteroidaceen. Zbl. Bakt. I. Abt. Ref. 240, 423-424.

WERNER, H. (1975): Infektionen durch sporenlose Anaerobier. HOECHST-Information D 256 (8089).

ZWART, P. (1960): Salmonella and Arizonainfections in reptiles in the Netherlands. Antonie v. Leeuwenhoek 26, 250-254.

ZWART, P. und J. L. CORNELISSE (1972): Streptokokken-Sepsis mit Hautwucherungen bei Eidechsen. Verhandlungsber. XIV. Internat. Symp. Erkrankungen Zootiere, Wroclaw, 265-269.

Anschrift der Verfasser: Dr. H. M a y e r ,
Staatliches Tierärztliches Untersuchungsamt
Czernyring 22 b
D-6900 Heidelberg (BRD)

Aus dem Institut für Tierpathologie (Direktor: Prof. Dr. H. L u g i n b ü h l) der Universität Bern und aus dem Zoologischen Garten Basel (Direktor: Prof. Dr. E. M. L a n g)

SPONTANE KALTBLÜTER-TUBERKULOSE BEI MEERESSCHILDKRÖTEN IM ZOO BASEL

Von A. H e l d s t a b und D. R ü e d i

Die Meeresschildkröten im Vivarium des Zoologischen Gartens Basel bewohnen ein Becken von 21 m^3. Der Boden besteht aus unregelmäßig gewelltem, mit Solaplast (Firma Lehmann, CH-4123 Allschwil) überzogenem Mauerwerk, das stellenweise mit Quarzsand überdeckt ist. Vor dem Auftreten von Todesfällen lebten dort eine unechte Karettschildkröte (Caretta caretta) und drei echte Karettschildkröten (Eretmochelys imbricata) sowie ein Königindrückerfisch (Balistes vetula). Eine weitere echte Karettschildkröte "B" wurde in einem separaten Becken gehalten. Die Meeresschildkröten werden dreimal wöchentlich mit kleinen Rindfleischstücken und zerschnittenen Merlans gefüttert. Das Futter kann durch den Wärter recht gut kontrolliert an die einzelnen Individuen an der Wasseroberfläche verabreicht werden. Einmal pro Woche erhält jedes Tier eine 5 g Vitamin-Kapsel, eingepreßt in einem Stück Fleisch. Zur Abwechslung werden der Futterration auch Leberstücke und Salatblätter beigemischt.

Tabelle 1 enthält die Daten über die einzelnen Schildkröten.

Name	Gewicht	Panzer- Länge	Panzer- Breite	Im Zoo seit	Herkunft	Exitus am
Eretmochelys imbricata	10 kg	47 cm	40 cm	6. 8.70		
Eretmochelys imbricata	27 kg	65 cm	45 cm	14.12.71	Botanisches Inst. ETH ZH	
Caretta caretta	34,5 kg	64 cm	52 cm	28. 2.72	Hotel Luxor, Muttenz	
Eretmochelys imbricata A	950 g			24. 7.75	Aquarium Seestern	31. 3.76
Eretmochelys imbricata B	750 g	20 cm	16 cm	24.11.75	aus privater Hand	22. 6.76

Innerhalb von drei Monaten starben die beiden kleinsten Exemplare "A" und "B". Sie waren im Zoo nie miteinander in Berührung gekommen.

Klinik:

Am 17. März 1976 trieb die Schildkröte "A" im Schaubecken kraftlos an der Wasseroberfläche, die rechte Körperhälfte war etwas mehr angehoben. Es bestand Verdacht auf eine Pneumonie oder Blähung. Nach Verbringen in ein separates Becken wurde über fünf Tage ein Chloramphenicol-Präparat und Vitamin C sowie B injiziert und Paraffin oral verabreicht. Der Gesundheitszustand verschlechterte sich. Am 31. März 1976 wurde das Tier euthanasiert. Das Tier "B" starb, nachdem es vier Tage kein Futter aufgenommen hatte.

Pathologie:

Beide Tiere zeigten einen auffallend weichen Panzer, der sich mit der Schere ohne weiteres schneiden ließ. Die darunterliegende Muskulatur war blaß, wäßrig, schlaff und schien atrophisch.

Beide Lungenlappen der Schildkröte "B" waren durchsetzt mit derben, gelblich-weißen, meist konfluierenden Knoten verschiedener Größe (5-25 mm Ø). Diese hatten eine knorpelartige Kon-

sistenz und gaben der Lunge ein unförmig-neoplastisches Aussehen. Die Querschnitte erschienen homogen weißglänzend. Belüftetes Gewebe war kaum mehr zu erkennen. Bei der Schildkröte "A" wurden fokal disseminiert mehrere kleine, helle, kompakte Herdchen von 5 mm Ø in den Lungen beobachtet.
Histologisch waren die Veränderungen bei beiden Tieren ähnlich und unterschieden sich nur in ihrem Ausmaß. In leicht veränderten Lungenbezirken erschienen die Lungensepten herdförmig granulomatös verdickt, unter Beteiligung von epitheloiden Zellen mit relativ großen hellen, blasigen Kernen sowie von mononukleären Leukozyten. In den Alveolen fanden sich hämorrhagische Anschoppungen. Größere Knoten waren aus multiplen, mehr oder weniger identisch aufgebauten Granulomen zusammengesetzt (Konglomerattuberkel). Die einzelnen Tuberkel enthielten zentral stellenweise etwas nekrotisches Material, angrenzend oft wirbelartig angeordnete mononukleäre, eosinophil granulierte Zellen, peripher einen Kranz aus epitheloiden und fibroblastenartigen Zellen. Größere Herde zeigten vermehrt zentrale Kerntrümmerzonen, in welchen säurefeste Stäbchen leicht und in großer Zahl nachgewiesen werden konnten. Ältere Granulome waren vor allem von fibrösem, kollagenreichem, frischere von lockerem histiozytärem Gewebe umgeben und miteinander verbunden. An verschiedenen Stellen war das Bronchusepithel desquamiert oder abgeflacht, manchmal sogar von entzündlichen Granulomen durchbrochen. In diesen Fällen fanden sich säurefeste Stäbchen im Bronchuslumen.

Die Leber vom Tier "B" war fleckig, grünlich-gelb pseudomelanotisch verfärbt. Dies, wie auch die brüchige Konsistenz, dürfte auf die schon etwas fortgeschrittene Autolyse zurückzuführen sein. Die Leber von "A" war ikterisch, und multiple kleine Knötchen ließen ihre Oberfläche höckerig erscheinen.
Histologisch war das Parenchym in beiden Fällen von zahlreichen, mehr oder weniger gleich großen, scharf vom intakten Gewebe abgegrenzten, disseminierten Granulomen durchsetzt, welche perivaskulär kleine Gruppen bildeten. Zu den Lungenveränderungen bestand gewisse Ähnlichkeit, obwohl das Bild in der Leber einheitlicher und klarer war. Die Unterteilung in eine zentrale Zone mit epitheloiden Zellen (vereinzelt auch Einzelzellnekrosen) sowie die periphere Begrenzung durch eine bis mehrere Fibroblastenschichten ließen sich bei jedem Herd bestätigen. Anstelle der Fibroblasten traten bei frischen Granulomen mononukleäre Infiltratzellen auf. Ausgedehnte zentrale Kerntrümmerzonen und Nekrosen, wie wir sie in der Lunge gesehen haben, wurden nicht beobachtet. Dagegen fanden sich in den entzündlich veränderten Leberbezirken gehäuft mit Melanin beladene Makrophagen.

Die Nierengefäße waren in beiden Fällen gestaut. Erst am fixierten Material fanden wir einige bis 2 mm große Herdchen. Der Granulomaufbau glich jenem in der Leber, bloß daß die äußere Begrenzung öfter aus mononukleären Infiltraten bestand, die sternförmig ins Interstitium ausstrahlten.

Das Milzgewebe war größtenteils durch ein kernarmes, kollagenes Fasernetz ersetzt. Die darin eingestreuten Granulome glichen weitgehend denjenigen der Lunge.

Am Übergang des Ösophagus in den Magen fanden sich in der Submukosa der kutanen Schleimhaut fokale granulomatöse Veränderungen. Das darüberliegende Epithel war desquamiert. Dagegen zeigte die Mukosa der Fundusregion über granulomatösen Bezirken eine papilliforme, hyperplastische, bis ins Lumen vorspringende Proliferation und eine leichtgradige mononukleäre Infiltration im Interstitium. Die Muscularis mucosae war durch die sich vor allem in der Submukosa abspielenden tuberkulösen Prozesse stellenweise unterbrochen.

Die Darmläsionen unterschieden sich hinsichtlich des Schweregrades. Sie sahen zum Teil wie diejenigen im Magen aus, oder es kam zur Ausbildung größerer Knoten von 7-8 mm Ø, die sich nicht nur auf die Submukosa beschränkten, sondern sämtliche Darmschichten durchwuchsen. In der Tiefe fanden wir vorwiegend produktive, leicht fibrosierte Granulomherdchen mit kleinen Nestern von z. T. phagozytierten Erregern. Lumenwärts lagen meist größere Herde mit nekrotisch-verkästem Zentrum und massenhaft säurefesten Stäbchen. Diese Herde waren schlecht abgekapselt und oft mit dem Darmlumen in Verbindung. Deshalb wurden sicher große Mengen von Tuberkulose-Erregern mit dem Kot ausgeschieden.

Wenige Thyreoidea-Follikel waren durch epitheleide Zellproliferationen verdrängt, vereinzelt auch teilweise zerstört. An der Peripherie grenzten mononukleäre Infiltratnester die tuberkulösen Prozesse gegen das intakte Drüsengewebe ab. Daneben traten aber auch die im vorliegenden Material sonst eher selteneren, größeren Tuberkel vom exsudativen Typ mit deutlich nekrotisch-verkästem Zentrum auf.

Diskussion und weitere Resultate:

Die 1903 von F r i e d m a n n ausführlich beschriebenen spontanen Tuberkulosefälle bei zwei Wasserschildkröten (Chelone corticata) stehen heute noch allein da, sind seither doch nur zwei kürzere Beschreibungen von S c o t t (1930) (Trionyx gangeticus) und B e s s e (1949) (Trionyx triungus) über spontane Schildkrötentuberkulose dazugekommen. Auch I p p e n (1964), der in seiner Habilitationsschrift eingehend über spontane und experimentelle Kaltblütertuberkulose berichtet, konnte keine weiteren Fälle beifügen. Wir fragen uns nun, ob Tuberkulose bei Schildkröten wirklich so selten auftritt, oder ob einfach zu wenig Material in dieser Hinsicht untersucht wird.

Beim Vergleich der publizierten Fälle ist man erstaunt über die Verschiedenartigkeit der beobachteten Krankheitsbilder, was vielleicht mit der Übertragungsweise der Mykobakterien zu erklären wäre. Die strenge Lungenlokalisation in den von F r i e d m a n n beschriebenen Fällen deutet auf eine aerogene Infektion hin (eventuell via Wasser). Ein Zusammenhang mit dem an beidseitiger Lungentuberkulose erkrankten Wärter ist denkbar, haben doch I p p e n (1964) und andere Autoren im Experiment gezeigt, daß i. p. appliziertes humanes Impfmaterial bei Schildkröten durchaus pathologisch-anatomische Veränderungen zu erzeugen vermag.

In unseren beiden Fällen handelte es sich um generalisierte Tuberkulose, waren doch histologisch in den meisten Organen, nämlich Lunge, Leber, Milz, Niere, Magen, Darm und Thyreoidea tuberkulöse Veränderungen vorwiegend proliferativen Charakters zu beobachten. Ausgedehntere zentral nekrotisierende Prozesse wurden nur vereinzelt angetroffen. Diese Feststellungen decken sich mit den im Schrifttum beschriebenen experimentellen Fällen (I p p e n , 1964).

Die im Darmtrakt beobachtete Tuberkulose führte uns zur Annahme, daß das Wasser des Meeresschildkrötenbeckens hochgradig mit säurefesten Stäbchen verseucht sei. Wir vermuteten eine orale Übertragung und waren deshalb um den Gesundheitszustand der übrigen drei Tiere besorgt. In der Folge ließen wir Sammelkotproben der Schildkröten systematisch auf säurefeste Stäbchen untersuchen. Dabei wurden in jeder Probe Erreger nachgewiesen. Später versuchten wir, mit Rektalabstrichen den Hauptausscheider zu eruieren. Dieses Unternehmen schlug fehl, da wir mit Tupfern bis 30 cm tief aus der Kloake niemals Kot gewinnen konnten. Deshalb hielten wir die Tiere einzeln und warteten, bis sie spontan Kot absetzten. Mit diesem Verfahren gelang es, die unechte Karettschildkröte (Caretta caretta), die übrigens noch keine klinischen Symptome zeigt, als alleinige Ausscheiderin ausfindig zu machen. Wir haben nun die seltene Gelegenheit, an einem lebenden Tier weitere Untersuchungen durchführen zu können. (Kultur- und Übertragungsversuche sind angesetzt).

Weiterhin unbeantwortet bleibt die Frage nach Häufigkeit und geographischem Vorkommen tuberkulöser Erkrankungen bei Karettschildkröten. In unserem Fall lassen sich wenig Schlüsse ziehen, da die sezierten Tiere verschiedener Herkunft waren und im Zoo selbst niemals miteinander in Berührung kamen. Das unabhängige spontane Auftreten der Tuberkulose bei zwei Tieren zeigt uns aber, daß vermehrt auf diese Krankheit zu achten ist.

Prof. Dr. J. N i c o l e t und seinen Mitarbeitern vom Veterinärbakteriologischen Institut der Universität Bern (Direktor: Prof. Dr. H. F e y) sei für die bakteriologischen Untersuchungen herzlich gedankt.

Zusammenfassung:

Spontane Kaltblüter-Tuberkulose bei Meeresschildkröten im Zoo Basel

Es werden zwei Fälle von spontaner Kaltblütertuberkulose bei echten Karettschildkröten (Eretmochelys imbricata) beschrieben. Obwohl die Tiere niemals zusammen gehalten wurden und verschiedener Herkunft waren, stimmten die pathologisch-histologischen Veränderungen weitgehend überein (im Darm vorwiegend exsudative, in den übrigen Organen proliferative Prozesse). In der Diskussion werden die in der Literatur erwähnten Fälle aufgeführt und einige Gedanken über die mögliche Übertragung geäußert.

Summary:

Spontaneous Cold-Blooded Tuberculosis in Hawskbills in Basle Zoo

Described are two outbreaks of spontaneous cold-blooded tuberculosis in hawskbills (Eretmochelys imbricata). While the animals affected had never been kept together and were of different origins, their pathologico-histological changes were closely comparable. The tuberculous lesions in the intestinal tract were primarily exudative and those in all other organs proliferative. Reference is made to cases so far reported in the literature, and possible routes of infection are discussed.

Résumé:

Tuberculose spontanée chez des tortues marines au Zoo de Bâle

Deux cas de tuberculose spontanée chez de véritables carets (Eretmochelys imbricata) sont décrits. Bien que ces animaux d'origine différente n'aient jamais été en contact, les lésions histologiques se ressemblent beaucoup (dans l'intestin: forme exudative, dans les autres organes: forme proliférative de la tuberculose). On discute les observations en comparaison avec les cas cités dans la littérature, ainsi que l'hypothèse d'une transmission éventuelle.

Спонтанный туберкулез хладнокровных - у морской черепахи в зоопарке города Базеля.

Описаны два случая спонтанного туберкулеза хладнокровных - уморских черепах Несмотря на то, что животные никогда не содержались совместно и имеют различное происхождение , наблюдаемые патологически-анатомические изменения, например: экссудативные поражения кишек, пролиферативные процессы в различных органах, одинаковы.В обсуждении даны литературные материалы и некоторые предположения по поводу переноса инфекции.

Literatur:

BESSE, J. (1949): Quelques affections à bacilles acido-résistants chez les poecilethermes vivant en aquarium. Bull. Acad. Vet.

FRIEDMANN, F. F. (1903): Spontane Lungentuberkulose mit großer Kaverne bei einer Wasserschildkröte (Chelone corticata). Dtsch. med. Wschr. 29, 25-26.

FRIEDMANN, F. F. (1903): Der Schildkrötentuberkelbacillus, seine Züchtung, Biologie und Pathogenität. Zbl. Bakt.-Abt. I, Orig. 34, 647-658 und 793-804.

FRIEDMANN, F. F. (1903): Spontane Lungentuberkulose bei Schildkröten und die Stellung des Tuberkelbacillus im System. Zschr. Tbk. (Lpzg.) 4, 439-457.

IPPEN, R. (1964): Vergleichende pathologische Untersuchungen über die spontane und experimentelle Tuberkulose der Kaltblüter. Habilitationsschrift. Abhandl.Dtsch.Akad. Wiss., Kl. f. Med., Nr. 1, 1-90.

SCOTT, H. H. (1930): Tuberculosis in man and lower animals. Med. Res. Counc., Spec. Rep. Ser. No. 149, London VIII.

Anschrift der Verfasser: A. H e l d s t a b , med.-vet.
Institut für Tierpathologie der Universität Bern
Länggasstr. 122
CH-3012 Bern (Schweiz)

Aus dem Zoologischen Garten Duisburg (Direktor: Dr. W. G e w a l t)

HINWEISE ZUR BEHANDLUNG ERREGERBEDINGTER HAUTSCHÄDEN BEI GOLIATHFRÖSCHEN (CONRAUA GOLIATH)

Von F. O s t e n r a t h

Da Fang und Beschaffung von Goliathfröschen schwierig und aufwendig sind, gehören diese Amphibien zu den Seltenheiten, die ein zoologischer Garten aufzuweisen hat. Wenn wir einmal von privaten Anurenliebhabern absehen, die wohl zu keiner Zeit Goliathfrösche mit einigermaßen nennenswertem Erfolg gehalten haben, so sind Goliathfrösche auch für wissenschaftlich geleitete Institutionen, wie zoologische Gärten und/oder öffentliche Schauaquarien, immer noch Problemtiere, deren dauerhaft erfolgreicher Haltung kaum überwindliche Schwierigkeiten entgegenstehen.
Zu den Besonderheiten des Fanges, den Transportschwierigkeiten, den speziellen baulichen und wasserchemischen Problemen, der Fütterung und anderem mehr soll hier nicht Stellung genommen werden. Es soll in Kurzform über die Behandlung einer bei allen Tieren aufgetretenen Dermatomykose in Verbindung mit einer bakteriellen Mischinfektion der Haut berichtet werden.

Unsere Tiere wurden Anfang April 1975 auf einer vom Zoo Duisburg durchgeführten Expedition im Süden Kameruns gefangen. Von den importierten Tieren leben heute noch drei, die sich, soweit äußerlich erkennbar, in bester Kondition befinden. Der größte Teil der Verluste geht auf das Entweichen der Tiere aus ihrem Becken zurück, das heißt, die Frösche waren und blieben plötzlich verschwunden. Ein Exemplar ist an den Folgeschäden einer Femurfraktur verstorben, weitere zwei Tiere verloren wir durch Dermatomykosen. Diese Pilzerkrankung trat fast unmittelbar nach Ankunft der Frösche in Duisburg auf und zeigte sich zunächst an Hautabschürfungen oder offenen Wundflächen, die sich die Tiere während des Fangs und Transportes sowie in den ersten Gefangenschaftstagen zugezogen hatten. Sie äußerte sich in einem schmutzigweißen, schleimigen Überzug, der leicht mit dem Finger abgestreift werden konnte, in zirka 24 Stunden aber wieder vorhanden war. Hiervon wurden Proben einschließlich anhaftender Hautfetzen genommen und im Klinikum der Universität Essen mykologisch und bakteriologisch untersucht. Die nachgewiesenen Pilze bzw. Bakterien wurden determiniert und Resistenztests der Erreger durchgeführt. Hier sollen die wichtigsten isolierten Erreger genannt werden. So wurden an Pilzen Rhodotorula rubra, Torulopsis spec. und eine nicht weiter determinierte Mucorart und an Bakterien massenhaft Escherichia coli und Keime der Alcalescens-Dispar-Gruppe nachgewiesen. Die isolierten Bakterien waren gegen Penicillin, Gentamycin und Chloramphenicol sehr gut bis gut und die Pilze unter anderem gegen 5-Fluorocytosin empfindlich. Zur Behandlung stellten wir eine Salbe her, die bei einer Dermatomykose unserer Süßwasserdelphine (Inia geoffrensis) ausgezeichnete Resultate erbracht hatte (O s t e n r a t h , 1976). Diese Salbe wurde sechs Tage lang in zirka vierstündigem Turnus auf die befallenen Hautstellen aufgetragen (nur in der Zeit von 8.00 Uhr bis 22.00 Uhr). Außerdem wurde an diesen Tagen Chloromycetin compositum (Parke -Davis) injiziert, wobei die Dosierung bei 15 mg Chloramphenicol, 10000 IE Procain-Penicillin und 6 mg Neomycinsulfat pro kg/Kgw. lag. Unter dieser Behandlung gingen die Hautveränderungen innerhalb von 4 - 6 Tagen zurück.

Während der Behandlung wurden die erkrankten Tiere weitgehend trocken gehalten, das heißt eine Sprühanlage, die normalerweise ständig feinen "Wassernebel" über das gesamte Becken verteilt, war nicht in Betrieb. Ergänzend dazu wurde der Wasserteil des Terrariums trokkengelegt. Um ein Austrocknen der überaus empfindlichen Haut zu verhindern, boten wir den Fröschen - zugleich auch als Versteckmöglichkeit - angefeuchtetes sogenanntes "Rentiermoos", in das sich auch alle Tiere zurückzogen.

Die Krankheitsanzeichen verschwanden gegen Ende der Behandlung, und wir können heute sagen, daß sämtliche Tiere die beschriebene Therapie trotz der tiefgreifenden Eingriffe in ihre besonderen Lebens- und Pflegebedingungen ohne sichtbare Nebenerscheinungen überstanden haben.

Zusammenfassung:

Hinweise zur Behandlung erregerbedingter Hautschäden bei Goliathfröschen (Conraua goliath)

Eine Dermatomykose in Verbindung mit einer bakteriellen Mischinfektion der Haut bei Goliathfröschen wird beschrieben, und es werden Angaben zur Behandlung gemacht.

Summary:

Suggestions on Treatment of Pathogen-Caused Dermal Lesions of Goliath Frog (Conraua goliath)

Described is a case of dermatomycosis in conjunction with bacterial poly-infection on the skin of Goliath frogs. Propositions are made with regard to treatment.

Résumé:

Indications concernant le traitement de lésions cutanées infectieuses chez les grenouilles géantes (Conraua goliath)

Une dermatomycose associée à infection cutanée polymicrobienne est décrite chez les tortues géantes. Indications concernant le traitement.

Указания по лечению кожных поражений у Conraua goliath , вызванных возбудителями.

Описан дерматомикоз в комбинации с бактериальной смешанной инфекцией у голиафовой лягушки, даны рекомендации по лечению.

Literatur:

OSTENRATH, F. (1976): Einige Anmerkungen zur Therapie mykotischer und bakterieller Hauterkrankungen bei Süßwasserdelphinen (Inia geoffrensis). Verhandlungsber. XVIII. Internat. Symp. Erkrankungen Zootiere, Innsbruck, 171-173.

Anschrift des Verfassers: Dipl.-Biol. F. Ostenrath,
Zoologischer Garten Duisburg
Mülheimer Str. 273
D-41 Duisburg 1 (BRD)

An dieser Stelle sei Herrn AOR Dr. D. Hantschke, Mykologische Abteilung der Dermatologischen Klinik und Poliklinik der Universität Essen, herzlich gedankt für seine Bereitschaft, für uns diese Untersuchungen durchzuführen.

Aus der Abteilung Parasitologie (Leiter: Prof. Dr. W. F r a n k) der Universität Hohenheim und dem Zoologisch-Botanischen Garten Wilhelma, Stuttgart (Direktor: Prof. Dr. W. N e u g e b a u e r)

ERFAHRUNGEN BEI DER BEKÄMPFUNG VON NEMATODEN UND CESTODEN BEI REPTILIEN UND AMPHIBIEN

Von W. F r a n k und K. R e i c h e l

Einleitung:

Beschäftigt man sich längere Zeit mit Reptilien und Amphibien und ihren Krankheiten, so wird man sehr rasch zu der Erkenntnis kommen, daß parasitäre Besiedlungen eine überragende Rolle spielen und bei etwa 40 % aller Tiere nachgewiesen werden können, wobei sie zu etwa 80 % als Todesursache anzusehen sind (I p p e n , 1971). Eine besondere Bedeutung kommt dabei den Helminthen zu, für die die Reptilien und Amphibien sowohl als Zwischenwirte (F r a n k , 1966) wie auch als Endwirte dienen (F i e n n e s , 1961; I p p e n , 1965; R e i c h e n b a c h - K l i n k e und E l k a n , 1965; F r a n k , 1971, 1976a und b). Dabei stehen Bewohner des Intestinaltraktes im Vordergrund, doch sind Gewebs- und Gefäß-bewohnende Nematoden zwar nicht selten und führen zum Teil zu erheblichen pathologischen Veränderungen (F r a n k , 1964), entziehen sich aber gleichermaßen einer medikamentellen Bekämpfung wie die Larven der Cestoden und Acanthocephalen (F r a n k , 1976 b).

Das Hauptaugenmerk wird also vorläufig auf solche Wurmarten gelegt werden müssen, die den Magen-Darmkanal bewohnen. Im Vordergrund des Interesses stehen dabei die Nematoden und in zweiter Linie die Cestoden. In beiden Fällen kann es durch die Saugtätigkeit bei der Nahrungsaufnahme (Nematoden) bzw. durch die Festhaltestrukturen (Cestoden) zu ausgedehnten entzündlichen Schleimhautveränderungen kommen, die z. B. bei einem Ascaridenbefall bei Schlangen zu großen, sekundär bakteriell infizierten Abszessen führen (Abb. 1).
Wenn man bedenkt, daß rund 21 % aller von Parasiten befallenen Reptilien Nematoden aufweisen und davon etwa 57 % im Intestinaltrakt in über 500 verschiedenen Arten leben (I p p e n , 1971), dann wird sich die Frage nach einer wirksamen Bekämpfung von selbst stellen, zumal eine Reihe von Nematoden einen direkten Entwicklungskreislauf aufweisen und somit eine Übertragung in den Terrarien möglich ist. Das gleiche gilt auch für die in den Lungen lebenden Nematoden, so daß auch hier entsprechende Maßnahmen zu ergreifen sind.

Wenngleich bei Cestoden keine Übertragung in Gefangenschaft zu befürchten ist, so dürfte doch die pathogenetische Bedeutung unter Einbeziehung des in Abhängigkeit von der Anzahl der Bandwürmer stehenden Nahrungsentzugs und der allgemeinen Konstitution des Tieres außer Zweifel stehen (F i e n n e s , 1961; K u t z e r und G r ü n b e r g , 1965; H o n e g g e r , 1970).
Es verwundert also nicht, daß sich Angaben zur Behandlung von mit Helminthen befallenen Reptilien mehrfach in den Verhandlungsberichten der Internationalen Symposien über die Erkrankungen der Zoo- und Wildtiere finden, aber auch eine ganze Reihe weiterer Publikationen darüber vorliegen, wie z. B. von G a b r i s c h (1975). - Eine Zusammenstellung aller bis etwa Mitte 1974 veröffentlichten Daten findet sich bei F r a n k (1976b). - Angaben über Therapiemöglichkeiten bei einem Helminthenbefall der Amphibien fehlen dagegen fast vollständig.
Nachfolgend sollen einige Bemerkungen über Erfahrungen mit zwei neuen Anthelminthika gemacht werden.+)

+) Den Firmen Farbwerke Hoechst AG, Frankfurt/M.-Höchst, sowie Bayer AG, Leverkusen, Vet.Bereich Köln, sei auch an dieser Stelle für die Überlassung von Versuchsmustern gedankt.

Ergebnisse:

Nematoden

Nachdem in den vergangenen Jahren bei der Abtreibung von Nematoden des Magen-Darmtraktes durch Verabreichung von Tetramisol-Präparaten, wie dem Citarin^R bzw. Citarin L^R und dem Concurat^R, sowie solchen auf Mebendazol-Basis, wie Telmin^R bzw. Mebenvet^R u. a., bereits gute Erfolge erzielt werden konnten, wurde mit der Einführung des Fenbendazol ein weiterer Fortschritt erreicht.
Das Fenbendazol, das seit 1976 auch in der Bundesrepublik Deutschland unter dem Markennamen "Panacur^R im Handel ist und speziell bei Haustieren (Schaf, Ziege, Rind, Schwein, Pferd) zum Einsatz kommt, wurde von uns neben den verschiedensten anderen Tieren (Vögel, Affen und viele andere) auch bei Reptilien, zum Teil auch bei Amphibien, geprüft.
Der absolute Vorzug dieses Präparates besteht darin, daß es gegen die meisten den Magen-Darmkanal bewohnenden Nematoden bei einmaliger Applikation wirkt und in sehr geringer Dosis oral verabreicht werden kann. Ein weiterer Vorteil besteht darin - und das dürfte gerade in einem Zoo von erheblicher Bedeutung sein -, daß eine Überdosierung praktisch nicht möglich ist. Auch die Verabreichung der zehnfachen Dosis bleibt nach unseren Erfahrungen ohne Einfluß; klinische Symptome konnten niemals beobachtet werden.

Während man das Präparat, das sowohl in einer 2,5%igen und 10%igen Suspension wie auch als 4%iges Pulver bzw. 22%iges Granulat im Handel ist, bei Schlangen in üblicher Weise über Futtertiere oder mit der Schlauchsonde eingeben kann, wird das praktisch geschmackfreie Anthelminthikum von Tieren, die gemischte Kost fressen wie viele Schildkröten und Echsen, häufig auch mit dem Futter aufgenommen. Bei Waranen kann das Medikament in Fleischstücke oder Futtertiere injiziert werden. Die Art der Verabreichung muß sich nach den Gegebenheiten richten, doch sollte hier vielleicht angemerkt werden, daß selbst so empfindliche Tiere wie Affen und dabei Kleider- und Nasenaffen Panacur^R ohne Schwierigkeiten mit Futter (gekochter Reis oder Weißbrot) aufnehmen.

Als in den meisten Fällen ausreichende Dosis haben sich bei einmaliger Applikation 30 - 50 mg Wirkstoff /kg/Kgw. erwiesen. Bei Reptilien kann aber zur Sicherheit bedenkenlos am nächsten Tag die gleiche Menge abermals verabreicht werden.

Mit dieser Dosierung werden fast alle Nematodenarten des Intestinaltraktes abgetrieben, wie Kotuntersuchungen, die im Abstand mehrerer Wochen, zum Teil über drei Monate, durchgeführt wurden, gezeigt haben. Bei den bisher nur schwer zu bekämpfenden Spiruriden, die besonders bei Waranen eine Rolle spielen, reichten in mehreren Fällen 50 - 100 mg/kg/Kgw. aus, während andere Präparate zuvor erfolglos eingesetzt worden waren. - Eine gleich gute Wirksamkeit ist beim Echinuria-Befall des Wassergeflügels (Schwäne) zu verzeichnen, wenn 30 mg/kg/Kgw. Panacur^R über eine Woche dem Weichfutter beigemischt werden.

Schwierigkeiten bieten die bei Reptilien eine nur untergeordnete Rolle spielenden Capillaria-Arten sowie die besonders bei Pflanzenfressern recht häufigen Oxyuriden. Ohne daß es uns bisher möglich war, genaue Daten darüber zu erarbeiten, weshalb bei Capillarien und Oxyuren die Wirkung bei den einzelnen Reptilien nicht gleich ist, müssen wir vorläufig davon ausgehen, daß die verschiedenen Arten der Gattung Capillaria, erst recht aber die Arten der vielen Oxyuren-Gattungen, recht unterschiedlich auf dieses Medikament reagieren. Möglicherweise hat dabei auch die Lokalisation bzw. die Verankerung der einzelnen Arten in der Schleimhaut eine Bedeutung. Während im einen Fall die einmalige orale Gabe der üblichen Dosis den Wurmbefall beseitigte, brachte in anderen Fällen auch die mehrfache Menge, über mehrere Tage verabreicht, keinen Erfolg.

Diese Beobachtungen stimmen auch mit unseren Ergebnissen bei Säugern und Vögeln überein; so lassen sich Capillarien bei vielen Vögeln überhaupt nicht und Trichuris bei Säugern oft nur sehr schwer abtreiben.
Eine bessere Wirkung läßt sich dagegen manchmal mit der wiederholten Gabe kleiner Dosen erzielen. Man kann dabei während zwei Wochen täglich 10-30 mg/kg/Kgw. verabreichen, ohne

daß die Wirtstiere darunter leiden.

Bei Amphibien sind unsere Kenntnisse gering, doch soll nicht unerwähnt bleiben, daß der häufige Oxyuren-Befall bei tropischen Fröschen, wie Agalychnis, der nicht selten Anlaß zum Darmprolaps ist, mit dem Präparat erfolgreich behandelt werden kann.

Trotz der zuletzt gemachten Einschränkungen und der erwartungsgemäß fehlenden Wirkung auf sich in Geweben bzw. Gefäßen befindliche Nematoden - bei Anwendung der therapeutischen Dosis für Magen-Darm-Nematoden - kann das Panacur[R] als gut wirkendes Anthelminthikum gegen Nematoden des Intestinaltraktes empfehlen werden. Eine Überdosierung ist praktisch kaum möglich, so daß auch kleinste Tiere bedenkenlos behandelt werden können. Da meistens die Möglichkeiten zur Differenzierung der vielen Helminthen bei Amphibien und Reptilien auf Grund der Eier, wie sie bei Kotuntersuchungen gefunden werden, fehlen, sollte Panacur[R] bei allen Neuerwerbungen verabreicht werden, um erst anschließend eventuell nicht erfaßte Nematoden mit anderen Präparaten gezielt anzugehen.

Cestoden

Zur Abtreibung von Cestoden fanden in den vergangenen Jahren bei Reptilien und anderen Zootieren vorwiegend zwei Präparate, die den gleichen Wirkstoff aber mit anderer Beimischung enthalten, Verwendung. Es handelt sich um das aus der Humanmedizin stammende Yomesan[R] (Niclosamid) bzw. das entsprechende Veterinärpräparat Mansonil[R] (Piperazin-Niclosamid). In geringem Umfang wurde auch das Scolaban[R] (Bunamidin) eingesetzt.
Die bei Yomesan[R] bzw. Mansonil[R] verabreichte Menge von 150-200 mg/kg/Kgw. reichte häufig nicht aus, um alle systematisch zu verschiedenen Ordnungen gehörenden Cestoden zu beeinflussen, so daß verschiedentlich versucht wurde, das Mansonil[R] in höherer Dosierung (bis 400 mg/kg/Kgw.) anzuwenden. Der Nachteil des Mansonil[R] war eine weniger gute Verträglichkeit im Vergleich zu Yomesan[R]. Bei den hohen Dosen kam es wohl infolge des höheren Volumens, das dabei notwendig wurde, zu häufigem Erbrechen besonders bei Waranen und bei Riesenschlangen, den beiden Gruppen von Reptilien, bei denen Cestoden der Ordnung Pseudophyllidea recht häufig auftreten und ein solches Vorgehen erforderlich war. Die bei diesen Tieren vorkommenden Arten gehören zu den Gattungen Duthiersia und Bothridium. Bei der Anwendung von Yomesan[R] - das allerdings bei großen Tieren als zu teuer angesehen wird - waren solche Nebenwirkungen weniger zu beobachten. Voraussetzung für die eingesetzte Menge dieser Präparate ist daher die Kenntnis über die im einzelnen Fall vorliegenden Bandwürmer, eine Frage, die bei der Routinediagnostik leider in vielen Fällen unbeantwortet bleibt.

Abschließend zu den älteren Präparaten bleibt noch anzumerken, daß die gleichzeitige Anwendung eines Anticestodenpräparates wie Mansonil[R] und eines gegen Nematoden wirksamen Mittels wie Citarin[R] auf alle Fälle zu vermeiden ist. Einige Todesfälle bei Riesenschlangen in einem zoologischen Garten machen deutlich, daß es hier zu schwersten Unverträglichkeitsreaktionen kommt und die Tiere unter Krämpfen verenden können.

Seit etwa einem Jahr ist ein neues Anticestodenpräparat in der Erprobung, das in verschiedenen Ländern zum Einsatz bei Tieren freigegeben ist. Zum Teil wird dieses Anthelminthikum bereits zu großangelegten Kampagnen zur Entwurmung von Hunden und Katzen eingesetzt, um damit die Gefahr der Übertragung von Echinococcus-Eiern auf Mensch und Haustier und der Ausbildung der gefürchteten Hydatidose entgegenzuwirken. Das Präparat ist bisher in Australien, Griechenland, Jugoslawien, Neuseeland, Holland, Spanien, in der Tschechoslowakei, in Uruguay, aber neuerdings auch in Polen erhältlich.
Das Anticestodenpräparat wird in Kürze auch in der Bundesrepublik Deutschland freigegeben und unter dem Namen Droncit[R] (Praziquantel) in den Handel kommen. Es zeichnet sich durch eine Reihe von Vorteilen gegenüber anderen Medikamenten aus.
Droncit[R] wirkt bereits in der unwahrscheinlich geringen Dosierung von 2-3 mg/kg/Kgw. gegen die meisten Cestoden. Eine Untersuchung von R o m m e l et al. (1976) hat z. B. gezeigt, daß dieses Präparat auch gegenüber dem als besonders hartnäckig geltenden Echinococcus multilocularis und, wie von anderer Seite bestätigt, in gleicher Weise auch gegen

die zweite wichtige Art dieser Gattung, E. granulosus, - beide hygienisch besonders wichtige Cestoden der Carnivoren - bereits in einer Dosierung von 5 mg/kg/Kgw. absolut sicher zur Abtreibung sämtlicher Geschlechtstiere führt. Unsere Erfahrungen bei Reptilien und Amphibien sind verständlicherweise vorläufig noch ebenso gering wie bei anderen Zootieren, doch können bereits einige Angaben gemacht werden.

Die bei Reptilien auftretenden Cestoden gehören in der Hauptsache drei Ordnungen an, den Proteocephala, Pseudophyllidea und Cyclophyllidea. Der komplizierte Lebenskreislauf, der bei den ersten beiden Gruppen zwei Zwischenwirte und bei der dritten Ordnung einen Zwischenwirt einschließt, ist die Garantie dafür, daß Übertragungen von Bandwürmern in Gefangenschaft praktisch ausgeschlossen sind. Es handelt sich also stets nur darum, die von den Tieren mitgebrachte Bandwurmbürde abzutreiben, ein Umstand, der es uns aber auch gestattet, Erfolg oder Mißerfolg über längere Zeit zu überprüfen. Bei der bereits in der Einleitung diskutierten pathogenetischen Bedeutung der Cestoden und deren zum Teil sehr langen Lebensdauer - uns liegen Daten über einen Bothridium-Befall einer Riesenschlange vor, der über fünf Jahre bestanden haben muß - ist eine Behandlung in jedem Fall notwendig.
Droncit^R wurde bei einer Reihe von Reptilien, vereinzelt auch bei Amphibien und anderen Tieren, eingesetzt; darüber hinaus liegen uns auch Angaben vor, bei denen das Präparat in der angegebenen Dosierung angewendet wurde und die Erfolge auf Grund von anschließenden Kotuntersuchungen überprüft werden konnten. Das Präparat kam bei so unterschiedlichen Reptilien, wie Krötenechsen (Phrynosoma), Nattern (Colubridae), Kobras (Elapidae), und verschiedenen Riesenschlangen (Boinae und Pythoninae) zur Anwendung. Nach den bisherigen Erfahrungen genügt bei allen Cestoden eine einmalige Verabreichung. Bei Vertretern der Ordnungen Proteocephala und Cyclophyllidea genügen 3-5 mg/kg/Kgw., während scheinbar für Angehörige der Pseudophyllidea höhere Dosierungen erforderlich sind. Es hat den Anschein, daß hier zwischen 20-30 mg/kg/Kgw. notwendig sind. Die zuletzt genannte Dosis deckt sich mit Angaben des Herstellers für Spirometra, einer gleichfalls zu dieser Ordnung gehörenden Gattung, die bei Carnivoren auftritt und würde dem entsprechen, was auch von weiteren Anticestodenpräparaten bekannt ist, daß nämlich pseudophyllide Cestoden abweichend zu anderen reagieren.
In einem Fall haben wir einen Hinweis dafür, daß Droncit^R anscheinend auch gegen Trematoden des Darmkanals wirkt, ein Vorteil, der in vielen Fällen genutzt werden könnte.
Die Verträglichkeit des Präparates ist ausgezeichnet. In keinem Fall konnten Nebenwirkungen beobachtet werden. Auch bei einer Dosis von 100 mg/kg/Kgw. traten keinerlei Symptome auf. - Der einzige Nachteil von Droncit^R scheint sein bitterer Geschmack zu sein, der wahrscheinlich in vielen Fällen eine Zwangseingabe notwendig macht. Tieren, die ihre Beute verschlingen, wie Schlangen und Warane, kann das Präparat in Futtertieren verabreicht werden, da eine einmalige Dosis ausreicht. Mit gewissen Schwierigkeiten ist bei anderen größeren Echsen zu rechnen, doch sind hier ebenso wie bei Schildkröten Cestoden recht selten anzutreffen. - Die Erfahrungen bei Amphibien beschränken sich auf zwei Frösche der Gattung Agalychnis, bei denen keine Nebenwirkungen auftraten, und deren Cestodenbefall - vermutlich der Gattung Nematotaenia oder Oochoristica - nach 3 mg/kg/Kgw. nicht mehr nachzuweisen war.

Da auch bei der Anwendung von Droncit^R die systematische Zugehörigkeit der Cestoden zu berücksichtigen ist, sollen die Abbildungen einiger typischer Eier eine Hilfe zu deren Erkennung sein (Abb. 2). Da sich Eier pseudophyllider Cestoden häufig nicht von denen der Trematoden unterscheiden lassen, da beide gedeckelt sind und in vielen Fällen noch ohne entwickelte Larve mit dem Kot ausgeschieden werden, bleibt nichts anderes übrig, als eine Probe, mit Wasser bedeckt, zirka 14 Tage bei Zimmertemperatur stehenzulassen, um die unterschiedlichen Strukturen eines Miracidiums (Trematoden) bzw. einer Oncosphäre (Cestoden) erkennen zu können (Abb. 3).

Wenngleich die vorgelegten Ergebnisse noch kein abschließendes Urteil erlauben, so glauben wir doch, feststellen zu können, daß Droncit^R ein äußerst verträgliches Anti-Cestoden-Präparat mit breiter Wirkung ist, das allerdings bei pseudophylliden Bandwürmern eine 8-10fach höhere Dosierung als bei den übrigen erfordert. Mit großer Wahrscheinlichkeit ist auch eine trematodizide Wirkung auf darmbewohnende Saugwürmer vorhanden.

Zusammenfassung:

Erfahrungen bei der Bekämpfung von Nematoden und Cestoden bei Reptilien und Amphibien

Es wird über die Anwendung der beiden neuen Anthelminthika Panacur[R] gegen Nematoden und Droncit[R] gegen Cestoden berichtet. Beide Präparate haben bereits bei geringer Dosierung ein breites Wirkungsspektrum; die Verträglichkeit ist auch bei mehrfacher Überdosierung ausgezeichnet.

Summary:

Experience obtained from Control of Nematodes and Cestodes in Reptiles and Amphibians

Panacur[R] and Droncit[R] are two recently developed anthelmintics. The former was used against nematodes and the latter against cestodes. Even low doses of the two preparations were characterised by wide-range action. Toleration was excellent even of overdoses.

Résumé:

Expérience acquise lors de traitements de nématodes et cestodes chez reptiles et amphibiens

Le rapport concerne l'application de deux nouveaux antiparasitaires Panacur[R] contre les nématodes et Droncit[R] contre les cestodes. Les deux produits ont déjà à petites doses un large spectre d'activité. Des doses élivées sont très bien supportées.

Опыты по борьбе снематодами и гестодами у рептилий и амфибий.

Сообщается о применении новой антигельминтики Panacur[R] против нематод и Droncit[R] против гестод. Препараты показывают уже при низкой дозировке широкий спектр действия, переносимость препаратов даже при завышенной дозировке была отличной.

Literatur:

FIENNES, R. N. T.W. (1961): Diseases of snakes caused by internal parasites. III.Internat. Symp. Erkrankungen Zootiere, Köln, 21-27.

FRANK, W. (1964): Die pathogenen Wirkungen von Macdonaldius oschei Chabaud et Frank, 1961 (Filarioidea, Onchocercoidae) auf verschiedene Arten von Schlangen (Reptilia, Ophidia). Z. Parasitenkde. 24, 249-275.

FRANK, W. (1966): Reptilien als 2. Zwischenwirte für Diphyllobothriiden; zugleich ein Beitrag zur Biologie dieser Bandwürmer unter Berücksichtigung der Pathogenität für die Endwirte. VIII. Internat. Symp. Erkrankungen Zootiere, Leipzig, 184-196.

FRANK, W. (1971): Häufige Reptilienkrankheiten und deren Bekämpfung. Aquar.Mag. 5, 244-250.

FRANK, W. (1975): Haltungsprobleme und Krankheiten bei Reptilien. Tierärztl.Praxis 3, 343-363.

FRANK, W. (1976a): Parasitologie, Lehrbuch für Studierende der Human- und Veterinärmedizin, der Biologie und der Agrarbiologie. Stuttgart: E. Ulmer.

FRANK, W. (1976b): Amphibien-Reptilien in: Klös, H.G. und E.M.Lang "Zootierkrankheiten". Berlin-Hamburg: P. Parey.

GABRISCH, K. (1975): Diagnose und Therapie von Parasitosen bei Reptilien. Der prakt.Tierarzt "Collegium veterinarium", 37-40.

HONEGGER, R. E. (1970): Beitrag zur Fortpflanzungsbiologie von Boa constrictor und Python reticulatus (Reptilia, Boidae). Salamandra 6, 73-79.

IPPEN, R. (1965): Reptilienerkrankungen. VII. Internat. Symp. Erkrankungen Zootiere, Zürich und Basel, 66-71.

IPPEN, R. (1971): Zur Problematik des Parasitenbefalls bei Reptilien. Verhandlungsber. XIII. Internat. Symp. Erkrankungen Zootiere, Helsinki, 173-186.

KUTZER, E. und W. GRÜNBERG (1965): Massenbefall mit Crepidobothrium gerrardii (Baird 1860) bei einer Anakonda (Eunectes murinus). Z.Parasitenkde. 26, 24-28.

KUTZER, E. und J. LAMINA (1965): Zur Biologie einiger Schlangenascariden. Z. Parasitenkde. 25, 211-230.

REICHENBACH-KLINKE, H. H. und E. ELKAN (1965): The principle diseases of lower vertebrates. London: Academic Press.

ROMMEL, M., GRELCK, H. und F. HÖRCHNER (1976): Zur Wirksamkeit von Praziquantel gegen Bandwürmer in experimentell infizierten Hunden und Katzen. Berl. Münch. tierärztl. Wschr. 89, 255-257.

Anschrift der Verfasser: Prof. Dr. W. F r a n k ,
Abteilung Parasitologie, Universität Hohenheim
D-7000 Stuttgart-70 (BRD)

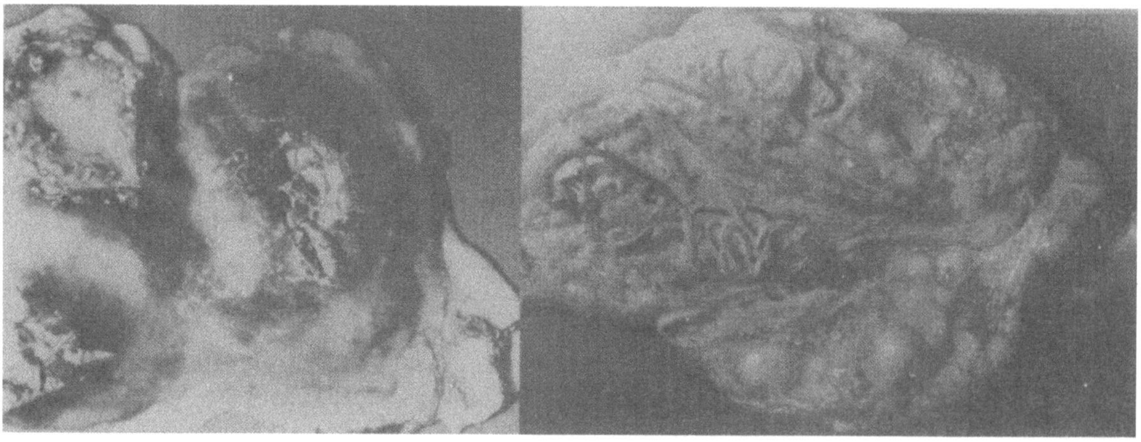

Abb. 1: Durch Nematoden bedingte Abszesse im Magen von Schlangen

a) Python sebae
b) Morelia argus

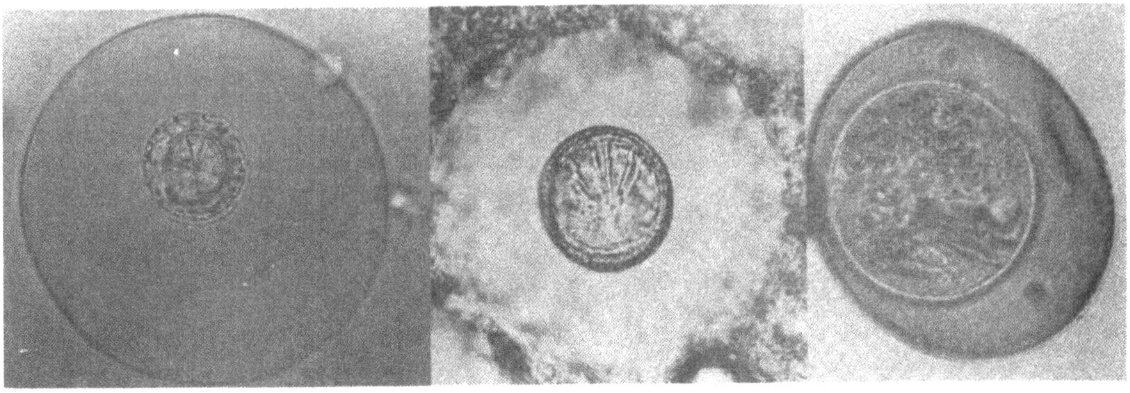

a b c

Abb. 2: Verschiedene Eitypen von Cestoden - ohne Pseudophyllidea
a) Ei von Ophiotaenia sp. aus Natrix n. persa
b) Ei eines unbestimmten Cestoden aus Acanthurus sp.
c) Ei eines unbestimmten Cestoden aus Lachesis muta (Kotprobe)

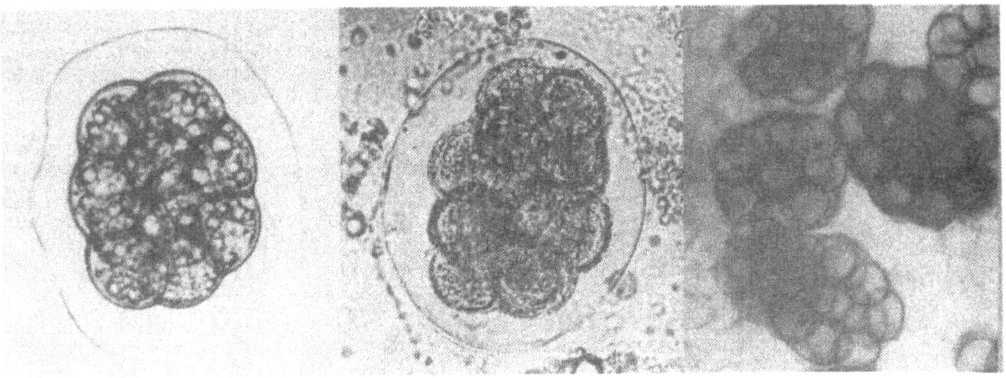

d e f

d) Eipaket eines unbestimmten Cestoden aus einer Sammelkotprobe von Reptilien
e) Eipaket eines unbestimmten Cestoden aus Varanus salvadorii
f) Eipakete eines unbestimmten Cestoden aus Varanus komodoensis

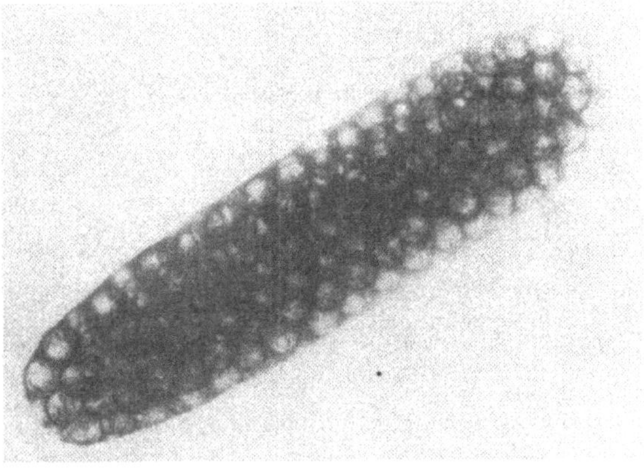

g

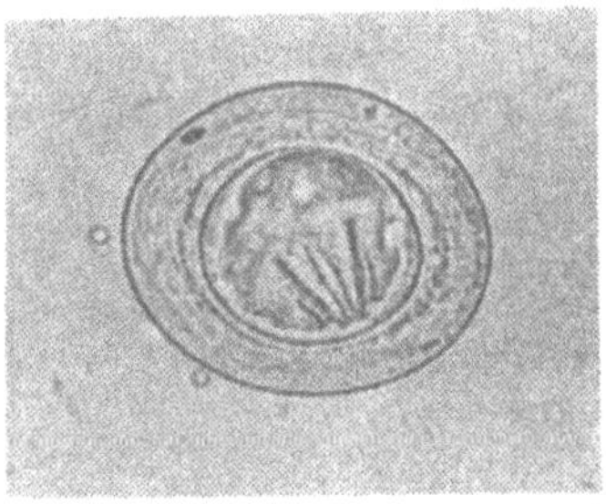

g

g) Eipaket eines unbestimmten Cestoden aus Varanus salvadorii (Kotprobe)
h) "Pseudoparasitenei" eines Cestoden aus dem Kot einer Schlange, das von gefressenen Nagern stammt (Hymenolepis sp.)

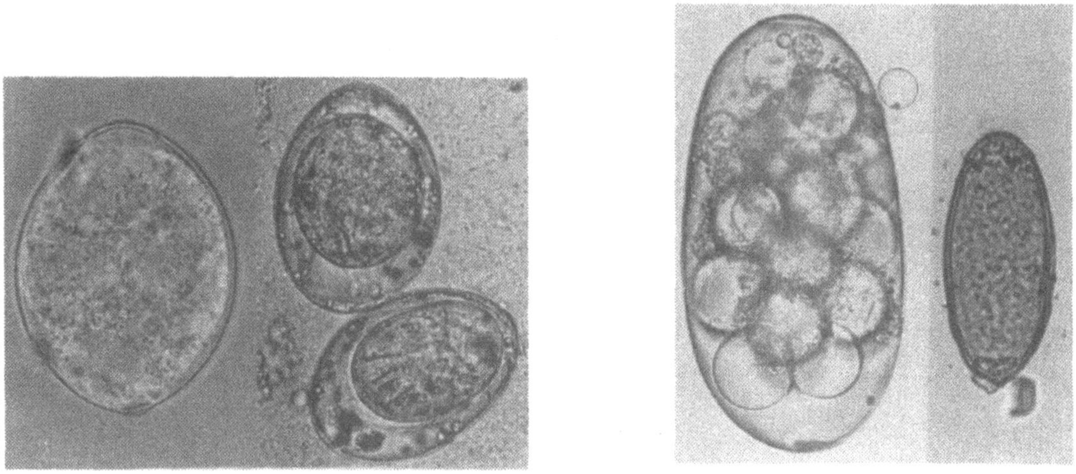

a b c d

Abb. 3: Verschiedene Eitypen von pseudophylliden Cestoden und Trematoden (Die Eier aller Vertreter sind gedeckelt, enthalten jedoch meistens noch keine entwickelte Larve, so daß die Unterscheidung nicht möglich ist. Das Aussehen der Eier beider Gruppen ist oft mehr oder weniger ähnlich).

a) Gedeckeltes Ei von Duthiersia sp. aus Varanus rudicollis mit beginnender Oncosphärenbildung

b) Unterschiedlich weit entwickelte Oncosphären in gedeckelten Diphyllobothriiden-Eiern aus einer Kotprobe einer nicht näher bezeichnet gewesenen Art der Pythoninae

c) Gedeckeltes unreifes Ei von Gogatea serpentium (Trematodes) aus Erpeton tentaculatum

d) Gedeckeltes unentwickeltes Ei eines unbestimmten Trematoden aus Goniosoma oxycephala

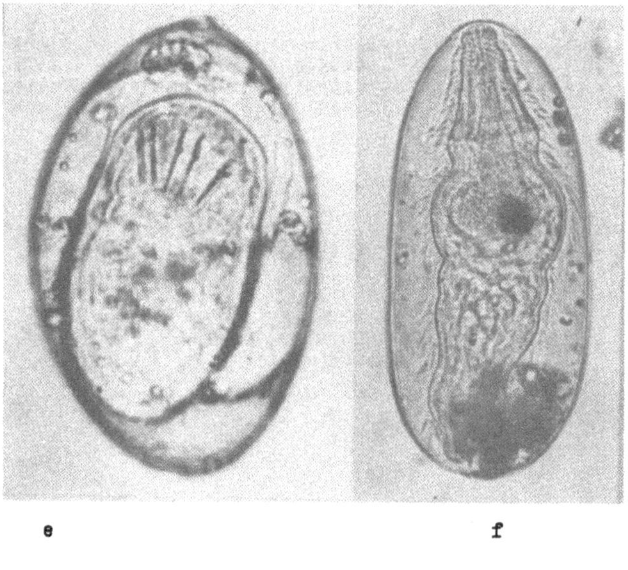

e f

e) Gedeckeltes Ei eines unbestimmten Cestoden (Diphyllobothriidae), wahrscheinlich Bothridium sp. aus Natrix radiata! mit voll entwickelter Oncosphäre im schlüpfbereiten Coracidium

f) Gedeckeltes Ei von Gogatea serpentium (Trematodes) aus Erpeton tentaculatum mit schlüpfbereitem Miracidium

Aus dem Tierpark Berlin (Direktor: Prof. Dr. sc. Dr. h. c. H. Dathe)

BEOBACHTUNGEN BEI EINIGEN ENDOPARASITOSEN VON SCHLANGEN

Von B. Seidel

Die Endoparasitosen stellen heute selbst in Schlangenbeständen, die nach derzeit neuestem wissenschaftlichem Erkenntnisstand betreut werden, ein für den Tierarzt noch gänzlich unbefriedigend gelöstes Problem dar. So weisen Verlustanalysen an umfangreichem Material (u. a. Ippen, 1971; Gabrisch, 1976; Frank, 1976) bei annähernd der Hälfte aller Todesfälle von Schlangen parasitäre Zusammenhänge nach. Ganz besonders bedrückend muß das fast gänzliche Fehlen geeigneter spezieller klinischer Handbücher gelten, zumal die Ergebnisse der Praktiker weit verstreut in der Fachpresse und nicht jedem immer und überall zugänglich sind. Deshalb darf noch jeder Erfahrungsbericht - sei er auch vom Nichtmediziner empirisch gewonnen oder von negativer Aussage - begrüßt werden.

Die nachstehend geschilderten Ergebnisse umfassen einen Beobachtungszeitraum von sechs Jahren. Bei 82 (47,4 %) aller verendeten und pathologisch-anatomisch untersuchten Schlangen wurden Endoparasiten nachgewiesen, die in 42,7 % dieser Fälle als direkte Todesursache gelten müssen. Eine Abgrenzung zum parasitären Nebenbefund darf nicht als absolut verstanden werden, denn in einer großen Zahl von Fällen wirken auch die sonst nicht letalen Parasitenbürden fatal beim Zusammentreffen mit anderen belastenden Faktoren. Hier gelten besonders die häufig zeitgleich auftretenden Infektionen mit Pseudomonas- und Aeromonas-Keimen. In 72 % der direkt parasitär bedingten Todesfälle waren Protozoen die Ursache (Amöben 63 %, Kokzidien 9 %). Unter den Helminthen dominieren Askariden (13,9 %) und Cestoden (8,3 %). Diese Aufschlüsselung spiegelt die spezifischen Bedingungen des Bestandes wieder, in dem die Therapie von Helminthosen bei weiter entwickelten koprologisch-diagnostischen Verfahren und einem breiteren Angebot von wirksamen handelsüblichen Medikamenten erfolgreicher ist, als die der meist zu spät erkannten protozoären Parasitosen.

Amöben

Reichenbach-Klinke (1963) und Flynn (1973) geben zahlreiche bei Schlangen vorkommende Amöbenarten an, von denen aber nur die Entamoeba invadens ähnlich überragende pathogene Bedeutung wie die E. histolytica beim Menschen hat. Die durch sie hervorgerufenen pathologisch-anatomischen Veränderungen sind detailliert beschrieben in Arbeiten von Ippen (1959, 1971) und bei Frye (1973). Über die Biologie des Erregers informieren übersichtlich Frank (1971), Flynn (1973) und Gabrisch (1976). Die Diagnosestellung aus dem Kot erkrankter Tiere leidet neben den bekannten technischen Schwierigkeiten des morphologischen Nachweises der Zysten und Trophozoiten auch unter den erheblichen Aufwendungen, die die kulturelle Anzüchtung erfordert. Mit der hohen Erkenntnisrate von 92 % lassen sich Kulturamöben ebenso wie die extraintestinal angesiedelten nach Frank und Sigmund (1976) auch fluoreszenzserologisch nachweisen. Alle diese Verfahren sind in ihrem praktischen Wert dadurch reduziert, daß sie für das lebende Tier zu spät kommen. Die gastro-intestinalen und parenchymatösen Veränderungen haben schon oft irreparable Stadien erreicht (in 52 % unserer Fälle durch bakterielle Mischinfektion forciert), bevor sie sich klinisch abzeichnen. Kann man am lebenden Tier überhaupt noch Veränderungen wahrnehmen, dann sind es wenig spezifisch Appetitsverlust, zunehmende Bewegungsunlust, Nachlassen des Allgemeinturgors, Gewichtsabnahme, gelegentlich vermehrtes Trinkbedürfnis. Typische Hinweise sind erst die durch die Veränderungen im Enddarm verursachten Verhärtungen (differentialdiagnostisch gegen Obstipationen abzugrenzen!) cranial der Kloake, in weiter fortgeschrittenem Stadium eventuell auch Darmvorfall. Spätestens beim Erkennen der parakloakalen Indurationen haben die Therapieversuche zu beginnen. Besonders bewährt bei Schlangen hat sich das Präparat Clont[R] (BAYER),

das in der drei- bis fünffachen Humandosis entsprechend dem Körpergewicht der Schlange oral und in fortgeschrittenen Fällen auch als Klistier appliziert werden kann; aus Sicherheitsgründen ist eine gleichzeitige Verabreichung von Breitspektrumantibiotika sinnvoll (F r a n k , 1976; G a b r i s c h , 1976). Nach M a r c u s (1968) und F r y e (1973) ist Emetinhydrochlorid (ELI LILLY & Co.) bei weitgediehenen extraintestinalen Prozessen auch i. m. appliziert gut wirksam gegen die Histolytikaformen (Dosis: 0,5 mg/kg/Kgw. täglich über zehn Tage).
Das uns zur Verfügung stehende 'Metronidazol nur für Tiere' (VEB Chemiekombinat Bitterfeld) erwies sich, versuchsweise an Ringelnattern (Natrix natrix) in absteigenden Dosen von 80 - 20 mg/kg/Kgw. tablettiert ohne Hüllsubstrat mit einer Kornzange eingegeben, als absolut lokal unverträglich. Seither verwenden wir als "Trägersubstanz" tote Kleinsäuger, denen wir die gewünschte Dosis pulverisiert oder in Tablettenform (bei gleicher Wirksamkeit) unter die Bauchdecken applizieren. Solcherart präparierte Tiere werden von den Schlangen fast regelmäßig verschmäht, so daß wir die zu behandelnden Exemplare von vornherein damit stopfen. 50 mg/kg/Kgw. auf diese Weise fünfmal in wöchentlichem Abstand verabreicht, vertragen alle auf klinischen Verdacht hin behandelten Schlangenarten gut. In Fällen von gesichertem Parasitennachweis im Kot beim Netzpython (Python reticulatus) und bei einer Abgottschlange (Boa c. constrictor) gelang auch die koprologisch glaubhafte Eliminierung. Ein Netzpython, dessen Kot vor der Behandlung keine Helminthenabgänge, jedoch einen Massenbefall mit Amöben auswies, verendete acht Wochen später an hochgradigem Askariden- und Cestodenbefall, zeigte aber bei der Sektion keine Anzeichen einer Amöbiasis mehr. Metronidazol darf also in der genannten Dosis bei zwar aufwendigem Verfahren als metaphylaktisch und therapeutisch geeignet empfohlen werden. Nach Informationen von F r y e (1974) sind bereits 12,5 bis 25,0 mg/kg/Kgw. dreimal im Abstand von drei Tagen sicher wirksam (Präparat: Flagyl[R], SEARL & Co.).

Kokzidien

In 9 % unserer primär an Parasiten verendeten Schlangen waren Kokzidien die Todesursache, wobei zu Lebzeiten aller dieser Tiere keine klinischen oder koprologischen Hinweise auf die Erkrankung bekannt waren. R e i c h e n b a c h - K l i n k e (1963) nennt zahlreiche reptilienspezifische Eimeriden, von denen nach F l y n n (1973) aber nur wenige Formen der Gattungen Eimeria, Isospora und Cyclospora klinisch manifest werden im Gefolge anderer Erkrankungen oder Belastungen, die das allgemeine Widerstandsvermögen erheblich schwächen. Pathologisch-anatomische Einzelheiten der Schädigungen beschreiben u. a. I p p e n (1971) und F l y n n (1973). Im Berichtszeitraum gelang uns nur je einmal der Nachweis bei einer Tannennatter (Pituophis melanoleuca) und einer Mittelasiatischen Kobra (Naja naja oxiana) im Kot - bei letzterer ganz geringgradig als Nebenbefund bei Cestodenbefall, bei der Tannennatter neben Cestoden und Oxyuren in mittlerer Befallsstärke. Eigene Therapieerfahrungen fehlen uns bisher. F l y n n (1973) gibt nach W a l l a c h (1969) 7 g Sulfamethazin pro Liter Trinkwasser (Aufnahme ad libitum) an. F r y e (1973) beschreibt bei besonderer Berücksichtigung der Dehydratationsverhältnisse als hocheffektiv Sulfadimethoxin (Symbio[R], AFFILIATED): 30 mg/kg/Kgw. am ersten, 15 mg/kg/Kgw. an den folgenden drei Tagen. Ein bewährtes Behandlungsverfahren beschreibt auch G a b r i s c h (1976): Sulfamethoxydiazin (Bayrena[R], BAYER) mit 80 mg/kg/Kgw. am ersten Behandlungstage, 40 mg/kg/Kgw. am zweiten bis fünften Tage per os oder per injectionem bei sehr guter Verträglichkeit. Auch Sulmet[R] (CYANAMID) und Socatyl[R] (CIBA) gelten nach F r a n k (1976) als gut wirksam.

Von den hunderten derzeit bekannten fakultativ oder obligat pathogenen Helminthenarten bei Reptilien spielten während des Berichtszeitraumes in unserem Schlangenbestand nur Askariden, Cestoden und Oxyuren als Todesursache oder leistungsmindernde klinische Faktoren eine größere Rolle. Zur Systematik und Biologie der in Betracht kommenden Genera sei auf R e i c h e n b a c h - K l i n k e (1963) verwiesen. Die pathologische Anatomie befallener Schlangen findet sich ausführlich bei I p p e n (1971) und F l y n n (1973). Fünf Nematodenarten waren in unserem Material morphologisch aus den Faeces nicht exakt zu bestimmen (Nematoda spec. indet.). Die genaue Identifizierung ist zweifellos von hohem wissenschaftlichem Wert, für die Belange der Praxis muß sie aber bei dem Einsatz der heutigen Breitspektrumanthelminthika nicht unentbehrlich sein.

Askariden

Klinisch unerkannt, bei der Sektion jedoch als direkte Todesursache ermittelt, waren Askariden bei Vipera ammodytes (Sandotter) und Coronella austriaca (Schlingnatter), vergesellschaftet mit Aeromonas. Ein Netzpython (Python reticulatus) verendete an einer Mischinfektion von Askariden, Cestoden, Streptokokken und Pseudomonas. In koprologischen Routineuntersuchungen von nicht sichtbar erkrankten Tieren ließ sich gering- bis mittelgradiger Befall mit Askaridata nachweisen. Betroffen waren die Arten Python molurus bivittatus (Dunkler Tigerpython), Vipera ammodytes (Sandotter) und Bitis arietans (Puffotter). Bei einem Tier letzterer Art wurden gleichzeitig Oxyuren und Cestoden nachgewiesen. Selbst mittelgradiger Askaridenbefall zeigte sich klinisch in keiner Weise. F r a n k (1976) nennt Piperazinzitrat einmalig oral appliziert mit 100 mg/kg/Kgw. wirksam, nach F r y e (1973) genügen aber schon 40 bis 60 mg/kg/Kgw. Über gute Erfahrungen mit Tetramisol informieren neuerdings Z w a r t (1976) und G a b r i s c h (1976): 20 bis 50 mg/kg/Kgw. Citarin L, 2,5% oder 50 mg/kg/Kgw. Citarin, 10% s. c. oder i. m. injiziert sind sicher wirksam; es kann aber dabei gelegentlich zu lokalen Gewebsirritationen kommen. Wir verwendeten bei den vorgenannten drei Schlangenarten das in der Humanmedizin übliche Piperazinadipat (Piavermit-Sirup, VEB ANKERWERK RUDOLSTADT) in einer Saccharose-Lösung. Die uns angebotenen veterinärmedizinischen Zubereitungen sind nur unvollständig auflösbar und deshalb bei kleinen Dosismengen nicht exakt zu dosieren. 100 mg Wirkstoff/kg/Kgw. per Gummisonde tief oral appliziert dreimal im Abstand von einer Woche führten zur koprologisch überprüften Eliminierung. Das von F r a n k (1973) zitierte Erbrechen sahen wir dabei nicht.

Oxyurata, Capillaria sp., Strongyloides sp., Nematoda sp. indet.

Trotz der unterschiedlichen Biologie dieser Formen und ihrer entsprechenden Systematisierung (R e i c h e n b a c h - K l i n k e , 1963; F l y n n , 1973) erlaubt die weitgehend übereinstimmende Therapie die gemeinsame Besprechung. Eine prozentuale Aufschlüsselung der Befallsintensität ist weder am Sektionsmaterial noch an den lebenden Tieren möglich, da die Differenzierung im toten Tier sich nicht immer realisieren läßt und in vielen Fällen auch koprologisch Mischinfektionen nachweisbar sind. Klinisch erkennbar wird der Befall meist erst bei einer massiven Parasitenbürde, und dann auch nur in recht unspezifischen Bildern: Motilitätsverlust, Inappetenz, Entkräftung, Gewichtsverlust, Obstipationen, bei exsudativen Peritonitiden unter Umständen auch Umfangsvermehrung des Abdomens. Die folgenden Befunde basieren auf morphologischen Nachweisen im Kot.

Oxyurata: Wirt Bitis arietans (Puffotter): Mischinvasion mit Askariden, Strongyloides, Cestoden, nicht bestimmten Nematoden,

Wirt Vipera russelli (Kettenviper): Mischinvasion mit Cestoden, nicht bestimmten Nematoden,

Wirt Pituophis melanoleuca (Tannennatter): Mischinvasion mit Cestoden und Kokzidien,

Wirt Spilotes pullatus (Hühnerfresser): Mischinvasion mit Cestoden.

Capillaria sp.: Wirt Bitis arientans (Puffotter): Mischinvasion mit Cestoden, nicht bestimmten Nematoden.

Strongyloides sp.: Wirt Bitis arietans (Puffotter): solitär

Wirt Lampropeltis getula california (Kalifornische Königsnatter): solitär.

Nematoda sp.indet.: Wirt Vipera russelli (Kettenviper): Mischinvasion mit Cestoden, Oxyuren,

Wirt Bitis arietans (Puffotter): Mischinvasion mit Cestoden, Oxyuren,

Wirt Naja nigricollis (Schwarzhals-Speikobra): solitär,

Wirt Alsophis cantherigerus (Kubanatter): solitär,

Wirt Elaphe quattuorlineata (Vierstreifennatter): Massenbefall in einer Form.

Eine aktuelle Zusammenstellung handelsüblicher und bei diesen Formen anwendbarer Anthelminthika gibt F r a n k (1976), wichtige Erweiterungen finden sich bei Z w a r t (1976) und G a b r i s c h (1976).

Unsere ersten Therapieversuche mit Methyridin (Promintic, ICI) hatten fatale Folgen: selbst bei Dosen von 0,03 ml/kg/Kgw. kamen Exemplare (nicht alle!) von Pituophis melanoleuca (Tannennatter) und Elaphe quattuorlineata (Vierstreifennatter) innerhalb von vier bis fünf Stunden ad exitum. Die überlebenden Tiere brauchten für ihre Genesung eine bis zwei Wochen. Seither benutzen wir, den Empfehlungen von F r y e (1974) folgend, das in der Säugetierpraxis gut eingeführte Thibenzole[R] (Thiabendazol, THERAPOGEN). Es wurde zuerst versuchsweise beim Dunklen Tigerpython (Python molurus bivittatus), später bei allen anderen nicht giftigen Formen, in Eigelb suspendiert, oral mittels Gummisonde eingegeben. Die Giftschlangen erhielten es aus Gründen des Arbeitsschutzes über lebende Futtertiere. Diesen wurde unmittelbar vor dem Verfüttern die beabsichtigte Dosis (einheitlich 100 mg/kg/Kgw., in physiologischer Kochsalzlösung aufgeschwemmt, i. p. injiziert. Die Schlangen nahmen auf diese Weise präparierte Mäuse oft erst nach längerem Zögern auf. Die bekannten Nachteile dieses Verfahrens, wie langsame Freisetzung der Wirksubstanz im Darmtrakt, entsprechende Verdünnung im Nahrungsbrei mit daraus resultierender Unsicherheit im Effekt, werden aber durch das risikoarme Arbeiten aufgewogen. Wir wiederholten diese Behandlung auch bei negativem koprologischen Ergebnis stets zweimal im Abstand von einer Woche. Dadurch konnten wir - zumindest nach der Kotuntersuchung zu urteilen - Oxyuren, Capillaria- und Strongyloides-Formen eliminieren und bei den verschiedenen Nematoda sp. indet. wenigstens eine subklinische Verdünnung erreichen.

Cestoden

Die Literatur nennt in großer Anzahl Bandwürmer, die als Adulte oder mit ihren Larvenstadien in Schlangen parasitieren. Hier muß auf die zahlreichen parasitologischen Standardwerke hingewiesen werden, deren aktuelle von L e h m a n n (1972) zusammengefaßt wurden. Nach seinen Studien rechnet er mit einem durchschnittlichen Bandwurmbefall von 10 % bei Reptilien. Betont werden sollen hier lediglich die differentialdiagnostischen Risiken, die sich aus dem Verfüttern von mit Bandwürmern behafteten Futtertieren für die koprologische Untersuchung ergeben.
Bei unseren Tieren war massiver Cestodenbefall in Vergesellschaftung mit Aeromonas- und Pseudomonas-Infektionen die direkte Todesursache bei Liasis childreni perthensis (Australischer Fleckenpython) und Python molurus bivittatus (Dunkler Tigerpython), bei Python reticulatus (Netzpython) gleichzeitig mit hochgradigem Askaridenbefall. Das letztere Tier war zuvor mit Metronidazol wegen einer Amöbiasis behandelt worden (siehe dort) - bemerkenswerterweise zeigte es zu Lebzeiten keine auf Helminthen weisende parasitären Gebilde im Kot. Intravitale Cestodennachweise gelangen uns bei Vipera russelli (Kettenviper), Bitis arietans (Puffotter), Naja naja oxiana (Mittelasiatische Kobra), Pituophis melanoleuca (Tannennatter) und Spilotes pullatus (Hühnerfresser). Die Cestoden wurden bei den routinemäßig durchgeführten koprologischen Untersuchungen des Bestandes in keinem Falle allein, sondern in geringer bis mittelgradiger Befallsstärke neben Oxyuren, Askariden, und/oder Kokzidien gefunden, ohne sie allerdings genau identifizieren zu können. Angesichts der bekannten Gefahren, die dem Wirt selbst durch Einzelexemplare der Parasiten entstehen können (sei es durch Nahrungsentzug oder durch mechanische Schädigung und somit Wegbereitung für bakterielle Infektionen) ist bei jedem Befallsgrad eine Behandlung angezeigt. Mangels eigener Erfahrungen seien hier die Empfehlungen anderer Autoren zitiert.

Niclosamid (Yomesan[R], CHEMAGRO): 150 mg/kg/Kgw. oral, monatlich höchstens einmal
(F r y e , 1973; G a b r i s c h , 1976; F r a n k , 1976)

Chlorsalicylamid (Mansonil[R], BAYER): 150 bis 200 mg/kg/Kgw. oral; dabei Unverträglichkeit mit Citarin beachten! (F r a n k , 1971; L e h m a n n , 1972).

Die eigenen und die aus den Mitteilungen anderer Autoren ersichtlichen, zum Teil recht erfolgreichen Behandlungsergebnisse erlauben es angesichts des noch zu hohen Prozentsatzes parasitär bedingter Tierverluste nicht, die so häufig postulierten hygienischen Forderungen (Handelshygiene, Quarantäne- und Bestandshygiene) zu vernachlässigen. Da häufig Tiere ohne vorherige klinisch wahrnehmbare Symptome verenden, gilt es, verfeinerte klinische Untersuchungsmethoden zu suchen, eine lückenlose koprologische Überwachung (unter Einbeziehung möglichst kurzzeitig aussagender kultureller Verfahren) zu gewährleisten und besonders die metaphylaktischen Medikationen zu vervollkommnen.

Mein Dank gilt Herrn Prof. Dr. med. vet. habil. R. I p p e n und seinen Mitarbeitern von der Forschungsstelle für Wirbeltierforschung (im Tierpark Berlin) - Abteilung für Zoo- und Wildtiererkrankungen - der Akademie der Wissenschaften der DDR für die durchgeführten Sektionen.

Zusammenfassung:

Beobachtungen bei einigen Endoparasitosen von Schlangen

Es werden Beobachtungen über Vorkommen und Behandlung einiger Endoparasitosen bei Schlangen mitgeteilt.

Summary:

Endoparasitoses in Snakes

Observations are reported on the occurrence and treatment of some kinds of endoparasitosis in snakes.

Résumé:

Observations sur quelques endoparasitoses de serpents.

Observations sur la fréquence et le traitement de quelques endoparasitoses de serpents.

Наблюдение некоторых эндопаразитозов у змей.

Сообщается о выявлении и лечении некоторых эндопаразитозов у змей.

Literatur:

FLYNN, R. J. (1973): Parasites of Laboratory Animals. Ames, Iowa: Iowa State University Press.

FRANK, W. (1971): Vorbeugen ist besser als Heilen. Häufige Reptilienkrankheiten und deren Behandlung. Aquarienmagazin 5, 244-250.

FRANK, W. (1976): in Klös, H.-G. und M. Lang: Zootierkrankheiten. Berlin-Hamburg: Parey.

FRANK, W. und U. SIGMUND (1976): Nachweis einer Entamoeba invadens-Infektion mit Hilfe der Immunofluoreszenztechnik. Kleintier-Prax. 21, 196-205.

FRYE, F. L. (1973): Husbandry, Medicine and Surgery in Captive Reptiles. Bonner Springs, Kansas: VM Publ., Inc.

FRYE, F. L. (1974): pers. Mitt.

GABRISCH, K. (1976): Diagnose und Therapie von Parasitosen bei Reptilien. Prakt.Tierarzt 57, Sonder-Nr. "collegium veter.1975", 37-40.

IPPEN, R. (1959): Die Amöbendysenterie der Reptilien. Kleintier-Prax. 4, 131-137.

IPPEN, R. (1971): Zur Problematik des Parasitenbefalls bei Reptilien. Verhandlungsber. XIII. Internat. Symp. Erkrankungen Zootiere, Helsinki, 173-184.

LEHMANN, H. D. (1972): Bandwürmer und Bandwurmbekämpfung. Salamandra 8, 32-42.

MARCUS, L. C. (1968): in Kirk, R.W. (ed.): Current Veterinary Therapy. Small Animal Practice. Philadelphia-London-Toronto: Saunders.

REICHENBACH-KLINKE, H.-H. (1963): Krankheiten der Reptilien. Jena: Fischer.

WALLACH, J. D. (1969): Medical care of reptiles. J. Amer. Vet. Med. Ass. 155, 1017-1034.

ZWART, P. (1976): Reptilien in der tierärztlichen Sprechstunde. Prakt. Tierarzt 57, Sonder-Nr. "collegium veter.1975", 31-33.

Anschrift des Verfassers: Dr. B. S e i d e l ,
DDR-1136 Berlin-Friedrichsfelde, Am Tierpark 125 (DDR)

Aus dem Veterinär-Pathologischen Institut (Direktor: Prof. Dr. H. S t ü n z i) der Universität Zürich und dem Zoologischen Garten Zürich (Direktor: Dr. P. W e i l e n m a n n)

KNOCHENSTOFFWECHSELSTÖRUNGEN BEI SEYCHELLEN-RIESENSCHILDKRÖTEN (TESTUDO [GEOCHELONE] GIGANTEA)

Von B. H a u s e r , F. M e t t l e r und R. E. H o n e g g e r

In Gefangenschaft gehaltene Schildkröten sind stark für Stoffwechselstörungen disponiert, welche vorwiegend das Skelett betreffen. Sie manifestieren sich in schweren Fällen durchwegs in Erweichungen oder abnormem Wachstum des Panzers (R e i c h e n b a c h - K l i n k e , 1965; F r y e , 1973). Derartige Feststellungen sind dann auch häufig in der Anamnese zur Sektion gebrachter Schildkröten enthalten. Trotz der Häufigkeit solcher Läsionen ist bislang selten über histopathologische Befunde an Schildkrötenknochen geschrieben worden. D ä m m r i c h (1967) beschrieb anhand von Einzeltieren das histologische Erscheinungsbild von Rachitis, Osteodystrophia fibrosa und Osteoporose bei diesen Reptilien.

Zwischen 1973 und 1975 mußten im Zoologischen Garten Zürich vier Riesenschildkröten wegen zunehmender Erweichung und Deformation des Panzers getötet werden. Die Tiere waren im Alter von einem halben Jahr von der Insel Aldabra im Indischen Ozean importiert worden (Einzelheiten über die Biologie dieser Tierart sind bei H o n e g g e r , 1967, G a y m e r , 1968, und G r u b b , 1971, nachzulesen).
Im Zoo hielten sich die Tiere jeweils von zirka Mitte Mai bis Mitte Oktober im Freilandterrarium auf, welches einen natürlichen Boden mit Bademöglichkeit aufweist. Diesem ist ein geheizter Unterstand angegliedert, in dem die Tiere bei kühlem Wetter und nachts eingeschlossen wurden. Die Tiere überwinterten in einem mittels Bodenheizung und Infrarotstrahler auf zirka 26°C gehaltenen Raum. Dieser Raum wurde anfänglich mit Fluoreszenzlampen, ab 1972 mit Vita-Lite-Lampen (Durotest) beleuchtet, und zwar zu Beginn acht Stunden, später zwölf Stunden täglich.
Täglich wurde Salat und etwas Gemüse, im Sommer zusätzlich Gras verabreicht. Dreimal wöchentlich wurde eine Futtermischung zusammengestellt, welche aus Saison-Früchten und -Gemüsen sowie aus 1 kg Hackfleisch und (1-3) Eiern bestand (für 15 Schildkröten). Die Rationen wurden mit Mineralstoff- und Vitamin-Präparaten (Rogitan, Vionate) sowie gelegentlich mit Tintenfischschulpen und Grit ergänzt.
Die Tiere wuchsen vorerst gut und waren 1970, also mit sieben Jahren, zwischen 9 und 15 kg schwer. 1972 wurde erstmals eine zunehmende Deformation des Panzers festgestellt. Die Schilder des Rückenpanzers begannen, sich höckerartig aufzuwölben und waren gegeneinander leicht beweglich. Das Gehen bereitete den Tieren offensichtlich Mühe: sie lagen oft tagelang bewegungslos an derselben Stelle. Anfangs Juni 1973, also im Alter von zehn Jahren, mußte dann das schwerste Tier, ein Weibchen, euthanasiert werden (Tier 1). Im Juni 1975 wurde das andere Weibchen getötet (Tier 2), und im August 1975 folgten die beiden männlichen Tiere (Tier 3 und 4).

Die vier Tiere zeigten bei der Sektion im wesentlichen dieselben Veränderungen, wenn auch in unterschiedlich starker Ausprägung: Der knöcherne Teil von Bauch- und Rückenpanzer besteht aus einem weichen, schwammigen, sehr flüssigkeits- und schleimreichen, bläulichen Gewebe. Die Gliedmaßenknochen sind in Gelenksnähe durchwegs sehr weich und lassen sich mit wenig Kraftaufwand schneiden. Die Kortex nimmt gegen die Diaphyse hin an Dicke zu, bleibt aber bei Tier 1 auch dort außerordentlich dünn und brüchig. Bei Tier 2 und 3 ist die Kompakta etwas fester, aber immer noch leicht brechbar, bei Tier 4 schließlich erscheint sie dagegen ziemlich hart. Ein Längsschnitt durch die Gliedmaßenknochen zeigt, daß die Spongiosa fast vollständig fehlt und daß die Markhöhle bei allen Tieren mit gelblichen, klaren Massen angefüllt ist. Die Wirbelknochen zeigen ebenfalls eine stark verschmälerte Kompakta und sehr wenig Spongiosa. Wiederum ist die Markhöhle mit gallertigen Massen angefüllt. Die Körpermuskulatur von Tier 1 weist generalisierte, weiß-streifige harte Einlagerungen

auf. Ähnliche Muskelveränderungen finden sich bei Tier 3 jeweils in Nähe des Übergangs in den Sehnen. Bei diesem Tier sind überdies die herznahen Arterienwände plattenartig verhärtet.
Die Nieren erscheinen bei den beiden ersten Schildkröten etwas rigide, während bei den beiden anderen Nierenbeckensteine vorhanden sind.
Die Parathyreoidea wurde bei allen vier Tieren entnommen. Sie ist bei Tier 1 mit 15 mm Länge und 8 mm Breite deutlich größer als diejenige von Tier 2 (9 x 6 mm), Tier 3 (7 x 4 mm) und Tier 4 (8 x 4 mm).

Die histologische Untersuchung erstreckte sich auf einige lange Röhrenknochen, auf Wirbelknochen und bei Tier 2 und 3 auf die knöchernen Anteile des Panzers. Die Panzer von Tier 1 und 4 durften nicht verarbeitet werden.

Was die Histologie normaler Panzerknochen anbelangt, sei auf die Beschreibung von D ä m m r i c h (1967) hingewiesen. Zu den Knochen mit enchondraler Bildung sei lediglich bemerkt, daß sich der Epiphysenfugenknorpel direkt an den Gelenksknorpel anschließt, daß also kein Knochengewebe zwischengeschaltet ist. In den Epithelkörperchen lassen sich grundsätzlich zwei Zelltypen unterscheiden: Kleinere Zellen mit deckfarben eosinophilem Zytoplasma und chromatinreichem Kern und größere Zellen mit blaß eosinophilem Zytoplasma und vesikulärem, chromatinarmem Kern.

Bei den vier untersuchten Riesenschildkröten wurden folgende Befunde erhoben:

<u>Tier 1</u>

Im Bereich aller Knochen stehen osteoklastische Abbauprozesse im Vordergrund. Der intertrabekuläre Raum wird von einem auffällig starken Bindegewebsfasernetz eingenommen, welches sich im Bereich abgebauter Bälkchen und dort, wo eigentlich die epiphysennahe Kompakta vorhanden sein sollte, verdichtet. Der Epiphysenknorpel wirkt inaktiv und bildet nur eine spärliche Zahl von Knochenbälkchen an. Die in Epiphysennähe höchstens angedeutete Kompakta wird gegen die Diaphysenmitte hin zusehends dicker, ist aber durchwegs von breiten Resorptionskanälen durchzogen. Die histologischen Befunde entsprechen somit dem Bild einer <u>Osteodystrophia fibrosa generalisata</u>, in welches sich auch die starke Aktivierung der Epithelkörperchen (massive diffuse Zunahme der hellen Zellen) und die generalisierten, vermutlich metastatischen Verkalkungen der Skelettmuskulatur gut einfügen. Schließlich fällt eine mittelgradige chronische Nephritis auf.

<u>Tier 2 und 3</u>

Hier dominieren breite osteoide Säume, welche die Bälkchen umgeben und die Gefäßkanäle auskleiden, das Bild. Während dieses Phänomen bei Tier 2 systemisch ausgebreitet ist, den Panzerknochen allerdings am stärksten in Mitleidenschaft zieht, sind bei Tier 3 nur der Panzer massiv, Kiefer- und Wirbelknochen dagegen nur mäßig und die Röhrenknochen geringgradig betroffen. Der Epiphysenknorpel ist verdickt und im Bereich der Röhrenknochen bei Tier 3 nur mäßig in verschiedenen Reifungszonen differenziert. Knochenbälkchen werden nur in spärlicher Zahl angebildet, so daß die Spongiosa in Epiphysennähe stark rarefiziert, die Kompakta nur rudimentär ausgebildet ist. Gegen die Diaphysenmitte zu verstärkt sich dann die Kompakta zusehends. Bei Tier 3 nimmt vor allem im Bereich der Röhrenknochen junger, intensiv basophil gefärbter, mineralisierter Knochen die Stelle der bei Tier 2 ausgeprägten osteoiden Säume ein. Der knöcherne Anteil des Panzers wird von einem feinen, weitmaschigen Bälkchenwerk gebildet, welches bei Tier 3 über große Strecken nur fragmentarisch angelegt ist und sich bei beiden Tieren höchstens andeutungsweise zu einer Lamina externa und interna verdichtet. Vor allem bei Tier 3 besteht ein beträchtlicher Teil der Bälkchen ausschließlich aus Osteoid. Die Interpretation der Befunde fällt hier relativ schwer. Die vor allem bei Tier 2 regelmäßig ausgebildeten Osteoidsäume erinnern an das Bild einer Rachitis, während vor allem bei Tier 3 gelegentlich zu beobachtende osteoklastische Abbauprozesse, Ansätze zu einer intertrabekulären Fibrose, metastatische Verkalkungen in der Skelettmuskulatur und der Media größerer Arterien sowie die bei beiden

Tieren beobachtete mäßige Epithelkörperchenaktivierung eher in Richtung Osteodystrophia fibrosa generalisata deuten. Die Nieren von Tier 2 waren ohne Veränderungen. Tier 3 wies eine mittelgradige chronische Pyelonephritis auf.

Tier 4

Röhrenknochen, Wirbelkörper und Unterkieferknochen weisen höchstens unwesentliche Veränderungen auf. Die Knorpelreifungszonen sind klar differenziert, Spongiosa und Kompakta in scheinbar nahezu normaler Stärke ausgebildet. Abgesehen von mäßigen osteoiden Säumen in der epiphysennahen Spongiosa und von unwesentlichen osteoklastischen Abbauprozessen in den Röhrenknochen fallen keine eindeutigen pathologischen Veränderungen auf. Da der makromorphologisch stark erweichte und rarefizierte Panzerknochen nicht histologisch untersucht werden durfte, ist eine Interpretation der Befunde in diesem Fall kaum möglich. Die Epithelkörperchen bestehen ausschließlich aus dunklen Zellen. Die Nieren weisen mäßige chronische Entzündungsherde auf.

Für den Halter von Schildkröten wäre es von großem Interesse, Näheres über die Ursachen der häufigen Knochenstoffwechselstörungen zu wissen, was ihm erlauben würde, die Haltungs- und Fütterungsbedingungen in sinnvoller Weise den Bedürfnissen dieser Tiere anzupassen. Ein zugunsten des Phosphors verschobenes CA/P-Verhältnis (F r y e , 1973) sowie ein Mangel an Vitamin D beziehungsweise an UV-Strahlen (R e i c h e n b a c h - K l i n k e , 1956; F r y e , 1973) werden als mögliche Faktoren angegeben. Die Häufung von Knochenstoffwechselstörungen nach der Winterruhe gilt als erwiesen (R e i c h e n b a c h - K l i n k e , 1965). Uns ist nicht bekannt, ob die Bedeutung und der Stoffwechsel des Vitamin D, beziehungsweise dessen Synthesemöglichkeiten aus Vorstufen durch UV-Licht bei der Schildkröte einmal objektiv abgeklärt worden sind. Experimentelle Untersuchungen werden hierfür unumgänglich sein.

Auch in unserem Fall können leider mögliche Ursachen höchstens diskutiert und gegeneinander abgewogen werden:

- Das CA/P-Verhältnis im Futter kann ohne Durchführung einer chemischen Analyse schwerlich abgeschätzt werden. Vielleicht könnte die Zufütterung von Fleisch, welches ja bekanntlich viel Phosphor und wenig Kalzium enthält, das Verhältnis ungünstig beeinflußt haben.
- Beim Vitamin-D-Stoffwechsel könnte der Intensität der UV-Einstrahlung die Hauptbedeutung zukommen. Bereits im Freiland ist die UV-Belichtung wesentlich geringer als in den Herkunftsländern der Schildkröten. Noch wesentlich ungünstiger ist die Strahlung in den Überwinterungsräumen beschaffen, wo sich die Tiere jeweils immerhin während eines halben Jahres aufgehalten, und ja bekanntlich, entsprechend ihrem natürlichen biologischen Verhalten, keinen Winterschlaf abgehalten haben, so daß ihr Grundumsatz in dieser Zeit kaum wesentlich reduziert gewesen sein dürfte. Dies könnte erklären, warum die Veränderungen bei den im Juni sezierten Tieren wesentlich stärker ausgeprägt sind als bei den im August sezierten. Weshalb allerdings das erste Tier hinsichtlich der morphologischen Befunde so stark von den übrigen Tieren abweicht und anstelle einer Rachitis wie sie bei D-Mangel zu erwarten gewesen wäre, eine eher auf Ca-Mangel zurückzuführende Osteodystrophia fibrosa aufweist, kann nicht ohne weiteres erklärt werden. Möglicherweise haben in der Zeit vor ihrem Tod etwas andere Umweltbedingungen geherrscht (das Tier ist ja zwei Jahre früher als die restlichen Tiere seziert worden). Auch das im Vergleich zu den anderen Tieren deutlich schnellere Wachstum könnte von Bedeutung gewesen sein. Vergleicht man indessen die Wachstumsraten dieser vier Tiere mit denjenigen freilebender Tiere (siehe Angaben von G a y m e r , 1968; G r u b b , 1971), fallen keine eindeutigen Abweichungen auf. Bei den Tieren 2 und 3 fallen, wie gesagt, gewisse Ähnlichkeiten mit dem Bild einer Rachitis auf, so daß mindestens die Mitwirkung eines D-Mangels in Erwägung gezogen werden muß.
- Nierenfunktionsstörungen können ja bekanntlich über einen sekundären Hyperparathyreoidismus zur Osteodystrophia fibrosa führen. Bei den Tieren 1 und 3 könnten solche Funktionsstörungen ohne weiteres von Bedeutung gewesen sein, bei Tier 1 sogar maßgeblich zur Entstehung der Knochenstoffwechselstörung beigetragen haben.

Interessant ist übrigens, daß im Jahre 1962 importierte Galapagos-Schildkröten bei gleicher Fütterung und Haltung bislang keine Anzeichen von Knochenstoffwechselstörungen gezeigt haben. Artspezifische Anforderungen an die Umwelt scheinen demzufolge eine nicht unwesentliche Rolle zu spielen.

Da die Ätiologie der beschriebenen Stoffwechselstörungen, zusammenfassend gesehen, also immer noch unklar ist, werden gezielte Maßnahmen in naher Zukunft nicht möglich sein. Es wird nichts anderes übrig bleiben, als auf empirischem Weg die Haltungs- und Fütterungsbedingungen zu verbessern oder allenfalls auf die Zurschaustellung dieser Schildkrötenart in Zonen gemäßigten Klimas zu verzichten.

Zusammenfassung:

Knochenstoffwechselstörungen bei Seychellen-Riesenschildkröten (Testudo [Geochelone] gigantea)

Bei vier im Zoo Zürich gehaltenen 10-12jährigen Seychellen-Riesenschildkröten wurden generalisierte Knochenstoffwechselstörungen festgestellt, welche den Panzerknochen weitaus am stärksten in Mitleidenschaft zogen. Bei einem Tier wurde histologisch eine Osteodystrophia fibrosa generalisata diagnostiziert, während bei den übrigen Tieren Charakteristika einer Rachitis mit solchen einer Osteodystrophia fibrosa kombiniert waren. Mögliche ätiologische Faktoren werden diskutiert. Die Frage wird aufgeworfen, ob diese Schildkrötenart weiterhin in unseren Breitengraden gehalten werden sollte.

Summary:

Disorders of Bone Metabolism in Seychelles Galapagos Tortoises (Testudo [Geochelone] gigantea)

Generalised disorders of bone metabolism were recorded from four Galapagos tortoises, aged between ten and twelve years, in the Zoo of Zurich. The carapace was most strongly affected. Osteodystrophia fibrosa generalisata was histologically established from one of the animals, while characteristics of rickets were found to be combined with symptoms of Osteodystrophia fibrosa in the others. Presumed aetiological factors are discussed. The question is raised as to whether or not this species should continue to be kept on our latitudes.

Résumé:

Dystrophie des os chez des tortues géantes des Seychelles (Testudo Geochelone gigantea)

On a consaté chez quatre tortues géantes des Seychelles, âgées de 10 à 12 ans, au Zoo de Zurich, une dystrophie généralisée des os qui a affecté essentiellement la carapace. On a diagnostiqué chez un des specimens une osteodystrophia fibrosa generalisata, alors que les autres bêtes présentaient des symptômes caractéristiques de rachitisme combiné avec une osteodystrophia fibrosa. L'exposé fait mention de facteurs étiologiques eventuels et demande s'il est recommandable à l'avenir de tenir plus longtemps en captivité cette espèce de tortue sous nos latitudes.

Нарушение костного обмена веществ у шеухелла огромных черепах.

У четырех проживающих в зоопарке города Цюриха I0-I2 летних огромных черепах обнаружено нарушение обмена веществ в костях, при этом наблюдаются сильное поражение панцера. У одного животного выявлена гистологически **Osteodystrophia fibrosa generalisata**. Обсуждаются возможные этиологические факторы. Поставлен вопрос о возможности содержания данных черепах в наших широтах.

Literatur:

DÄMMRICH, K. (1967): Pathomorphologische Befunde am Panzer der Schildkröten. Verhandlungsber. IX. Internat. Symp. Erkrankungen Zootiere, Prag, 271-274.

FRYE, F. L.(1973): Husbandry, medicine and surgery in captive reptiles. VM Publishing, Inc., 144 North Nettleton, Bonner Springs, Kansas 66012.

GAYMES, R. (1968): The Indian Ocean giant tortoise Testudo gigantea on Aldabra. J. Zool., Lond. 154, 341-363.

GRUBB, P. (1971): The growth, ecology and population structure of giant tortoises on Aldabra. Phil. Trans. Roy. Soc. Lond. B 260, 327-372.

HONEGGER, R. E. (1967): Beobachtungen an den Riesenschildkröten (Testudo gigantea Schweigger) der Inseln im Indischen Ozean. Salamandra 3, 101-121.

REICHENBACH-KLINKE, H.-H. and E. ELKAN (1965): The principal diseases of lower vertebrates. London-New York: Academic Press.

Anschrift der Verfasser: Dr. med. vet. B. H a u s e r
Institut für Veterinär-Pathologie
Winterthurerstr. 260
CH-8057 Zürich (Schweiz)

Aus dem Zoologischen Garten Katowice.(Direktor: Dr. Z. Zieliński)

KLOAKEN- UND MASTDARMVORFALL BEI BLOMBERGKRÖTEN (BUFO BLOMBERGI)

Von K. Całka

Im Mai 1975 bekam der Schlesische Zoologische Garten in Katowice 11 Blombergkröten aus dem Zoo Kopenhagen. Die Kröten hatten die Flugreise gut überstanden, und man brachte sie nach kurzer Untersuchung in ein Terrarium mit kiesig-torfigem Liegeplatz. Da sie aber die mit Torf und Sand bedeckte Terrariumfläche nicht benutzten, bedeckte man den ganzen Terrariumboden mit Torf. Im Terrarium befand sich auch ein Behälter mit Standwasser. Die Kröten waren sehr lebenskräftig, sahen gesund aus, waren aber nicht allzu dick. Sie hatten guten Appetit. Weiße Mäuse wurden sofort aufgenommen, weniger gern Mehlwurmlarven (Tenebrio molitor). Die Verfütterung von Rindfleisch- und Schweinsleberstückchen bereitete dagegen große Schwierigkeiten.

Am 25. Mai 1975, noch in Quarantäne, starb eine von den Bufo blombergi. Die Sektion ergab das Vorliegen eines Kloaken- und Mastdarmvorfalles mit Invagination (prolapsus recti cum invaginationem). Die vorgefallenen Darmteile waren stark angeschwollen und hyperämisch. Die anderen inneren Organe zeigten keine pathologischen Veränderungen.
Die parasitologischen Untersuchungen des Darminhaltes erbrachten große Mengen von saprophytären Protozoen, vor allem Flagellaten und Rhizopoden. Es wurden jedoch keine pathogenen Protozoen nachgewiesen. Weiterhin konnten einige Eier eines unbekannten Fadenwurmes gefunden werden, diese waren aber nicht denen der "Spinicauda bufonis" ähnlich, die einen Rektumprolaps verursachen können. Leider wurden bei den parasitologischen Untersuchungen keine vegetativen Formen des Fadenwurms gefunden, so daß eine Bestimmung unmöglich blieb.

Ein zweiter Fall eines Kloakenvorfalls erfolgte am 17. Juni 1975. Auf Grund der Erfahrungen mit der ersten Kröte behandelten wir diesen Fall behutsamer in der Hoffnung, daß es zu einem selbständigen Retrahieren des Vorfalles käme. Bekanntlich gibt es viele Familien unter den Anuren, bei denen die umgestülpte Kloake dem Männchen als Kopulationsorgan dient, als Beispiel soll hier auf den Schwanzfrosch (Ascaphus truei) verwiesen sein. Ein weiteres Beispiel ist die Lebendgebärende Kröte (Nectophrynoides vivipara). Bei Vertretern der Familie Pipidae werden die Eier durch die sich umstülpende Kloake auf den Rücken gelegt, wo sie die nächsten Entwicklungsstadien durchmachen.
Bei unserer Bufo blombergi trat aber trotz Abwartens keine Reponierung der Kloake ein, und die Kloakenschleimhaut wies eine starke Anschwellung und Hyperämie auf. Die ausgetrocknete Schleimhaut war mit Torf beklebt und ließ nicht auf Besserung hoffen.

Nachdem wir den ausgestülpten Teil der Kloake mit einer 0,5%igen Rivanollösung abgewaschen und mit Tinctura opii simplex bepinselt hatten, wodurch eine Verkleinerung erreicht wurde, begannen wir, die Kloake zu reponieren. Der mit Paraffinöl eingeschmierte kleine Finger wurde in das Kloakenlumen eingeführt und so die Kloake langsam reponiert.
Um einem erneuten Vorfall vorzubeugen, was wir wiederholt feststellen konnten, wurde das Kloakenlumen mit einer Tabaksbeutelnaht auf einen solchen Durchmesser verkleinert, daß noch Kotabsatz möglich war. Die Tabaksbeutelnaht wurde nach 12 Tagen entfernt.

Insgesamt wurden auf diese Weise sieben Eingriffe durchgeführt, alle verliefen erfolgreich. Bei einigen Tieren wurde der Eingriff zwei- und dreimal wiederholt. Zwei Kröten starben ohne Behandlung, da die vorgefallene Kloake und der After verletzt waren.

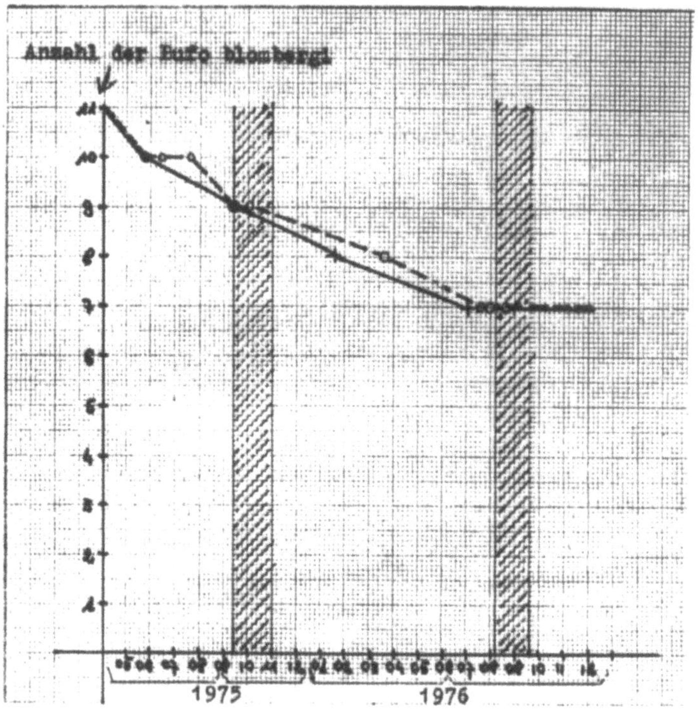

o = tierärztlicher Eingriff
+ = Tod durch andere Ursachen
• = Tod durch "Prolapsus recti"
/// = Zeitdauer der Behandlung mit Vitoral

Da die parasitologischen Untersuchungen negative Ergebnisse aufwiesen, begannen wir, andere Ursachen zu suchen. Hierfür kamen die einseitige Ernährung sowie auch der saure Torfboden im Terrarium in Frage. Schon andere Autoren haben 1930 darauf hingewiesen, daß nicht nur eine falsche Ernährung Ursache für einen Mastdarmvorfall sein kann, sondern auch der Mangel an Vitaminen und Spurenelementen einen Einfluß auf das Ionengleichgewicht hat. Aus diesem Grunde wurde den Kröten parallel zur chirurgischen Behandlung Vitoral, ein Vitamine, Makro- und Mikroelemente enthaltendes Präparat, gegeben. Die Behandlung erfolgte über Futtermäuse. Auf diese Weise konnte eine Abnahme der Kloaken- und Mastdarmvorfälle erzielt werden. Es gab auch Fälle, in denen ohne tierärztlichen Eingriff eine Selbstheilung eintrat.

Zusammenfassung:

Kloaken- und Mastdarmvorfall bei Blombergkröten (Bufo blombergi)

Es wird über mehrmals auftretenden Kloaken- und Mastdarmvorfall bei Blombergkröten berichtet. Ursächlich werden Ernährungsstörungen in Betracht gezogen. Behandlungsversuche werden beschrieben.

Summary:

Proctocloacal Prolapse of Blomberg Toads (Bufo blombergi)

Prolapse of the cloaca and rectum occurred repeatedly in Blomberg toads. They were believed to have been caused by nutritional disorders. Therapeutic attempts are described.

Résumé:

Prolapsus du cloaque et du rectum chez des crapauds de Blomberg (Bufo blombergi)

Sont décrits des renversements répétés du cloaque et du rectum chez des crapauds de Blomberg. Des troubles alimentaires seraient à l'origine de cette affection dont les tentatives thérapeutiques sont décrites.

Выпадение клоаки и толстой кишки у бромберовой жабы.

Сообщается много раз возникающем выпадении клоаки и толстой кишки у бромберовой жабы. Под причиной подразумеваются нарушения питания Описаны методы лечения.

Anschrift des Verfassers: Tierarzt K. C a ł k a ,
Zoo Katowice
ul. F. Dzierzyńskiego 2
42-520 Zabkowice Bedzińskie (VR Polen)

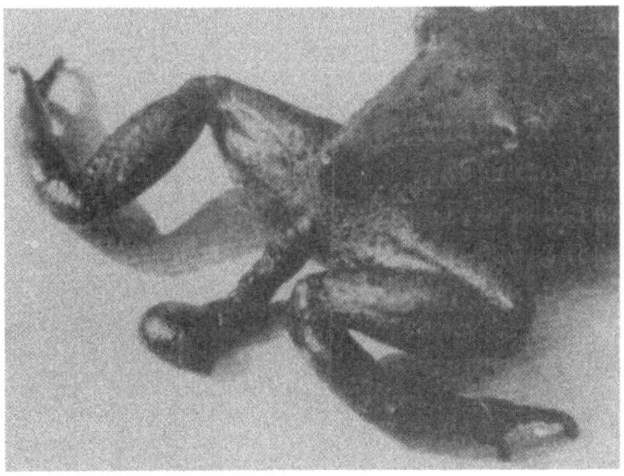

Abb. 1

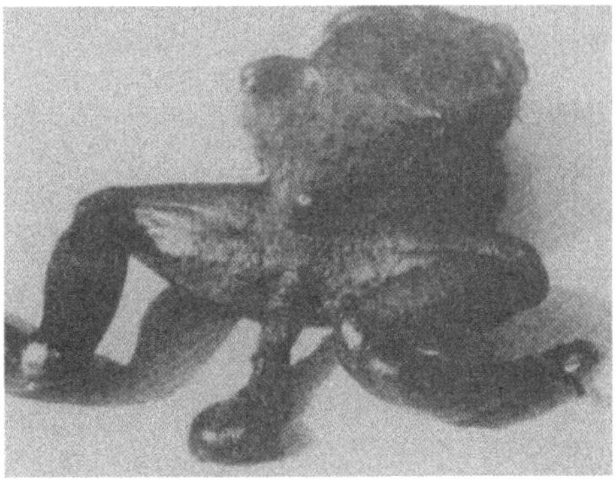

Abb. 2

Aus dem Zentralen Tierlaboratorium (Direktor: Priv.-Doz. Dr. K. Bonath) am Klinikum der Universität Essen

TAUCHBADNARKOSE MIT MS-222 UND MÖGLICHKEITEN DER KLINISCHEN ÜBERWACHUNG BEI AMPHIBIEN

Von K. Bonath und C. Zsohege

Die Narkose der Amphibien hat im Gegensatz zur Anästhesie höherer Wirbeltiere nur wenig praktische Bedeutung. Geeignete Narkoseverfahren wurden vor allem von wissenschaftlich tätigen Tierärzten und von Biologen entwickelt, die Amphibien für experimentelle Eingriffe immobilisierten und anästhesierten. Neben der praktischen Bedeutung erlauben Mitteilungen über die Narkose der Amphibien anästhesiologische Vergleiche mit anderen Wirbeltierklassen. So ergeben sich aus Untersuchungen von Bonath (1972a, 1972b, 1975, 1977) über die Narkosereaktionen der Vögel, Reptilien, Amphibien und Fische interessante Parallelen.

Je nach Spezies und Lebensweise können Amphibien in mehr oder weniger starkem Maße in Wasser gelöste Stoffe über die Haut aufnehmen. Die Applikation von Narkotika über ein Bad in einer Lösung des Anästhetikums in Wasser hat sich im Gegensatz zu den verschiedenen Injektionsverfahren (Bonath, 1977) besonders bewährt. Amphibien werden in dieses Bad eingetaucht und nehmen die Narkoselösung über die Haut, bei Kiemenatmern zusätzlich auch über die Kiemen auf, bis ein Konzentrationsausgleich zwischen Narkoselösung und Körperflüssigkeit erreicht ist.

Durchführung der Narkose

Das am häufigsten eingesetzte Narkotikum für Kaltblüter ist das Tricain-Methansulfonat, das als MS-222 (Sandoz) im Handel ist (Tabelle 1). Als feines, weißes, kristallines Pulver ist es leicht in Wasser löslich. Seine klare, farblose, saure Lösung bleibt bis zu drei Tagen unverändert. Danach tritt ein Wirkungsverlust ein, der in zehn Tagen allerdings erst bei 5 % liegt. Dem Licht ausgesetzt, verfärben sich MS-222-Lösungen gelbbraun, ihre Wirksamkeit wird dadurch aber nicht beeinträchtigt.

Zur Herstellung des MS-222-Narkosebades dient Wasser, das in Temperatur und Zusammensetzung dem Aufenthaltswasser der zu anästhesierenden Amphibien entspricht. Es wird in einen durchsichtigen Behälter gefüllt und MS-222 darin durch Umrühren gelöst. Bei Zimmertemperatur beträgt die narkotisierende Konzentration für Ranidae im allgemeinen 1,5 g/Liter, für Bufonidae 3 g und für Salamandridae 0,5 g/Liter Wasser; Einzelheiten sind der Tabelle 1 zu entnehmen. Eine Sonderstellung nimmt Salamandra terrestris ein, bei dem selbst 3 g MS-222/Liter Wasser nur sedierende Wirkung haben. In solchen Fällen sind Injektions- und Inhalationsnarkosen der Tauchbadnarkose vorzuziehen (Bonath, 1977). - Narkotisierte Amphibien können ertrinken; der Lösungsspiegel im Behälter darf deshalb nur so hoch sein, daß der Körper des Tieres zwar bedeckt ist, die Nasenregion zum Luftholen den Flüssigkeitsspiegel jedoch noch überragt. Ist das gewünschte Narkosestadium erreicht, so werden die Tiere durch kurzes Spülen in Frischwasser von noch anhaftender Narkoselösung befreit.

Die Tauchbadnarkose entspricht der Inhalationsnarkose lungenatmender Wirbeltiere. Sie ist wie diese steuerbar, so daß bereits sedierte Tiere durch erneutes Eintauchen jederzeit in ein tieferes Narkosestadium überführt oder durch Spülen in Frischwasser aufgeweckt werden können. Die Narkosetiefe läßt sich also dem Grad der Schmerzhaftigkeit eines tierärztlichen oder experimentellen Eingriffes sowie dem Gesundheitszustand des Tieres anpassen. Auch außerhalb der Narkoselösung kann man zur Durchführung schmerzhafter Eingriffe das gewünschte Anästhesiestadium durch Eintauchen eines Körperteiles, durch Benetzen der Kiemen, der Rücken- oder der Bauchhaut aufrechterhalten.

Tabelle 1: MS-222 und seine Anwendung als Tauchbadnarkotikum bei verschiedenen Amphibienspezies; Tauchbad-Konzentration, Temperatur des Narkosebades, Narkosezeiten, Besonderheiten

Tauchband-Konzentration (mg MS-222/Liter Wasser), Temperatur des Narkosebades	Spezies	Narkosezeiten, Besonderheiten	Autor
30 - 70 mg/Liter (70 mg/Liter bei 12° C)	Embryonen und Larven von Ranidae, Larven von Salamandridae	Mögliche G. 3 Tage	Bové (-)
500 mg/Liter, 22° C	Triturus alpestris, T. vulgaris, T. helveticus	E. 14,3 ± 3,2 min T. 16,2 ± 4,7 min A. 14,8 ± 8 min	Bonath (unveröffentlicht)
	Triturus cristatus	Narkose nicht erreicht	
Nach Einleitung in einer Lösung aus 700 mg/Liter, Erhaltungsbedarf 70 mg/Liter	Necturus maculosus	G. bis 6 h	Bové (-)
0,5 - 1 g/Liter	Adulte sowie Embryonen und Larven verschiedener Amphibienspezies (Kiemen- und Hautatmer). Kiemen- Hautatmer empfindlicher als Hautatmer	Narkosezeiten abhängig von Konzentration und Einwirkdauer, Kgw., Entwicklungsstadium, Geschlecht, Temp. E. zirka 5 min G. 10 min - 5 h, bei Salamandridae 6 - 8 h. Nach Einleiten mit 200 mg/Liter kann man Amphibienlarven mit 100 mg/Liter (Erhaltungsbedarf) in physiologischer Kochsalzlösung > 2 Tage narkotisieren. - Mit 330 mg/Liter (bei 12° C) auch nach 3 Tagen Narkosedauer keine patholog. Folgen. A. 15 - 30 min.	Bonath (unveröffentlicht); Boterenbrood (1967); Bové (-); Karczmar und Koppanyi (1948); Koppanyi und Karczmar (1948); Lumb (1963) Manner (1957); Poulpaep (1972); Solomon et al. (1955); Stefanova et al. (1962).
1,3 g/Liter, 22° ± 1°C. Wiederholung an 6 aufeinanderfolgenden Tagen schadlos möglich	Xenopus laevis (adult)		Hobson und Townsend (1964)
1 - 1,5 g/Liter, 22° C	Ranidae	E. 19,7 ± 4,4 min T. 59,5 ± 26,2 min A. 111,5 ± 28,3 min	Bonath (unveröffentlicht)
2 g/Liter	Rana pipiens Triturus viridescens		Huhn et al. (1964)
3 g/Liter, 22° C	Bufonidae	E. 12,9 ± 6,2 min T. 55,8 ± 12,8 min A. 88,6 ± 23,1 min	Bonath (unveröffentlicht)
0,5 - 3 g/Liter, 26° C	Salamandra s. terrestris	Narkose nicht erreicht	
3 g/Liter	Rana catesbeiana		Johnston et al. (1967)
Mittlere letale Konzentration im Tauchbad 6,3 g/Liter	Ranidae		Bové (-)

E. = Einleitungsdauer
T. = Toleranzdauer
A. = Aufwachdauer
G. = Gesamtnarkosedauer

Narkoseüberwachung

Die Überwachungsmöglichkeiten der Amphibiennarkose sind nicht generell mit denen höherer Wirbeltiere vergleichbar, da nur wenige Reaktionen zur Kontrolle der Narkosetiefe geeignet sind.

Der Schmerzreflex kann durch Kneifen der Zwischenzehenhaut, der Zehen oder des Schwanzes ausgelöst werden. Wie bei anderen Wirbeltieren, so besteht dieser Reflex auch hier in mehr oder weniger heftigen Bewegungsreaktionen. Der Lidschlußreflex wird durch Berühren der Cornea mit einem stumpfen Glasstab oder dergleichen geprüft. An bereits geschlossenen Augenlidern kann dieser Reflex ausgelöst werden, nachdem die Augäpfel durch Fingerdruck von unten auf den Mundboden hervorgewölbt und die Lider damit geöffnet wurden.

Die Reaktionen des Gleichgewichtsorganes in Narkose bestehen zunächst in unsicheren Lauf- und Schwimmbewegungen sowie Bewegungsataxien. Wenn der Umkehrreflex erlischt, sind auf den Rücken gelegte Amphibien nur noch träge, später aber nicht mehr in der Lage, physiologische Körperhaltung (Bauchlage) einzunehmen.

Die Mundbodenatmung leistet bei Haut- und Lungen-atmenden Amphibien einen wesentlichen Beitrag zur Überwachung des Narkosezustandes. Sie wird auch als Kehloszillation bezeichnet und äußert sich in Form rhythmischer Schwingungen des Mundbodens (siehe Kapitel: Einfluß der MS-222-Narkose auf Herztätigkeit und Atmung). Wenige Minuten nach Einleiten der MS-222-Narkose werden die Atembewegungen flacher. Ungleichmäßigkeiten und Unregelmäßigkeiten nehmen allmählich zu. Atempausen, die im übrigen auch am nichtnarkotisierten Tier beobachtet werden können, werden häufiger und länger. Mit zunehmender Narkosetiefe und Narkosedauer geht die Frequenz allmählich zurück, bis die sichtbare Mundbodenatmung schließlich völlig stagniert - ein Zustand, der bei Amphibien nicht beängstigend ist, da die Haut einen großen Teil des Atemgasaustausches übernimmt. Kurz vor Erreichen des Toleranzstadiums zeigt sich die Kehloszillation dann nur noch auf schmerzhafte Reize hin, in Form einer oder weniger Atemaktionen. Die Dauer des Atemstillstandes nimmt mit Höhe der MS-222-Konzentration zu.

Schmerz-, Corneal- und Umkehrreflex sowie die Reaktion des Gleichgewichtsorganes und das Verhalten der Mundbodenatmung stellen geeignete Möglichkeiten dar, die Narkosestadien der Amphibien gegeneinander abzugrenzen. Genaue Aussagen über Narkosezustand und Narkosetiefe ergeben sich jedoch erst aus der Beurteilung aller zur Verfügung stehenden Prüfungsmöglichkeiten, wie sie in Tabelle 2 anhand eines Schemas mitgeteilt werden. Andere, bei höheren Wirbeltieren übliche Prüfungsverfahren sind für Amphibien ungeeignet. Völlige Muskelrelaxation wird auch in tiefer Narkose nicht erreicht.

Tab. 2: Schema zur Beurteilung der Narkosetiefe bei Amphibien (B o n a t h , 1977)

Stadium I	= Oberflächliche Sedierung: Schmerzreflex heftig bis gedämpft. Umkehrreflex verzögert bis stark verzögert. Bewegungen unsicher, zum Teil ataktisch. Mundbodenatmung ungleichmäßig und unregelmäßig, ab und zu Atempausen.
Stadium II	= Tiefe Sedierung: Auf schmerzhafte Reize hin stark gedämpfte Bewegungsreaktionen, bei Atemstillstand kurze Mundboden-Atemaktionen. Cornealreflex selten gedämpft. Umkehrreflex meistens erloschen oder stark verzögert. Mundbodenatmung weiterhin unregelmäßig und ungleichmäßig. Atempausen häufiger und länger oder völlige Stagnation sichtbarer Atembewegungen.
Stadium III	= Toleranzstadium: 1. Umkehrreflex erloschen. Cornealreflex gedämpft. Völlige Stagnation der Mundbodenatmung. Auf schmerzhafte Reize hin kurze Atemaktionen oder keine Reaktionen mehr auslösbar. Spontanbewegungen erloschen. 2. Schmerzreflex erloschen. Cornealreflex gedämpft oder erloschen. 3. Völlig reflexfreies Anästhesiestadium.
Stadium IV	= Irreversibles Narkosestadium, in dessen Verlauf Herzstillstand eintritt.

Bei den Schwanzlurchen können kurz nach Einleiten der Narkose heftige fluchtartige Bewegungen auftreten. Ab und zu werden sie auch im Stadium II noch beobachtet und sind dann - wie selten zu beobachtender Kotabsatz - als Exzitationserscheinungen anzusehen. - Bei Frosch- und Schwanzlurchen sind Schleimabsonderungen der äußeren Haut in der Narkoselösung relativ häufig.

Nachsorge und Wiederbelebung

Narkotisierte Amphibien sind stets feucht und bei gemäßigten Temperaturen zu halten. In flaches Wasser gesetzt oder durch manuelles Hin- und Herschwenken in Frischwasser gespült, erwachen sie schnell wieder; die Aufwachphase wird auf diese Weise erheblich verkürzt, da das Narkotikum über die Haut schnell wieder an das Frischwasser abgegeben werden kann. Die Aufwachdauer an der Luft ist dagegen um ein Vielfaches verzögert, die Narkosedauer also verlängert. - Über die Anwendung von Weckmitteln oder Atemstimulanzien, wie Eukraton (Nordmark), Cardiazol (Knoll) bzw. Lobelin "Ingelheim" (Boehringer), gibt es kaum Erfahrungen. Die bisher gemachten Beobachtungen weisen jedoch auf ihre positive Wirkung bei Narkosezwischenfällen hin. Sie werden in den dorsalen Lymphsack injiziert, der bei Froschlurchen, unmittelbar unter der Haut liegend, den gesamten Rücken einnimmt.

Den Narkoseverlauf bestimmende Einflüsse

Der Narkoseverlauf wird durch eine Vielzahl physiologischer Faktoren und durch Umwelteinflüsse bestimmt. So werden Einleitungs- und Aufwachdauer bei der Tauchbad-Anästhesie durch die Hautdicke beeinflußt. Bufonidae nehmen mit ihrer dicken, trockenen und wenig vaskularisierten Haut Narkoselösungen nur sehr langsam auf und benötigen deshalb 3 g/Liter relativ hohe MS-222-Konzentrationen (Tab. 1). Dagegen haben Ranidae eine dünne, ständig feuchte und stark vaskularisierte Haut, durch die die MS-222-Lösung rasch in den Körper eindringen kann; ihr Konzentrationsbedarf ist mit 1,5 g/Liter geringer als der der Bufoniden. Auch der Häutungsprozeß der Amphibien sowie die von Czopek (1959) und Smith (1951) zur Paarungszeit beobachteten Hautveränderungen werden als Gründe für eine unterschiedliche transkutane Aufnahme und Ausscheidung von Narkotika diskutiert.

Unterschiedliche Narkosereaktionen entstehen auch dadurch, daß Amphibienlarven die Narkoselösung fast ausschließlich über die Kiemen aufnehmen, während adulte Tiere der meisten Spezies nach der Metamorphose keine Kiemen mehr besitzen. Jungtiere, wie Kaulquappen, benötigen deshalb geringere Konzentrationen und haben kürzere Einleitungs- und Aufwachzeiten als Adulte (Tab. 1). Das gleiche gilt für Axolotl, die durch Kiemen und Haut atmen.

Untersuchungen an Fischen haben gezeigt, daß die Zusammensetzung des Wassers einen entscheidenden Einfluß auf den Narkoseverlauf haben kann (Bonath, 1977). Über Amphibien liegen dazu keine Mitteilungen vor. Man kann aber davon ausgehen, daß die gewohnte Zusammensetzung, wie sie dem Aufenthaltswasser der zu anästhesierenden Amphibien entspricht, einen günstigen Einfluß auf die Narkose hat. Die toxische Wirkung von Stoffwechselprodukten im Aufenthaltswasser, die sich zur narkotisierenden Wirkung des MS-222 addiert und dann zu unvorhergesehenen Narkosezwischenfällen führt, ist bei kontinuierlicher Filterung des Wassers in den Terrarien nicht zu befürchten.

Narkosereaktionen bei Amphibien werden besonders stark durch die Umgebungstemperatur beeinflußt. So zeigt Tab. 3, daß Einleitungs-, Toleranz- und Aufwachphase mit ansteigender Umgebungstemperatur kürzer, mit sinkender Temperatur dagegen länger werden. Fällt die Temprratur unter 10° C ab, so tritt bereits Kältestarre ein. Eine Beurteilung von Narkosetiefe und Narkosezustand anhand der Reflexe sowie der Atmung ist dann kaum mehr möglich. Deshalb sind 20 - 27° C als geeignete Narkosebadtemperaturen für Amphibien zu empfehlen.

Die Narkosedauer verhält sich proportional zur Narkosebadkonzentration und Einwirkdauer des MS-222. Versuche an Rana esculenta haben gezeigt, daß bei ein und demselben Tier mehrfach durchgeführte Narkosen die Empfindlichkeit gegenüber MS-222 herabsetzen (Bonath, 1977). Seine enzymaktivierende Wirkung führt zu einer deutlichen Verlängerung der Einleitungs- sowie zu einer Verkürzung der Aufwachdauer, die sich bereits bei den Schlafzeiten einer zwei Tage nach der ersten Narkose erneut durchgeführten Applikation bemerkbar machen und wenigstens noch 15 Tage nach der letzten Verabreichung nachweisbar sind.

Einfluß der MS-222-Narkose auf Herztätigkeit und Atmung

Die Herztätigkeit narkotisierter Amphibien wird unter Praxisbedingungen ausschließlich visuell, anhand der durch die ventrale Thoracoabdominalwand im Sternumbereich sichtbaren Herzaktionen beurteilt, wobei die narkotisierten Tiere auf dem Rücken liegen. Dieses einfache Verfahren informiert über Frequenzänderungen und Arhythmien sowie die Stärke des Herzspitzenstoßes gegen die Thoracoabdominalwand, die für eine Kreislaufbeurteilung narkotisierter Amphibien unter Praxisbedingungen wesentlich sind.

Untersuchungen an Rana esculenta haben gezeigt, daß narkotisierende MS-222-Konzentrationen mit zunehmender Narkosetiefe zu einer Herzfrequenzsteigerung führen. Bei einer MS-222-Konzentration von 1,5 g/Liter Wasser und einer Narkosebadtemperatur um 23° C kam es zu einer Frequenzzunahme von durchschnittlich 63 Schlägen/min im Stadium I, auf 72 Schläge/min im Narkosestadium III. Abbildung 1 gibt Auskunft über die Herzfrequenzen (Mittelwerte und Standardabweichungen) narkotisierter Amphibien bei verschiedenen Temperaturen. - Für Froschlurche an letale Bereiche angrenzende, hohe Konzentrationen bewirken Bradykardie. Auch die Stärke des Herzschlages nimmt dann ab; er kann ungleichmäßig und seine Schlagfolge unregelmäßig werden. Die niederste Frequenz wird im Toleranzstadium erreicht. Hält die Depression an, so ist die Wiederbelebung des Tieres durch intensives Spülen in Frischwasser und/oder durch Injektion eines Weckmittels (siehe dort) in den dorsalen Lymphsack einzuleiten.

Narkosebedingte Atemreaktionen werden bei Amphibien fast ausschließlich anhand der Atembewegungen des Mundbodens (Kehloszillation) beurteilt, da eine aktive Thoracoabdominalatmung weitgehend fehlt. Das rhythmische Auf- und Abschwingen des Mundbodens dient dazu, die Lungen zu ventilieren, wobei nur etwa jede fünfte bis zehnte Schwingung auch zu einer Ein- und Ausatmung führt. Bauchmuskelkontraktionen sowie die Eigenelastizität der Lungenwand unterstützen diesen Vorgang (F o x o n , 1964). Über den Einfluß der MS-222-Narkose auf die Atmung wurde bereits in Kapitel Narkoseüberwachung berichtet.

Abbildung 1 zeigt, wie sehr Herz- und Atemfrequenz bei narkotisierten Amphibien von der Umgebungstemperatur abhängen. Der Einfluß hoher Umgebungstemperaturen ist für Amphibien be-

Tab. 3: Einfluß der Narkosebadtemperatur auf die Dauer der verschiedenen Narkosestadien bei Rana esculenta (1,5 g MS-222/Liter Wasser). Die unterschiedliche Dauer der Narkosestadien ist mit der Varianzanalyse (einschließlich orthogonaler Vergleiche) statistisch zu sichern ($^{+}$ = $p < 0{,}01$)

	Einleitungsphase (min)				Toleranzphase (min)				Aufwachphase (min)			
	3	8,5	21	30° C	3	8,5	21	30° C	3	8,5	21	30° C
Mittelwerte	69,9^{+}	39,0^{+}	18,2	16,0	385,6^{+}	295,5^{+}	59,6^{+}	39,4	517,0	249,5^{+}	108,6^{+}	68,9
Standardabweichungen	4,7	4,5	5,2	2,1	10,8	28,0	27,9	8,1	483,2	92,2	28,6	16,9
Anzahl der Messungen	8	10	31	10	8	10	31	10	8	10	31	10

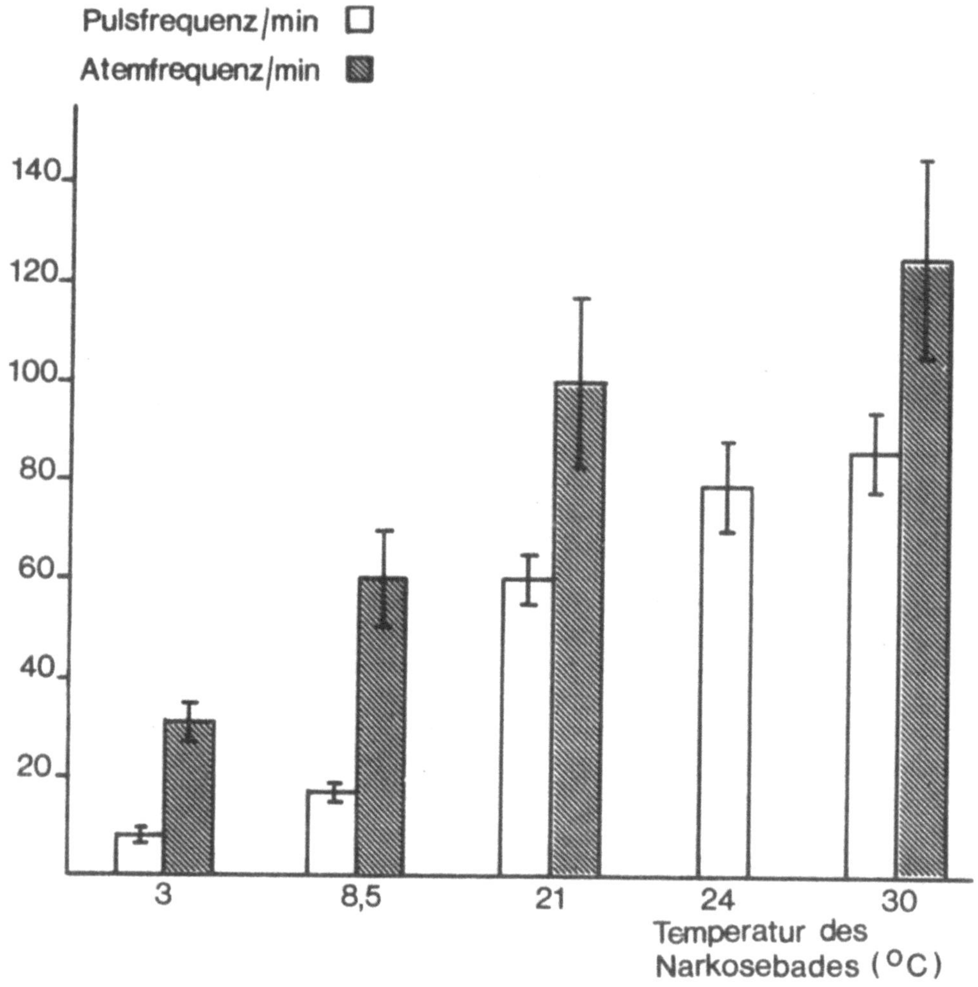

Abb. 1: Einfluß verschiedener Umgebungstemperaturen auf Herz- und Atemfrequenz narkotisierter Frösche (Rana esculenta, Rana temporaria; 1,5 g MS-222/Liter Wasser). Frequenzunterschiede ließen sich mit Varianzanalysen (einschließlich orthogonaler Vergleiche) sichern ($p < 0{,}01$)

sonders kritisch, da Wärme den Sauerstoffbedarf erhöht; Narkose dagegen vermindert die Sauerstoffaufnahme, indem sie die intrazellulären Oxydationsvorgänge hemmt. Bei Narkose unter erhöhter Wärmezufuhr kann demnach aus vermehrtem O_2-Bedarf und reduzierter O_2-Aufnahme ein O_2-Mangel entstehen, der dann zum Ersticken der Tiere führt. Kreislauf- und Atemreaktionen in Narkose sind also stets unter Berücksichtigung der Umgebungstemperatur zu interpretieren.

Auch die Dauer des Stillstandes der Mundbodenbewegungen ist temperaturabhängig. Sie ist bei niederen Umgebungstemperaturen länger als bei hohen, so daß hohe Umgebungstemperaturen durch Verkürzung der Dauer des Atemstillstandes zunächst einen Ausgleich für den Sauerstoffmangel liefern. Eigene Erfahrungen haben gezeigt, daß bei der Durchführung von Amphibien-Narkosen Temperaturen von 27° C im Narkosebad nicht überschritten werden dürfen, da der mit steigender Temperatur ständig zunehmende Sauerstoffmangel dann nicht mehr ausgeglichen werden kann.

Schlußbetrachtung

Wie die O_2-Aufnahme und die CO_2-Abgabe, so erfolgt auch der Austausch in Wasser lösbarer Stoffe bei Amphibien in entscheidendem Maße über die Haut, die einen Teil der respiratorischen Oberfläche darstellt. Daraus ergeben sich bequeme Möglichkeiten, Narkosemittel über ein Tauchbad zu verabreichen. Der Charakter der Tauchbadnarkose entspricht demnach weitgehend dem der steuerbaren Inhalationsnarkose lungenatmender Wirbeltiere. Ein wesentlicher Unterschied zur Inhalationsnarkose besteht jedoch darin, daß nur ein Teil der respiratorischen Oberfläche der Amphibien für den Narkosemittelaustausch zur Verfügung steht, da die Lungen an diesem Prozeß nicht beteiligt sind.

Die Möglichkeiten der Reflexprüfung zur Überwachung der Narkose bei den verschiedenen Wirbeltierklassen sind entsprechend der phylogenetischen Entwicklungsstufe unterschiedlich. Während bei höheren Wirbeltieren und selbst bei Reptilien noch eine ganze Reihe von Reflexen für die Narkoseüberwachung zur Verfügung stehen, treten bei Amphibien, wie auch bei Fischen, praktikable Möglichkeiten der Reflexprüfung weitgehend in den Hintergrund. Zur genauen Beurteilung der Narkosetiefe und des Narkosezustandes der Amphibien sind deshalb Schmerz-, Corneal- und Umkehrreflexe sowie Atmung und Spontanbeweglichkeit stets in ihrer Gesamtheit zu sehen.

Bei Kaltblütern gilt die Temperatur als wichtigster Umweltfaktor für Stoffwechselvorgänge. So bewirken hohe Temperaturen rasche Aufnahme und zügigen Abbau des Narkotikums, dagegen sind entsprechende Vorgänge bei niederen Temperaturen verzögert. Sinkt die Temperatur unter 10° C ab, so kommt es zu extrem langen Narkosezeiten, die die sinnvolle Durchführung von Narkosen bei dieser Tierklasse unmöglich machen. - Auch Kreislauf und Atmung hängen entscheidend von der Umgebungstemperatur ab. Auf die Gefahr eines Sauerstoffdefizites, die immer dann besteht, wenn narkotisierte Amphibien hohen Umgebungstemperaturen von > 27° C ausgesetzt werden, sei noch einmal hingewiesen.

Untersuchungen von K a p l a n et al. (1962) weisen darauf hin, daß Kreislauf und Atemreaktionen der Amphibien in Narkose weitgehend mit den bei höheren Wirbeltieren gemachten Beobachtungen identisch sind. Sie entsprechen der kreislaufspezifischen Wirkungsweise der verabreichten Narkotika. Das gilt offenbar auch für MS-222, das als Verwandter des sympathikomimetisch wirkenden Kokains in niederen Konzentrationen eine allmählich zunehmende Tachykardie bewirkt. Hohe, an den letalen Bereich angrenzende Konzentrationen haben allerdings eine Bradykardie zur Folge, die mit weiteren Kreislaufdepressionen einhergeht. - Die Atemfrequenz nimmt mit zunehmender Narkosetiefe allmählich ab. Ungleichmäßigkeiten sowie Atempausen bestimmen die Mundbodenatmung in Narkose. Da der Gasaustausch von O_2 und CO_2 jedoch in hohem Maße über die Haut erfolgt, gehören diese Reaktionen zum Bild der Amphibien-Narkose und sind nicht als Atemdepressionen im Sinne kritischer Narkosezwischenfälle zu werten.

Zusammenfassung:

Tauchbadnarkose mit MS-222 und Möglichkeiten der klinischen Überwachung bei Amphibien

Es wird über Narkosetechnik, Narkoseüberwachung, Wiederbelebung, die Narkose beeinflussende Faktoren sowie narkosebedingte Kreislauf- und Atemreaktionen bei Amphibien in MS-222-Narkose berichtet.

Summary:

Plunge Bath Anaesthesia, using MS-222, and Ways for Clinical Monitoring of Amphibians

The application of MS-222 anaesthesia to amphibians is reported in this paper, with more detailed reference being made to techniques, equipment, monitoring, resuscitation, factors of influence on the anaesthesia proper, as well as to anaesthetic circulatory and respiratory responses.

Résumé:

Narcose par immersion par l'utilisation de MS-222 et possibilités d'une surveillance clinique chez les amphibiens

L'exposé traite de technique et surveillance de l'anesthésie de différents facteurs influençant l'anesthésie, de réactions circulatoires et respiratoires consécutives à l'anesthésie, de réveil postanesthésique lors de l'emploi de MS-222 chez les amphibiens.

Подводный наркоз с М -222 и возможности клинических наблюдений амфибий.

Сообщается о технике применения наркоза, о наблюдения при состоянии наркоза,о факторах вызванных наркозом а также в результате наркоза наблюдаемых реакциях кровообращения и дыхания у амфибий , при применении М -222 наркоза.

Literatur:

BONATH, K. (1972a): Inhalations-, Injektions- und Lokalanästhesie der Vögel. Verhandlungsber. XIV. Internat. Symp. Erkrankungen Zootiere, Wrocław, 57-70.

BONATH, K. (1972b): Zur Inhalationsnarkose von Hühnern, Tauben, Enten und anderen Vögeln mit Halothan und Äther und deren Wirkung auf Blutdruck, Herz-, Atemfrequenz und Körpertemperatur. Zbl. Vet. Med. A, 19, 639-660.

BONATH, K. (1975): Zur Narkose der Reptilien. Verhandlungsber. XVII. Internat. Symp. Erkrankungen Zootiere, Tunis, 155-186.

BONATH, K. (1977): Narkose der Reptilien, Amphibien und Fische. Schriftenreihe Versuchstierkunde, 4. Berlin-Hamburg: Parey (in Druck).

BOTERENBROOD, E. C. (1967): Newts and salamanders (Urodela). Aus: The UFAW Handbook on the Care and Management of Laboratory Animals, 867-892. Edinburg: Livingstone.

BOVÉ, F. J. (1963): MS-222 Sandoz. Das bevorzugte Anaesthetikum für Fische, Frösche und andere Kaltblüter. Recipe-Sandoz, 1, 1-12.

BOVÉ, F. J. (--): MS-222 Sandoz. Das Anaesthetikum und Sedativum für Fische, Frösche und andere Kaltblüter. Sandoz, Druck-Nr. 3350/401.

CZOPEK, J. (1959): Skin and lung capillaries in European Common Newts. Copeia, 91-96.

FOXEN, G. E. H. (1964): Blood and respiration. Aus: Moore, J. A.: Physiology of the Amphibia, 151-209. London: Academic Press.

FRAZER, J. F. D. (1967): Frogs and toads. Aus: The UFAW Handbook on the Care and Management of Laboratory Animals, 853-866. Edinburg: Livingstone.

HAHN, H. P. von, STEVENS, J. and L. N. RUBEN (1964): Acid Catabolic enzyme activity in relation to accessory limb and cancer initiation in Amphibia. Helv.Physiol. Acta 22, 39.

HOBSON, B. M. and B. G. TOWNSEND (1964): The Anaesthitic action of diethyl ether, ethyl carbamate and tricaine methansulfonate upon Xenopus laevis. Aus: Graham-Jones, O.: Small Animal Anaesthesia, 47-58. Oxford: Pergamon Press.

JOHNSTON, C. I., DAVIS, J. O., WRIGHT, F. S. and S. S. HOWARDS (1967): Effects of renin and ACTH on adrenal steroid secretion in the American Bullfrog. Am. J. Physiol. 213, 393-399.

KAPLAN, H. M. (1959): Anesthesia in Amphibians and Reptiles. Fed. Proc. 28, 1541-1546.

KAPLAN, H. M. and M. KAPLAN (1961): Anesthesia of Frogs with ethyl alcohol. Proc. Animal Care Panel 11, 31-36.

KAPLAN, H. M., BREWER, N. R. and M. R. KAPLAN (1962): Comparative value of some barbiturates for anesthesia in the Frog. Proc. Animal Care Panel 12, 141-148.

KARCZMAR, A. G. and T. KOPPANYI (1948): Action of central nervous system depressants at different growth periods of Salamander (Amblystoma punctatum) larvae. Fed.Proc. 7, 231-232.

KINGSLEY, G. (1954): The Biology of the Amphibia. New York: Daver Publication.

KOPPANYI, T. and A. G. KARCZMAR (1948): Comparison of anesthetic action of acetanilid, tricaine (MS-222) and aliphatic depressants. Fed. Proc. 7, 234.

LLINÁS, R. and W. PRECHT (1976): Frog Neurobiology. A Handbook. Berlin: Springer.

LOWE, C. H. (1956): Nembutal as a killing agent for Amphibians and Reptiles. Copeia 2,126.

LUMB, W. V. (1963): Anesthesia of laboratory and zoo animals, 273-274. Philadelphia: Lea und Febiger.

MANNER, H. W. (1957): Anaesthetise those planaria. Turtox News 35, 134.

MOORE, J. A. (1964): Physiology of the Amphibia. London: Academic Press.

POSCZOPKO, P. and R. JUSIAK (1972): The effect of ambient temperature and season on total and tissue metabolism of the Frog (Rana esculenta L.). Bull. Acad. pol. Sci.ce. 2, 20, 437-441.

POULPAEP, E. L. (1972): Permeability changes of the proximal tubule of Necturus during saline loading. Am. J. Physiol. 222, 517-531.

SANDOZ, M. (1920): Préparations et propriétés physiologiques de la Tricaine. Bull. Soc. Vandoise Seances Natur. 53, 263-302.

SMITH, M. (1951): The British Amphibians and Reptiles. London: Collins.

SOLOMON, A. K., HANENSON, J. B. and J. C. SHIPP (1955): Perfusion of intact single proximal tubules in kidney of Necturus using radioactive tracers. Am. J. Physiol. 183, 663.

STEFANOVA, Z., PUCHTA, V. und A. ROMANOVSKY (1962): Erfahrungen mit dem Anästhetikum MS-222. Pharmazie 17, 137-142.

TAYLOR, N. B. (1931): The relation of temperature to the heart rate of the south african Frog (Xenopus dactylethra). J. Physiol. 71, 156-168.

THIENPONT, D. and C. J. E. NIEMEGEERS (1965): Propoxate (R 7464): A new potent anesthetic agent in coldblooded vertebrates. Nature 205, 1018-1019.

WALLACH, J. D. and C. HOESSLE (1970): M-99 as an immobilizing agent in poikilothermes. Vet. Med. Small Anim. Clin. 65, 163-167.

Anschrift der Verfasser: Priv. Doz. Dr. K. B o n a t h ,
Hufelandstr. 55
D-43 Essen (BRD)

Aus dem Zoologischen Garten Basel (Direktor: Prof. Dr. E. M. L a n g) und dem Hormonlabor des Kinderspitals Basel (Vorsteher: Prof. Dr. J. G i r a r d)

GESCHLECHTSBESTIMMUNG BEI REPTILIEN MIT HILFE DES TESTOSTERONS

Von D. R ü e d i , J. G i r a r d und R. H e l d s t a b

Alle Reptilienbesitzer, seien es zoologische Gärten oder Privatpersonen, sollten sich verpflichtet fühlen, ihren Pfleglingen nicht nur optimale Haltungsbedingungen zu bieten, sondern auch die zum Teil seltenen und vom Aussterben bedrohten Arten zur Fortpflanzung zu bringen.

Neben verschiedenen Faktoren, wie Futter, Temperatur, Licht, Raumgröße und Inneneinrichtung, ist zur erfolgreichen Zucht die Kenntnis des Geschlechtsverhältnisses im Terrarium von erstrangiger Bedeutung.

Eine Vielzahl von Reptilien zeigt äußerlich keine Geschlechtsunterschiede, und das Zusammenstellen einer Zuchtgruppe oder eines Paares basiert auf Vermutungen oder ist reine Glückssache. Immer wieder werden mehr oder weniger brauchbare Methoden zur Geschlechtsbestimmung ausprobiert und beschrieben.

Im Zoologischen Garten Basel haben wir ansehnliche Zuchterfolge zu verzeichnen (z. B. Kubaboa (Epicrates angulifer), Südanakonda (Euneotus notaeus), Timorwaran (Varanus timorensis similis)); deshalb liegt uns viel daran, die Geschlechtsverhältnisse von allen übrigen Reptiliengruppen bestimmen zu können. Da wir die Geschlechter unserer sehr seltenen und kostbaren Komodowarane bis vor kurzem nicht mit Sicherheit kannten, suchten wir nach Methoden zur Geschlechtsbestimmung.

Material und Methode (Abb. 1, 2, 3).

Wir wandten eine im Zoo San Diego, Kalifornien, entwickelte Methode an. Sie basiert auf dem quantitativen Nachweis des männlichen Geschlechtshormons Testosteron, das sich sowohl beim männlichen wie beim weiblichen Individuum im Blut, bei ersterem in höherer Konzentration, nachweisen läßt. Die Blutentnahme bei Reptilien ist komplizierter als bei Säugetieren und Vögeln. Obwohl eine Herzpunktion oder kleine Inzision an einer Gliedmaße, am Schwanz oder Hals mit relativ geringen Risiken vorgenommen werden kann, sind diese Methoden keinem Tierarzt sympathisch.

An gestorbenen Reptilien stellten wir das Gefäßsystem durch Injektion eines Kunststoffes (Latex, Bally Chemie) an lebenden Tieren durch Injektion von Gefäß-Kontrastmitteln (Angiografin, Schering) dar. Auf diese Weise konnten wir die zur gefahrlosen Blutentnahme wichtigen, genügend großen, zum Teil oberflächlich, zum Teil tief verlaufenden Blutgefäße finden.

Die Punktion der Schwanzgefäße erwies sich bei Echsen als geeignet. Diese Technik der Blutentnahme mußte zuerst an kleineren Echsen (Grüne Leguane, Tejus) ausprobiert werden. Bei Schlangen besteht bei unvorsichtigem Vorgehen die Gefahr der Beschädigung von Hemipenes oder Kloakaldrüse.
Bei Schildkröten werden andere Gefäße punktiert.

Die Länge der Kanüle (40 - 120 mm) richtet sich nach der Schwanzdicke des betreffenden Tieres. Der Einstich der Kanüle (Ø 1,2 - 1,8 mm) mit kurzer Spitze erfolgt an der Schwanzunterseite in der Mittellinie je nach Tiergröße zirka 2 - 10 cm hinter der Kloake in dorsaler und leicht kranialer Richtung. Entweder fließt das Blut spontan, oder es müssen nach Auftreffen der Kanülenspitze auf einen Wirbelkörper oder ventralen Wirbelfortsatz Suchbewegungen ausgeführt werden, um einen Zwischenwirbelbereich und damit ein Blutgefäß (Vene oder Arterie) zu treffen. In den meisten Fällen muß das Blut mit einer 10 ccm Record-Spritze angesaugt werden, da selten eine exakte intravasale Blutentnahme glückt. Etwa 1 ml EDTA Blut ist ausreichend zur Testosteron-Bestimmung.

Von 25 Schlangen und 48 Echsen wurde bis heute mit dieser Methode Blut entnommen. Es wurden sowohl Reptilienarten ohne äußere Geschlechtsunterschiede berücksichtigt als auch Tiere, die sich in Größe oder bestimmten äußeren Merkmalen eindeutig unterscheiden lassen. Auch Tiere, welche während einer Kopulation beobachtet worden waren oder schon erfolgreich Eier gelegt oder geboren hatten, wurden in die Untersuchungen einbezogen. Bei einzelnen Tieren konnten durch spätere Sektion die Ergebnisse vorangegangener Blutuntersuchungen bestätigt werden.

Quantitative Testosteron-Bestimmung

Die Untersuchungen wurden im Kinderspital Basel nach der von I s m a i l et al. (1972) beschriebenen und nach G i r a r d modifizierten Methode ausgeführt.

Resultate:

Die Testosteron-Werte (pgr/ml Blut) schwanken zwischen < 130 beim Stirnlappenbasilisk (Basiliscus plumifrons) und bei der Regenbogenboa (Epicrates cenchria) und > 32300 beim Nashornleguan (Cyclura cornuta). Als Beispiel sind die Testosteronwerte der Komodowarane vom Zoo San Diego, Kalifornien, und Zoo Basel in der Tabelle 1 aufgeführt. Einzelwerte konnten durch mehrmalige Blutentnahmen in kurzen Zeitabständen bestätigt werden.
Der Nachweis von Östrogen ergab keine brauchbaren Resultate. Dies bestätigen auch die Untersuchungen in San Diego.

Diskussion:

Da, wie bereits erwähnt, männliche und weibliche Individuen einen, wenn auch quantitativ unterschiedlichen Testosteron-Blutspiegel aufweisen, können, wenn die individuell geschlechtsbedingte und artspezifische Schwankungsbreite bekannt ist, sehr präzise Geschlechtsbestimmungen vorgenommen werden. So weist z. B. ein weiblicher Wickelschwanzskink (Corucia zebrata) einen Maximalwert von 1000 pgr/ml auf, hingegen ein Männchen > 10 000. Das Sammeln von mehreren Werten beider Geschlechter einer betreffenden Reptilienart zur Interpretation weiterer Einzelresultate ist von größter Wichtigkeit.
Außerordentlich schwierig ist die Bestimmung des Geschlechtes bei Werten im Grenzbereich zwischen weiblichen und männlichen Testosteronkonzentrationen. So gibt es weibliche Tiere (dasselbe konnten wir auch bei Vögeln feststellen), die einen relativ hohen Spiegel im Blut aufweisen. Im Gegensatz dazu stehen männliche Tiere, die relativ niedrige Werte besitzen. Dazu lassen sich verschiedene Erklärungen finden. So kann sowohl ein noch nicht geschlechtsreifes als auch ein sozial unterdrücktes, niederrangiges, eventuell unterentwickeltes Männchen einen relativ niedrigen Blutspiegel aufweisen. Weiter sind jahreszeitliche Schwankungen im Hormonhaushalt bei Reptilien nachgewiesen. Ganzjährige Untersuchungen zur Abklärung dieses Problems sind im Gange. Mit Sicherheit wird der Hormonhaushalt auch durch Haltung, Fütterung, Gruppengröße und -zusammensetzung maßgebend beeinflußt.

Mit weiteren Geschlechtsbestimmungs-Methoden, wie Einführen einer feinen Sonde in die Hemipenes, Darstellung der Hemipenes mit Kontrastmitteln und Lokalanästhesie der Kloakengegend mit Herausmassieren der männlichen Geschlechtsorgane, konnten einige durch die Blutmethode zweifelhafte Resultate geklärt werden.
So war es uns im Zoologischen Garten Basel bereits möglich, Reptiliengruppen in einem zur Weiterzucht vermutlich günstigen Geschlechtsverhältnis zusammenzustellen beziehungsweise Einzeltiere mit anderen Zoos auszutauschen.

Wir sind uns bewußt, daß wir unsere Untersuchungen, die seit 1½ Jahren im Gange sind, ausbauen, die Technik verfeinern und die Anwendung auf weitere Reptilienarten ausdehnen

Tabelle 1:

Komodo-Drachenechse	Prüfzeitpunkt	Gewicht kg	Kopflänge cm	Kopfbreite cm	Scheitel-Steißlänge cm	Testosteron pg/ml	vermutliches Geschlecht
S.D.-1	18.3.1975	?	14.0	8.0	80	428	F
S.D.-2	18.3.1975	18.9	15.0	7.0	73	669	F
B-1	8.8.1975	52.1	18.0	9.0	116	>16.000	M
B-2	8.8.1975	24.5	13.7	7.8	87	<200	F
B-3	8.8.1975	28.3	15.8	7.7	96	10.300	M
B-4	8.8.1975	11.25	12.6	6.2	81	5.910	M
B-5	28.2.1976	?	17.0	9.0	112	>15.000	M

müssen.

Zusammenfassung:

Geschlechtsbestimmung bei Reptilien mit Hilfe des Testosterons

Die Methode basiert auf dem quantitativen Nachweis des männlichen Geschlechtshormons Testosteron im Blut. Die Blutentnahme erfolgt durch Punktion eines Gefäßes an der Schwanzunterseite.

Summary:

Testosterone for Sex Determination in Reptiles

The method is based on quantitative assay from the blood of the male sexual hormone testosterone. Blood is collected by puncturing a vessel in the underside of the tail.

Résumé:

Diagnostic du sexe chez les reptiles par la Testosterone

La méthode est basée sur le dosage de l'hormone mâle dans le sang. Le prélèvement se fait par ponction d'un vaisseau à la face ventrale de la queue.

Определение пола у рептилий с помощью тестостерона.

Метод основан на количественном определении мужского полового гормона тестостерона в крови. Кровь бралась методом пунктации сосудов с нижней стороны хвоста.

Literatur:

BOURNE, A. R. and R. F. SEAMARK (1975): Seasonal Changes in 17 ß-hydroxysteroids in the Plasma of a Male Lizard (Tiliqua rugosa). Comp. Biochem. Physiol. 50B, 535.

ESRA, G. N., BENIRSCHKE, K. and L. A. GRINER (1975): Blood Collecting Technique in Lizards. Am. Vet. Med. Assoc. J. 167, 555.

HUNTER, W. M., NARS, P. W. and F. J. RUTHERFORD (1975): Preparation and Behaviour of 125 I-labelled Radioligants for phenolic and neutral Steroids. In: Steroid immunoassays, Eds. E. D. H. Cameron, S. G. Hillier and K. Griffiths, Alpha Omega Publishing Ltd. Cardiff, 141-152.

ISMAIL, A. A. A., NISWENDER, G. D. and A. R. MIDGLEY (1972): Radioimmunoassay of Testosterone without Chromatography. J. Clin. Endocrin. Metab. 34, 177.

JUDD, H. L., LAUGHLIN, G. A., BACON, J. P. and K. BENIRSCHKE (1976): Circulating Androgen and Estrogen Concentrations in Lizards (Iguana iguana). J. Gen. Compar. Endocrinol. submitted.

JUDD, H. L., BACON, J. P., RÜEDI, D., GIRARD, J. and K. BENIRSCHKE (1977): Determination of Sex in the Komodo Monitor (Varanus komodoensis), Int. Zoo Yearbook 17 (im Druck).

LICHT, P. and H. W. TSUI (1975): Evidence for the intrinsic Activity of Ovine FSH on Spermatogenesis, ovarian Growth, Steroidogenesis and Ovulation in Lizards. Biol. Reprod. 12, 346.

Anschrift der Verfassers: Dr. med. vet. D. R ü e d i ,
Zoologischer Garten Basel
CH-4054 Basel (Schweiz)

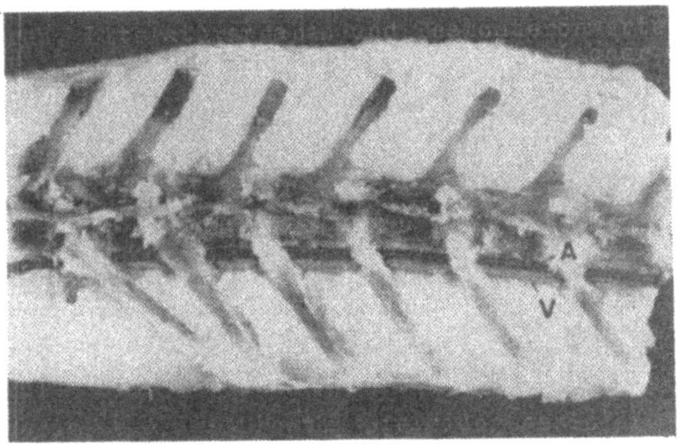

Abb. 1: Freipräparierte Schwanzwirbel (Grüner Leguan) Die Hauptarterie (A) und Hauptvene (V) sind mit Latex injiziert

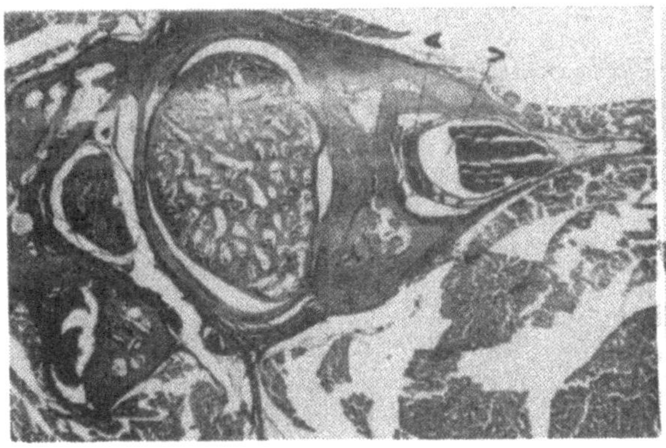

Abb. 2: Schwanzquerschnitt
Histologisches Präparat

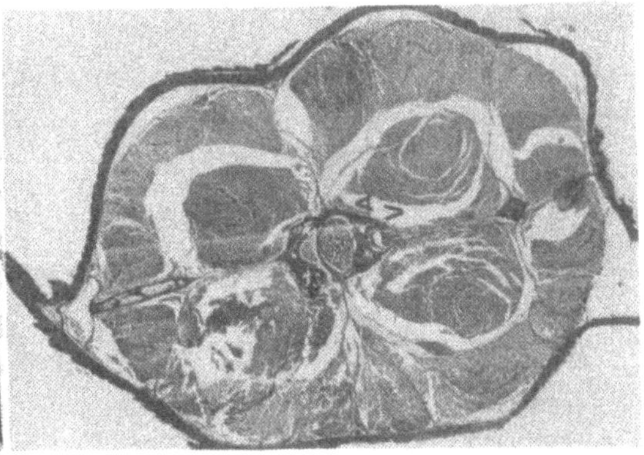

Abb. 3: Schwanzquerschnitt, Vergrößerung
Histologisches Präparat

Die Fotos wurden im Institut für Tierpathologie (Direktor: Prof. H. L u g i n b ü h l) hergestellt.

Für fachliche Beratungen, Literaturangaben und Testosteronwerte zweier Komodo-Warane möchten wir Herrn Prof. K. B e n i r s c h k e , Zoologischer Garten San Diego, unseren besten Dank aussprechen.

Aus dem Zoologischen Garten Łódź (Direktor: Dr. A. S o s n o w s k i)

INFEKTIONSKRANKHEITEN IM ZOOLOGISCHEN GARTEN ŁÓDŹ IN DEN JAHREN 1961 BIS 1975

Von A. S o s n o w s k i

Die Diagnostik der Infektionskrankheiten bei Zootieren ist mit den allgemein bekannten Schwierigkeiten verbunden. Meistens werden die Diagnosen erst bei der Sektion gestellt. Eine gesicherte Diagnose ist aber für die Behandlung der lebenden Tiere oft von entscheidender Bedeutung. Auch eine Analyse der Todesursachen ist in diesem Zusammenhang sehr wichtig, um die entsprechenden Maßnahmen einleiten zu können. Ferner kommt es darauf an, in einem Vergleich festzustellen, ob sich das Erregerspektrum über einen längeren Zeitraum geändert hat oder nicht. Aus diesem Grunde wurden in folgendem Beitrag die in den Jahren 1961 bis 1975 im Zoo Łódź festgestellten bakteriellen und virusbedingten Erkrankungen ausgewertet. In den Tabellen 1 und 2 wurden die Beteiligung der einzelnen Tierklassen und -ordnungen bzw. die jahreszeitliche Verteilung dargestellt.

Tabelle 1: Beteiligung der einzelnen Tierklassen und -ordnungen an infektionsbedingten Todesfällen im Zoo Łódź

Krankheit	Tierklasse bzw. -ordnung									
	Affen	Raubtiere	Huftiere	Nagetiere	Zahnarme	Insektenfresser	Beuteltiere	Vögel	Kriechtiere	insgesamt
Tuberkulose	3	9	27	1			2	99	11	152
Milzbrand		10								10
Tetanus			1							1
Gasödemkrankheit		1	3							4
Rotlauf		2	2					6		10
Mykoplasmose								1		1
Salmonellose	2	3						6	12	23
Shigellose	2									2
Pasteurellose	1	10	1	2		1		5		20
Rodentiose			1	10						11
Kokkeninfektion	4	1	3	3		1		8		20
andere Septikämien	5	9	11	7	3	2		24	7	68
Newcastle Disease								3		3
Maul- und Klauenseuche			1							1
Parainfluenza-III-Infektion			1							1
Virusdiarrhoe/ Mucosal Disease			1							1
virusbedingte Bronchopneumonie			2							2
insgesamt	17	45	54	23	3	4	2	152	30	330

Anmerkung: Bei den Tuberkulose-Fällen wurden alle gestorbenen Tiere aufgeführt, die irgendwelche Tbc-Veränderungen aufwiesen, unabhängig von der Todesursache

Tabelle 2: Infektionsbedingte Todesfälle im Zoo Łódź in den einzelnen Jahren

Krankheit	Zahl der Fälle															insgesamt
	1961	1962	1963	1964	1965	1966	1967	1968	1969	1970	1971	1972	1973	1974	1975	
Tuberkulose	12	9	8	7	10	8	9	11	16	14	8	12	11	11	6	152
Milzbrand			10													10
Tetanus	1															1
Gasödemkrankheit	1	1				1	1									4
Rotlauf	1		1				2	4			1			1		10
Mykoplasmose													1			1
Salmonellose								2	2	3	1	2	1		12	23
Shigellose			2													2
Pasteurellose	2			1					4	5	4	1	3			20
Rodentiose	4						1	1	4				1			11
Kokkeninfektion	1	1	2	1		1	2	3	2	2	1	2			2	20
andere Septikämien					3	4	7	6	3	10	11	8	3	10	3	68
Newcastle Disease	3															3
Maul- und Klauenseuche			1													1
Parainfluenza-III-Infektion												1				1
Virusdiarrhoe/Mucosal Disease											1					1
virusbedingte Bronchopneumonie														2		2
insgesamt	25	11	24	9	13	14	22	27	31	34	27	26	20	24	23	330

Anmerkung: siehe Tabelle 1

An erster Stelle der Infektionskrankheiten, die immer wieder zu schweren Verlusten führten, muß die Tuberkulose genannt werden. Sie wurde bei allen Tierklassen und -ordnungen festgestellt, besonders häufig aber bei den Vögeln und Huftieren. Sie wurde oft bei der Sektion auch als Parallelkrankheit ermittelt; wir hatten bereits darüber berichtet (D a b r o w s k i, 1974). Die Tiere, die mit den an Tuberkulose verstorbenen Artgenossen gemeinsam untergebracht waren, wurden einer Behandlung mit Tuberkulostatika unterzogen. Eine längere, über zwei Jahre dauernde Behandlung wurde bei Nilgauantilopen durchgeführt (S o s n o w s k i , 1964). Über irgendwelche Therapieeffekte kann aber nichts ausgesagt werden. Die Serodiagnostik der Tuberkulose bei Vögeln führte zu keinen befriedigenden Ergebnissen, da oft die positiven serologischen Befunde durch die spätere Sektion nicht bestätigt werden konnten.

Im Jahre 1963 war eine Milzbrandenzootie ausgebrochen (S o s n o w s k i, 1964). Nach dreimaliger Behandlung aller Raubtiere mit Penizillin, mit Ausnahme der Bären, wurden keine Erkrankungen mehr beobachtet.

Tetanus wurde im Jahre 1961 bei einem zwei Wochen alten Guanako nach einer Nabelinfektion festgestellt. Seitdem werden alle auf diesem Gelände geborenen Jungtiere schutzgeimpft. Bei zwei Iltissen, zwei Hängebauchschweinen und sechs Vögeln wurde eine Rotlaufseptikämie ermittelt. Pasteurellose wurde verhältnismäßig oft bei Raubtieren nachgewiesen. Sie betraf fünf Pumas, zwei Sibirische Tiger, zwei Dachse, einen Mungo und einen Seelöwen.

Unter den virusbedingten Erkrankungen ist besonders die Maul- und Klauenseuche zu nennen. Drei Wisente und drei Bisons waren erkrankt. Wie aus Tabelle 1 hervorgeht, ist nur ein Tier verstorben. Alle Paarhufer wurden geimpft,und der Zoo mußte für neun Wochen geschlossen werden. Eine Parainfluenza-III-Infektion wurde im Jahre 1972 bei einem Weißbartgnu festgestellt, bei dem bei der Sektion eine Pneumonie ermittelt wurde. Bei einem Bison wurde Mucosal Disease nachgewiesen. Die Sektion ergab eine Darmentzündung.

In vielen Fällen ist der Nachweis der Krankheitserreger nicht gelungen. Auch die Beurteilung der Befunde beim Nachweis bedingt pathogener Keime bereitet Schwierigkeiten. So stehen die ständig auftretenden Kokkeninfektionen in engem Zusammenhang mit Verletzungen, die bei Zootieren nie gänzlich zu vermeiden sind. Wie die Tabelle 2 zeigt, ist eine Häufung der Todesfälle in den einzelnen Jahren nicht zu erkennen. Auch eine jahreszeitliche Abhängigkeit ist, wie die Tabelle 3 ausweist, nicht unbedingt abzuleiten. Ein scheinbarer Rückgang in den Monaten Februar und Mai ist aufgrund des geringen Zahlenmaterials nur mit Einschränkungen zu werten.

Neben den bisher ausgewerteten Sektionsbefunden sollen schließlich noch die beobachteten Erkrankungen Erwähnung finden, die erfolgreich bekämpft werden konnten.

So wurde im Jahre 1966 bei einem Elefanten eine Diphtherie nachgewiesen. Als Erreger wurden Corynebakterien ermittelt. Nur dank großer Mühe gelang es, das Tier zu retten. Schwierigkeiten bei der Behandlung bereiteten auch eitrige Prozesse bei Reptilien und Hautentzündungen im Bereich der Ständer bei Vögeln. Schließlich erscheinen noch folgende Krankheiten erwähnenswert:

- Druse bei einem Pferd,
- epizootische, katarrhalische Entzündung der oberen Luftwege der Pferde,
- Botryomykose bei einem Pony,
- eitrige Entzündung der oberen Luftwege bei Tapiren,
- Mundfäule bei Boa constrictor.

In allen hier aufgeführten Fällen führte die tierärztliche Behandlung zum Erfolg.

Zusammenfassung:

Infektionskrankheiten im Zoologischen Garten Łódź in den Jahren 1961 bis 1975

Es wird über die von 1961 bis 1975 im Zoo Łódź festgestellten virusbedingten und bakteriellen Erkrankungen berichtet. Unter den 330 erwähnten Todesfällen steht die Tuberkulose

Tabelle 3: Infektionsbedingte Todesfälle im Zoo Łódź in den einzelnen Monaten

Krankheit	Zahl der Fälle												insgesamt
	Januar	Februar	März	April	Mai	Juni	Juli	August	September	Oktober	November	Dezember	
Tuberkulose	14	9	14	15	11	11	9	9	13	20	19	8	152
Rotlauf	2			2		3	2			1			10
Salmonellose	1		1	1	2		2	2	2	10		2	23
Pasteurellose	5		3	1		3	1		1	1	3	2	20
Rodentiose						6	2	1		1		1	11
Kokkeninfektion	3	2	3	2	1	1	1	1	2	2	2		20
andere Septikämien	11	1	6	6	2	2	4	6	13	3	9	5	68
insgesamt	36	12	27	27	16	26	21	19	31	38	33	18	304

an erster Stelle.

Summary:

Infectious Diseases in Łódź Zoo, 1961 - 1975

Reported are virus and bacterial diseases recorded in Łódź Zoo, between 1961 and 1975. There have been 330 deaths, with tuberculosis holding the first position.

Résumé:

Maladies infectieuses au Zoo de Łódź, de 1961 à 1975

Intervention portant sur les maladies infectieuses, au Zoo de Łódź, dues à des virus et à des bactéries. C'est la tuberculose qui est à la tête des maladies à dénouement mortel.

Инфекционные заболевания в зоопарке города Лоджа с 1961 по 1975 годы.

Сообщается о вирусных и бактериальных заболеваниях с 1961 по 1975 год в зоопарке города Лоджа. Среди 330 смертных случаев на I месте стоит туберкулез.

Literatur:

DABROWSKI, J. (1974): Gruzlica zwierząt w Łódzkim Ogrodzie Zoologicznym. Medycyna wet. 30, 596-597.

SOSNOWSKI, A. (1964): Tbc-Heilung bei Nilgauantilopen. VI. Internat. Symp. Erkrankungen Zootiere, Wien, 125-128.

SOSNOWSKI, A. (1964): Die Bekämpfung einer Milzbrand-Enzootie im Zoo Łódź. VI. Internat. Symp. Erkrankungen Zootiere, Wien, 51-53.

Anschrift des Verfassers: Dr. A. Sosnowski,
Zoologischer Garten
ul. Konstantynowska 8/10
94-303 Łódź (VR Polen)

Aus der Sektion Tierproduktion und Veterinärmedizin der Karl-Marx-Universität Leipzig, Fachgruppe Veterinär-Pathologie und -Pathophysiologie (Leiter: Veterinär-Rat Prof. Dr. sc. med. vet. H. K r o n b e r g e r)

ZWANZIG JAHRE POSTMORTALE UNTERSUCHUNG VON VÖGELN

Bericht über 7126 Sektionen mit besonderer Beachtung der erregerbedingten Todesursachen

Von H. K r o n b e r g e r und K.-F. S c h ü p p e l

Seit zwanzig Jahren widmen wir unsere besondere Aufmerksamkeit der postmortalen Untersuchung von Vögeln, die nicht zum Wirtschaftsgeflügel zu rechnen sind. Von 1957 bis Anfang 1972 haben wir 4000 derartige Vögel seziert. Über die Ergebnisse dieser Obduktionen haben wir 1972 berichtet (K r o n b e r g e r und S c h ü p p e l). Nach Abschluß dieser 4000 Fälle haben wir von Anfang 1972 bis Ende 1976 weitere 3126 Vögel untersucht. In den ersten fünf Jahren, von 1957 bis 1961, sind 538 Vögel obduziert worden, in den zweiten fünf Jahren 1125, in den dritten 2303 und im letzten Zeitabschnitt 3160. Die Untersuchungszahlen nahmen von Jahr zu Jahr mit leichten Schwankungen zu. 1976 kamen mit 836 Tieren die bisher meisten Vögel innerhalb eines Jahres zur Sektion. Am stärksten haben die Einsendezahlen bei Vögeln aus der Ordnung der Papageien zugenommen. Während wir in den ersten 15 Jahren 1747 Papageienvögel untersucht hatten, waren es in den letzten fünf Jahren 1953 Vögel aus dieser Ordnung. Darunter befanden sich von 1972 bis 1976 insgesamt 494 Wellensittiche, das sind gut 25 % der Papageienvögel mit einem deutlichen Anstieg in den letzten beiden Jahren (1972 waren es 57 Wellensittiche, 1973 44, 1974 52, 1975 129 und 1976 schließlich 212). Die meisten der von uns obduzierten Papageienvögel gehörten zu den sogenannten Großsittichen, in der überwiegenden Mehrzahl zu hier im Lande gezüchteten australischen Papageienarten.

Über die Untersuchungszahlen aus den einzelnen Ordnungen gibt Tabelle 1 Auskunft.

Tabelle 1: Von den einzelnen Ordnungen untersuchte Vögel:

1.	Flachbrustvögel	-	Ratitae	33
2.	Hühnervögel	-	Galli	571
3.	Kranichvögel	-	Grues	107
4.	Wat- und Möwenvögel	-	Limicolae - Lari	106
5.	Gänsevögel	-	Anseres	744
6.	Flamingos	-	Phoenicopteri	27
7.	Schreitvögel	-	Gressores	146
8.	Greifvögel	-	Accipitres	138
9.	Ruderfüßer	-	Steganopodes	64
10.	Pinguine	-	Sphenisci	48
11.	Steißfüße	-	Pygopodes	9
12.	Kuckucksvögel	-	Cuculi	14
13.	Taubenvögel	-	Columbae	162
14.	Papageien	-	Psittaci	3700
15.	Eulen	-	Striges	115
16.	Trogons	-	Trogones	3
17.	Rackenvögel	-	Coracii	10
18.	Seglerartige	-	Macrochires	30
19.	Spechtvögel	-	Pici	36
20.	Sperlingsvögel	-	Passeres	1063

In Tabelle 2 findet eine Aufgliederung in Vogelordnungen und Zahlen der Individuen statt, die bestimmten Haupttodesursachen erlegen sind. Hilfsursachen, prädestinierende Erkrankungen, Nebenbefunde und weitere Einzelheiten mußten außer acht gelassen werden, um überhaupt einen gewissen Überblick zu erreichen. Kritisch muß zu den Zahlenangaben bemerkt werden, daß keine regelmäßigen virologischen Untersuchungen durchgeführt werden konnten und daß bei einem Teil der Vögel wahrscheinlich deswegen negative kulturelle Ergebnisse

Tabelle 2:

Todesursachen der untersuchten Vögel aus zwanzig Ordnungen

	Flachbrust-vögel	Hühnervögel	Kranichvögel	Wat-u.Möwen-vögel	Gänsevögel	Flamingos	Schreitvögel	Greifvögel	Ruderfüßer	Pinguine	Steißfüße	Kuckucksvögel	Taubenvögel	Papageien	Eulen	Trogons	Rackenvögel	Seglerartige	Spechtvögel	Sperlings-vögel
Viruskrankheiten																				
Tollwut								1							2					
Leukose	4	20			5		1	1						23	1					4
Pocken		1					1							6						4
Marek'sche Krankheit		11																		
"Eulenkrankheit"															3					
"Drehkrankheit"														19						
Chlamydieninfektion																				
Ornithose/Psittakose					4								4	35						6
Bakterielle Erkrankungen																				
Staphylokokkeninfektion			1				2							7						1
Streptokokkeninfektion		3			7				1				2	93						8
Listeriose																				1
Rotlauf					5									1						
Koliinfektion		39	5	7	26	2	5	1				2	2	76	3			1	1	38
Salmonellose		21	8	16	26		8	11	7	1	1		51	79	6	2	2		5	73
Hafniainfektion														6						
Klebsielleninfektion					1									2						4
Pasteurellose	2	3	3		5	1	1			1			1	16	3				5	8
Pseudotuberkulose		1			1								1	1						3
Pseudomonadeninfektion				1										9	1					3
Nocardiose														2						1
Tuberkulose		90	16	3	23	2	9	14	1			2	3	3	2				2	6
Quail Disease		2																		
Mykoplasmose		1								9				4						
Multibakterielle Infektion		1	1	1	2	1		2				1	2	23	3					4
Mykose																				
Aspergillose	2	27	8	9	100	1	9	2	3	12		1	10	118	8	1	1	2	1	24
Andere Mykosen								1	4					22						2
Parasitäre Erkrankungen																				
Typhlohepatitis		38					1													
Trichomoniasis													4							
Kokzidiose		7			2										2					23
Malaria					1					12	1									
Leukozytozoonbefall														22						
Toxoplasmose													1	1						1
verschiedene Protozoeninfektionen					1							1		3						9
Bandwurmbefall			1	1	6	3								3					1	3
Haarwurmbefall		3											2	41						2
Spulwurmbefall								1					3	308						
Amidostomumbefall					10															
Echinuriabefall					5															
Filariose	1													2						6
Spiruridenbefall																				2
Heterakisbefall		5			2															

Syngamose		2	1																	1
Luftsackmilben																				25
Vogelmilben								2						2						
Knemidocoptesräude														9						
Organkrankheiten																				
Perikarditis	1	7	1		7		1						1	14					1	1
Myokarditis		5			11		2		4					19	2					7
Myokarddegeneration	2	6	4	3	19		6	3	2				2	68	1		1			2
Kreislaufversagen		1			1					1			2	25	1			8		20
Herzbeuteltamponade					1									11						2
Rhinitis					2									11						
Pneumonie		25	4	2	19		2	6	2	3			5	274	2			1	1	123
Erstickt					2		1	2			1			17	1					1
Stomatitis, Ingluvitis					1			1						18						5
Gastritis		3			5				1					4	1					
Enteritis	6	70	14	16	115	3	13	35	1	2	4	1	17	1029	24		3	6	7	247
Gastroenteritis	2	3	2		1	1	5	4	3				1	12	5					5
Obstipation, Torsionen usw.	1	2	1	1	9	1	3	3	1			1	1	9	2					1
Hepatitis		14	3		14	2	3	6	5	2			9	146	1					33
Leberdegeneration	3	32	4	4	44	1	10	6	3			2	5	236	3		2	10	4	48
Leberzirrhose					1								2	24						1
Leberruptur		1	1		6	1								8	1					1
Nephritis, Nephrose			1	1	4		3	1	1					12	1					
Eileiterentzündung, -ruptur	1	13			3					2			1	28						5
Legenot		12			3							1		39						6
Struma														48						1
Meningitis, Enzephalitis		6			1									19						2
Degenerat. Gehirnveränderungen		9							3				2	17						
Hauterkrank., Konjunktivitis														7	3					2
Erkrankungen d. Skelettsystems	2	3	1					3						1						1
Muskeldegeneration, Sehnenerkrank.		2			5									5			1			
Gicht		12	9	16	49	1	23	11	16			2	10	224	10				3	46
Amyloidose		2		2	47	1				1				2						9
Hypovitaminose		3		8	13		5	1						2						
Kachexie, Inanition		2	1	2	14	1	5	6		1				5	4					47
Vergiftungen	2	4		7	15									20						
Verletzungen, Unfälle	6	23	9		40	4	15	3	4				5	158	4			1	4	118
Alterstod														1						1
Serositis	1	10	2		7		1	2			1		1	18	1					7
Abszesse, Geschwüre							1	2	1					6						2
Geschwülste		7			4	1	2						1	100	1					7
Fäulnis, Autolyse		15	5	5	36		2	5	1	1	1		7	93	13			1	1	44
ungeklärt, o.b. B.		4	1	1	13		6	3					4	34						6

in der Mikrobiologie zustande gekommen sind, weil die erkrankten Vögel mit oft gerade verfügbaren Antibiotika von Laien in willkürlicher Dosierung behandelt worden waren. Das konnte den Tod der Tiere nicht verhindern, hat aber wohl doch in einem kaum abzuschätzenden Teil der Fälle den Nachweis von Bakterien in Kulturen beeinträchtigt. So kann man annehmen, daß manche der unter Organkrankheiten erscheinenden entzündlichen Veränderungen, vor allem der Atmungsorgane und des Verdauungskanals, aber auch des Herzens und der Leber, durch Erreger, die dem postmortalen Nachweis entgangen sind, verursacht oder in ihrem Verlauf kompliziert worden sind.

Von den insgesamt 7126 Vögeln trafen 230 Tiere (3,2 %) im Zustand fortgeschrittener Autolyse und Fäulnis ein; so daß keine eindeutigen Todesursachen mehr ermittelt werden konnten. Bei weiteren 72 Vögeln (1,0 %) konnte aus verschiedenen anderen Gründen keine Diagnose gestellt werden. Diese 302 Tiere werden von der Gesamtzahl der Einsendungen abgezogen. Es verbleiben so 6824 Vögel, auf die sich die nachfolgenden Auswertungen und Prozentzahlen beziehen (6824 Fälle = 100 %).

Tabelle 3 gibt einen Überblick über die bei diesen 6824 Vögeln aus 20 Ordnungen am häufigsten festgestellten Todesursachen. In diese Tabelle konnten 6433 Tiere, somit 94,3 %, eingeordnet werden.

Tabelle 3: Reihenfolge der Häufigkeit festgestellter Todesursachengruppen

	n	%
1. Erkrankungen des Verdauungskanals	1707	25,0
2. Durch Bakterien bedingte Erkrankungen	976	14,3
3. Erkrankungen der Leber	702	10,3
4. Durch Parasiten bedingte Erkrankungen	583	8,5
5. Erkrankungen der Atmungsorgane	532	7,8
6. Gicht	432	6,3
7. Verletzungen, Unfälle	394	5,8
8. Durch Pilze bedingte Erkrankungen	368	5,4
9. Erkrankungen der Kreislauforgane	276	4,0
10. Geschwülste	123	1,8
11. Erkrankungen der Geschlechtsorgane	114	1,7
12. Durch Viren bedingte Erkrankungen	103	1,5
13. Amyloidose	64	0,9
14. Erkrankungen des Nervensystems	59	0,9

Über ein Drittel der Tiere ist an Erkrankungen der Verdauungsorgane, Verdauungskanal und Leber zusammengefaßt, gestorben. Darunter waren Enteritiden am häufigsten. 1613 Vögel (23,6 %) sind daran gestorben. Selbständige Gastritiden sind bei nur 14 Tieren, Gastroenteritiden bei 44 festgestellt worden. Obstipationen, Torsionen, Invaginationen des Darmes und ähnliche nichtentzündliche Veränderungen hatten bei 36 Vögeln zum Tode geführt. 417 Tiere (6,1 %) waren Leberdegenerationen erlegen, 238 (3,5 %) Hepatitiden. 28 waren an einer Leberzirrhose gestorben, 19 an Leberrupturen.

Den Erkrankungen der Verdauungsorgane folgen in der Häufigkeit durch Bakterien bedingte Krankheiten, darunter an erster Stelle Salmonellosen mit 317 Tieren (4,6 %), danach Koliinfektionen mit 208 (3,0 %), Tuberkulose mit 176 (2,6 %), Streptokokkeninfektionen mit 114 (1,7 %), Pasteurellose mit 49 (0,7 %), multibakterielle Infektionen mit 41 (0,6 %); daran schließen sich an je 14 Vögel mit Pseudomonadeninfektion und Mykoplasmose, elf mit Staphylokokkeninfektion, je sieben mit Klebsielleninfektion und Pseudotuberkulose, je sechs mit Rotlauf und Hafniainfektion, drei mit Nocardiose, zwei mit Quail Disease und schließlich ein Vogel mit Listeriose.

An durch Parasiten bedingten Krankheiten sind 583 Vögel (8,5 %) gestorben. Darunter dominiert mit Abstand der Spulwurmbefall mit 312 Fällen (4,6 %). Ihm folgt der Haarwurmbefall mit 48 Fällen. Daran schließen sich in der Häufigkeit an Typhlohepatitis mit 39 Vögeln,

Kokzidiose mit 34, Luftsackmilbenbefall mit 25, Leukozytozoonbefall mit 22, Bandwurmbefall mit 18, Malaria und verschiedene Protozoeninfektionen mit je 14, Amidostomumbefall mit zehn, Filariose und Knemidocoptesräude mit je neun, Heterakisbefall mit sieben, Echinuriabefall mit fünf, Trichomoniasis, Syngamose und Vogelmilbenbefall mit je vier, Toxoplasmose mit drei und Spiruridenbefall mit zwei Fällen.

532 Vögel (7,8 %) sind an Erkrankungen der Atmungsorgane gestorben. Darunter befanden sich 469 Fälle (6,9 %) von Pneumonien, 25 von Suffokation und 13 von Rhinitiden.

Die Gicht mit ihren verschiedenen Formen forderte 432 Tote (6,3 %) unter den untersuchten Vögeln mit gestellten Diagnosen. In der Häufigkeit schließen sich Verletzungen, Unfälle usw. mit 394 Fällen (5,8 %) an.

Unter den 368 (5,4 %) durch Pilze verursachten Todesfällen waren 339 durch Aspergillen, 29 durch Pilze anderer Gattungen bedingt.

Die 276 (4,0 %) durch Erkrankungen oder Versagen der Kreislauforgane bedingten Todesfälle verteilen sich auf 119mal Myokarddegenerationen (1,7 %), 59mal Kreislaufversagen, 50mal Myokarditis, 34mal Perikarditis und 14mal Herzbeuteltamponade.

123 Geschwülste (1,8 %) sind als Todesursachen diagnostiziert worden, darunter 47 Karzinome, 25 Sarkome, 16 Xanthome, elf Adenome, neun Seminome, sieben Fibrome, sechs Lipome und zwei Adenofibrome.

Unter den 114 Todesfällen (1,7 %) infolge von Erkrankungen der Geschlechtsorgane waren 61mal die Legenot und 54mal Entzündungen oder Rupturen des Eileiters vertreten.

103 Vögel (1,5 %) waren Viruskrankheiten erlegen, darunter waren 55 Leukosen, 19mal "Drehkrankheit" der Papageienvögel (Kronberger und Schüppel, 1972; Kronberger et al., 1975), zwölfmal Pocken, elfmal Mareksche Krankheit und je dreimal "Eulenkrankheit" (Burtscher, 1965; Burtscher und Schumacher, 1966) und Tollwut.

64 Vögel waren an Amyloidose gestorben und 59 an Erkrankungen des Nervensystems, darunter 31mal degenerative Gehirnveränderungen und 28mal entzündliche Prozesse im Gehirn und an den Hirnhäuten.

Bisher sind summarische Aussagen über Todesursachen von Vögeln aus allen zwanzig Ordnungen, von denen Tiere zur Untersuchung gekommen sind, gemacht worden. Von vergleichendem Interesse und von Bedeutung für die klinische Diagnostik und auch Therapie sind das Vorkommen und die Häufigkeit bestimmter Todesursachen innerhalb der einzelnen Ordnungen.

Aus zehn Vogelordnungen sind jeweils weniger als hundert Tiere untersucht worden. Von den bei diesen Tieren erhobenen Befunden sollen nur die in ihrer Häufigkeit besonders auffallenden hier erwähnt werden. So haben bei Flachbrustvögeln, also bei Straußen, Nandus, Kasuarvögeln, besonders oft, nämlich bei 18,2 % der untersuchten Tiere, und bei Flamingos in 14,8 % der Fälle Unfälle und andere Verletzungen zum Tode geführt. 11,1 % der Flamingos waren an massivem Bandwurmbefall gestorben. 25,4 % der Ruderfüßer, vor allem Pelikane und Kormorane, sind der Gicht erlegen, 11,1 % Salmonellosen. 25,5 % der Pinguine waren an Aspergillosen gestorben, weitere 25,5 % an Malaria und 19,1 % an Mykoplasmose. Bei 34,5 % der Seglerartigen, durchweg Kolibris, waren Leberdegenerationen die Todesursache, bei 27,6 % Kreislaufversagen. Jeweils 14,3 % der Spechtvögel, vor allem Bartvögel, Arassaris und Tukane, waren an Salmonellose und Pasteurellose, je 11,4 % an Leberdegenerationen und Verletzungen gestorben.

In eine genauere Auswertung sollen im folgenden die zehn Ordnungen einbezogen werden, von denen jeweils mehr als hundert Vögel untersucht worden sind. Todesursachengruppen dieser

Ordnungen sind in Tabelle 4 zusammengefaßt. Bei der Ordnung Sperlingsvögel sind außer den Tieren, bei denen wegen Fäulnis, Autolyse oder aus anderen Ursachen keine Diagnose gestellt werden konnte, wie das in allen Ordnungen geschehen ist, weiterhin 85 Stare abgezogen worden, die ertrunken waren (darüber hat S. S e i f e r t 1970 berichtet), und 44 Schwalben, die wegen des schlechten Wetters im Herbst 1974 nicht zum Abflug nach dem Süden gekommen und verhungert waren. Über die Schwalbentragödie dieses Herbstes und über unternommene Rettungsaktionen haben verschiedene Autoren geschrieben. Die relativ großen Zahlen dieser freilebenden Vögel in unserem Sektionsgut mit zwei einheitlichen Diagnosen hätten innerhalb der Ordnung der Sperlingsvögel zur Verschiebung der Relationen geführt und die Häufigkeiten von Todesursachen unter den Sperlingsvögeln in Obhut des Menschen fälschlich verändert, von denen kein so großer Anteil verunglückt oder verhungert war.

Zur Erreichung einer besseren Übersichtlichkeit ist in Tabelle 5 eine Rangfolge der Häufigkeit von Gruppen der erregerbedingten Todesursachen in den zehn Vogelordnungen aufgestellt worden. Daraus geht hervor, daß doch erhebliche Unterschiede zwischen den einzelnen Ordnungen bestehen. Nur ein gutes Viertel der Papageien und der Greifvögel ist an erregerbedingten Krankheiten gestorben, dagegen die Hälfte der Tauben- und Hühnervögel. Sehr unterschiedlich ist auch die Beteiligung der einzelnen Erregergruppen an der Gesamthäufigkeit in den Ordnungen.

5,9 % der Eulen sind an Viruskrankheiten gestorben, darunter an "Eulenkrankheit" und Leukosen. Bei den Hühnervögeln dominieren zwanzig Fälle von Leukosen (3,6 %) und elf (2,0 %) von Marekscher Krankheit. Fasanen scheinen von Haushühnerbeständen her gefährdet zu sein. Bei den Schreitvögeln handelt es sich um Leukose und Pocken. Unter den Papageien haben wir 23 Fälle von Leukose, 19 von "Drehkrankheit", deren Viruscharakter allerdings noch nicht eindeutig nachgewiesen ist, und sechs von Pocken beobachtet. Bei Sperlingsvögeln sind Leukosen und Pocken, bei Gänsevögeln Leukosen diagnostiziert worden. Bei Kranichvögeln, Wat- und Möwenvögeln und Taubenvögeln sind von uns keine Viruskrankheiten festgestellt worden. Ein Mangel unserer Untersuchungen ist allerdings, daß virologische Nachweise nur in Ausnahmefällen, in der Regel dagegen nicht durchgeführt werden konnten. Trotzdem läßt sich sagen, daß bei den nicht domestizierten Vögeln Viruskrankheiten bei weitem nicht die große Bedeutung wie beim Wirtschaftsgeflügel zu haben scheinen.

Ornithose/Psittakose ist überhaupt nur in vier der zehn Ordnungen festgestellt worden. Es handelt sich dabei um Todesursachen, es wird damit keine Aussage über die Verbreitung des Erregers gemacht. Am häufigsten waren Tauben an Ornithose gestorben, nämlich 2,6 %. Jeder Hundertste der von uns untersuchten Papageien war einer Psittakose erlegen. Ornithose kam außerdem bei Sperlings- und Gänsevögeln vor, dabei jeweils in unter einem Prozent der Fälle.

Die größte Häufigkeit bakteriell bedingter Todesfälle ist wieder bei den Taubenvögeln zu finden. Das ist durch die hohe Zahl der Salmonellosen bedingt, an denen 51 Tauben (33,8 %) gestorben waren. Daneben fallen noch drei Tauben mit Tuberkulose auf. Bei den Kranichvögeln herrschen 16 Tuberkulosefälle (15,8 %), acht Salmonellosen (7,9 %) und fünfmal Koliinfektionen (4,9 %) vor. Bei den Hühnervögeln dominiert die Tuberkulose mit 90 Tieren (16,3 %), ihr folgen 39 Koliinfektionen (7,1 %) und 21 Salmonellosen (3,8 %). Unter den Wat- und Möwenvögeln wurden 16mal Salmonellosen (16,0 %), siebenmal Koliinfektionen (7,0 %) und dreimal Tuberkulose (3,0 %) diagnostiziert. Bei den Schreitvögeln herrschen Tuberkulose mit neun Fällen (6,5 %), Salmonellosen mit acht (5,8 %) und Koliinfektionen mit fünf (3,6 %) vor. 14 der Greifvögel (10,8 %) waren an Tuberkulose gestorben, elf an Salmonellosen (8,5 %). Auf das gehäufte Vorkommen von Tuberkulose bei Turmfalken (Falco tinnunculus) haben wir schon hingewiesen (K r o n b e r g e r et al., 1976). Bei sechs Eulen (5,9 %) haben wir Salmonellosen festgestellt, bei je drei (2,9 %) Koliinfektionen und Pasteurellose. 73 Sperlingsvögel (8,3 %) sind an Salmonellosen gestorben, 38 an Koliinfektionen (4,3 %), acht an Pasteurellose und sechs an Tuberkulose. Je 26 Fälle (3,7 %) von Salmonellosen und Koliinfektionen und 23 (3,3 %) von Tuberkulose haben wir bei den Gänsevögeln diagnostiziert. Unter den Papageien schließlich fanden wir 93 Fälle (2,6 %) von Streptokokkeninfektionen, 79 (2,2 %) von Salmonellosen und 76 (2,1 %) von Koliinfek-

Tabelle 4: Todesursachen in zehn Vogelordnungen, von denen jeweils mehr als 100 Tiere untersucht worden sind

	Hühnervögel		Kranichvögel		Wat- und Möwenvögel		Gänsevögel		Schreitvögel		Greifvögel		Taubenvögel		Papageien		Eulen		Sperlingsvögel	
Erregerbedingte Krankheiten, verursacht durch:	n	%	n	%	n	%	n	%	n	%	n	%	n	%	n	%	n	%	n	%
Virus	32	5,8	-	-	-	-	5	0,7	2	1,4	1	0,8	-	-	48	1,3	6	5,9	8	0,9
Chlamydien	-	-	-	-	-	-	4	0,6	-	-	-	-	4	2,6	35	1,0	-	-	6	0,7
Bakterien	161	29,2	34	33,7	28	28,0	96	13,8	34	24,6	28	21,5	62	41,0	322	9,0	18	17,6	150	17,0
Pilze	27	4,9	8	7,9	9	9,0	100	14,4	9	6,5	3	2,3	10	6,6	140	3,9	8	7,8	26	3,0
Parasiten	55	10,0	2	2,0	1	1,0	27	3,9	1	0,7	3	2,3	10	6,6	391	10,9	2	2,0	72	8,1
Erregerbed. insgesamt	275	49,8	44	43,6	38	38,0	232	33,4	46	33,3	35	26,9	86	56,9	936	26,2	34	33,3	262	29,6
Organkrankheiten																				
Kreislauforgane	19	3,4	5	4,9	3	3,0	39	5,6	9	6,5	3	2,3	5	3,3	137	3,8	4	3,9	32	3,6
Atmungsorgane	25	4,5	4	4,0	2	2,0	23	3,3	3	2,2	8	6,1	5	3,3	302	8,4	3	2,9	124	14,0
Verdauungskanal	78	14,1	17	16,8	17	17,0	131	18,8	21	15,2	43	33,1	19	12,6	1072	30,0	32	31,4	258	29,2
Leber	47	8,5	8	7,9	4	4,0	65	9,3	13	9,4	12	9,2	16	10,6	414	11,6	5	4,9	83	9,4
Nieren	-	-	1	1,0	1	1,0	4	0,6	3	2,2	1	0,8	-	-	12	0,3	1	1,0	-	-
Geschlechtsorgane	25	4,5	-	-	-	-	6	0,9	-	-	-	-	1	0,7	67	1,9	-	-	11	1,2
Nervensystem	15	2,7	-	-	-	-	1	0,1	-	-	-	-	2	1,3	48	1,3	-	-	2	0,2
Endokrine Organe	-	-	-	-	-	-	-	-	-	-	-	-	-	-	36	1,0	-	-	1	0,1
Haut, Muskulatur, Skelett	5	0,9	1	1,0	-	-	5	0,7	-	-	3	2,3	-	-	13	0,4	3	2,9	3	0,3
Organkrankheiten insgesamt	214	38,8	36	35,6	27	27,0	274	39,4	49	35,5	70	53,8	48	31,8	2101	58,8	48	47,0	514	58,0
Gicht	12	2,2	9	8,9	16	16,0	49	7,0	23	16,7	11	8,5	10	6,6	224	6,3	10	9,8	46	5,2
Amyloidose	2	0,4	-	-	2	2,0	47	6,8	-	-	-	-	-	-	2	0,1	-	-	9	1,0
Verletzungen, Unfälle	23	4,2	9	8,9	-	-	40	5,7	15	10,9	3	2,3	5	3,3	158	4,4	4	3,9	33	3,7
Geschwülste	7	1,3	-	-	-	-	4	0,6	2	1,4	-	-	1	0,7	100	2,8	1	1,0	7	0,8
Insgesamt	533	96,6	98	97,0	83	83,0	646	92,8	135	97,8	119	91,5	150	99,3	3521	98,5	97	95,1	871	98,5

Tabelle 5: Rangfolge der Häufigkeit erregerbedingter Todesursachen in zehn Vogelordnungen (Zahlen als % aller diagnostizierten Fälle innerhalb der jeweiligen Ordnung)

Erregerbedingte Todesursachen insgesamt		Virus		Chlamydien		Bakterien		Pilze		Parasiten	
1. Taubenvögel	56,9	1. Eulen	5,9	1. Taubenvögel	2,6	1. Taubenvögel	41,0	1. Gänsevögel	14,4	1. Papageien	10,9
2. Hühnervögel	49,8	2. Hühnervögel	5,8	2. Papageien	1,0	2. Kranich-vögel	33,7	2. Wat- und Möwenvögel	9,0	2. Hühnervögel	10,0
3. Kranichvögel	43,6	3. Schreitvögel	1,4	3. Sperlings-vögel	0,7	3. Hühnervögel	29,2	3. Kranichvögel	7,9	3. Sperlings-vögel	8,1
4. Wat- und Möwenvögel	38,0	4. Papageien	1,3	4. Gänsevögel	0,6	4. Wat- und Möwenvögel	28,0	4. Eulen	7,8	4. Taubenvögel	6,6
5. Gänsevögel	33,4	5. Sperlings-vögel	0,9			5. Schreit-vögel	24,6	5. Taubenvögel	6,6	5. Gänsevögel	3,9
6. Schreitvögel	33,3	6. Greifvögel	0,8			6. Greifvögel	21,5	6. Schreitvögel	6,5	6. Greifvögel	2,3
7. Eulen	33,3	7. Gänsevögel	0,7			7. Eulen	17,6	7. Hühnervögel	4,9	7. Kranichvögel	2,0
8. Sperlingsvögel	29,6					8. Sperlings-vögel	17,0	8. Papageien	3,9	8. Eulen	2,0
9. Greifvögel	26,9					9. Gänsevögel	13,8	9. Sperlings-vögel	3,0	9. Wat- und Möwenvögel	1,0
10. Papageien	26,2					10. Papageien	9,0	10. Greifvögel	2,3	10. Schreitvögel	0,7

tionen. Auf die Empfänglichkeit von Papageien gegenüber Streptokokken, die häufig von Menschen stammen dürften, möchten wir nochmals hinweisen. In den letzten zehn Jahren haben wir bei Papageien keinen Fall von Tuberkulose gesehen.

Die Mykosen bedürfen keiner weiteren Aufschlüsselung. Wie aus Tabelle 5 hervorgeht, kamen sie am häufigsten bei Gänse-, bei Wat- und Möwen- und bei Kranichvögeln vor, bei Tieren also, die in Wassernähe und auf dem Wasser leben und die auch in Obhut des Menschen in einem derartigen Milieu gehalten werden, das für pathogene Pilze günstig ist.

Bei den parasitär bedingten Todesfällen stehen die Papageien an erster Stelle. Von ihnen waren 308 (8,6 %) an Spulwurmbefall gestorben und 41 (1,1 %) an Haarwurmbefall, weitere 22 an Leukozytozoonbefall, über den wir bereits berichtet haben (S c h ü p p e l und K r o n b e r g e r , 1976). Bei den Hühnervögeln herrschte die Typhlohepatitis mit 38 Fällen (6,9 %) vor. Siebenmal (1,3 %) wurden Kokzidiosen festgestellt. Bei den Sperlingsvögeln war Luftsackmilbenbefall durch Sternostoma tracheacolum, vor allem bei Gouldsamadinen (Chloebia gouldiae), auch bei Kanarienvögeln (Serinus c. canaria), mit 25 Fällen (2,8 %) am häufigsten, gefolgt von 23mal (2,6 %) Kokzidiosen. Bei den Tauben kam Trichomoniasis viermal vor (2,6 %). Unter den Gänsevögeln sind zehnmal (1,4 %) Amidostomumbefall, sechsmal Bandwurm- und fünfmal Echinuriabefall als Todesursachen diagnostiziert worden. In den übrigen Ordnungen sind die Zahlen der infolge parasitärer Erkrankungen gestorbenen Vögel zu gering, um daraus irgendwelche Schlußfolgerungen ziehen zu können.

Bei der Betrachtung der Todesfälle, die nicht erregerbedingt waren, sollen lediglich die Vogelordnungen hervorgehoben werden, in denen bei den jeweiligen Todesursachen die für alle zwanzig Vogelordnungen insgesamt errechneten Prozentsätze deutlich überschritten worden sind. Erkrankungen der Kreislauforgane (bei allen zwanzig Ordnungen insgesamt in 4,0 % der Fälle vorgekommen) sind bei 6,5 % der Schreitvögel und 5,6 % der Gänsevögel aufgetreten. Erkrankungen der Atmungsorgane (7,8 %) sind am häufigsten bei Sperlingsvögeln mit 14,0 % und mit 8,4 % bei Papageien diagnostiziert worden. Die meisten Vögel aus diesen Ordnungen in Obhut des Menschen stammen aus subtropischen und tropischen Gebieten und werden bei uns häufig in Freivolieren gehalten. Todesfälle solcher Tiere an entzündlichen Erkrankungen der Atmungsorgane häufen sich in unserem Untersuchungsgut während naßkalter, neblig-trüber Wetterperioden besonders im Herbst und im Frühjahr. An Erkrankungen des Verdauungskanals (25,0 %) sind 33,1 % der Greifvögel, 31,4 % der Eulen, 30,0 % der Papageien und 29,2 % der Sperlingsvögel gestorben. Den diesen Vögeln verabreichten Futtermitteln und der Fütterungshygiene muß besondere Aufmerksamkeit gewidmet werden. Nützlich wäre es sicher auch, wenn einmal zur Klärung der kausalen Genese die Organe der an entzündlichen Veränderungen des Verdauungskanals gestorbenen Vögel kontinuierlich virologisch untersucht werden könnten. 11,6 % der Papageien sind an Veränderungen der Leber (10,3 %) gestorben. Das Überwiegen von degenerativen Prozessen in der Leber weist ebenfalls auf Schädigungen vom Darminhalt aus hin. Auffallend selten haben wir Veränderungen der Nieren, außer der Gicht, in unseren Untersuchungen als Todesursachen festgestellt. 2,2 % der Schreitvögel und je 1,0 % der Kranichvögel, der Wat- und Möwenvögel und der Eulen waren an Nierenerkrankungen gestorben. Bei den Erkrankungen der Geschlechtsorgane (1,7 %) traten die Hühnervögel mit 4,5 % deutlich hervor. Erkrankungen des Nervensystems (0,9 %) kamen bei Hühnervögeln mit 2,7 % und bei Tauben und Papageien mit je 1,3 % häufiger vor. Todesursachen unter dem zusammenfassenden Begriff Veränderungen der endokrinen Drüsen fanden sich nur als Strumen mit 36 Fällen unter den Papageien, fast ausschließlich bei Wellensittichen, und einem Fall unter den Sperlingsvögeln. Die Gicht (6,3 %) war häufig unter den Schreitvögeln mit 16,7 %, den Wat- und Möwenvögeln mit 16,0 %, den Eulen mit 9,8 %, den Kranichvögeln mit 8,9 %, den Greifvögeln mit 8,5 % und den Gänsevögeln mit 7,0 %. Amyloidose (0,9 %) wurde bei 6,8 % der Gänsevögel und bei 2,0 % der Wat- und Möwenvögel diagnostiziert. Verletzungen (5,8 %) kamen vor allem bei Schreitvögeln mit 10,9 % und bei Kranichvögeln mit 8,9 % vor, bei wehrhaften Vögeln mit zumeist beachtlichen Schnäbeln und mit häufig ungenügender Ausweichmöglichkeit in Obhut des Menschen bei innerartlichen Auseinandersetzungen. An Geschwülsten (1,8 %) sind vor allem Wellensittiche aus der Ordnung Papageien (2,8 %) gestorben.

6078 der 7126 untersuchten Vögel gehörten in vier Ordnungen, nämlich 571 zu den Hühnervögeln, 744 zu den Gänsevögeln, 3700 zu den Papageien und 1063 zu den Sperlingsvögeln. Mit Tieren aus diesen Ordnungen hat es der Tierarzt am ehesten zu tun. Mit der größeren Zahl der untersuchten Individuen einer Ordnung wächst auch die Sicherheit unserer verallgemeinernden Aussagen und Schlußfolgerungen. Da dem Tierarzt im konkreten Fall immer ein zu einer bestimmten Ordnung gehörender Vogel vorgestellt wird, fassen wir zur besseren Orientierung unsere Untersuchungsergebnisse jeweils für jede dieser vier Ordnungen zusammen.

Die Hälfte der Hühnervögel ist an erregerbedingten Krankheiten gestorben. Von Viruskrankheiten haben wir Leukosen (20mal = 3,6 %), Marekscho Krankheit (elfmal = 2,0 %) und Pocken (einmal) festgestellt. Die Übertragung der Erreger derartiger Krankheiten von Nutzgeflügelbeständen auf Pfauen, Fasanen, Wachteln usw. und auch umgekehrt ist direkt und indirekt leicht möglich. Unter den bakteriell bedingten Krankheiten war die Tuberkulose mit 90 Fällen = 16,3 % aller Todesursachen am häufigsten. Auch hier sind Wechselbeziehungen zwischen Wirtschaftshühnerhaltungen und Beständen mit anderen Hühnervögeln sehr leicht möglich. Halter von Vögeln aus der Familie der Fasanenvögel vor allem müssen beim starken Rückgang der Geflügeltuberkulose in den Nutztierhaltungen sehr darauf achten, daß ihre Bestände nicht zu tuberkulösen Inseln in einer tuberkulosefreien Umwelt werden. Sie bedürfen zur nicht leichten Lösung dieser Aufgabe der Hilfe des Tierarztes. 39 Hühnervögel (7,1 %) waren an Koliinfektionen gestorben, 21 (3,8 %) an Salmonellosen, außerdem je drei Tiere an Streptokokkeninfektion und Pasteurellose, zwei an Quail Disease und je ein Hühnervogel an Pseudotuberkulose, Mykoplasmose und an einer multibakteriellen Infektion. Bei den 27 (4,9 %) mykotischen Erkrankungen handelte es sich ausschließlich um Aspergillosen. Unter den 55 (10,0 %) parasitär bedingten Todesursachen waren 38 Fälle (6,9 %) von Typhlohepatitis, deren Verhinderung sich bei der Aufzucht von empfindlichen Fasanenvögeln problematisch gestalten kann. Ihr folgen sieben (1,3 %) Fälle von Kokzidiose, fünf von Heterakisbefall, drei von Haarwurmbefall und zwei von Syngamose. Unter den Organkrankheiten dominieren mit 78 Fällen (14,1 %) die Erkrankungen des Verdauungskanals, darunter 70mal (12,7 %) Enteritiden, dreimal Gastritiden, dreimal Gastroenteritiden und zweimal Darmtorsion und -invagination. Bei den 47 Fällen von Lebererkrankungen handelte es sich 32mal (5,8 %) um Leberdegenerationen, 14mal (2,5 %) um Hepatitiden und einmal um eine Leberruptur. Die Erkrankungen der Atmungsorgane waren durchweg Pneumonien. An den Geschlechtsorganen sind 13mal (2,3 %) Eileiterentzündungen und -rupturen festgestellt worden, und zwölfmal (2,2 %) ist eine Legenot beobachtet worden. Siebenmal sind Perikarditiden, sechsmal Myokarddegenerationen, fünfmal Myokarditiden und einmal akutes Kreislaufversagen diagnostiziert worden. Von den übrigen Erkrankungen erscheinen noch Verletzungen und Unfälle (23mal, 4,2 %) und die Gicht (12mal, 2,2 %) von Bedeutung. Die Hähne mancher Fasanenarten sind recht streitbar und wehrhaft, innerartliche Auseinandersetzungen können zu Todesfällen führen. Andere scheue Arten können sich an der Gehegeumzäunung verletzen, die durch Bepflanzung, Reisig, Schilfmatten oder gespannten Stoff für die Tiere deutlich erkennbar gemacht werden sollte.

Ein Drittel der Gänsevögel ist an erregerbedingten Krankheiten gestorben. Mit fünf Fällen (0,7 %) war dabei der Anteil an Viruskrankheiten gering, bei denen es sich ausschließlich um Leukosen handelte. Viermal (0,6 %) haben wir Ornithose diagnostiziert. Unter den durch Bakterien bedingten 96 Todesfällen (13,8 %) kamen drei Krankheiten etwa gleich häufig vor, nämlich Koliinfektionen 26mal (3,7 %), Salmonellosen 26mal (3,7 %) und die Tuberkulose 23mal (3,3 %). Auf die Tuberkulose der Gänsevögel, von denen manche Exemplare im Gegensatz zum Hausgeflügel sehr alt werden können, sollte der Tierarzt besonders achten. Relativ oft fanden wir Mykosen, ausschließlich Aspergillose, vor allem der Atmungsorgane (100 Fälle = 14,4 %). Unter den parasitären Todesursachen (27 Fälle = 3,9 %) ist zehnmal (1,4 %) Amidostomumbefall, sechsmal Bandwurmbefall, fünfmal Echinuriabefall und je zweimal Kokzidiose, Heterakisbefall und Protozoenbefall festgestellt worden. An Erkrankungen des Verdauungskanals (131 Fälle = 18,8 %) diagnostizierten wir 115mal (16,5 %) Enteritiden, neunmal Obstipationen, Darminvaginationen und -torsionen, fünfmal Gastritiden und einmal eine Gastroenteritis. Bei 65mal (9,3 %) ermittelten Leberveränderungen handelte es sich 44mal (6,3 %) um Leberdegenerationen, 14mal (2,0 %) um Hepatitiden, sechsmal um Leberrupturen und einmal um eine Leberzirrhose. Dazu kommt, daß die

Leber bei der bei Gänsevögeln durchaus nicht seltenen Amyloidose meistens stark beteiligt ist. Gegenüber den anderen drei Vogelordnungen relativ häufig traten Veränderungen der Kreislauforgane als Todesursachen auf (39 Fälle = 5,6 %), darunter 19mal (2,7 %) Myokarddegenerationen, elfmal (1,6 %) Myokarditiden, siebenmal (1,0 %) Perikarditiden und je einmal Herzbeuteltamponade und akutes Kreislaufversagen. 19 Gänsevögel (2,7 %) waren an Pneumonien gestorben, zwei an Rhinitiden, und zwei waren erstickt. Veränderungen der übrigen Organe hatten nur bei jeweils unter einem Prozent der untersuchten Gänsevögel zum Tode geführt. Relativ viel Gänsevögel sind an der Gicht gestorben (49 = 7,0 %). Nur in dieser Vogelordnung hat die Amyloidose eine so große Bedeutung (47 Fälle = 6,8 %). Besonders betroffen sind Gänse der nordischen Meere, auffallend aggressive Arten und Gänsevögel aus sehr dicht besetzten Anlagen, auf denen sich die Tiere häufig gegenseitig stören. Verletzungen (40 Fälle = 5,7 %) sind häufig die Folge von Auseinandersetzungen mit anderen Gänsevögeln, vor allem während der Brutzeit.

Über die Hälfte (51,9 %) aller von uns untersuchten Vögel gehörte in die Ordnung der P a p a g e i e n . Bei diesen Tieren hatten erregerbedingte Krankheiten im Vergleich mit den anderen Ordnungen am seltensten zum Tode geführt, nämlich in 26,2 % der Fälle. 48 Vögel (1,3 %) waren an Viruskrankheiten oder vermeintlichen Viruskrankheiten gestorben, darunter 23 an Leukosen, sechs an Pocken und 19 an der "Drehkrankheit", die wir 1972 und ausführlicher 1975 beschrieben haben (K r o n b e r g e r und S c h ü p p e l , 1972; K r o n b e r g e r et al., 1975) als eine mit Gleichgewichts-, Orientierungs- und Bewegungsschwierigkeiten einhergehende Krankheit. Mit Gehirnmaterial von einem an dieser Erkrankung gestorbenen Sittich konnte E i s e n g a r t e n in bebrüteten Hühnereiern einen embryoziden Effekt erzielen. Psittakose ist bei 35 Papageien, somit bei knapp 1 %, von uns diagnostiziert worden. Das sagt aber nichts über die Verbreitung des Erregers in den Beständen aus. Er kann überall vorhanden sein, er kann jederzeit zu Erkrankungen, auch des Menschen, führen, die durchaus nicht immer harmlos verlaufen (K r o n b e r g e r et al., 1971; K r o n b e r g e r et al., 1974). Gegenüber anderen Vogelarten auffallend selten waren Todesfälle bei Papageien durch Bakterien verursacht (322 Fälle = 9,0 %). Am häufigsten waren darunter Streptokokkeninfektionen mit 93 Fällen (2,6 %). Papageien scheinen gegenüber Streptokokken besonders empfindlich zu sein. Wir haben den Eindruck, daß diese Streptokokken sehr oft vom Menschen auf Papageien übertragen werden. Etwa gleich häufig kamen Salmonellosen (79 Fälle = 2,2 %) und Koliinfektionen (76 Fälle = 2,1 %) vor. Ferner diagnostizierten wir 16mal Pasteurellose, neunmal Pseudomonadeninfektionen, siebenmal Staphylokokkeninfektion, sechsmal Hafniainfektion, viermal Mykoplasmose, je zweimal Klebsielleninfektion und Nocardiose und je einmal Rotlauf und Pseudotuberkulose. 23 Papageien waren an multibakteriellen Infektionen gestorben. In den ersten Jahren unserer Untersuchungstätigkeit haben wir bei drei importierten Amazonenpapageien Tuberkulose festgestellt, in den letzten Jahren dagegen keine Tuberkulose mehr beobachtet. In der älteren Literatur wurde öfter über Tuberkulose, auch über Hautformen dieser Krankheit, bei Papageien berichtet. Damals saßen Papageien als Renommierobjekte unter schlechten Haltungs- und Fütterungsbedingungen in gut bürgerlichen Stuben und wurden vom kränkelnden Großvater angehustet. Mit dem Rückgang der Tuberkulose des Menschen und der Änderung und Verbesserung der Haltung und Fütterung der Papageienvögel ist die Gefahr der Weiterverbreitung von Tuberkulose durch diese Tiere verschwunden. Überhaupt sind die als Gesundheitsgefährder des Menschen vor allem wegen der von der Presse früherer Jahrzehnte lautstark verbreiteten Psittakoseberichte übel angesehenen Papageien gegenüber Vögeln aus anderen Ordnungen weit seltener Träger von Erregern, die dem Menschen schaden können. Freilich muß man beachten, daß manche Papageien weit engeren Kontakt mit Menschen haben können als Vögel aus anderen Ordnungen. - 140 (3,9 %) Papageienvögel sind an Mykosen gestorben, darunter 118mal Aspergillose. Die Aufnahme von Pilzsporen in die Atemwege erfolgt häufig schon im Nistkasten, der vom Züchter mit feuchtem Torfmull ausgepolstert worden ist. Derartiges Nistmaterial sollte zuvor zweimal nacheinander gründlich ausgekocht werden. - Unter den parasitär bedingten Todesursachen stehen in der Häufigkeit die Papageien an der Spitze der hier verglichenen Vogelordnungen (391 Fälle = 10,9 %). Bewirkt wird das vor allem dadurch, daß 308 Papageien (8,6 %) an Spulwurmbefall gestorben sind und weitere 41 (1,1 %) an Haarwurmbefall. Von 3240 sezierten Papageien waren 24,3 % Spulwurmträger, 7,7 % Haarwurmträger, weitere 6,5 % beherbergten

Spul- und Haarwürmer gleichzeitig. Von 6040 Kotproben, die wir von 1964 bis Herbst 1976 parasitologisch untersucht haben und die wir wegen der paarweisen oder Gruppenhaltung als repräsentativ für mindestens 15000 Vögel ansehen, enthielten 27,5 % Spulwurmeier, 8,0 % Haarwurmeier und 2,2 % sowohl Spulwurm- als auch Haarwurmeier (K r o n b e r g e r et al., 1976). Auf die Bedeutung dieses Wurmbefalles haben wir vor zehn Jahren zum ersten Mal aufmerksam gemacht (K r o n b e r g e r und H a u p t , 1967). Wir haben danach noch mehrmals darüber geschrieben (K r o n b e r g e r und H a u p t , 1968, 1969; K r o n b e r g e r et al., 1971; K r o n b e r g e r , 1973, 1974; K r o n b e r g e r et al., 1976). Der Wurmbefall ist nicht die häufigste Todesursache der Papageien, wie immer wieder einmal behauptet wird, Krankheiten des Verdauungskanals und der Leber führen öfter zum Tode. Der Wurmbefall der Papageienvögel hat aber eine große Bedeutung, kaum ein Zuchtbestand ist wurmfrei. Die Häufigkeit des Haarwurmbefalls scheint in den letzten Jahren zurückzugehen, während sich bei der Verbreitung der Spulwürmer trotz aller Bekämpfungsmaßnahmen noch keine eindeutigen Tendenzen erkennen lassen. Zur Bekämpfung der Spulwürmer setzen wir Piperazinverbindungen ein, wobei sich bei uns Piavermit-Sirup des VEB Jenapharm Ankerwerk Rudolstadt am besten bewährt hat, und gegen Haarwürmer verwenden wir Nilverm (3%ige wäßrige Lösung von Tetramisol HCl). Die Piperazinverbindungen haben bei Papageien eine große therapeutische Breite, das Nilverm dagegen ist nicht ungefährlich. Es sollte immer genau dosiert, nie bei klinisch kranken Vögeln und nur gegen Haarwürmer eingesetzt werden (Näheres, auch Dosierungen, bei K r o n b e r g e r et al., 1976). - 22 Papageienvögel sind an Leukozytozoonbefall gestorben. Diese Protozoen werden vor allem während sehr warmer Witterung im Juli und August wahrscheinlich durch Kriebelmücken von einheimischen Vögeln her auf Papageien übertragen, woran fast ausschließlich Jungtiere sterben. Wir stellten Leukozytozoonbefall als Todesursache bei Tieren aus acht Sitticharten fest (S c h ü p p e l und K r o n b e r g e r , 1976). Neun Papageienvögel waren an Knemidocoptesräude gestorben, die bei Wellensittichen relativ häufig vorkommt (K r o n b e r g e r und H a u p t, 1971), aber nur selten zum Tode führt. Als Todesursache haben wir diese leicht mit Paraffinöl oder weißer Vaseline zu bekämpfende Räude auch beim Kleinen Alexandersittich (Psittacula krameri), beim Ziegensittich (Cyanoramphus novaezelandiae) und beim Springsittich (Cyanoramphus auriceps) festgestellt. Zuvor war man der Meinung, daß sie nur beim Wellensittich auftreten würde. Außerdem fanden wir als parasitäre Todesursachen je dreimal Bandwurmbefall und Befall mit verschiedenen Protozoenarten, je zweimal Filariose und Vogelmilbenbefall und einmal Toxoplasmose. - Unter den Organkrankheiten dominieren die Veränderungen des Verdauungskanals (1072 Fälle = 30,0 %), darunter 1029 (28,8 %) Enteritiden, 18mal Stomatitis oder Ingluvitis, zwölfmal Gastroenteritiden, neunmal Obstipationen, Darmtorsionen oder -invaginationen und viermal Gastritiden. Wenn man die 414 Fälle (11,6 %) mit Leberveränderungen dazuzählt, dann sind 1486 Papageienvögel (41,6 %) an Erkrankungen der Verdauungsorgane gestorben. Das weist darauf hin, daß manchen Papageienarten noch keine adäquate Ernährung geboten wird, daß Fütterungsfehler weit verbreitet sind. Unter den Leberveränderungen waren 236mal (6,6 %) Leberdegenerationen, 146mal (4,1 %) Hepatitiden, 24mal Leberzirrhosen und achtmal Leberrupturen. 274 Papageien (7,7 %) waren an Pneumonien und Entzündungen der Luftsäcke gestorben, 17 waren erstickt, elf waren Rhinitiden erlegen. Unter 137 Vögeln (3,8 %) mit Veränderungen der Kreislauforgane waren 68 Fälle (1,9 %) von Myokarddegenerationen, 25 von akutem Kreislaufversagen, 19 von Myokarditiden, 14 von Perikarditiden und elf von Herzbeuteltamponade. 39mal war eine Legenot Todesursache, 28mal hatten Eileiterentzündungen und -rupturen zum Tode geführt. 19 Tiere waren an Enzephalitiden und Meningitiden gestorben, 17 an degenerativen Veränderungen im Nervensystem. Bei 36 Vögeln (1,0 %), fast ausschließlich Wellensittichen, hatten Strumen den Tod verursacht. Zu einem großen Teil sind die beobachteten 224 Gichtfälle (6,3 %) sicher Folge der zu konzentrierten Eiweißfütterung. Verletzungen (158 Fälle = 4,4 %) kommen bei Sittichen vor allem als Folge des schwungvollen Fliegens gegen die Volierenumzäunung vor, wobei der Tod oft nach Gehirnblutungen eintritt. Steppenvögel können bei Erschrecken auch noch nach generationenlanger Volierenhaltung ungezielt rasant nach allen Seiten auseinanderstieben. Besonders tun das gerade aus dem Nistkasten ausgeflogene Jungtiere mancher Gattungen. Blutaustritte in die Knochen der Schädeldecke als Folge eines Kreislauf- und Gefäßversagens bei längerer Agonie dürfen allerdings nicht mit traumatischen Blutungen im Gehirn und in den Hirnhäuten verwechselt werden. Die meisten Geschwülste unter den verglichenen

Vogelordnungen kamen bei den Papageienvögeln und unter diesen vor allem bei Wellensittichen vor, die in der Geschwulsthäufigkeit dem Hund nur wenig nachstehen (K r o n b e r g e r , 1962a; K r o n b e r g e r , 1962b).

Für die Auswertung der S p e r l i n g s v ö g e l hier sind von den 1063 eingesandten Tieren 44 abgezogen worden, bei denen wegen Autolyse und Fäulnis, und weitere sechs, bei denen aus anderen Gründen keine sichere Diagnose gestellt werden konnte. Weiterhin berücksichtigen wir nicht 85 Stare, die nach einem Masseneinfall in den Zoologischen Garten Leipzig ertrunken waren, nachdem Tausende dieser Tiere bei einem Schlechtwettereinbruch während des Frühjahrszuges Bäume besetzt und Äste unter der Last ihrer Körpergewichte zum Abbrechen gebracht hatten (S e i f e r t , 1970). Ebenso vernachlässigen wir 44 Schwalben, die wegen des ungünstigen Wetters im Herbst 1974 nicht zum Abflug nach dem Süden gekommen und verhungert waren. Die relativ großen Zahlen dieser freilebenden Vögel in unserem Sektionsgut mit zwei einheitlichen Diagnosen hätten innerhalb der Ordnung der Sperlingsvögel zur Verschiebung der Relationen geführt und die Häufigkeiten von Todesursachen der in Obhut des Menschen lebenden Sperlingsvögel fälschlich verändert. So kamen für unsere weiteren Betrachtungen die Ergebnisse der Untersuchung von 884 Sperlingsvögeln zur Auswertung. Ein knappes Drittel (29,6 %) davon ist an erregerbedingten Krankheiten gestorben. Nur acht (0,9 %) der Tiere sind Viruskrankheiten erlegen, darunter je vier Fälle von Leukose und Pocken. Sechsmal haben wir Ornithose festgestellt. 150 (17,0 %) Vögel waren an bakteriell bedingten Krankheiten gestorben, darunter fast die Hälfte, nämlich 73 (8,3 %), an Salmonellosen, danach 38 (4,3 %) an Koliinfektionen, je acht an Streptokokkeninfektion und Pasteurellose, sechs an Tuberkulose, je vier an Klebsielleninfektion und multibakteriellen Infektionen, je drei an Pseudotuberkulose und Pseudomonadeninfektion und je ein Vogel an Staphylokokkeninfektion und Listeriose. Über einen weiteren Sperlingsvogel, einen Türkisvogel (Cyanerpes cyaneus), der an Nocardiose verendet war, haben wir im einzelnen berichtet (B e r g m a n n et al., 1973). Unter den pilzbedingten Todesursachen (26 Fälle = 3,0 %) waren 24 (2,7 %) Aspergillosen. Bei den parasitären Erkrankungen dominierte der Befall mit der Luftsackmilbe Sternostoma tracheacolum (25 Fälle = 2,8 %), den wir vor allem bei Gouldsamadinen (Chloebia gouldiae), auch bei Kanarienvögeln (Serinus c. canaria) festgestellt haben. Ferner waren aufgetreten 23mal (2,6 %) Kokzidiose, neunmal (1,0 %) verschiedene Protozoeninfektionen, sechsmal Filariose, dreimal Bandwurmbefall, je zweimal Haarwurm- und Spiruridenbefall und je einmal Toxoplasmose und Syngamose. Ein weiteres fast Drittel (258 Tiere = 29,2 %) der Sperlingsvögel war an Erkrankungen des Verdauungskanals gestorben, darunter 247 (27,9 %) Enteritiden, fünf Gastroenteritiden und eine Darminvagination. Im Unterschied zu den drei anderen Ordnungen folgen in der Häufigkeit unter den Organkrankheiten bei den Sperlingsvögeln nun nicht die Veränderungen der Leber, sondern mit 124 Fällen (14,0 %) die Erkrankungen der Atmungsorgane, wovon ein Vogel erstickt war, während 123 (13,9 %) an Pneumonien und Luftsackentzündungen gestorben waren. Die meisten der gehaltenen Sperlingsvögel stammen aus den Subtropen und den Tropen, viele sind sehr klein und gegenüber vor allem naßkalten Wetter empfindlich. An dritter Stelle der Häufigkeit der Organkrankheiten rangieren die Leberveränderungen (83 Fälle = 9,4 %), darunter 48mal (5,4 %) Leberdegenerationen, 33mal (3,7 %) Hepatitiden und je einmal Leberzirrhose und Leberruptur. 20 Vögel (2,3 %) waren an Kreislaufversagen gestorben, sieben an Myokarditiden, je zwei an Myokarddegenerationen und Herzbeuteltamponade und einer an Perikarditis. Sechs Tiere erlagen einer Legenot, fünf Eileiterentzündungen. Nicht selten mit 46 Fällen (5,2 %) hatte die Gicht zum Tode geführt, sicher auch ein Ausdruck falscher, häufig zu eiweißreicher Fütterung. Verletzungen (33 Fälle = 3,7 %) bringen sich diese zumeist kleineren Vögel überwiegend bei Unfällen bei, Gegenfliegen, Hängenbleiben, Ertrinken, oder sie werden durch Vögel überlegener Arten oder Hantierungen des Pflegers verletzt. Die Amyloidose (neun Fälle = 1,0 %) kam häufiger als bei Hühnervögeln und Papageien vor.

Mit diesem Überblick hoffen wir, eine Groborientierung über Häufigkeiten von Todesursachen und Krankheiten von Vögeln gegeben zu haben. Dieses Grundwissen vom Vorkommen bestimmter Krankheiten bei den öfter gehaltenen Vertretern einiger Vogelordnungen ist beim Umgang mit kranken Vögeln deshalb von besonders großer Bedeutung, weil das klinische Bild erkrankter Vögel im Gegensatz zu dem bei kranken Säugetieren sehr uniform ist und weil die Möglichkeiten der klinischen Diagnostik am Vogel sehr beschränkt sind. Es bliebe schon dabei, wie es T. W. Fiennes (1969) formuliert hat "Most avian medicine is a matter for the pathologist", wenn es nicht moderne Medikamente gäbe, die in der Breite ihrer Wirksamkeit ermöglichen, kranke Vögel zu heilen, auch wenn man zuvor keine genaue Diagnose stellen konnte.

Die bakteriologischen Untersuchungen sind der in der Fachgruppe Veterinär-Mikrobiologie und Tierseuchenlehre, Leiter Prof. Dr. sc. med. vet. A. Voigt, und ein Teil der parasitologischen Untersuchungen in der Fachgruppe Veterinär-Parasitologie, Leiter Prof. Dr. med. vet. habil. E.-A. Nickel, der Sektion Tierproduktion und Veterinärmedizin der Karl-Marx-Universität Leipzig durchgeführt worden. Auch an dieser Stelle wird den Leitern und Mitarbeitern dieser beiden Fachgruppen für die große und aufwendige Arbeit über viele Jahre hinweg gedankt. Schon jahrelang werden parasitologische Untersuchungen der Darmkanäle von Papageienvögeln und der Kotproben derartiger Tiere in der eigenen Fachgruppe vorgenommen, wobei sich Veterinär-Ingenieur G. Kunz besondere Verdienste erworben hat. Ebenso haben wir für tatkräftige Unterstützung unseren technischen Assistentinnen, unseren Sekretärinnen und den Sektionsgehilfen zu danken, in den letzten Jahren Maritta Wipplinger und Annemarie Rödl, Christa Creutzmann und Rosemarie Lehmann sowie Artur Weßling und Wolfgang Lehmann.

Zusammenfassung:

Zwanzig Jahre postmortale Untersuchung von Vögeln

Die Auswertungsergebnisse sind als Übersicht und als Vergleichsbetrachtung für die wichtigsten Ordnungen zusammengestellt.

Summary:

Post-Mortems on Birds over 20 Years

Reported are 7,126 post-mortems, with particular reference being made to pathogenic causes of death. The evaluated resulted are compiled for general survey and comparison of important orders.

Résumé:

Vingt ans d'autopsies d'oiseaux

Le rapport concerne 7.126 autopsies en tenant compte surtout des causes de mortalité dues à des germes. L'exploitation de ces autopsies est faite sous forme de tableau comparatif pour les ordres les plus importants.

Двадцатилетнее посмертное обследование птиц.

Описаны 7126 секционных обследований птиц, при особом учете причин смертности, вызванных возбудителями. При обсуждении результата в виде обзора описаны важнейшие порядки.

Literatur:

BERNDT, R. und W. MEISE (1958): Naturgeschichte der Vögel. Stuttgart: Franckh'sche Verlagshandlung.

BERGMANN, A., SCHÜPPEL, K.-F. und H. KRONBERGER (1973): Nocardiose bei einem Türkisvogel (Cyanerpes cyanus). Verhandlungsber. XV. Internat. Symp. Erkrankungen Zootiere, Kolmården, 293-296.

BURTSCHER, H. (1965): Die virusbedingte Hepatosplenitis infectiosa strigorum. I. Mitteilung: Morphologische Untersuchungen. Path. Vet. 2, 227-255.

BURTSCHER, H. und A. SCHUMACHER (1966): Morphologische Untersuchungen zur Virusätiologie der Hepatosplenitis infectiosa strigum. Path. Vet. 3, 506-528.

EHRENTRAUT, W., KRONBERGER, H., LINDNER, K.-E., RITTENBACH, P. und S. SEIFERT (1968): Erfahrungen mit einer Sendung aus Südamerika importierter Vögel. Verhandlungsber. X. Internat. Symp. Erkrankungen Zootiere, Salzburg, 171-174.

KRONBERGER, H. (1960): Befunde bei Geflügelsektionen. Mh. Vet. Med. 15, 197-202.

KRONBERGER, H. (1962a): Geschwülste bei Vögeln. Berl. Münch. tierärztl. Wschr. 75, 7-10.

KRONBERGER, H. (1962b): Geschwülste bei Zootieren. Nord. Vet. Med. 14, Suppl.1, 297-304.

KRONBERGER, H. (1964): Freilaufende Pfauen (Pavo cirstatus) als Überträger von Krankheitserregern. VI. Internat. Symp. Erkrankungen Zootiere, Wien, 145-148.

KRONBERGER, H. (1967): Erkrankungen der Verdauungsorgane der Vögel. Verhandlungsber. IX. Internat. Symp. Erkrankungen Zootiere, Prag, 25-31.

KRONBERGER, H. (1968): Nemoce ptáku a jejich léčeni (Krankheiten der Vögel und ihre Heilung). In: Cizokrajni ptáci v byte (Exotische Vögel in der Wohnung). Herausgegeben von Zdeněk Veger. Praha: Mladá Fronta, 159-177.

KRONBERGER, H. (1968): Erkrankungen der Atmungsorgane der Vögel. Verhandlungsber. X. Internat. Symp. Erkrankungen Zootiere, Salzburg, 27-36.

KRONBERGER, H. (1969): Todesursachen von Anatiden. Verhandlungsber. XI. Internat. Symp. Erkrankungen Zootiere, Zagreb, 197-200.

KRONBERGER, H. (1969): Behandlung rupfender Psittaziden. Verhandlungsber. XI. Internat. Symp. Erkrankungen Zootiere, Zagreb, 253-254.

KRONBERGER, H. (1969): Zooanthroponosen als Todesursachen von Vögeln. Verhandlungsber. XI. Internat. Symp. Erkrankungen Zootiere, Zagreb, 19-24.

KRONBERGER, H. (1970): Erkrankungen und Fehlermöglichkeiten bei der Aufzucht von Vögeln durch die Eltern, durch Ammen und durch den Menschen. Verhandlungsber. XII. Internat. Symp. Erkrankungen Zootiere, Budapest, 15-20.

KRONBERGER, H. (1972): Anatomische und physiologische Besonderheiten von Vögeln und ihre Bedeutung für deren Erkrankungen. Verhandlungsber. XIV. Internat. Symp. Erkrankungen Zootiere, Wrocław, 5-9.

KRONBERGER, H. (1972): Krankheiten der Entenvögel. In: Die Entenvögel der Welt. Herausgegeben von Hartmut Kolbe. Radebeul: Neumann, 67-91.

KRONBERGER, H. (1973): Spulwurmbefall bei Vögeln. Mschr. d. SZG Ziergeflügel und Exoten 1973, H. 3, 41-43.

KRONBERGER, H. (1973): Haarwurmbefall bei Vögeln. Mschr. d. SZG Tiergeflügel und Exoten 1973, Nr. 3, 43.

KRONBERGER, H. (1973): Lebertran und Vogelfütterung. Ziergeflügel und Exoten, Mschr.d. SZG 1973, H. 4, 59-60.

KRONBERGER, H. (1973): Haltung von Vögeln - Krankheiten der Vögel. Jena: Fischer, 1-316.

KRONBERGER, H. (1973): Onemoceni andulek (Krankheiten des Wellensittichs). In: Andulka a jeji chov (Papousek vlnkovaný). Herausgegeben von Zdenek Veger. Verlag Státni zemedelské nakladetelstvi v Praze ve spolupraci s Ceským svazem chovatelu drobného zvirectva, 143-151.

KRONBERGER, H. (1974): Haltung von Vögeln - Krankheiten der Vögel. Jena: Fischer, 2.Aufl., 1-316.

KRONBERGER, H. (1974): Hygiene der Vogelhaltung und Krankheiten der Vögel. In: Handbuch des Vogelliebhabers. I. Band. Herausgegeben von Heinrich Dathe. Berlin: Deutscher Landwirtschaftsverlag, 1974, 79-121.

KRONBERGER, H. und W. HAUPT (1967): Zur Arbeit von Herrn Kühne 9/1966 "Wurmkrankheiten bei Großsittichen". AZ-Nachrichten 14, 4-5.

KRONBERGER, H. und W. HAUPT (1968): Darmparasiten bei Papageienvögeln. Mschr. SZG Ziergeflügel und Exoten 1968, 163-173.

KRONBERGER, H. und W. HAUPT (1969): Beobachtungen über Krankheiten und Todesursachen von Psittaziden. Verhandlungsber. XI. Internat. Symp. Erkrankungen Zootiere, Zagreb, 189-196.

KRONBERGER, H. und W. HAUPT (1971): Knemidocooptesräude bei Wellensittichen. Verhandlungsber. XIII. Internat. Symp. Erkrankungen Zootiere, Helsinki, 187-189.

KRONBERGER, H., HAUPT, W. und K.-F. SCHÜPPEL (1971): Darmparasiten bei Psittaziden. Verhandlungsber. XIII. Internat. Symp. Erkrankungen Zootiere, Helsinki, 167-172.

KRONBERGER, H. und K.-F. SCHÜPPEL (1972): Ergebnisse der postmortalen Untersuchung von 4000 Vögeln. Verhandlungsber. XIV. Internat. Symp. Erkrankungen Zootiere, Wrocław, 29-35.

KRONBERGER, H. und K.-F. SCHÜPPEL (1976): Vorkommen und Häufigkeit von Zooanthroponosen bei Vögeln. Verhandlungsber. XVIII. Internat. Symp. Erkrankungen Zootiere, Innsbruck, 175-180.

KRONBERGER, H. und K.-F. SCHÜPPEL (1976): Todesursachen australischer Vögel. Verhandlungsber. XVIII. Internat. Symp. Erkrankungen Zootiere, Innsbruck, 63-67.

KRONBERGER, H., SCHÜPPEL, K.-F., ALTMANN, D. und S. SEIFERT (1975): Ein weiterer Beitrag zu den Geschwülsten bei Zootieren. Verhandlungsber. XVII. Internat. Symp. Erkrankungen Zootiere, Tunis, 361-364.

KRONBERGER, H., SCHÜPPEL, K.-F. und H.-J. EISENGARTEN (1975): "Dreh"krankheit bei Psittaziden. Verhandlungsber. XVII. Internat. Symp. Erkrankungen Zootiere, Tunis, 281-283.

KRONBERGER, H., SCHÜPPEL, K.-F. und G. KUNZ (1976): Vorkommen und Bekämpfung von Spul- und Haarwürmern bei Papageienvögeln. medicamentum, Berlin 17, 357-359.

KRONBERGER, H., SCHÜPPEL, K.-F. und G. KUNZ (1976): Tuberkulose bei Turmfalken (Falco tinnunculus). Verhandlungsber. XVIII. Internat. Symp. Erkrankungen Zootiere, Innsbruck, 167-170.

KRONBERGER, H., SCHÜPPEL, K.-F. und P. RITTENBACH (1972): Experimentelle Untersuchungen über Gewebsreaktionen von Wellensittichen auf die intramuskuläre Injektion verschiedener Medikamente. Verhandlungsber. XIV. Internat. Symp. Erkrankungen Zootiere, Wrocław, 149-151.

KRONBERGER, H., TRENCKMANN, H., HAGERT, M. und K.-F. SCHÜPPEL (1971): Psittakose bei Sittichen und beim behandelnden Tierarzt. Verhandlungsber. XIII. Internat. Symp. Erkrankungen Zootiere, Helsinki, 265-276.

KRONBERGER, H., TRENCKMANN, H., HAGERT, M. und K.-F. SCHÜPPEL (1974): Psittakose des behandelnden Tierarztes durch Sittiche. Zschr. inn. Med. 29, 945-949.

SCHÖNE, R. (1971): Untersuchungen zur Pathophysiologie der Schilddrüse des Wellensittichs. Leipzig: Vet.med. Diss.

SCHÖNE, R. und H. KRONBERGER (1972): Untersuchungen zur Pathophysiologie der Schilddrüse des Wellensittichs. I. Mitt.: Untersuchungen über Zusammenhänge zwischen relativer Masse der Schilddrüse von Wellensittichen und pathologischen Veränderungen dieses Organes. Verhandlungsber. XIV. Internat. Symp. Erkrankungen Zootiere, Wrocław, 123-125.

SCHÖNE, R., KRONBERGER, H. und K.-F. SCHÜPPEL (1972): Untersuchungen zur Pathophysiologie der Schilddrüse des Wellensittichs. II. Mitt.: Versuche zur Applikation verschiedener Jodverbindungen in den Kropf des Wellensittichs. Verhandlungsber. XIV. Internat. Symp. Erkrankungen Zootiere, Wrocław, 127-130.

SCHÖNE, R., KRONBERGER, H. und K.-F. SCHÜPPEL (1972): Untersuchungen zur Pathophysiologie der Schilddrüse des Wellensittichs. IV. Mitt.: Versuche zur Hemmung der Schilddrüse des Wellensittichs durch Methylthiouracil. Verhandlungsber. XIV. Internat. Symp. Erkrankungen Zootiere, Wrocław, 137-138.

SCHÖNE, R., RICHTER, H. und H. KRONBERGER (1972): Untersuchungen zur Pathophysiologie der Schilddrüse des Wellensittichs. V. Mitt.: Untersuchungen zur Pathophysiologie der Schilddrüse des Wellensittichs mit radioaktivem Jod. Verhandlungsber. XIV. Internat. Symp. Erkrankungen Zootiere, Wrocław, 139-144.

SCHÖNE, R., SCHÜPPEL, K.-F. und H. KRONBERGER (1972): Untersuchungen zur Pathophysiologie der Schilddrüse des Wellensittichs. III. Mitt.: Auswirkungen der Tränkung von Wellensittichen mit jodangereichertem Wasser und mit Aqua bidestillata. Verhandlungsber. XIV. Internat. Symp. Erkrankungen Zootiere, Wrocław, 131-136.

SCHÜPPEL, K.-F. und H. KRONBERGER (1972): Dystrophische neuroaxonale Veränderungen im Gehirn von Vögeln. Verhandlungsber. XIV. Internat. Symp. Erkrankungen Zootiere, Wrocław, 157-158.

SCHÜPPEL, K.-F. und H. KRONBERGER (1976): Leukozytozoeninfektion bei australischen und neuseeländischen Sittichen. Verhandlungsber. XVIII. Internat. Symp. Erkrankungen Zootiere, Innsbruck, 69-72.

SEIFERT, S. (1970): Eine Starentragödie (Ereignis im März 1969). Panthera, Mitteilungen aus dem Zoologischen Garten Leipzig, 39-41.

T-W-FIENNES, R. N. (1969): Diseases of the Cardiovascular System, Blood, and Lymphatic System. In: Petrak, M.L.: Diseases of Cage and Aviary Birds. Philadelphia: Lea and Febiger, 291-302.

T-W-FIENNES, R. N. (1969): Diseases of Bacterial Origin. In: Petrak, M.L.: Diseases of Cage and Aviary Birds. Philadelphia: Lea and Febiger, 357-372.

VROEGE, C., ZWART, P., SCHÜPPEL, K.-F. und H. KRONBERGER (1974): Atypische Mykobakteriose bei einigen Vogelarten. Verhandlungsber. XVI. Internat. Symp. Erkrankungen Zootiere, Erfurt, 331-336.

Anschrift der Verfasser: Veterinärrat Prof. Dr. sc. med. vet. H. K r o n b e r g e r
und Dr. K.-F. S c h ü p p e l ,
DDR-701 Leipzig, Margarete-Blank-Str. 4 (DDR)

Aus dem Städtischen Veterinärdienst der Stadt Poznań (Direktor: Dr. J. K o s ł o w s k i)

EIN BEITRAG ZUR PROBLEMATIK DER TOLLWUTBEKÄMPFUNG BEI TIEREN DER FREIEN WILDBAHN

Von J. K o s ł o w s k i

Obwohl die Tollwut mit zu den am längsten bekannten Infektionskrankheiten bei Mensch und Tier gehört, stellt sie auch heute ein noch keineswegs endgültig gelöstes epizootiologisches und epidemiologisches Problem dar. Die bisher praktizierten Bekämpfungsmethoden führten immer nur zu zeitweilig befriedigenden Ergebnissen. Bei Haustieren, speziell den Hunden, konnte nach Einführung der Pflichtimpfung im Jahre 1949 in Polen ein Rückgang der nachgewiesenen Tollwutfälle von 3608 im Jahr 1949 auf 75 im Jahr 1956 festgestellt werden. (Grundsätzlich müssen alle Hunde, die älter als zwei Monate sind, einmal jährlich geimpft werden). Die Zahl der seinerzeit nachgewiesenen Tollwutfälle bei freilebenden Wildtieren war dagegen mit eins bis sechs, das heißt 0,1 - 3,9 % aller Tollwutnachweise, auffallend gering. Ab 1957 zeichnet sich ein deutlicher Wandel ab. Die Erkrankungsfälle bei Haus- und Nutztieren sanken, während die bei Wildtieren ständig anstiegen. In den letzten zehn Jahren trat ein derartiger Anstieg ein, daß der Anteil der Wildtiere am Tollwutgeschehen mit annähernd 70 % weit über den Befunden bei Haus- und Nutztieren liegt. Diesen für ganz Polen geltenden Angaben entsprechend, konnte auch auf dem Gebiet der Stadt Poznań in den letzten zehn Jahren nur bei einem Hund sowie drei Katzen und, im Gegensatz hierzu, bei 15 Füchsen Tollwut nachgewiesen werden. Natürlich wächst mit dem nachweislichen Anstieg der Tollwut unter den Tieren der freien Wildbahn auch die Gefährdung unserer Zootierbestände, besonders in den Fällen, wo durch die territoriale Lage der Tiergärten eine unmittelbare Verbindung zu größeren Wald- und Parkgebieten besteht, wie es bei uns im neuen Zoologischen Park Poznań der Fall ist. Dieser Tatsache mit Rechnung tragend, möchten wir einige grundsätzliche Gedanken zur Frage der Bekämpfung der Tollwut besonders bei Wildtieren unterbreiten.

In Polen wenden wir zur Bekämpfung der Tollwut bei Tieren in der freien Wildbahn die sogenannte "natürliche Methode" an. Erläuternd sei hierzu ausgeführt, daß dabei maßgebend für die Festlegung des Seuchengebietes der Aktionsradius der jeweils erkrankten Tierart ist. (Für Füchse bedeutet dies etwa 10 - 25 km). In diesem Gebiet dürfen keine Tiere gejagt werden, ausgenommen bleibt selbstverständlich der Abschuß tollwutverdächtiger Tiere. Weiterhin wird das Spazierengehen, das Sammeln von Waldfrüchten und die Ausführung von Waldarbeiten untersagt. Zusätzlich wird die Umgebung des Seuchengebietes in einem entsprechend großen Umkreis zu einem Gefährdungsgebiet erklärt. In diesem Gebiet erfolgt eine systematische Ausrottung aller Fleischfresser. Neben Treibjagden werden regelmäßige Jagdstreifen organisiert, so daß auch die Tiere erlegt werden können, die das eigentliche Seuchengebiet verlassen. Alle anfallenden Tierkörper müssen unschädlich beseitigt werden. Den Grundsatz der hier beschriebenen Methode bildet das Nichteingreifen in das eigentliche Seuchengebiet. Hierdurch wird vermieden, daß Tiere, die sich möglicherweise in der Inkubationszeit befinden, aus ihrem angestammten Revier vertrieben werden und so für eine territoriale Verbreitung unbedeutend bleiben. Auf diese Weise erlischt die Tollwut im betroffenen Gebiet relativ schnell. Bei einem dichten Tierbesatz tollwutempfänglicher Tiere kann das Erlöschen bis zu sechs Monaten dauern. Auf Grund der bisherigen guten Erfolge mit dieser Methode haben wir auf eine Schutzimpfung der gefährdeten Tiere im Zoologischen Park Poznań verzichtet.

Betrachtet man jedoch das Problem der Tollwutbekämpfung bei den in freier Wildbahn lebenden Tieren vom allgemeinbiologischen Standpunkt, so muß man zugeben, daß ein Bekämpfungsbeginn nach Ausbruch der Tollwut eigentlich einem verspäteten Eingriff gleichzusetzen ist. Richtiger wäre es jedoch, vorbeugende Maßnahmen zu treffen, die einen Ausbruch und eine Verbreitung verhindern oder zumindest entscheidend einschränken. Hierzu ist eine genaue Kenntnis der zoogeographischen und epizootiologischen Realitäten Voraussetzung. Auf jeden Fall muß auch berücksichtigt werden, daß die Tollwut eine biologische Erscheinung in einem festgefügten ökologischen System darstellt, in dem eine Nahrungsabhängigkeit zwischen den Bewohnern besteht. In diesem Zusammenhang spielen die Populationsdichte und die sich daraus ergebenden Abhängigkeiten zwischen Wildnagern, Füchsen und Vögeln eine entscheidende Rolle.

Seit langem ist bekannt, daß unter den Wildtieren die Füchse am häufigsten von der Tollwut befallen sind. Die Möglichkeit eines Seuchenausbruchs und die Dauer des Krankheitsgeschehens stehen in direkter Beziehung zur Populationsdichte des Fuchsbestandes in einem Gebiet. Eine Verringerung des Fuchsbestandes auf weniger als 1 Tier je 5 km^2 kann als echte Prophylaxe gewertet werden. Eine Zunahme der Füchse in einem Gebiet wird in erster Linie durch ein Ansteigen des Bestandes an Feldnagetieren hervorgerufen. Wichtig erscheint in diesem Zusammenhang, auf die im Auftrage der WHO in der Tschechoslowakei durchgeführten Untersuchungen aufmerksam zu machen, bei denen aus 1348 Feldnagetieren (überwiegend gewöhnliche Wühlmäuse) 14 Tollwutvirusstämme isoliert werden konnten. Daraus ergibt sich die Feststellung, daß diese Wildnager nicht nur als Nahrungsbasis für Füchse und andere Raubtiere im Rahmen der Ökologie der Tollwut eine Rolle spielen, sondern darüber hinaus als natürliches Reservoir des Tollwutvirus ein entscheidend wichtiges Glied in der Infektionskette darstellen.

Da die aktive Immunisierung der Wildraubtiere gegen Tollwut praktisch undurchführbar ist, bleibt zur Zeit als einzige Bekämpfungsmethode eine Verminderung der Bestandsgrößen. Als Wege zur Erreichung dieses Zieles erfolgen Fuchsbaubegasungen und konzentrierter Abschuß. In Dänemark durchgeführte Versuche ergaben, daß durch Begasung eine Bestandsverringerung um 75 % und durch Abschuß nur um 25 % erreicht wird. Bei uns in Polen wird aus Gründen des Tierschutzes die Fuchsbaubegasung abgelehnt. Grundsätzlich erweisen sich solche Bestandsdezimierungen bei nur einmaliger Durchführung als relativ unwirksam, da nachweislich in zwei Jahren das Ausgangsniveau durch erhöhte Geburtenzahlen wieder erreicht ist. Weit wichtiger erscheinen uns daher Bemühungen zur Schaffung eines natürlichen, möglichst stabilen Gleichgewichts im Biotop. Dabei kommt der Korrelation zwischen Nagerpopulation und Fuchsbestand eine besondere Bedeutung zu. Die bei uns in Polen beobachtete Zunahme der Feldnager in vierjährigem Abstand (sogenannte "kleine Wellen") und die massenhafte Vermehrung jeweils im 2. oder 3. Jahr jedes Jahrzehnts ("große Wellen") standen in direkter Beziehung mit dem Tollwutgeschehen. Ausschlaggebend dürfte hierbei sein, daß die Feldnager die Hauptnahrung für die Füchse sind (ein Fuchs frißt täglich etwa acht Wühlmäuse). Echte Nahrungskonkurrenten stellen für die Füchse lediglich die Raubvögel dar. Dabei sind vor allem Eulen und Raben anzuführen. Weiterhin wurde nachgewiesen, daß ein Mäusebussard täglich bis zu 16 Feldmäuse verschlingt. Zieht man in Betracht, daß in den letzten zwanzig Jahren durch verschiedenste Ursachen, wie Umweltverschmutzung, Industrialisierung ländlicher Gebiete usw., die Raubvogelbestände stetig verringert werden, so wird deutlich, daß die Erhaltung des biologischen Gleichgewichtes nur durch ein Ansteigen des Fuchsbestandes möglich war. So entstehen immer wieder Populationsdichten, die einem Tollwutausbruch Vorschub leisten.

Zusammenfassung:

Ein Beitrag zur Problematik der Tollwutbekämpfung bei Tieren der freien Wildbahn

Ausgehend vom momentanen Stand der Tollwutsituation in Polen wird zu Möglichkeiten und Wegen einer erfolgversprechenden Tollwutbekämpfung bei Tieren der freien Wildbahn Stellung genommen.

Summary:

Control of Rabies in Wild-Living Animals

Possible ways and means are discussed for promising rabies control in wild-living animals against the background of the present rabies situation in Poland.

Résumé:

A propos de la lutte contre la rage chez les bêtes sauvages

L'intervention fait un bilan de la situation actuelle dans la lutte contre la rage en Pologne et envisage voies et moyens qui permettraient d'entraver d'une manière efficace cette maladie chez les bêtes vivant à l'état sauvage.

Сообщение к проблеме по борьбе с бешенством у зверей, живущих на свободе.

Исходя из акктуального положения ситуации по борьбе с бешенством в Польше, сообщается о возможностях успешной борьбы у животных, проживающих на свободе.

Anschrift des Verfassers: Dr. J. Kozłowski,
ul. Grunwaldska 248
Poznań (VR Polen)

From Hungarian Academy of Sciences, Institute of Veterinary Research (Director: Prof. Dr. J. M é s z a r o s), Veterinary Institute of Debrecen (Director: Dr. R. H e n g l), Veterinary Center of Szeged (Director: Dr. J. S z a b ó) and the Veterinary Center of Budapest (Director: Dr. O. P u s z t a i)

INFLUENZA OF MONKEY CAUSED BY A-HONG KONG-H3N2 VIRUS VARIANTS

By J. R o m v á r y , J. M é s z á r o s , L. F á b i á n , E. T u r y , J. T a n y i and J. R ó z s a

When the general public was affected by a Victoria epidemic, early 1976, infection by human influenza viruses was observed also of captured wild birds and Zoo birds on the premises of Budapest Zoo. The sera of eight rhesus monkeys of the Zoo were checked for the presence of influenza antibody. These monkeys were used for drug assay, as mid-turn of the epidemic, and exterminated at the end of the trial. They were examined for antibody to the three variants of A-Hong Kong influenza virus. All monkey sera inhibited haemagglutination by Victoria/75 up to dilutions of 1:32 to 1:64. Some of the sera showed higher HI-titres to the preceding Hong Kong variant Port Chalmers/73, and the sera of five monkeys even showed very high titres (1:256 to 1:1024) to the still earlier Hong Kong variant England/72. Antibody to the latter variant were lacking in the sera of two monkeys (see Table 1).

Table 1: Antibody to the three variants of A-Hong Kong influenza virus in the sera of eight Zoo monkeys (Macaca mulatta) exterminated after use in a drug trial

Serial No.	Origin and age	Date of blood sampling	Titres of HI antibody to variants Vict/75 (1/76)	HI P.Chalm/73 (1/75)	HI Engl/72 (1/73)	VN P.Chalm/73 (1/75)
1			1:64	1:128	1:512	1:64
2	Imported		1:64	1:256	1:1024	1:256
3	from	16. 3.	1:64	1:128	1:1024	1:128
4	India,	1976	1:32	1:64	1:512	1:32
5	9-10		1:64	1:32	1:256	1:16
6	years		1:32	1:128	N*	1:64
7	old		1:32	1:128	N	1:128
8			1:64	1:128	1:512	1:128

Key: N* = negative

These serological results were readily attributed to the fact that infection with the Victoria strain boostered the earlier immune responses of the monkeys to infections by the variant England/72 in 1973 and by Port Chalmers/73 in 1974-1975. Boostering of immune responses to former infections by subsequent Hong Kong variants was really obvious on serological examination of eight monkeys which had been brought to the Zoo from India by indirect routes about eight years ago. Two of these animals had not been infected during the England/72 epidemic in 1973, measurable by there negative serological response to this variant, whereas all had been infected in the subsequent two human influenza virus epidemics, as shown by serological evidence.

Twenty-five days after the extermination of the rhesus monkeys one gibbon died, and a Victoria/75 virus strain was isolated from acute catarrhal lesions in its lung and from a peribronchial lymph node. Gross changes involved a small consolidated area in the diaphragmal lobe of the left lung with bronchial and mediastinal lymph node hyperplasia. Histologically, this consolidated area had changes indicating mild acute interstitial pneumonia. Moreover, alveolar walls were thickened by mononuclear infiltration. Many multinucleated giant (syncytial) cells were observed in the alveolar lumen. They were charaoteristio of respiratory synoytial (RS) viral multiplioation. Varying perivasoulitis due to lymphooytio and histioöytio infiltration of some smaller veins were also seen.

Taking into oonsideration the histologioal lesions of the lung as well, the gibbon had supposedly suffered from double viral infeotion, namely human A-influenza virus and RS virus.

Summary:

Influenza infeotion of monkey oaused by A-Hong Kong-H3N2 Virus variants

Rhesus monkeys resident in the Zoo had high serum antibody titres not only to Viotoria/75, but also to the earlier A-Hong Kong variant, notably Port Chalmers/73 and England/72. It follows that the monkeys were infeoted by the subsequent variant of A-Hong Kong influenza virus during their life in the Zoo. Viotoria/75 influenza variant was isolated from a gibbon that died of pneumonia in the Zoo. The gibbon obviously had been affeoted by influenza and RS viral infeotion.

Zusammenfassung:

Influenza bei Affen durch A-Hong Kong-H3N2-Varianten

Bei Affen, die über einen längeren Zeitraum im Zoo gehalten wurden, konnten Antikörper sowohl gegen Viotoria/75 als auch gegen Port Chalmers/73 und England/72 festgestellt werden, was für eine Infektion während ihres Aufenthaltes im Zoo spricht. Bei einem Gibbon, der an den Folgen einer Pneumonie verstorben war, konnte eine Misohinfektion mit Victoria/75 und RS-Virus ermittelt werden.

Résumé:

L'infection des singes par des variantes du virus d'influenza A/Hong Kong/H3N2

Pendant le temps de l'épidémie - oocasionnée par la variante du virus d'influenza A/Hong Kong Viotoria/75 nous avons constaté chez des singes "macaque" (Macacus mulattus) ayant provoqués par les variantes du virus, qui avaient fait naître d'épidémie précédente, les titres des antiocrps ont été grandis. La contamination des singes avec la variante Victoria était à la fois un booster-effect chez des singes infectés par la variante précédante du virus, c'est à dire on a trouvé une réponse immunologique secondaire. Dans le poumon d'un gibbon (Hylobates) succombé à la pneumonie nous avons isolé la souche de virus de la variante Victoria.

Инфлюенца у обезьян , вызванная вариантом А-Гон-Конг-Н3 2.

У обезьян , долго проживающих в зоопарке, выявлены антитела против Виктории/75, против Порт Халмерс/73 и Енгланда/72, что говорит о инфицировании , во время пребывания в зоопарке. У одного гибона, погибшего в следствии пневмонии, выявлена смешанная инфекция Виктории 75 и Р -вируса.

Literatur beim Verfasser!

Anschrift der Verfasser: Dr. J. R o m v á r y ,
Pf. 18
1581 Budapest (VR Ungarn)

Aus dem Veterinärmedizinischen Forschungsinstitut der Ungarischen Akademie der Wissenschaften (Direktor: Prof. Dr. J. Mészaros), dem Tiergesundheitsinstitut Debrecen (Direktor: Dr. R. Hengl), der Tiergesundheitsstation Szeged (Direktor: Dr. J. Szabó) und der Tiergesundheitsstation Budapest (Direktor: Dr. O. Pusztai)

ZUR BETEILIGUNG VON ZOO- UND WILDVÖGELN AN EINER DURCH DIE VARIANTE VICTORIA/75 DES A/HONG-KONG-INFLUENZAVIRUS VERURSACHTEN EPIDEMIE

Von J. Romváry, J. Mészáros, J. Tanyi, L. Fábián und J. Rózsa

Während der Hong-Kong-Pandemie wurden im fernöstlichen Kamtschatka-Gebiet der Sowjetunion (Zhezmer et al., 1973) sowie in Tadschikistan (Kirianova et al., 1973) aus sechs bis sieben Monate alten Junghühnern Influenzavirusstämme isoliert, die sich mit der gleichzeitig bei der Bevölkerung festgestellten Variante als identisch erwiesen. In Ungarn haben wir zum ersten Mal das A/Hong-Kong-Influenzavirus aus einer Turteltaube isoliert, die im Garten des Budapester Zoos eingefangen wurde (Romváry, 1973). Als indirekter Beweis für eine Infektion mit dem Hong-Kong-Influenzavirus sind spezifische Antikörper beim Haus- und Wildgeflügel in verschiedenen Gebieten ermittelt worden (Zakstelskaya et al., 1972; Sazonov et al., 1973; Chernetsov et al., 1973; Soloukhin et al., 1973).

Während der durch die Variante "Victoria" des Hong-Kong-Influenzavirus verursachten Epidemie wurden Wildvögel sowie Zoovögel auf eine mögliche Infektion durch Influenzaviren des Menschen in jenen Gebieten untersucht, in denen entweder zu Beginn der Epidemie oder einige Monate früher Reihenuntersuchungen über das Vorkommen aviärer Influenzavirusstämme bei der Wildvogelpopulation durchgeführt worden waren. Vor dem Auftreten der Victoria-Epidemie war bei diesen Vögeln keine immunologische Reaktion gegen die Hong-Kong-Variante nachzuweisen.

Bei den vor dem Ausbruch der Victoria-Epidemie in der Hauptstadt angekommenen und im Territorium des Budapester Zoos eingefangenen Möwen (Larus ridibundus) wurden Antikörper gegen Victoria/75 und die frühere Hong-Kong-Variante Port Chalmers/73 ermittelt. Die Angaben über die einige Wochen nach dem Seuchenausbruch für die Variante Victoria als seropositiv ermittelten Vögel sind aus Tabelle 1 zu ersehen. Aus der Tabelle geht hervor, daß sich unter den innerhalb von 100 Tagen (vom 2. 2. bis 12. 5.) eingefangenen Möwen (Larus ridibundus), Turteltauben, Stockenten und Spatzen immer wieder Individuen befanden, die auf die Varianten Victoria/75 und Port Chalmers/73, größtenteils aber auch auf die frühere Variante England/72, positiv reagierten. Keine Antikörper waren dagegen bei den selben Vögeln gegen den Stamm HK/68, der die Pandemie erzeugt hatte, nachzuweisen.

Unter 105 verschiedenen Wildvögeln, die am Vogelteich des Budapester Zoos eingefangen worden waren, wurden 29,1 % der Möwen, 40,0 % der Turteltauben und 29,0 % der Stockenten als seropositiv für die Variante Victoria/75 ermittelt. Keine positive serologische Reaktion konnte dagegen bei den im eigenen Laboratorium erbrüteten, zur Zeit der Epidemie sechs bis acht Wochen alten Stockenten nachgewiesen werden.

Positive serologische Reaktionen gegen die Hong-Kong-Variante wurden bei Turteltauben, Krähen und Spatzen ermittelt, die in der Umgebung der Kuhställe von zwei in der Nähe des Flusses Tisza gelegenen LPG eingefangen wurden. In der einen LPG ("K") reagierte Ende März bereits ein bedeutender Anteil der Turteltauben und Spatzen positiv gegen den Stamm Victoria, wogegen in der anderen LPG ("N") Antikörper gegen die gleiche Variante erst drei Wochen später zu ermitteln waren. Unter den während der Untersuchungsperiode eingefangenen Turteltauben, Krähen und Spatzen war bei 27,1 bzw. 17,7 % eine serologische Reaktion nicht nur gegen die Variante Victoria, sondern auch gegen die frühere Variante Port Chalmers/73, und zwar in höheren Titerwerten, vorhanden.

Erkrankungen der Menschen an Influenza traten in der LPG "N" zwei bis drei Wochen später

Tabelle 1: Angaben über die gegen drei Varianten des A/Hong-Kong-Influenzavirus positiv reagierenden, im Budapester Zoo sowie am Fluß Tisza eingefangenen Wildvögel

Vogelart	Fangort	Datum der Probeentnahme	Zahl der Blutproben	Zahl der im HAH-Test gegen die Varianten Viot/75 /1/76/	P.Chalm/73 /1/75/	Engl/72 /1/73/
				positiven Serumproben		
Möwe		2.2.1976	13	3	6	N
Möwe		7.5.1976	11	4	4	1
Turteltaube	Buda-	10.2.1976	2	2	2	2
Turteltaube		16.4.1976	8	2	3	2
Turteltaube	pester	26.4.1976	14	4	4	5
Turteltaube		12.5.1976	11	6	4	3
Stockente	Zoo	4.3.1976	31	9	11	N
Stockente°		6.5.1976	13	N	N	N
Spatz		1.3.1976	2	2	2	N
Insgesamt:			105	32 (30,4 %)	36	13
Turteltaube	LPG "K"	23.3.1976	15	8	-	-
Turteltaube	nahe am	13.4.1976	12	2	6	N
Krähe		23.3.1976	8	3	5	-
	Fluß					
Spatz	Tisza	23.3.1976	17	N	N	N
Spatz		13.4.1976	7	2	7	-
Spatz		26.4.1976	20	5	9	8
Spatz		6.5.1976	12	3	5	2
Spatz	LPG "N"	14.5.1976	7	1	1	1
Insgesamt:			98	24 (24,4 %)	33	11

Erklärung: o = im eigenen Labor erbrütete, zwei Monate alte Stockenten
N = negativ
\- = nicht untersucht

als in der LPG "K" auf; daraus kann gefolgert werden, daß die Infektion der Wildvögel zeitlich mit der Ausbreitung der Epidemie im Zusammenhang stand.

Unter 96 Zoovögeln, die aus der Überwinterungsanlage im April auf dem Vogelteich ausgesetzt worden waren, wurden hämagglutinationshemmende Antikörper bei 15 (15,6 %) ermittelt, und unter 77 nach dem Abklingen der Seuche im Mai untersuchten Zoovögeln waren 22 (28,6 %) seropositiv. Diese Vögel gehörten insgesamt 35 Arten an, von denen bei 17 eine serologische Reaktion gegen die Variante Victoria zu ermitteln war. Es handelte sich um die folgenden 17 Arten: Limosa limosa, Plegadis falcinellus, Ciconia ciconia, Pavo cristatus, Vanellus vanellus, Buteo buteo, Recurvirostra avosetta, Sterna fuscata, Tringa flavipes, Hieraetus pennatus, Larus ridibundus, Phoenicopterus ruber, Bombyeilla gerrulus, Branta leucopsis, Alectoris graeca. Phasianus colchicus, Nycticorax nycticorax, Passer domesticus, Corvus corvus cornix, Platulea leucorodia, Ardea purpurea.

Neben serologischen Reihenuntersuchungen wurden bei den im Zoo und am Fluß Tisza eingefangenen Wildvögeln auch Isolierungsversuche durchgeführt. Dabei wurde von der Schleimhaut des Respirationstraktes eines in der LPG "N" eingefangenen Spatzen der Stamm Victoria/75 isoliert.

Jene Möwen und Stockenten, die sich in der Anfangsperiode der Victoria/75-Epidemie zwecks Rast und Futteraufnahme auf dem Vogelteich des Budapester Zoos niedergelassen hatten, dürften zum Teil bereits bei ihrer Ankunft infiziert gewesen sein, da mehrere von ihnen schon im Februar eine positive serologische Reaktion gezeigt hatten. Die Infektion der Wildvögel dürfte keineswegs durch Kontakt mit den Zoovögeln entstanden sein, da die letzteren erst im April aus der Überwinterungsanlage auf dem Teich ausgesetzt worden waren. Während der Überwinterung können die Zoovögel in den geschlossenen Räumen von den im Laufe der Epidemie an Influenza erkrankten Betreuern und Besuchern angesteckt worden sein, und außerdem kommt auch eine Übertragung des Erregers durch die Luft von den bereits früher infizierten Zoovögeln in Betracht. Die letztere Annahme wird dadurch bekräftigt, daß in der gut fünf Wochen später auf dem Vogelteich ausgesetzten zweiten Gruppe der Zoovögel der Anteil der Seropositiven doppelt so hoch wie in der ersten Gruppe gewesen ist. Dabei wurde eine Verseuchung von beinahe 50 % ermittelt. 11 - 12 % der untersuchten Vogelseren reagierten positiv, sogar gegen die für eine frühere Epidemie verantwortliche Variante England/72. Daraus folgt, daß die in Frage stehenden Vögel im Laufe der früheren Epidemien, d. h. in den Jahren 1973 (England/72) und 1974-75 (Port Chalmers/73), ebenfalls infiziert worden waren und daher die Superinfektion durch den Stamm Victoria/75 einen Booster-Effekt entfaltete.

Zusammenfassung:

Zur Beteiligung von Zoo- und Wildvögeln an einer durch die Variante Victoria/75 des A/Hong-Kong-Influenzavirus verursachten Epidemie

Es wird zum Vorkommen von Influenzaviren bei Zoo- und Wildvögeln Stellung genommen. Dabei wird darauf hingewiesen, daß die in der Umgebung von menschlichen Siedlungen lebenden Wildvögel beim Ausbruch von Influenza-Epidemien leicht zu Trägern und Ausscheidern der Erreger werden können.

Summary:

Involvement of Zoo and Wild Birds in Epidemic Influenza caused by A/Hong-Kong Influenza Virus Variant Victoria/75

Reference is made to the occurrence of influenza viruses in zoo and wild birds. The point is made that in a case of epidemic influenza outbreak wild birds living in the neighbourhood of human settlements may easily become carriers and excrete the pathogen.

Résumé:

Participation d'oiseaux captifs et sauvages à une épidémie causée par la variante Victoria/75 du virus grippal A/Hong Kong

L'exposé prend position à propos de la présence de virus grippaux chez des animaux de zoo et des oiseaux sauvages. Il signale que les oiseaux sauvages vivant aux abords d'habitations de l'homme s'avèrent souvent comme agents et sécréteurs de microbes en cas d'épidémies d'influenza.

По лечению птиц в зоопарках и на свободе пораженных вирусной инфекцией типа Виктория/75 А-Гонг-Конг-инфлуэнфы.

Сообщается о проявлении вирусной инфлуэнцы у птиц зоопарка и живущих на свободе. При этом указывается на то , что живущие в окружении людей дикие птицы часто становятся носителями инфекции.

Literatur beim Verfasser!

Anschrift der Verfasser: Dr. J. R o m v á r y
Pf. 18
1581 Budapest (VR Ungarn)

Aus dem Veterinärmedizinischen Forschungsinstitut der Ungarischen Akademie der Wissenschaften (Direktor: Prof. Dr. J. M é s z a r o s), dem Tiergesundheitsinstitut Debrecen (Direktor: Dr. R. H e n g l), der Tiergesundheitsstation Szeged (Direktor: Dr. J. S z a b ó) und der Tiergesundheitsstation Budapest (Direktor: Dr. O. P u s z t a i)

ZUR BEDEUTUNG DES VORKOMMENS AVIÄRER INFLUENZAVIRUSSTÄMME DES SUBTYPS HAV5

Von J. R o m v á r y , J. M é s z á r o s , J. T a n y i ,
J. R ó z s a und L. F á b i á n

Erstberichte über die Isolierung des Subtyps Hav5 des aviären Influenzavirus liegen von W i l s o n (1959) und B e c k e r (1962) vor. Im ersten Fall handelte es sich um eine der Geflügelpest ähnliche Erkrankung von Haushühnern in Schottland, im zweiten Fall dagegen um Beobachtungen bei den in der Umgebung von Cape Town (Südafrikanische Union) heimischen Flußschwalben (Sterna hirundo). Später wurde dann über Isolierungen von Hav5-Stämmen aus Truthühnern in Kanada (L a n g et al., 1968), aus Jungenten in den Vereinigten Staaten (H w a n g et al., 1970) und aus erwachsenen Enten in Hong Kong (H i g g i n s et al., 1971) berichtet. Gemeinsam mit dem als Hav1 bezeichneten Subtyp zählen die Hav5-Stämme zu den pathogenen Varianten des aviären Influenzavirus. Obwohl die Ergebnisse der serologischen Reihenuntersuchungen ebenfalls auf eine Zirkulation der Hav5-Stämme hinweisen, kommen diese nicht besonders häufig vor.

In einer Entenzuchtanlage kam es unter den in der eigenen Brutanlage erbrüteten, zwei bis fünf Wochen alten Entenküken zu Verlusten von 10 bis 13 %, in einer anderen Anlage erreichte die Mortalität in einem drei bis vier Wochen alten Moschusentenbestand 20 %. In einer Jungtieranlage wurden bei den 10 bis 14 Tage alten Entenküken Freßunlust, Rasselgeräusche in den Lungen, Konjunktivitis und meistens eine einseitige Sinusitis festgestellt. Diese Anzeichen waren bei 40 bis 60 % der Moschusenten vorhanden. Aus den Lungen und Sinushöhlen einer vierwöchigen Hausente und zweier drei bis vier Wochen alten Moschusenten konnten wir Virusstämme vom Subtyp Hav5 isolieren. In den Blutproben, die je 20, 6 bis 7 Wochen alten Hausenten bzw. 5 bis 6 Wochen alten Moschusenten entnommen wurden, konnten in je 17 Proben (85 %) spezifische Antikörper in Titerwerten von 1:16 bis 1:64 bzw. 1:16 bis 1:256 im Hämagglutinationshemmtest (HAH-Test) gegen den homologen Stamm sowie den Hav5 Referenz-Stamm nachgewiesen werden.

Unter 31 Stockenten (Anas platyrhynchos), die am Vogelteich des Budapester Zoos am Ende des Winters eingefangen wurden, konnte bei einem Tier ebenfalls ein zum Subtyp Hav5 gehöriger Stamm aus dem Sinushöhlenexsudat und der Schleimhaut des Respirationstrakts isoliert werden. Bei 4 von insgesamt 12 untersuchten Serumproben waren Antikörpertiter von 1:16 bis 1:64 gegen den homologen Stamm im HAH-Test zu ermitteln. Von den aus der geschlossenen Überwinterungsanlage des Zoos einen Monat später auf den Vogelteich ausgesetzten 96 Vögeln der Arten Braune Sichler (Plegadis falcinellus), Nachtreiher (Nycticorax nycticorax) und Löffler (Platalea leucorodia) erwiesen sich fünf (5,2 %) als serologisch positiv.

Von den in der Umgebung der Tierställe der LPG "K" angesiedelten Wildvögeln wurden 98 abgeschossen. Unter ihnen wurde aus einer Turteltaube (Streptopelia turtur) ein zum Subtyp Hav5 gehöriger Stamm isoliert. Außerdem wurde Hav5-Seropositivität bei 8,3 bis 13,3% der zu verschiedenen Zeitpunkten abgeschossenen Turteltauben (Streptopelia turtur) ermittelt. Zu einem früheren Zeitpunkt wurden Antikörper gegen Hav5 bei 15,5 % der Tiere eines bis 30 Monate alten, an einem toten Arm des Flusses Tisza gehaltenen Entenbestandes in Titerwerten von 1:16 bis 1:128 nachgewiesen.

Als eine Besonderheit der Isolierungsergebnisse sei erwähnt, daß zum Subtyp Hav5 gehörige Stämme an verschiedenen Orten und zu verschiedenen Zeiten aus jungen Hausenten, Moschusenten, eingefangenen Stockenten und abgeschossenen Turteltauben ebenfalls isoliert werden konnten. Bei 5,2 bis 85 % der mit dem Subtyp Hav5 infizierten Vogelpopulation wurden HAH-Antikörper durch Untersuchung von verhältnismäßig wenigen Serumproben nachgewiesen. Unter den jungen Hausenten und Moschusenten sind ebenfalls schwere Allgemeinstörungen, Durchfall und Bewegungsstörungen beobachtet worden, und in den Jungtieranlagen waren die Verluste sogar höher als in den mit anderen Subtypen verseuchten Beständen.

Die Bedeutung des Nachweises der Infektion durch Hav5 in mehreren Teilen des Landes kann darin gesehen werden, daß auf dem europäischen Kontinent solche Stämme bislang nur in Schottland ermittelt wurden (W i l s o n , 1959). Ganz besondere Bedeutung wird den vorliegenden Beobachtungen dadurch verliehen, daß die zum Subtyp Hav5 gehörigen Stämme einerseits aus Wildvögeln (eingefangenen Stockenten, abgeschossenen Turteltauben, Moschusenten) und andererseits aus Zugvögeln am Ende des Winters isoliert worden sind. Daraus kann gefolgert werden, daß die ziehenden Wildvögel die Hav5-Stämme in Abhängigkeit von der Jahreszeit entweder vom Norden oder vom Süden in das Land eingeschleppt haben dürften, und dies scheint auf die Zirkulation des Subtyps Hav5 auch in anderen europäischen Ländern hinzuweisen. Des weiteren kommt noch als ein bedeutender Umstand in Betracht, daß die klinische Erscheinungsform der vom Subtyp Hav5 erzeugten Krankheit an die der sog. "klassischen" Geflügelpest, die durch Hav1 verursacht wird, erinnert.

Zusammenfassung:

Zur Bedeutung des Vorkommens aviärer Influenzavirusstämme des Subtyps Hav5

Es wird über die Erstisolierung des Subtyps Hav5 des aviären Influenzavirus auf dem europäischen Festland berichtet. Das Virus dürfte wahrscheinlich durch Zugvögel eingeschleppt worden sein. Es wird vermutet, daß dieser Subtyp auch in anderen europäischen Ländern zirkuliert.

Summary:

Importance of Avian Influenza Virus Strains of Sub-Type Hav5

The first isolation on the European continent of sub-type Hav5 of avian influenza virus is reported in this paper. The virus probably has been imported by birds of passage. The same sub-type is thought to circulate in other European countries as well.

Résumé:

Signification des groupes d'influenza d'oiseaux du sous-type Hav5

L'exposé mentionne le fait de la première isolation du sous-type du virus grippal d'oiseaux sur le continent européen. Ce virus a probablement été introduit par des oiseaux migrateurs, et on doit s'attendre à ce que ce sous-type circule aussi dans d'autres pays d'Europe.

О значении проявления вируса инфлуенции подтипа Hav5.

Сообщается о первичном изолоровании вируса инфлуенции На 5 на Европейском континенте. Перенос вируса был , по всей вероятности , произведен птицами. Предпологается , что этот тип вируса циркулирует и в других Европейских странах.

Literatur beim Verfasser!

Anschrift der Verfasser: Dr. J. R o m v á r y ,
Pf. 18
1581 Budapest (VR Ungarn)

Aus dem Institut für Geflügelkrankheiten der Tierärztlichen Hochschule Hannover
(Direktor: Prof. Dr. O. S i e g m a n n)

NEWCASTLE DISEASE-VIRUSINFEKTION BEI EINEM FREILEBENDEN SEEADLER (HALIAEETUS ALBICILLA) UND ÜBER DIE MÖGLICHKEIT EINER IMMUNPROPHYLAXE BEI IN GEFANGENSCHAFT GEHALTENEN SEEADLERN

Von M. H e i d e n r e i c h

I. Einleitung

Viele Arten einheimischer Greifvögel sind in ihrer Existenz stark bedroht. In besonderem Maße ist in Deutschland die Seeadlerpopulation betroffen. So brüteten laut F e n t z - l o f f (1975) in Schleswig-Holstein, dem letzten Refugium der deutschen Seeadler, nur noch drei Paare mit Erfolg. Menschliche Verfolgung, Biotopveränderungen und Umweltbelastungen durch Giftstoffe werden als Hauptursachen für die Abnahme der Greifvogelbestände genannt (T h i e l c k e , 1975; W i e m e y e r et al., 1972; K o e m a n und H a d - d e r i n g h , 1973; M o r i a r t y , 1972 u. a. m.). Zur Frage, inwieweit durch Erkrankungen die freilebenden Greifvogelbestände vermindert werden können, äußern sich S t e h - l e (1965) für die Bundesrepublik Deutschland und K e y m e r (1972) für Großbritannien. Neben Infektionen bakterieller, mykotischer und parasitärer Genese spielen virusbedingte Infektionen wegen ihres oft unspezifischen Krankheitsverlaufes bei Greifvögeln eine bedeutsame Rolle.
Die am häufigsten diagnostizierte virusbedingte Infektion bei Greifvögeln aus freier Wildbahn und in Gefangenschaft ist die Newcastle Disease (Literatur bei H e i d e n r e i c h, 1976). Trotz der Häufigkeit der diagnostizierten Fälle von Newcastle Disease bei Greifvögeln haben sich bislang nur wenige Autoren mit der Möglichkeit einer Immunprophylaxe befaßt. So prüfte H o r n b u c k l e (1972) vor und nach Anwendung einer Lebendvakzine nicht den Immunstatus der vakzinierten Vögel. C o o p e r (1972) applizierte eine Totvakzine, ohne ebenfalls auf die Immunogenität einzugehen. Erst 1975 stellte derselbe Autor nach Verwendung einer mit ß-Propiolakton inaktivierten Vakzine im Hämagglutinationshemmtest (HAH-Test) eine unbefriedigende Immunantwort bei Greifvögeln fest. Umfangreichere serologische Untersuchungen wurden von W i n t e r o l l (1976) und H e i d e n r e i c h (1976) durchgeführt, wonach die in der BRD zugelassenen Lebendvakzinen bei Greifvögeln eine belastbare Immunität zu erzeugen in der Lage sind.

Nachfolgend wird berichtet, ob Seeadler auf eine jährliche Vakzination mit einem ausreichend hohen Antikörpertiter reagieren und inwieweit dadurch ein Schutz der Jungvögel durch konnatal übertragene Antikörper erreicht werden kann.
Aktualisiert wurden die Untersuchungen durch den Nachweis einer Newcastle Disease-Virusinfektion bei einem der letzten freilebenden Seeadler in der Bundesrepublik Deutschland.

II. Kasuistik

Ende April 1976 wurde ein weiblicher Seeadler flugunfähig unweit seines Horstbaumes am Waldboden gefunden. Wegen des schlechten Ernährungszustandes und der zentralnervösen Störungen, die der Adler zeigte, wurde von ansässigen Tierärzten zunächst eine Intoxikation angenommen. Toxikologische Schmelzuntersuchungen auf Parathion und Warfarin verliefen auch in der empfindlichen Gaschromatographie negativ.+
Eine am 3. Mai 1976 durchgeführte serologische Untersuchung im HAH-Test mit dem NDV-Stamm "Montana" ergab hämagglutinationshemmende Antikörper in einer Höhe von Titerkennzahl 5.
Die von diesem Seeadlerweib gelegten Eier wurden nach dem Fund des Altvogels dem Horst entnommen und künstlich erbrütet. Serologische Untersuchungen der drei geschlüpften Jungadler

+Die toxikologischen Untersuchungen führte Prof. Dr. R ü s s e l , Chemisches Institut der Tierärztlichen Hochschule Hannover durch.

auf NDV-spezifische, maternale Antikörper verliefen negativ. Die Infektion des Altadlers kann somit nur während oder nach der Eiablage erfolgt sein.

Adlerartige Greifvögel zeigen nach einer NDV-Infektion lediglich einen abortiven Krankheitsverlauf (H e i d e n r e i c h , 1976). Sie verenden nicht primär an den Infektionsfolgen, sondern sind durch die zentralnervösen Störungen nicht mehr in der Lage, Beute zu schlagen und verhungern konsekutiv.
So wurde der Seeadler über einige Tage zwangsgefüttert und konnte am 26. Mai wieder freigelassen werden. Mit Hilfe einer am Vogel befestigten Sendeanlage konnte der Adler noch mehrere Tage beobachtet werden. Es zeigte sich, daß er nunmehr wieder in der Lage war, selbständig Beutetiere zu schlagen. Durch hohe Signalflüge, die durch Sturzflüge unterbrochen wurden, wurde der männliche Adler angelockt, und beide Vögel besetzten wieder ihr altes Brutrevier. Der hohe NDV-Antikörpertiter, in Verbindung mit dem klinischen Bild und der erfolgten Heilung, legt den Schluß nahe, daß der Seeadler an den Folgen einer Newcastle Disease-Virusinfektion erkrankt war. Die Infektionsquelle konnte nicht ermittelt werden. Allerdings ist zu bedenken, daß die Seeadler in Schleswig-Holstein an Luderplätzen gefüttert werden. Die Aufnahme von NDV-infiziertem Hausgeflügel ist somit nicht auszuschließen.

III. Vakzinationsversuche

1. Material und Methodik

Tiermaterial

Seit mehreren Jahren werden in Gefangenschaft gehaltene Seeadler in der Deutschen Greifenwarte, Burg Guttenberg, für die Gefangenschaftszucht zusammengeführt. Die Jungadlernachzucht wird in europäischen Seeadlergebieten zur Stabilisierung noch vorhandener Restbestände ausgebürgert. Für die Immunisierungsversuche standen vier Seeadlerzuchtpaare zur Verfügung, von denen ein Paar 1975 und 1976 jeweils zwei Jungvögel erfolgreich ausbrütete und aufzog. Die Paare werden einzeln in Volieren gehalten und mit Enten, Kaninchen, Karpfen und Hechten gefüttert.

Vakzine

Als Impfstoff fand der Stamm LaSota (Sotavax, Fa. Vemie, Veterinärchemie Kempen, Chargen-Nr. LFC 524 a) Anwendung. Die Vögel wurden einzeln mit einer Dosis von $10^{7,3}$ EID_{50} in 0,2 ml intranasal vakziniert. Vor jeder Vakzination wurde der Virusgehalt in embryonierten Hühnereiern bestimmt.

Immunisierung

Der Vakzinationszeitpunkt wurde jährlich Ende November gelegt. Dieser Zeitpunkt ist der spätestmögliche, ohne die bevorstehende Balz der Adler durch Herausfangen aus der Voliere zu stören, zum anderen aber noch geeignet, bei den zu erwartenden Jungvögeln einen hohen Titer maternaler Antikörper zu erreichen. Vor jeder Vakzination wurde der Antikörperstatus der Vögel im HAH-Test überprüft. Die Dauer des durch Vakzination erreichten Immunstatus wurde bei den Altadlern jeweils im Mai, Juni und November des folgenden Jahres überprüft. Die Titerbestimmung maternaler Antikörper erfolgte bei den Jungvögeln im Alter von drei Wochen. Nach der Blutentnahme, die in allen Fällen aus der V. cutanea ulnaris erfolgte, wurden die Jungvögel erstmalig vakziniert. Nach weiteren drei Wochen fand die Erfolgskontrolle mittels HAH-Test statt. Eine weitere Überprüfung des Immunstatus war nicht möglich, da die Jungadler im Alter von 6 - 7 Wochen der Wildbahn zugeführt wurden.

HAH-Test

Der Nachweis hämagglutinationshemmender Antikörper erfolgte nach der ß-Methode unter Verwendung von vier hämagglutinierenden Einheiten des NDV-Stammes "Montana". Die Ergebnisse der serologischen Kontrollen sind als Titerkennzahlen angegeben. Einzelheiten der Durchführung des HAH-Tests sowie die Definition der Titerkennzahl wurden von K a l e t a et al. (1972) beschrieben.

Tabelle 1

NDV - hämagglutinationshemmende Antikörper (TKZ) von Seeadlern vor und nach Vakzination ↓ mit dem Impfstamm LaSota ($10^{7,3}$ EID_{50} in 0,2 ml intranasal)

	1974	1975			1976		
Paar	Nov. ↓	Mai	Juni	Nov. ↓	Mai	Juni	Nov. ↓
1 ♀	o	4	4	4	4	4	4
♂	o	4	3	3	4	3	3
2 ♀	o	3	3	3	3	3	2
♂	o	4	4	4	4	4	4
3 ♀				o	3	3	3
♂				o	3	3	2
4 ♀				o	4	3	2
♂				o	4	4	4

Tabelle 2

Konnatale und erworbene Immunität (TKZ) bei Seeadlerküken im Vergleich zum Muttertier

	1975		1976	
	Mai	Juni	Mai	Juni
Muttertier	4	4	4	4
Nachzucht				
Tier 1	2 ↓	5	3 ↓	5
Tier 2	2 ↓	5	2 ↓	4

↓ = Vakzination mit dem Impfstamm LaSota ($10^{7,3}$ EID_{50} in o,2 ml intranasal)

2. Ergebnisse

Bei keinem der vakzinierten Jung- und Altadler konnten Impfzwischenfälle oder unerwünschte Reaktionen anläßlich oder nach der Vakzination festgestellt werden. Die Futter- und Wasseraufnahme war in keinem Fall gestört. Ebenso zeigte sich kein negativer Einfluß auf Balzverhalten oder Brutgeschäft. Wie aus der Tabelle 1 hervorgeht, reagierten die Altadler mit einem hohen Titer hämagglutinationshemmender Antikörper, der ein Jahr nach der Vakzination noch Titerkennzahlen zwischen 2 und 4 aufweist. Entsprechend konnte, wie Tabelle 2 verdeutlicht, bei den drei Wochen alten Jungadlern ein Titer maternaler Antikörper zwischen 2 und 3 festgestellt werden. Die im Alter von drei Wochen vorgenommene Vakzination der Jungvögel zeigte die erwartete aktive Immunantwort.

IV. Diskussion

Im Gegensatz zu den von Cooper (1975) durchgeführten Vakzinationsversuchen an Greifvögeln, wonach eine nur unbefriedigende Immunantwort festgestellt wurde, konnten durch die beschriebenen Ergebnisse die Untersuchungen von Winteroll (1976) und Heidenreich (1976) bestätigt werden. Da Cooper für seine Versuche auch Geierspezies verwendete, ist die von ihm gemachte pauschalierte Aussage nicht verwunderlich. Bereits 1953 war von Placidi und Santucci eine Geierspezies (Gypaetus barbatus) als refraktär gegenüber dem NDV-Virus erkannt worden. Diese Autoren waren nicht in der Lage, nach experimenteller Infektion mit dem NDV ein Krankheitsbild zu erzeugen. Auch konnten weder im Virusneutralisationstest noch im HAH-Test NDV-spezifische Antikörper festgestellt werden.

Die von Siegmann et al. (1974) bearbeitete Übertragung maternaler Antikörper trifft, wie nicht anders zu erwarten, als allgemeingültiges biologisches Prinzip auch auf Seeadler zu.

Obwohl bei den durchgeführten Untersuchungen aus naheliegenden Gründen keine Belastungsinfektionen zur Prüfung des Impfschutzes durchgeführt werden konnten, ist auf Grund des hohen Antikörpertiters ein ausreichender Schutz als wahrscheinlich anzunehmen.

Heidenreich (1976) konnte an Mäusebussarden (Buteo buteo) nicht nur zeigen, daß ein humoraler Antikörperstatus von Titerkennzahl 2 ausreicht, eine Challenge-Infektion ohne Krankheitsanzeichen zu überstehen, sondern auch eine Virusausscheidung der vakzinierten Vögel verhindern kann. Somit kommt vakzinierten Greifvögeln in der Epizootologie der Newcastle Disease keine Bedeutung zu.

Vakzinationen von Greifvogelzuchtbeständen, aus denen Jungtiere wieder der Wildbahn zugeführt werden, stellen somit eine veterinärmedizinische Aufgabe im Rahmen des Schutzes bedrohter Greifvogelarten dar.

Zusammenfassung:

Newcastle Disease-Virusinfektion bei einem freilebenden Seeadler (Haliaeetus albicilla) und über die Möglichkeit einer Immunprophylaxe bei in Gefangenschaft gehaltenen Seeadlern

Ein Fall einer Newcastle Disease-Virusinfektion bei einem freilebenden Seeadler (Haliaeetus albicilla) wird beschrieben. Zweijährige Untersuchungen zur Immunprophylaxe bei Seeadlerzuchtpaaren in Gefangenschaft zeigen, daß bei Verwendung des Impfstammes LaSota in einer Dosis von $10^{7,3}$ EID_{50} in 0,2 ml, intranasal appliziert, bei jährlicher Anwendung ein hoher Antikörpertiter bei den Altadlern erreicht werden kann. Dadurch konnte der Übergang NDV-spezifischer, maternaler Antikörper bei den nachgezüchteten Jungvögeln erreicht werden.

Herrn C. Fentzloff, Deutsche Greifenwarte, Burg Guttenberg, sei an dieser Stelle für die Möglichkeit der Untersuchungen an seinen Seeadlerpaaren recht herzlich gedankt.

Das Tierarztehepaar Drs. Hammer hat durch Übersendung von Probenmaterial des Wildadlers maßgeblich zur Diagnosestellung beigetragen.

Den Herren U. Robitzki und T. Neumann danke ich für die Pflege des Adlers und für die Übermittlung der interessanten Freilandbeobachtungen.

Summary:

Virus Infection of Newcastle Disease in Free-Living Sea-Eagle (Haliaeetus albicilla) and Possibility of Immunoprophylaxis for Sea-Eagles in Captivity

Described is a case of virus infection of Newcastle disease in a free-living sea-eagle (Haliaeetus albicilla). Studies into immunoprophylaxis for breeding couples of sea-eagle in captivity have been conducted over two years and shown that one annual transnasal application of $10^{7.3}$ EID_{50} of strain laSota in 0.2 ml could build up a high antibody titre in adult eagles. NDV-specific maternal antibody then passed to subsequent offspring.

Résumé:

Infection virale Newcastle-Disease chez un pygargue (Haliaeëtus albicilla) en liberté et possibilité d'une prophylaxie immunologique chez des pygargues en captivité

Description d'un cas d'infection virale Newcastle-Disease chez un pygargue (Haliaeëtus albicilla) vivant en liberté. Des recherches entreprises pendant deux ans au sujet d'une prophylaxie immunologique chez des couples de pygargues en captivité ont montré qu'en utilisant le vaccin LaSota dans un dosage de $10^{7,3}$ EID_{50} dans 0,2 ml, en application intranasale, on parvient à une haute production d'anticorps chez les aigles âgés, lorsque le traitement a lieu tous les ans. On a obtenu de cette manière une transition d'anticorps maternels, spécifiques NDV chez les petits de ces aigles.

Вирусная инфекция Disease у живущего на свободе морского орла и возможности иммунной профилактики морских орлов, живущих вневоле.

Описывается случай вирусной инфекции болезни Disease у живущего на свободе морского орла. Двухлетние исследования профилактики иммунитета разводимых в неволе пар морских орлов показывают, что применяя основную вакцину LaSota дозой I07,3 $EIД_{50}$ в 0,2 мл. для аппликации во внутрь носоглотки можно достичь высокого аодержания защитных противодействующих средств у старых орлов при ежегодном применении лекарств. При этом может быть достигнут переход к специфичным материнским антителам при дальнейшем разведении молодняка.

Literatur:

COOPER, J. E. (1972): Veterinary aspects of captive birds of prey. Newent Glos., England, The hawk trust.

COOPER, J. E. (1975): The role of vaccination in the maintenance of captive birds of prey. Raptor research 9, 21-26.

FENTZLOFF, C. (1975): Erfolgreiche Zucht und Adoption von Seeadlern (Haliaeetus albicilla). Jb. Dtsch. Falkenorden, 28-40.

HEIDENREICH, M. (1976): Die Empfänglichkeit des Mäusebussards (Buteo buteo) für das Newcastle Disease Virus - Ein Beitrag zur Epizootologie der Newcastle Disease sowie zur Immunprophylaxe bei Greifvögeln. Hannover: Diss. Tierärztliche Hochschule.

HORNBUCKLE, J. D. (1972): The recent outbreak of exotic Newcastle disease in California. Hawk Chalk 10, 48-49.

KALETA, E. F., SIEGMANN, O., LÜDERS, H. und W. JANSSEN (1972): Kinetik NDV-spezifischer Antikörper in Hühnern, II. Methode und Reproduzierbarkeit des HAH-Tests. Avian Path. 1, 35-45.

KEYMER, I. F. (1958): A survey and review of the causes of mortality in british birds and the significance of wild birds as disseminators of disease. Part II. Vet. Rec. 70, 736-740.

KOEMAN, J. H. und R. H. HADDERINGH (1973): Ausdauernde giftige Verunreinigungen in den Seeadlern (Haliaeetus albicilla) in der Bundesrepublik Deutschland. Jb. Dtsch. Falkenorden, 50-54.

MORIARTY, F. (1972): Pesticides and wildlife: retrospect and prospect. Organ. Eur. Medeiterr. Prot. Plant. Bull. 4, 51-63.

PLACIDI, L. und J. SANTUCCI (1953): Sur la receptivité de certaines espèces au virus de la maladie de Newcastle. Ann. Inst. Pasteur, Paris, 84, 588-594.

SIEGMANN, O., E. F. KALETA und R. LEIMBECK (1974): Resorption und Elimination NDV-spezifischer maternaler Antikörper sowie deren Bedeutung für Vakzination von Hühnerküken gegen die Newcastle Disease. Zbl. Vet. Med. B 21, 3-13.

STEHLE, S. (1965): Krankheiten bei Greifvögeln (Accipitres) und bei Eulen (Striges) mit Ausnahme der parasitären Erkrankungen. Hannover: Diss. Tierärztliche Hochschule.

THIELCKE, G. (1975): Das Schicksal der Greifvögel in der Bundesrepublik Deutschland. Greven: Kilda.

WIEMEYER, S. N., MULHERN, B. M. M., LIGAS, F. J. L., BENSEL, R. J., MATHISEN, J. E., BOBARDS, F. C. und S. POSTUPALSKY (1972): Residues of organochlorine pesticides, polychlorinated biphenyls and mercury in bald eagle eggs and changes in shell-thickness 1969 and 1970. Pestic. monit. J. 57, 67-78.

WINTEROLL, G. (1976): Newcastle Disease bei Greifvögeln und Eulen. Prakt. Tierarzt 57, 76-78.

Anschrift des Verfassers: Dr. M. Heidenreich,
Institut für Geflügelkrankheiten
Bischofsholer Damm 15
D-3 Hannover (BRD)

Aus dem Zoologischen Garten Łódź (Direktor: Dr. A. Sosnowski)

LEUKOSE BEI VÖGELN IM ZOOLOGISCHEN GARTEN ŁÓDŹ

Von J. Dabrowski

In den letzten Jahren werden Leukosen bei Vögeln in zoologischen Gärten immer öfter festgestellt. Darauf weisen nicht nur statistische Zusammenstellungen von Todesursachen hin (Herceg et al., 1972; Kronberger und Schüppel, 1972; Kronberger et al., 1975), sondern auch Berichte, die ausschließlich diesem Problem gewidmet sind (Griner, 1975; Mladenov et al., 1976). Wie der Fachliteratur zu entnehmen ist, tritt Leukose am häufigsten bei Hühnervögeln (Griner, 1975; Herceg et al., 1972; Kronberger und Schüppel 1972) und bei Papageien auf (Appleby und Keymer, 1971; Kronberger und Schüppel, 1972; Kronberger et al., 1975). Seltener wird sie bei Entenvögeln (Kronberger und Schüppel, 1972) beobachtet. Bei Vögeln anderer Ordnungen werden Leukosen nur in Einzelfällen beobachtet.

In den Jahren 1972 bis 1976 wurden im Zoo Łódź 14 Leukosefälle bei Vogelobduktionen festgestellt (Tabelle 1). Die pathologisch-anatomische Diagnose wurde in allen Fällen durch die histopathologische Untersuchung bestätigt.
Alle betroffenen Vögel waren erwachsen. Sie lebten unterschiedlich lange im Zoo. Sieben Tiere starben innerhalb von ein bis zehn Monaten nach der Ankunft im Zoo. Die Vögel stammten sowohl aus der freien Wildbahn als auch aus anderen Zoos. Drei Tiere lebten 3½ bis 5½ Jahre im Zoo Łódź. In drei Fällen ist es nicht gelungen, die Lebenszeit im Zoo genau zu ermitteln, sicher wurden sie aber länger als ein Jahr im Zoo gehalten. In einem Fall handelte es sich um eine wildlebende Dohle.

Die pathologisch-anatomischen Veränderungen wurden am häufigsten in Leber, Milz und Nieren beobachtet. Diese Organe waren hellgelb bzw. lehmfarben und mehr oder weniger geschwollen. In einigen Fällen traten Blutergüsse, am häufigsten in den Nieren auf. Knotige Veränderungen wurden bei einem Houdan-Haushuhn, bei zwei Jagdfasanen und bei einer Mandarinente festgestellt. Die Knoten fanden sich in der Leber und Milz. Bei einem Stieglitz zeigten sie sich auch im Herzmuskel. Die Knoten waren weißgelb, von speckiger Konsistenz und von Erbsen- bis Kirschgröße. Leukämische Veränderungen in der Darmwand und in den Ovarien wurden nur selten beobachtet.

Histopathologisch zeigte sich in der Leber eine Vermehrung der lymphoiden Zellen im Glissonschen Gewebe sowie perivaskulär. Gleichzeitig kam es zu Leberzelldegenerationen und kleinen Blutungen. In der Milz konnte eine unterschiedlich starke Hyperplasie und eine lymphoide Umwandlung von Follikeln festgestellt werden. In den Nieren fanden sich perivaskulär Infiltrationen von lymphoiden Zellen, gelegentlich auch Gefäßerweiterungen, Blutaustritt sowie eine parenchymatöse Degeneration der Nierenzellen. Im Herz waren diffuse, lymphoidzellige Infiltrationen im Herzmuskel festzustellen. Im Bereich der Infiltrationsherde kam es zu Muskelatrophien und parenchymatöser Zelldegeneration. Im Darm und im Eierstock waren die lymphoidzelligen Infiltrate von Bindegewebe durchzogen.

Mit Sicherheit steht fest, daß die Vogelleukose durch Viren verursacht wird. Eine sehr wichtige Rolle im Krankheitsablauf spielen aber auch Umweltfaktoren, wie Fütterung, Haltung u. a. So kommt unserer Meinung nach einer ständigen Verabreichung von Spurenelementen mit dem Futter eine prophylaktische Bedeutung zu.

Wohl in jedem Zoo halten sich auch wildlebende Vögel auf, die mit Zoovögeln in Kontakt treten können. Die nachgewiesene Leukose bei der aus der freien Wildbahn stammenden Dohle und bei dem zirka einen Monat im Zoo gehaltenen Stieglitz und der Rohrweihe lassen die Vermutung zu, daß freilebende Vögel Überträger sein können. Dies wird auch in der Literatur bestätigt (V a r e j k a und T o m s i k , 1974).

Zusammenfassung:

Leukose bei Vögeln im Zoologischen Garten Łódź

Es wird über 14 Fälle von Leukose bei zehn Vogelarten aus dem Zoo Łódź berichtet. Eines der Tiere stammte direkt aus der freien Wildbahn. Eine mögliche Infektion der Zoovögel durch freilebende Wildvögel wird diskutiert.

Summary:

Leucosis in Birds in Zoological Garden of Łódź

Fourteen cases of leucosis which affected ten bird species in the Zoological Garden of Łódź are reported. One of the animals had come directly from wildlife conditions. Possible infection of zoo birds by free-living wild birds is discussed.

Résumé:

Leucose chez les oiseaux au Zoo de Łódź

Le rapport présente 14 cas de leucose chez 10 espèces d'oiseaux du Zoo de Łódź. L'un des oiseaux était un oiseau sauvage de l'extérieur du zoo. La possibilité d'une infection par ces derniers est envisagée.

Лейкоз у птиц в зоопарке города Лоджа.

Сообщается о I4 случаях поражения лейкозом I0 видов птиц из зоопарка города Лоджа.Обсуждаеся возможность заражения от птиц, живущих на свободе.

Literatur:

APPLEBY, E. C. and I. F. KEYMER (1971): More tumours in captive wild mammals and birds - a second brief report. Verhandlungsber. XIII. Internat. Symp. Erkrankungen Zootiere, Helsinki, 241-244.

GRINER, L. A. (1975): Hemapoietic neoplasia in animals at the San Diego Zoological Gardens. Verhandlungsber. XVII. Internat. Symp. Erkrankungen Zootiere, Tunis, 253-259.

HERCEG, M., HUBER, I., MAŘAN, B., CUTURIĆ, S. und A. FRANČIĆ (1972): Zur Sektionsstatistik bei Vögeln des Zoologischen Gartens der Stadt Zagreb. Verhandlungsber. XIV. Internat. Symp. Erkrankungen Zootiere, Wrocław, 37-42.

KRONBERGER, H. und K. F. SCHÜPPEL (1972): Ergebnisse der postmortalen Untersuchungen von 4000 Vögeln. Verhandlungsber. XIV. Internat. Symp. Erkrankungen Zootiere, Wrocław, 29-35.

KRONBERGER, H., SCHÜPPEL, K.F., ALTMANN, D. und S. SEIFERT (1975): Ein weiterer Beitrag zu den Geschwülsten bei Zootieren. Verhandlungsber. XVII. Internat. Symp. Erkrankungen Zootiere, Tunis, 361-364.

MLADENOV, Z., IPPEN, R. und A. KONSTANTINOV (1976): Ein Beitrag zu den Leukosen nicht domestizierter Wildtiere. II. Mitteilung: Leukosen bei Vögeln. Verhandlungsber. XVIII. Internat. Symp. Erkrankungen Zootiere, Innsbruck, 141-144.

VAREJKA, F. and F. TOMSIK (1974): The role of house sparrow (Passer domesticus L.) in the spread of leucosis viruses in poultry. I. Determination of neutralizing antibodies. Acta vet. Brno 43, 367-370.

Anschrift des Verfassers: J. D a b r o w s k i ,
Zoologischer Garten Łódź
94-303 Łódź (VR Polen)

Tabelle 1:

Nr.	Vogelart	Anzahl der Vögel	Geschlecht	Lebenszeit im Zoo
1.	Brauner Sichler (Plegadis falcinellus)	2	1.0 0.1	3,5 Monate 2 "
2.	Brautente (Aix sponsa)	1	0.1	mehr als 1 Jahr
3.	Mandarinente (Aix galericulata)	2	1.0 0.1	5,5 Jahre 3,5 "
4.	Jagdfasan (Phasianus colchicus)	2	1.0 0.1	7 Monate 1,5 "
5.	Houdan-Haushuhn (Gallus gallus f.domesticus)	2	0.1 0.1	mehr als 1 Jahr " " " "
6.	Truthahngeier (Cathartes aura)	1	0.1	5,5 Jahre
7.	Rohrweihe (Circus aeruginosus)	1	1.0	1,5 Monate
8.	Waldohreule (Asio otus)	1	0.1	10 Monate
9.	Dohle (Corvus monedula)	1	0.1	wildlebend
10.	Stieglitz (Carduelis carduelis)	1	0.1	1 Monat

Landesuntersuchungsamt für das Gesundheitswesen Nordbayern - Fachbereich Veterinärmedizin - Nürnberg (Leitender Veterinärdirektor: Prof. Dr. G. S t e g e r)

BESTIMMUNG SEROLOGISCHER O-GRUPPEN VON ESCHERICHIA COLI AUS GESUNDEN UND KRANKEN RUMINANTIERN DES TIERGARTENS DER STADT NÜRNBERG

Von J. M a n z , A. S c h m i d und G. S t e g e r

Seit Ende des 19. Jahrhunderts ist bekannt, daß Escherichia coli (E. coli) als Erreger verschiedener Formen von Infektionskrankheiten, insbesondere bei Tieren in den ersten Lebenstagen, eine beachtliche Rolle spielt. Unregelmäßigkeiten und Widersprüche der Befunde über das serologische Verhalten von E. coli wurden durch die grundlegenden Erkenntnisse von K a u f f m a n n (1943) über die Antigenstruktur von E. coli geklärt. Die serologische Typisierung von E. coli erlaubte - sehr vereinfacht - die Differenzierung in "pathogene" und "normale" Stämme. Die Erfahrung lehrte, daß aus Sektionsgut immer wieder einige definierte O-Gruppen isoliert wurden (F e y , 1962; M a n z , 1971; S o j k a , 1965, 1970; U l b r i c h , 1954). Diese Gruppen sind jedoch bei den verschiedenen Spezies nicht identisch. Auch bei Jungtieren im Zoo ist die E. coli-Infektion als Todesursache hoch anzusetzen (B i e n i k , 1964; D o l l i n g e r , 1973; E l z e , 1967; I p p e n , 1966, 1967; K r o n b e r g e r , 1966; S c h r ö d e r und I p p e n , 1973; S t e g e r , 1973). Ruminantier scheinen hier besondere Empfänglichkeit zu zeigen (10 % nach I p p e n , 1966, 40,5 % nach K r o n b e r g e r , 1966).

Wenn die Coli-Infektion als eine "Faktoren-Seuche" aufzufassen ist, dann muß eine besondere Disposition des Tieres vorausgesetzt werden. Hauptfaktoren sind nach E l z e (1967) mangelhafte Abwehrkräfte der Neugeborenen infolge Hypogammaglobulinämie, Schwächung durch andere Krankheiten, klimatische Insulte und Fütterungsfehler. Mangel an Gammaglobulin kann durch zu späte oder unzureichende Kolostrumaufnahme bedingt sein, da bei Ruminantiern aufgrund der Semiplacenta syndesmochorialis eine Versorgung des Fetus mit Immunglobin der Mutter nicht erfolgt. Die mit unreifem Immunsystem Geborenen sind ohne den Sofortschutz durch Gammaglobuline über die Kolostralmilch Infekten aus der Umwelt preisgegeben.

Als weiterer disponierender Faktor gilt ein Mangel an Vitamin A, das eine gewisse Epithelschutzwirkung besitzt (E l z e , 1960), und dessen Mangel ein Eindringen von Keimen ins Darmepithel und in die Blutbahn erleichtert.

Treten Coli-Infektionen in der überwiegenden Zahl der Fälle als Erkrankungen des Magen-Darm-Traktes oder als Septikämien auf, so ist doch auch bekannt, daß E. coli als Erreger von Meningitiden eine Rolle spielen kann (E l z e , 1967). F e y (1962) weist darauf hin, daß beim Erwachsenen Coli-Infektionen meist in normalerweise sterilen Hohlorganen in Erscheinung treten (Bauchhöhle, Gallenblase, Harnblase). Aus diesem Grunde sollten E.coli-Infektionen bei Zootieren, obwohl darüber bisher nichts bekannt ist, hinsichtlich ihrer möglichen Bedeutung als Zoonose zumindest in Betracht gezogen werden.

Trotz der eben dargestellten, offenbar großen Bedeutung von Coli-Infektionen bei Zootieren gibt es kaum Publikationen über serologische Typendifferenzierungen von E. coli-Stämmen aus an einer Coli-Infektion verstorbenen Zootieren. W i l l i a m s o n und T i l d e n (1972) zitieren diesen Mangel und teilen einige eigene Differenzierungsergebnisse mit. Es ist durchaus wahrscheinlich, daß eine intensive Beschäftigung mit E. coli-Stämmen von Zootieren - analog zu den Arbeiten über Haustiererkrankungen - zu Ergebnissen führen könnten, die eine gezielte Bekämpfung der gefürchteten Neugeborenenerkrankungen durch E. coli, z.B. mit Hilfe von stall- oder herdenspezifischen Antiseren, ermöglichen würden.

Die Kenntnis der in der Darmflora gesunder Zootiere vorkommenden E. coli-Typen ist eine Voraussetzung zur Beantwortung der Frage, ob bei an Coli-Infektionen erkrankten Zootieren, ebenso wie es bei Haustieren der Fall zu sein scheint, bestimmte pathogene Serotypen vorherrschen. Mit der serologischen O-Gruppenbestimmung von E. coli-Stämmen aus Kotproben von verschiedenen Ruminantiern des Tiergartens Nürnberg wurde dazu ein Beitrag geleistet (S c h m i d , 1976).

Die untersuchten Tierarten sind vergleichbar in Fütterung und Haltung. Ihre Standorte sind jedoch über den gesamten Tiergarten verteilt. Ein indirekter Kontakt im Sinne eines Austausches von Keimen ist aber aufgrund verschiedener Faktoren doch immer gegeben:

Innerhalb eines Geheges oder in benachbarten Gehegen kommt es zur Beeinflussung verschiedener Spezies durch direkten Kontakt oder durch Kontamination von Gehege, Zäunen und Ställen durch Kot und Harn.

Zur Verbreitung von Keimen über die Gehegegrenzen hinaus tragen sehr wesentlich frei fliegende Vögel bei, sowie der Wind, der getrockneten Kot, Staub, Streu usw. weiterträgt.

Nicht zuletzt sei auf die Bedeutung des Pflegepersonals als potentiellen Keimverteiler hingewiesen.

Der Vollständigkeit genügend seien im ausgedruckten Text die speziellen Grundlagen für die serologische Differenzierung von E. coli in Serotypen dargelegt (M a n z , 1971).

Die systematischen Untersuchungen von K a u f f m a n n (1943) über die Antigenstruktur der Escherichia-Kulturen führten zur Aufklärung der Unregelmäßigkeiten und Widersprüche der bisherigen Befunde über das serologische Verhalten von E. coli. Er fand, daß viele E. coli-Kulturen, analog dem Vi-Antigen der Salmonella-Gruppe, ein thermolabiles Antigen (L-Antigen, Hüllenantigen) besitzen, das die Reaktion zwischen dem homologen somatischen (O-) Antigen und O-Antikörper hemmt (O-Inagglutinabilität). Diese hemmende Wirkung des L-Antigens konnte aufgehoben werden, wenn die lebende, O-inagglutinable Kultur auf 100°C erhitzt wurde. Ferner wies K a u f f m a n n (1943) das Auftreten von Stämmen mit oder ohne L-Antigen (L-plus und L-minus-Formen) nach. In weiteren Mitteilungen berichtete K a u f f m a n n (1944) über Stämme, die von ihren eigenen (homologen) O-Antiseren nur bei niedrigen Serumverdünnungen agglutiniert wurden, obwohl diese 2 1/2 Stunden auf 100°C erhitzt worden waren. Diese schwach agglutinablen Kulturen bezeichnete er als "A-Formen". K n i p s c h i l d t (1945) konnte nachweisen, daß es sich bei diesen A-Formen um bekapselte Colistämme handelte, deren Kapsel ein hitzeresistentes, die O-Agglutination hemmendes Antigen enthielt, welches er als "A-Antigen" bezeichnete. V a h l n e (1945) konnte zeigen, daß die eine O-Agglutination hemmende Wirkung des A-Antigens durch Erhitzung auf 120°C für zwei Stunden aufgehoben werden konnte.
Bei einigen Antiseren, hergestellt mit lebenden Kulturen, konnte K a u f f m a n n (1944) durch Absorptionsversuche keine L-Agglutinine nachweisen. K n i p s c h i l d t (1946) fand, daß sich in diesen Fällen serologisch Antigene nachweisen ließen, die sich von L-Antigenen dadurch unterschieden, daß ihre Agglutininbindungsfähigkeit trotz Erhitzung auf 100°C nicht zerstört wurde. Diese neuen Antigene bezeichnete er als "B-Antigene".

K a u f f m a n n und V a h l n e (1945) schlugen vor, die qualitativ verschiedenen Hüllen- oder Kapsel-Antigene, wie L-, B-, A- und auch die Vi-Antigene der Salmonella-Gruppe, einheitlich als "K-Antigene" (von Kapsel abgeleitet) zu bezeichnen. Sie wiesen darauf hin, daß die Klassifizierung der Hüllen- oder Kapselantigene nach ihrer Thermostabilität oder Thermolabilität auf beträchtliche technische Schwierigkeiten stößt. Als die wichtigsten Kriterien für K-Antigene betrachten sie demnach die O-Inagglutinabilität lebender Bakterien (K a u f f m a n n , 1944) und ihre Agglutinierbarkeit in K-Antiseren, unabhängig davon, ob es sich hierbei um thermolabile oder thermostabile Antigene handelt.

K n i p s c h i l d t (1946) schloß die Möglichkeit nicht aus, daß ein und derselbe Stamm gleichzeitig sowohl ein L-Antigen als auch ein B-Antigen besitzen kann. Der Nachweis des B-Antigens bei Stämmen, die ein L-Antigen besitzen, sei praktisch unmöglich, da in der

Agglutinationsprobe der L-Titer den B-Titer verdecken würde. Ø r s k o v etal. (1961) konnten zeigen, daß die Entwicklung der L-Antigene bei 18°C Bebrütungstemperatur unterdrückt wird. Zahlreiche Teststämme mit L-Antigen wurden O-agglutinabel, während fast alle Stämme mit B-Antigen bei dieser Bebrütungstemperatur O-inagglutinabel blieben. Durch verschiedene Kultivierungstemperaturen konnten die Autoren auch tatsächlich das gleichzeitige Vorhandensein von zwei Arten von K-Antigenen, eines L- und eines B-Antigens, nachweisen. Bei zwei aus Schweinen isolierten Stämmen (E68 und G7), die verschiedene B-Antigene aufwiesen, fanden sich ein gemeinsames L-Antigen (K88(L)), das bei 18°C Bebrütungstemperatur nicht ausgebildet wurde. Außerdem erwies sich der Stamm G7 als genetischer Donor, dessen K88(L)-Antigen auf einen anderen E. coli-Stamm mit B-Antigen übertragen werden konnte. In einer weiteren Publikation berichten Ø r s k o v et al. (1964) darüber, daß das gemeinsame K88(L)-Antigen in mindestens zwei Kombinationen vorliegt, die als K88ab(L) und K88ac(L) bezeichnet werden.

Die serologische Differenzierung und Identifizierung von Kulturen der Gattung Escherichia beruht auf der Bestimmung dreier verschiedener, nach morphologischen Gesichtspunkten klassifizierter Antigene (K a u f f m a n n und V a h l n e , 1945):

1. O-Antigene = Körperantigene,
2. K-Antigene = Hüllen- oder Kapselantigene,
3. H-Antigene = Geißelantigene.

Die Unterteilung der K-Antigene in L-, A- und B-Antigene erfolgt aufgrund der unterschiedlichen Thermostabilität der agglutinablen, agglutininbindenden und antigenen Eigenschaften (K a u f f m a n n , 1943; K n i p s c h i l d t , 1945, 1946; V a h l n e , 1945).

Durch die serologische Bestimmung der verschiedenen O-Antigene werden die Stämme der Gattung Escherichia in "O-Gruppen", diese wiederum durch die serologischen Analysen der K- und H-Antigene in "Serotypen" aufgeteilt. Eine weitere Einteilung der Serotypen kann aufgrund biochemischer Eigenschaften (in "Biotypen") und mit Hilfe von Bakteriophagen (in "Phagentypen") erfolgen (K a u f f m a n n und Ø r s k o v , 1956; K a u f f m a n n , 1966, 1967).

Die Zuordnung eines E. coli-Stammes zu einem bestimmten Serotyp setzt die Kenntnis seiner gesamten Antigenformel voraus, bestehend aus O-Antigen, K (L, B, A)-Antigen und eventuell H-Antigen. Sofern nur das O-Antigen bestimmt wurde - wie bei der hier dargelegten Studie über Ruminantier im Tiergarten Nürnberg -, so spricht man nur von der Zugehörigkeit dieses Stammes zu einer bestimmten O-Gruppe.

Die untersuchten E. coli-Stämme wurden aus Sammelkotproben von klinisch gesunden Tieren der folgenden 13 Spezies aus der Familie Bovidae isoliert (wobei die numerische Bezeichnung arbeitstechnisch bedingt ist):

1. Kaffernbüffel (Bubalus (Syncerus) caffer)
2. Großer Kudu (Tragelaphus strepsiceros)
3. Elenantilope (Taurotragus oryx)
4. Watussirind (Bos primigenius f. taurus)
5. Schottisches Hochlandrind (Bos primigenius f. taurus)
6. Nilgauantilope (Boselaphus tragocamelus)
7. Banteng (Bos (Bibos) javanicus)
8. Flachlandwisent (Bison bonasus bonasus)
9. Hausyak (Bos (Poephagus) muntus f. grunniens)
10. Asiatischer Wasserbüffel (Bubalus arnee)
11. Weißschwanzgnu (Connochaetes gnou)
12. Bleßbock (Damaliscus dorcas phillipsi)
13. Bison (Bison bison bison)

Von jedem Tier einer Spezies wurden Kotproben genommen, welche zu einer Sammelkotprobe vereinigt wurden. Die Proben wurden mit Holzspateln aus dem Inneren der frisch abgesetzten Kothaufen genommen und in verschließbaren Kunststoffnäpfchen gesammelt. Die Probenahmen erfolgten zumeist morgens kurz nach dem Öffnen der Ställe, nachdem es durch die Kältewirkung der Morgenluft bei den Tieren zum Kotabsatz gekommen war.

Die weitere Verarbeitung und die Isolierung der Stämme erfolgte nach bekannten Labormethoden: Verdünnung mit physiologischer Kochsalzlösung, Ausstrich auf Fuchsin-Laktose-Agar nach Endo, 24 Stunden Inkubation bei 37°C, je Kulturplatte Überimpfung von 10 Kolonien auf Blutplatten zur weiteren 24stündigen Bebrütung. Je Sammelkotprobe wurden 10 E. coli-Stämme als repräsentativer Querschnitt isoliert, aufgrund des chemischen Vergärungsgepräges als E. coli identifiziert und anschließend serologisch differenziert.

Die serologische O-Gruppenbestimmung ergab, daß von 129 Stämmen 63 (= 48,8 %) einer bestimmten O-Gruppe zugeordnet werden konnten.

Davon gehören 44 Stämme, also fast 70 %, der O-Gruppe 23 an. 6 Stämme (9,5 %) gehören der O-Gruppe 41 an, je 5 x (8,35 %) wurden die O-Gruppen 73 und 103 gefunden. Die O-Gruppen 7, 112 und 141 waren je einmal vertreten.

Nicht alle Stämme, die zur O-Gruppe 23 gestellt wurden, ergaben mit dem homologen O-Antiserum dieser O-Gruppe den höchsten Titer. Viele dieser Stämme zeigten gleichhohe Titer mit Seren der O-Gruppen 23 und 3. Bei manchen Stämmen lag sogar der Titer mit dem Serum der O-Gruppe 3 höher.

Von den 44 Stämmen ergaben 22 gleichhohe Titer mit Seren der O-Gruppen 3 und 23. Fünf Stämme zeigten höhere Titer mit dem Serum der O-Gruppe 3. Bei 17 Stämmen lag der Titer mit dem Serum O23 höher.

66 Stämme, also über die Hälfte des gesamten Untersuchungsmaterials, konnten nicht typisiert werden. Davon erwiesen sich 44 Stämme als autoagglutinabel, d. h., sie agglutinieren spontan bereits in physiologischer Kochsalzlösung oder zeigen in mehr als der Hälfte der Poolseren Agglutination, so daß sie ebenfalls als autoagglutinabel betrachtet wurden.
16 Stämme zeigten lediglich Verwandtschaftsreaktionen zu verschiedenen O-Antigenen mit niedrigen Titern, so daß die Zuordnung zu einer O-Gruppe nicht möglich ist. Schließlich blieben sechs Stämme auch nach Erhitzen auf 120°C für die Dauer von zwei Stunden O-inagglutinabel.

Dieses Ergebnis stimmt mit Beobachtungen von Ulbrich (1965), Weber und Manz (1971), Vahlne und Wramby (-) sowie zitiert nach Ulbrich (1954) überein, welche bei Untersuchungen von E. coli-Stämmen verschiedener Herkunft in Material aus gesunden Tieren wesentlich mehr nicht typisierbare Stämme fanden als in Material, das von an E. coli-Infektionen erkrankten Tieren stammte.

In diesem Zusammenhang ist die Tatsache erwähnenwert, daß aus 5 von den 13 untersuchten Sammelkotproben (Proben 1, 8, 10, 11, 12) kein einziger der isolierten Stämme typisiert werden konnte. Aus Kotprobe 13 (Bison) gelang die Bestimmung der O-Gruppe lediglich bei einem Stamm.

Einen Überblick über die Ergebnisse der serologischen O-Gruppenbestimmung gibt Abb. 1.

Die O-Gruppe 23 wurde bei fünf Tierarten gefunden, nämlich bei 3, 4, 5, 6 und 7. In deren E. coli-Bestand war sie entweder allein vertreten oder dominierte zumindest stark.

Von den jeweils zehn isolierten Stämmen aus jeder Sammelkotprobe gehören bei Probe 3 (Elenantilope) neun Stämme zur O-Gruppe 23; die aus den Proben 4 (Watussirind) und 5 (Hochlandrind) isolierten Stämme gehören jeweils alle zehn der O-Gruppe 23 an. Aus Probe 6 (Nilgauantilope) wurden sechs Stämme der O-Gruppe 23 isoliert, während in Kotprobe 7

(Banteng) neun Stämme dieser O-Gruppe angehören. Alle anderen O-Gruppen wurden nur jeweils bei einer Tierart gefunden.
Die sechs Stämme, welche zur O-Gruppe 41 gehören, wurden alle aus Kotprobe 9 (Hausyak) isoliert.
Die O-Gruppen 73 und 103 wurden je fünfmal in der Sammelkotprobe 2 (Großer Kudu) gefunden.
Der Stamm der O-Gruppe 7 war der einzige, welcher aus Kotprobe 13 (Bison) typisiert werden konnte.
Die O-Gruppen 112 und 141 wurden jeweils einmal aus den Proben 3 bzw. 6 isoliert.
Die überwiegende Zahl der isolierten autoagglutinablen E. coli-Stämme kommt aus drei Tierarten (Wasserbüffel, Weißschwanzgnu und Bleßbock). Fünf autoagglutinable Stämme wurden in Probe 8 (Flachland-Wisent) gefunden, vier weitere stammen aus Probe 9 (Hausyak). In den Proben 1 (Kaffernbüffel) und 13 (Bison) kamen je zweimal autoagglutinable Stämme vor.

Abb. 1: Ergebnisse der serologischen o-Gruppenbestimmung
a: Stämme sind autoagglutinabel
i: Stämme sind o-inagglutinabel
Vr: Stämme zeigen Verwandtschaftsreaktionen zu verschiedenen o-Antigenen
nt: Stämme sind nicht typisierbar

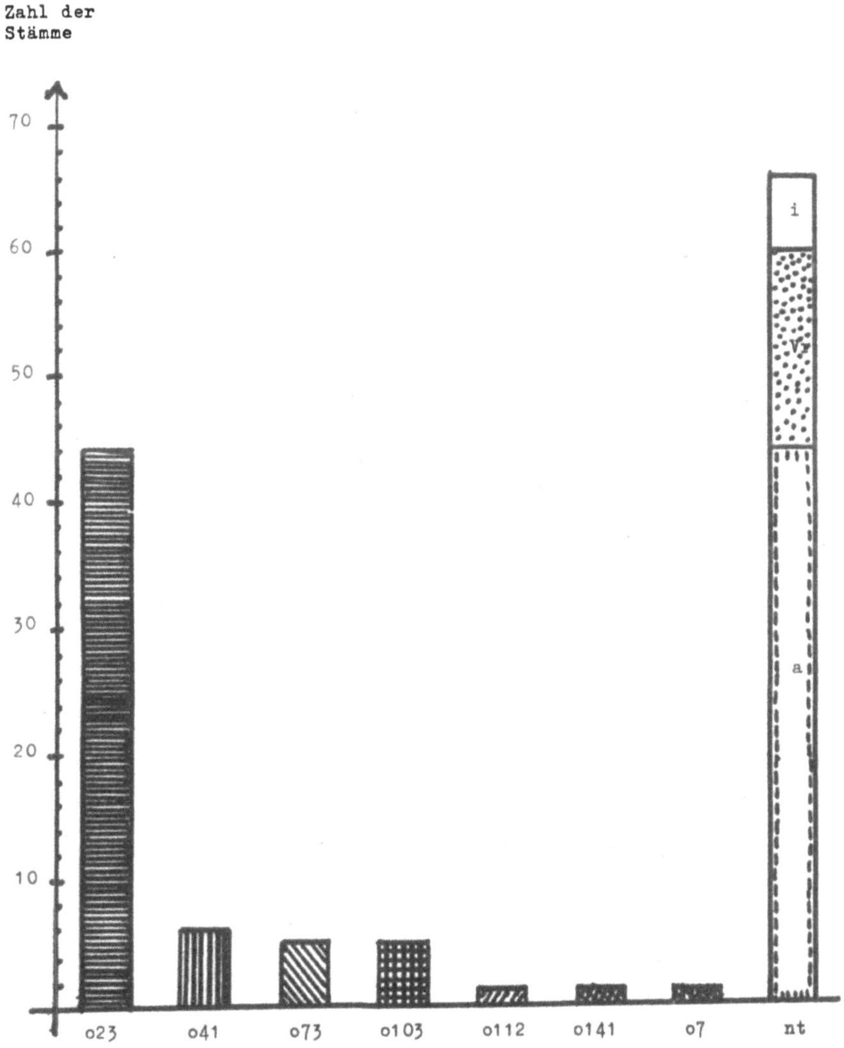

In der folgenden Tabelle ist die Verbreitung der gefundenen O-Gruppen und der nicht typisierbaren Stämme innerhalb der untersuchten Tiergruppen zusammengestellt:

O-Gruppe bzw. nicht typisierbare Stämme	Vorkommen (in Probe Nr.)
0 23	5 x (3, 4, 5, 6,7)
0 41	1 x (9)
0 73	1 x (2)
0 103	1 x (2)
0 112	1 x (3)
0 141	1 x (6)
0 7	1 x (13)
autoagglutinabel	6 x (1, 6, 10, 11, 12, 13)
Verwandtschaftsreaktionen	3 x (1, 7, 13)
0 - inagglutinabel	2 x (6, 8)

Verbreitung der untersuchten E. coli-Stämme im Tiergarten Nürnberg

Zur Veranschaulichung der topographischen Verbreitung und der räumlichen Beziehungen der untersuchten E. coli-Stämme auf dem Gelände des Tiergartens Nürnberg dient Abbildung 2 (Tiergartenplan aus "Führer durch Tiergarten Nürnberg"). Dabei wurde eine Darstellung der serologischen Untersuchungsergebnisse gewählt, die den Anteil der Stämme einer bestimmten O-Gruppe bzw. der nicht typisierbaren Stämme aus jeder Tierart als Flächenanteil des jeweiligen Geheges ausdrückt. O-Gruppen, die jeweils nur einmal gefunden wurden, sind in dieser Darstellung nicht berücksichtigt. Die verschiedenen Markierungen werden in gleicher Bedeutung wie in Abbildung 1 verwendet. Zur Bezeichnung der Gehege dienen die Nummern des Tiergartenplans.

Bei Betrachtung von Abbildung 2 zeigt es sich, daß E. coli-Stämme der O-Gruppe 23 bei Tierarten in weit auseinanderliegenden Gehegen vorkommen (den Gehegen 14, 19 und 32). Andererseits geht aus Abbildung 2 hervor, daß keineswegs alle Tierarten innerhalb eines Geheges oder in aneinandergrenzenden Gehegen, deren Abgrenzungen aus großmaschigen Drahtzäunen bestehen, wo also in beiden Fällen direkter Kontakt zwischen den Tieren verschiedener Arten möglich ist, E. coli-Stämme der gleichen O-Gruppe besitzen. So konnte aus der Kotprobe der Kaffernbüffel kein Stamm typisiert werden, während in der Kotprobe der Kudus, welche im gleichen Gehege (Nr. 18) untergebracht sind, E. coli-Stämme der O-Gruppen O 73 und O 103 gefunden wurden. Ebenso wurden bei den in Gehege 32 stehenden Nilgauantilopen und Bantengs die O-Gruppe 23 nachgewiesen, während alle aus der Kotprobe des Wasserbüffels isolierten Stämme, welcher ebenfalls in Gehege 32 untergebracht war, autoagglutinabel sind. Ebenso unterschiedlich sind die Ergebnisse der O-Gruppenbestimmung bei Tierarten der unmittelbar aneinandergrenzenden Gehege 18 (Kaffernbüffel und Großer Kudu: n.t. O 73 und O 103) und 19 (Watussirind und Elenantilope: in beiden Fällen O 23) sowie der Gehege 14 (Schottisches Hochlandrind: O 23) und 14 a (Bleßbock: a). Diese doch recht heterogenen Verhältnisse, daß also einerseits E. coli-Stämme einer O-Gruppe bei verschiedenen, voneinander weit entfernt gehaltenen Tierarten vorkommen, andererseits aber bei Tieren in gleichen oder in aneinandergrenzenden Gehegen E. coli-Stämme verschiedener O-Gruppen gefunden werden, lassen vermuten, daß die in der Einleitung genannten Faktoren der Verbreitung von Bakterien - zumindest in diesem speziellen Fall - für die Ansiedlung von nicht pathogenen E. coli-Typen als Bestandteil der Darmflora von Wiederkäuern nicht die erwartete Rolle spielen. Welche Bedeutung der O-Gruppe 23 aufgrund ihrer weiten Verbreitung auf dem Gelände des Tiergartens Nürnberg und der großen Zahl der ihr angehörenden isolierten E. coli-Stämme zukommt, kann nur durch weitere Untersuchungen bei anderen Tierarten geklärt werden.

Die Ergebnisse dieser Bestandsaufnahme (S c h m i d , 1976) für eine ausgewählte Gruppe von gesund erscheinenden Zootieren in ihrem Biotyp kann nur ein Beginn sein. Analoge Untersuchungen bei anderen Spezies laufen zur Zeit.

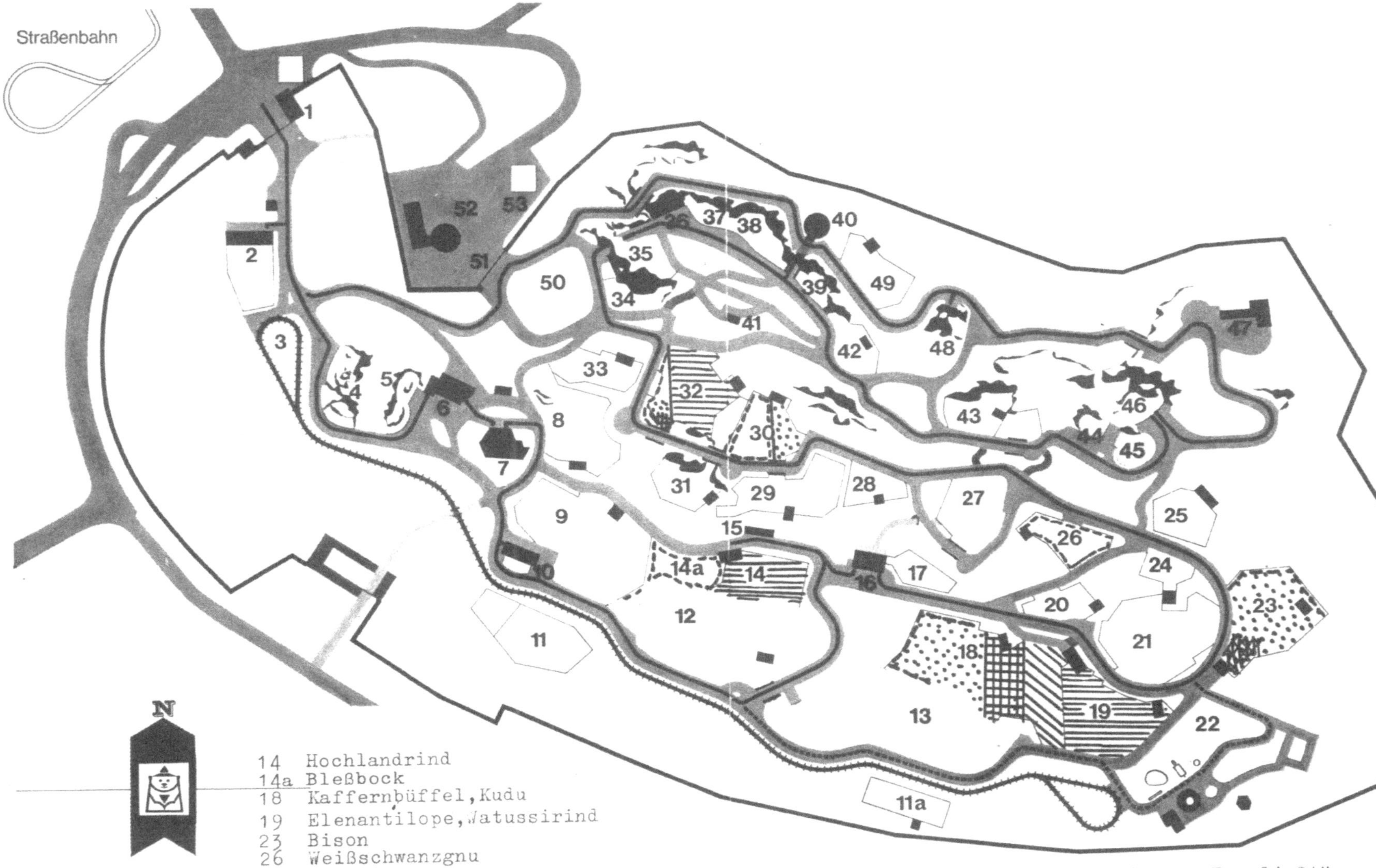

Tiergarten
Nürnberg

14 Hochlandrind
14a Bleßbock
18 Kaffernbüffel, Kudu
19 Elenantilope, Watussirind
23 Bison
26 Weißschwanzgnu
30 Wisent
32 Nilgau, Banteng, Wasserbüffel

Abb. 2 Topographie der isolierten E.coli-Stämme auf dem Gelände des Tiergartens Nürnberg

Die Untersuchungen wären in einigen Jahren zu wiederholen und mit den jetzigen Ergebnissen zu vergleichen, um Schlüsse über die Konstanz oder Variabilität der Coli-Flora ziehen zu können. Vor allem aber wäre es wichtig, bei gestorbenen Zootieren mit der lapidaren Diagnose "Coliinfektion" regelmäßig die serologische Differenzierung der Isolate durchzuführen, um auf diesem Wege bessere Kenntnisse über die durch E. coli bedingten Zootierkrankheiten zu gewinnen. Wir haben damit begonnen und können mitteilen, daß wir bei den hier besprochenen Spezies Weißschwanzgnu und Nilgauantilope aus Sektionsgut die O-Gruppen 96 bzw. 83 bestimmen konnten, das heißt serologische Ergebnisse, die aus klinisch gesundem Untersuchungsgut nicht ein einziges Mal diagnostiziert wurden.

Wenn in anderen Tiergärten isolierte E. coli-Stämme serologisch typisiert werden sollen, stellen wir gern unsere Erfahrungen unter Einsatz der sehr kostenaufwendig zu gewinnenden Test-Sera zur Verfügung.

Zusammenfassung:

Bestimmung serologischer O-Gruppen von Escherichia coli aus gesunden und kranken Ruminantiern des Tiergartens der Stadt Nürnberg

Es wurden Untersuchungen zur Bestimmung serologischer O-Gruppen von E. coli durchgeführt, die aus gesunden und kranken Wiederkäuern des Tiergartens Nürnberg isoliert wurden. Dabei ging es um die Beantwortung der Frage, ob bei an Coli-Infektionen erkrankten Zootieren bestimmte pathogene Serotypen vorherrschen.

Summary:

Identification of Serological O-Groups of Escherichia coli from Clinically Intact and Pathologically Affected Ruminants in Nuremberg Zoo Park

Studies were conducted for the purpose of identifying serological O-groups of E. coli which had been isolated from both clinically intact and pathologically affected ruminants in the Zoo Park of Nuremberg. An answer had to be found to the question, if certain pathogenic serotypes played a predominant role among the zoo animals with coli infections.

Résumé:

Détermination des groupes O sérologiques d'escherichia coli de ruminants malades et non-malades du Zoo de Nuremberg

Des analyses en vue de la détermination des groupes O sérologiques d'escherichia coli ont été effectuées pour isoler celles-ci des ruminants malades et non malades du Jardin zoologique de Nuremberg. Il importait de constater si certaines sérotypes pathogènes dominent chez les bêtes atteintes d'une infection de coli.

Определение серологических О-групп Е.коли у здоровых и больных жвачных зоопарка города Нюрнберга.

Проводятся исследования по определению О-групп Е. коли , выделенных из здоровых и больных жвачных животных из зоопарка города Нюрнберга. При этом стоит вопрос, обладают ли животные , зараженные Е.коли особым патогенным серотипом.

Literatur:

BIENIK, H. (1964): Ein Beitrag zur Todesursachenstatistik bei Zootieren. VI. Internat. Symp. Erkrankungen Zootiere, Wien, 152-157.

DOLLINGER, P. (1973): Analyse der Wiederkäuerverluste des Züricher Zoos von 1954 bis 1972. Verhandlungsber. XV. Internat. Symp. Erkrankungen Zootiere, Kolmården, 21-23.

ELZE, K. (1960): Pränatale Hygiene und Prophylaxe bei der Zucht von Zootieren. II. Internat. Symp. Erkrankungen Zootiere, Warschau, 63-73.

ELZE, K. (1967): Zur Coliinfektion bei Zootieren. Verhandlungsber. IX. Internat. Symp. Erkrankungen Zootiere, Prag, 57-64.

FEY, H. (1962): Neuere Untersuchungen über die Colisepsis des Kalbes. Schweiz. Arch. Tierhk. 104, 1-12.

IPPEN, R. (1966): Vergleichende Betrachtungen über die Ergebnisse von Zootiersektionen (Säugetiere). VIII. Internat. Symp. Erkrankungen Zootiere, Leipzig, 249-258.

KAUFFMANN, F. (1943): Über neue, thermolabile Körper-Antigene der Coli-Bakterien. Acta path. microbiol. scand. 20, 21.

KAUFFMANN, F. (1944): Zur Serologie der Coli-Gruppe. Acta path. microbiol. scand. 21, 20.

KAUFFMANN, F. (1966): The Bacteriology of Enterobacteriaceae. Copenhagen: Munksgaard.

KAUFFMANN, F. (1967): Zur Geschichte der Escherichia-Forschung. Zbl.Bakt.I., Orig.203,

KAUFFMANN, F. und G. VAHLNE (1945): Über die Bedeutung des serologischen Formenwechsels für die Bakteriophagenwirkung in der Coli-Gruppe. Acta path.microbiol.scand.22.

KAUFFMANN, F. und F. ØRSKOV (1956): Die Bakteriologie der Escherichia coli-Enteritis. In ADAM: Säuglings-Enteritis. Stuttgart: Thieme.

KNIPSCHILDT, H. E. (1945): Demonstration of capsula antigens in the colon group. Acta path. microbiol. scand. 22.

KNIPSCHILDT, H. E. (1946): Demonstration of a new thermolabile antigen in the colon group. Acta path. microbiol. scand. 23.

KRONBERGER, H. (1966): Ergebnisse der Sektion von 890 Säugetieren aus zoologischen Gärten. VIII. Internat. Symp. Erkrankungen Zootiere, Leipzig, 259-268.

MANZ, J. (1971): Über die serologische Differenzierung von Escherichia coli-Stämmen vom Kalb. München: Vet.Med.Diss.

ØRSKOV, I., ØRSKOV, F., SOJKA, W. J. and J. M. LEACH (1961): Simultaneous occurrence of E. coli B and L. antigens in strains from diseased swine. Acta path. microbiol. scand. 53, 404-422.

ØRSKOV, I., ØRSKOV, F., SOJKA, W. J. and W. WITTIG (1964): K antigens K88ab (L) and K88ac (L) in E. coli. Acta path. microbiol. scand. 62, 439-447.

SCHMID, A. (1976): Serologische O-Gruppenbestimmung von Escherichia coli-Stämmen, isoliert aus der Darmflora gesunder Wiederkäuer des Tiergartens Nürnberg. Erlangen: Diplomarbeit.

SCHRÖDER, H.D. und R. IPPEN (1973): Beitrag zu den virusbedingten und bakteriellen Erkrankungen der Zoowiederkäuer. Verhandlungsber. XV. Internat. Symp. Erkrankungen Zootiere, Kolmården, 35-40.

SOJKA, W. J. (1965): Escherichia coli in Domestic Animals and Poultry. Commonwealth Agricultural Bureau, Farnham Royal, England.

SOJKA, W. J. (1970): Escherichia coli-Infektionen bei Schweinen, Kälbern, Lämmern und Geflügel. Wien. Tierärztl. Mschr. 57, 361-370.

STEGER, G. (1973): Untersuchungsergebnisse an 1500 Objekten aus der Gruppe wildlebender Wiederkäuer. Verhandlungsber. XV. Internat. Symp. Erkrankungen Zootiere, Kolmården, 25-34.

ULBRICH, F. (1954): Serologische Typendifferenzierung und Prüfung toxischer und immunisierender Eigenschaften von Escherichia coli-Stämmen, die von gesunden und von an Coliruhr erkrankten Jungtieren isoliert wurden. Zbl.Vet.Med.1, 603-659.

VAHLNE, G. (1945): Serological typing of the colon bacteria. Acta path. microbiol. scand. Suppl.No. 62.

WEBER, A. und J. MANZ (1971): Serologische Untersuchungen der O-Antigene von E.coli-Stämmen isoliert von Kaninchen. Berl.und Münch.Tierärztl.Wschr. 84, 441-443.

WILLIAMSON, M. and E. B. TILDEN (1972): Some Notes on Escherichia coli-Infection in Animals. Verhandlungsber. XIV. Internat. Symp. Erkrankungen Zootiere, Wrocław, 337-340.

Anschrift der Verfasser: Dr. J. M a n z ,
Flurstr. 20
D-8500 Nürnberg (BRD)

Aus der Sektion Tierproduktion und Veterinärmedizin der Karl-Marx-Universität Leipzig, Fachgruppe Reproduktion landwirtschaftlicher Nutztiere (Leiter: OVR Prof. Dr. sc. K. Wohanka) und dem Zoologischen Garten Leipzig (Direktor: Dr. S. Seifert)

ZUR BEKÄMPFUNG DER KOLISEPTIKÄMIE UND KOLIRUHR DER NEUGEBORENEN RUMINANTIA

Von K. Elze

Trotz umfangreicher Bemühungen seit nahezu 100 Jahren bedingt die Koliinfektion heute bei domestizierten wie bei in Zoos und Tierparks gehaltenen Wiederkäuern international noch zu hohe Verluste. Zwei miteinander sehr eng verbundene Ursachenkomplexe sind für diese hohen Mortalitätsraten bei neugeborenen Wiederkäuern in den ersten zehn Lebenstagen verantwortlich. Einerseits handelt es sich um die angeborene Lebensschwäche und andererseits die bereits vor zehn Jahren (Elze, 1967) anläßlich des Symposiums in Prag besprochene Koliinfektion der Neugeborenen.

In dem vergangenen Zeitraum von zehn Jahren haben sich aber verständlicherweise weitere neue Aspekte ergeben, die es bei der Prophylaxe der Koliinfektion der neugeborenen Wiederkäuer in Zoos und Tierparks zu berücksichtigen gilt. Über diese soll im folgenden in Fortführung der 1967 dargelegten Ausführungen berichtet werden.

<u>Bei der Bekämpfung der noch zu hohen Verluste an jungen Wiederkäuern in Zoos sind folgende Schwerpunkte zu beachten:</u>

1.0. Umstellung auf das extrauterine Leben - eine hohe Belastung des Neugeborenen

Die mit der Geburt beginnenden Umstellungen des Organismus auf das extrauterine Leben sind sehr hoch. Das Blutbild sowie das Verhalten der Glukokortikoide im Blutserum zeigen, daß sich das neugeborene Tier in einem Stadium hoher Belastung befindet. Die Regulations- und Anpassungsmechanismen beginnen zu arbeiten, es sind aber noch werdende Funktionen, und Überbelastung durch

- verzögertes Abtrocknen der Neugeborenen nach der Geburt
- Unterkühlung
- Sauerstoffmangel
- Nahrungsmangel
- unregelmäßige Trinkmöglichkeit
- hohe Erregerdichte im Stall, Gehege oder Auslauf
- hohe Infektionsdosis u. a. m.

führen zu ihrer Störung, zur Krankheitsdisposition, zur Neugeborenenerkrankung und in zahlreichen Fällen zum Tode.

2.0. Kolostrale Abwehr durch humorale und sekretorische Antikörper

In den ersten Lebenstagen wird die Befähigung des jungen Paarhufers zur Phagozytose und seine Immunitätslage prinzipiell von der schnellen und regelmäßigen Aufnahmemöglichkeit eines bezüglich des Antikörpergehaltes wertvollen Frischkolostrums vom Muttertier oder gespeicherter Kolostrumkonserven bei Handaufzucht bestimmt.

<u>Zur Vorbeuge der Koliseptikämie</u> ist - wie bekannt und wiederholt postuliert - die alsbaldige Kolostrumaufnahme nach der Geburt sehr entscheidend, um ohne Zeitverlust im Blutserum einen hohen Gehalt an humoralen Antikörpern zu erzielen.

<u>Der Vorbeuge der Koliruhr</u> dient die Sicherung einer in kurzen Abständen immer wieder erfolgenden Kolostrumaufnahme. Mit ihr erfolgt die kontinuierliche Zufuhr von lokal im Magen-Darm-Kanal wirkenden, das Immunglobulin A (IgA) enthaltenden Antikörpern. Nach Ambrosius (1971) liegt IgA vorrangig in Sekreten, wie Speichel, Tränenflüssigkeit, Nasenschleim, Darmschleimhaut und unter anderem auch im Kolostrum vor. In den Schleimhäuten ist es oft der alleinige Träger der Antikörperaktivität.

3.3. Tabelle 1: Wirksamkeit von geübten Bekämpfungsmaßnahmen gegen die Kolisepsis und Koliruhr

Bekämpfungsmaßnahmen	Wirksamkeit bei Kolisepsis	Wirksamkeit bei Koliruhr	bisheriger Beachtungs- und Realisierungsgrad
bedarfsgerechte Graviditätsfütterung	ja	ja	beachtet
kontinuierliche und planmäßige Erregerabwehr und Desinfektion der Gehege und Ställe	ja	ja	vielerorts nur bedingt beachtet
Muttertierimpfung mit Vakzinen, die Kolisepsisstämme enthalten, wie z. B. Coliadsorbat-Vakzine für Rinder "Dessau" in der DDR, um eine gute Wirksamkeit über die erste Kolostrumgabe zu erhalten	ja	nein	bedingt beachtet
Muttertierimpfung mit Vakzinen, die Koliruhrstämme enthalten, wie z. B. Colivaco "Dessau" in der DDR, um eine anhaltende Wirkung während der ersten 7 Tage post partum mit jeder Tränkung zu erhalten	nein	ja	bedingt beachtet
Kombinationsimpfung oder typenspezifische Impfung der Muttertiere	ja	ja	beachtet
parenterale Koliserum-Applikation	ja	nein	sehr bedingt beachtet
parenterale Gammaglobulin-Applikation	ja	nein	sehr bedingt beachtet
parenterale abakterielle Medikation nach Antibiogramm	ja	sehr bedingt	bedingt beachtet
orale abakterielle Medikation nach Antibiogramm	sehr bedingt	ja	bedingt beachtet
regelmäßige Gabe von Kolostrumkonserven typengerecht geimpfter Tiere	ja	ja	zunehmend beachtet
künstliche Aufzucht unter antiseptischen Kautelen	ja	ja	bedingt beachtet
orale Vitamin A-Substitution in hoher Dosis	ja	ja	beachtet

Während die humoralen Antikörper, die verwiegend als IgG aus dem Kolostrum am ersten Lebenstag resorbiert werden oder deren Synthese im älteren Jungtier durch die parenterale Applikation lebender oder toter Antigene angeregt, erfolgt, zur Abwehr septikämisch oder toxikämisch verlaufender Infektionen dienen, schützen die täglich mit dem Kolostrum zugeführt und später selbst gebildeten sekretorischen, IgA enthaltenden Antikörper die Schleimhäute direkt. Die Bedeutung der IgA wurde lange Zeit unterschätzt. Für eine verlustlose Jungtieraufzucht ist aber die lokale Immunität ebenso wie die unspezifische Makrophagenresistenz äußerst bedeutungsvoll (K ö h l e r , 1971; A m b r o s i u s , 1971; S t e i n b a c h , 1973; S e i f e r t et al., 1975).

3.0. Zwei Krankheiten der neugeborenen Wiederkäuer durch Escherichia-coli-Infektionen:

- Kolisepsis
- Koliruhr

Die Escherichia-coli-Infektionen sind bis heute die Hauptursache der vielerorts noch sehr hohen Verluste an neugeborenen Capriden, Oviden, Cerviden und Boviden. Die E.-coli-Infektionen verlaufen bei den jungen Wiederkäuern als

- Koliseptikämie und als
- Koliruhr.

3.1. Die Kolisepsis wird durch E.-coli-Typen, die das Kapsel-B-Antigen enthalten, verursacht. Die OK-Gruppe 078 : K 80 (B) steht an erster Stelle. Experimentell ging die orale Infektion bei Kälbern, die kein oder wesentlich später Kolostrum erhielten, nahezu immer an. Das sind in praxi die Zoo-Jungtiere, bei denen die Sektion "Inanition und sekundäre Kolisepsis" (E.-coli-Typen, beispielsweise: 078 : K 80 (B) oder 015, 035, 086, 0115, 0117) ergibt. Diese Tiere verenden in der Regel innerhalb der ersten 48 Lebensstunden unter einem klinischen Bild mit folgenden Leitsymptomen: Apathie, Schwäche, Unvermögen aufzustehen, Dyspnoe, Agonie, Tod.

3.2. Die Koliruhr wird durch E.-coli-Typen, die das Kapsel-A-Antigen enthalten, verursacht. Diese Typen gehören vor allem zu den O-Gruppen 8, 9, 101 u. a. m. Es kommt zu einer starken Ansiedlung der Enterotoxin bildenden E.-coli-Typen im mittleren und vorderen Dünndarm. Im Vordergrund des die Jungtiere vorrangig in der ersten Lebenswoche, seltener noch bis zum 14. Lebenstage befallenden Krankheitsgeschehens steht ein nahezu unstillbarer Durchfall, Exsikkose, Bluteindickung, Kreislaufschwäche, Tod.

4.0. Aufzucht an den Muttertieren mit zusätzlicher Tränkung von immunologisch wertvollen Kolostrumkonserven bzw. künstliche Aufzucht mittels Kolostrumkonserven

Es ist empfehlenswert, in jedem Zoo je eine oder mehrere Kühe nach Bedarf und Möglichkeiten während der Trockenstehperiode mit Kolivakzine aus Kolitypen, die das Kapsel-B-Antigen enthalten, sowie in der zweiten Gruppe mit einer Kolivakzine, die ausschließlich aus das Kapsel-Antigen A enthaltenden Kolitypen besteht, dreimal zu vakzinieren. Das Kolostrum der Kuh bzw. der Kühe dieser beiden Gruppen sollte zu Kolostrumserumkonserven (Trennung des Kolostrumserums vom Kaseinkomplex), die bei 8°C bis 17°C gelagert, nach eigenen Untersuchungen (E l z e und S c h ü t z e , im Druck) mehrere Monate ihren Immunglobulingehalt behalten, verarbeitet werden.
Zur Immunisierung der Kolostrumserumspender sollten getrennt nach Kolisepsis und Koliruhr die in den letzten sechs Monaten bei Erkrankungen und Todesfällen von neugeborenen Wiederkäuern ermittelten und gewonnenen Kolistämme Anwendung finden. In jedem Zoo, der danach verfährt, liegen dann Kolostrumkonserven mit einem hohen Anteil an Kolisepsis-Antikörpern zur sofortigen Applikation post partum (nötigenfalls per Nasenschlundsonde) sowie Kolostrumkonserven mit einem hohen Gehalt an Antikörpern gegen die Koliruhr vor. Letztere werden sehr wirksam, wenn sie bei der künstlichen Aufzucht alle 6 - 8 Stunden mitgegeben werden können und Säuglingen täglich ein- bis zweimal zusätzlich zu der von diesen aufgenommenen Muttermilch oral verabreicht werden könnten.

Die Ergebnisse von derartigen Untersuchungen an Hausrindern zeigen, daß die in gefrorenem Zustand aufbewahrte Kolostrummolke über längere Zeit haltbar ist und von den Kälbern nach Auftauen und Erwärmen gut aufgenommen wird. Klinische Erscheinungen oder Unverträglichkeit werden nicht beobachtet. Die Lagerungsdauer hatte in einem Prüfungszeitraum von 12 Wochen keinen Einfluß auf die Haltbarkeit und Resorption der darin enthaltenen Immunglobuline. Der Anstieg der Gammaglobulinwerte im Blutserum von Versuchskälbern war nach verschiedenen Lagerungszeiten dieser Kolostrumseren gleicher Herkunft bis zur 12. Lagerungswoche gleich.

5.0. Antibakterielle Metaphylaxe und Therapie

Sulfonamide, Kombinationspräparate von Sulfonamiden und Trimethoprim bzw. Antibiotika sollten nur antibiogrammgerecht zum Einsatz kommen. Im 3-Monate-Rhythmus ist der Erregerstatus in den Herden zu erfassen und ein Antibiogramm erstellen zu lassen.

6.0. Infektionsdosis - Erregerabwehr - Reinigung - Desinfektion

Der Verlauf einer Infektionskrankheit wird durch die Infektionsgefährdung (Wahrscheinlichkeit des Auftreffens von den bestimmten Erregern auf das Tier), durch die Virulenz (krankmachende Eigenschaften des Erregers) sowie durch die Abwehrlage des Organismus bestimmt. Da die Virulenz der kälberpathogenen Kolitypen aufgrund ihrer guten Affinität an das Rind gegenüber Kälbern mit einem noch unvollständigen Immunstatus im allgemeinen sehr hoch ist und im Rahmen der postnatalen Reifung sich Immunreaktion und Immunantwort erst entwickeln müssen, kommt der angeborenen und vorhandenen Abwehrlage sowie der Infektionsdosis eine bedeutende Rolle für die klinische Manifestation der infektiösen Kälberkrankheiten zu. Es gilt, vom "sterilen" Abkalben, Ablammen, Abzickeln (M ö h l m a n n , 1962; E l z e , 1966; B a r t h a , 1972) über vorbildliche Haltungs- und Tränk- und Fütterungshygiene für die Neugeborenen alles zu tun, um die Infektionsdosen so niedrig wie möglich zu halten. Die Infektionsgefährdung der jungen Wiederkäuer in Zoos und Tierparks - darüber muß man sich im klaren sein - ist nahezu allerorts sehr groß! Warum?

- In den Tierhäusern und Ausläufen werden meist seit mehreren Jahrzehnten Tiere der gleichen Art gehalten.
- Alt- und Jungtiere werden in mehr oder weniger großen, oft bis an die Grenze der möglichen Besatzdichte reichenden Gruppen zusammen gehalten.
- Die Ausläufe und Suhlen sind zum großen Teil des Jahres feucht.
- Die Wiederkäuerhäuser sind meist Kalthäuser, die vom Herbst bis zum Frühjahr vielerorts kein sehr günstiges Stallklima für die Neugeborenen haben.
- Meist erkranken in derartigen Gruppen ein oder mehrere anfällige Jungtiere in der Abkalbe-(Ablamm-, Setz-)periode, diese scheiden dann meist so viele Keime aus, daß sich in der Folge auch Tiere anstecken können, die einer geringeren Infektionsdosis widerstehen würden.
- Generalreinigungen von Ausläufen und der gesamten Räumlichkeit der Häuser werden im allgemeinen noch nicht im dreimonatigen Rhythmus durchgeführt.

Diesen hohen Grad der Infektionsgefährdung gilt es planmäßig abzubauen durch:

- Generalreinigung und -desinfektion von Ausläufen und allen Räumlichkeiten des Hauses im 3-Monate-Rhythmus
- Verwendung separater Stallgeräte für die einzelnen Komplexe
- Sicherung der Möglichkeit einer Stiefel- und Händedesinfektion beim Betreten und Verlassen von Stallkomplexen
- Haltung der Muttertiere und Neugeborenen für 3 - 7 Tage nach der Geburt in trockenen, gut eingestreuten (Matratze für sieben Tage möglich) Geburtsboxen
- Greifen und Wiegen, Tragen und andere Manipulation an den Jungtieren haben nur nach Händereinigung und in speziellen Schutzkitteln (helle Farbtöne) zu erfolgen
- Zu- und Beitränken sollten in den ersten sieben Tagen Temperaturen von 37 - 39°C haben.

7.0. Schlußfolgerungen

- Ursache der noch zu hohen Verluste an neugeborenen Wiederkäuern in den Zoos und Tierparks sind die Kolisepsis oder die Koliruhr aufgrund einer Escherichia-coli-Infektion mit verschiedenen Koliserotypen.

- Die Infektionsgefährdung der Jungtiere und die Virulenz der Erreger sind bei der im allgemeinen ganzjährigen Gruppenhaltung der Wiederkäuer in Kalthäusern mit mehr oder wenig großen Ausläufen sehr groß. Hinzu kommt, daß bei den Neugeborenen Resistenz und Immunstatus sich erst formieren müssen.
- Die Bekämpfung muß sehr umfassend durchgeführt werden, wenn sie erfolgreich sein soll. Sie muß erfassen:
  . ständige Erregerabwehr durch planmäßige Generalreinigungen und -desinfektionen der Wiederkäueranlagen im 3-Monate-Rhythmus,
  . Muttertierimpfung mit stallspezifischen Vakzinen bzw. mit Vakzine gegen die Kolisepsis oder mit Vakzine gegen die Koliruhr,
  . Sicherung einer hohen, bald nach der Geburt erfolgenden Kolostrumgabe zur humoralen Abwehr der Kolisepsis,
  . Sicherung einer ausreichenden und häufigen Kolostrumaufnahme pro Tier und Tag zur Sicherung einer hohen lokalen Abwehr und zum Schutze vor der Koliruhr; Serum- und Gammaglobulingaben helfen bei der Koliruhr nicht, sind aber bei der Kolisepsis angezeigt.
  . Verwendung antibakterieller Medikamente nur streng nach Antibiogramm,
  . Aufbau einer kleinen Gefrierkolostrumserumbank in den Zoos zur Intensivierung der gezielten und unterschiedlichen Immunprophylaxe gegenüber der Kolisepsis und Koliruhr der jungen Wiederkäuer.

Zusammenfassung:

Zur Bekämpfung der Koliseptikämie und Koliruhr der neugeborenen Ruminantia

Kolisepsis und Koliruhr sind zwei Erkrankungen, die bei den jungen Ruminantia sehr hohe Verluste bedingen. Die Bekämpfung verlangt Erregerabwehr, Immunprophylaxe und antibakterielle Medikation. Gefrierkolostrumserum von typengerecht immunisierten Kühen empfiehlt sich zu lagern und zeitgerecht einzusetzen.

Summary:

Control of Coli-Septicaemia and Coli-Dysentery in Newborn Ruminants

Coli-septicaemia and coli-dysentery are two diseases which have been causing enormous loss among young ruminants. Their control depends on defence against pathogens, immunoprophylaxis, and antibacterial medication. Deep-frozen foremilk serum of type-immunised cows should be stored and used in good time.

Résumé:

Traitement de la septicémie et de la dysenterie par colibacilles chez des ruminants nouveaux-nés

La septicémie et la dysenterie par colibacilles sont deux maladies meurtrières chez les jeunes ruminants. Le traitement comporte: lutte contre le colibacille, prophylaxie immunitaire et médication antibactérienne. Il est recommandé de stocker en congélation et d'utiliser à temps du serum colostral de vaches immunisées contre les types bacillaires en cause.

О борьбе с колисертикемией и коли-дезентерией у новорожденных Ruminantia .

Выше названные заболевения приводят часто к большим потерям молодых Ruminantia Для борьбы с зсболеваниями защита от возбудителей, иммунная профилактика и применение антибактериальных медикаментов. Предлагается сохранять замороженную колостровую сыворотку от иммунизированных маток и применять ее при надобности.

Literatur:

AMBROSIUS, H. (1971): Biochemie der Immunglobuline. Zschr.ärztl.Fortbild. 65, 467-470.

BARTHA, A. (1972): Praktische Erfahrungen in der Prophylaxe und Therapie der wichtigsten Kälber- und Jungrindererkrankungen bei großer Tierkonzentration. Mh. Vet.Med. 27, 888-891.

ELZE, K. (1966): Bedeutung und Ursachen der Kälber-Colisepsis sowie die Möglichkeiten ihrer Bekämpfung durch Tierarzt und Landwirt unter den Bedingungen der Großraumbewirtschaftung. (Beitrag zur Klinik der Colisepsis der Kälber). Leipzig: Habil.-Schr.

ELZE, K. (1967): Zur Coliinfektion bei Zootieren. Verhandlungsber. IX. Internat. Symp. Erkrankungen Zootiere, Prag, 57-64.

ELZE, K. (1973): Zur Bekämpfung der Koliinfektion der neugeborenen Kälber unter industriemäßigen Bedingungen der Rinderproduktion. Mh. Vet.Med. 28, 662-666.

ELZE, K., KRISCHE, G., EULENBERGER, K. und U. SCHNURRBUSCH (1973): Zur Bekämpfung der Neugeborenenerkrankungen bei in Zoos gehaltenen Wiederkäuern. Verhandlungsber. XV. Internat. Symp. Erkrankungen Zootiere, Kolmården, 85-92.

ELZE, K. und B. SCHÜTZE (1977): Kolostrumserumkonserven zur Erstversorgung neugeborener Kälber (im Druck).

EULENBERGER, K., ELZE, K., SEIFERT, S. und U. SCHNURRBUSCH (1974): Zur Differentialdiagnose, Prophylaxe und Therapie der Panleukopenie, Salmonellose und Koliinfektion der jungen Großkatzen (Pantherini). Verhandlungsber. XVI. Internat. Symp. Erkrankungen Zootiere, Erfurt, 55-65.

KÖHLER, W. (1971): Humorale und zelluläre Abwehr durch Antikörper. Zschr.ärztl.Fortbild. 65, 453-459.

MEYER, H. und G. STEINBACH (1976): Anwendung moderner Erkenntnisse der Immunologie bei der Bekämpfung der Salmonellose, der Enzootischen Pneumonie und der Koliinfektion des Kalbes. Mh. Vet. Med. 31, 881-884.

MÖHLMANN, H. (1962): Wesen und Wirkung der Gammaglobuline und Perspektive ihres Einsatzes in der Tierheilkunde. Mh. Vet. Med. 17, 934-941.

SEIFERT, S., AMBROSIUS, H., ANDREAS, E.-M. und K. ELZE (1975): Versuch zur Erhöhung der Widerstandsfähigkeit handaufgezogener Großkatzen durch Zufütterung von speziellen Immunglobulinpräparaten am ersten Lebenstag. Zool.Garten 45, 45-49.

STEINBACH, G. (1973): Moderne Immunisierungsverfahren bei der Jungrinderaufzucht. Mh. Vet. Med. 28, 196-200.

WITTIG, W. (1971): Neuere Erkenntnisse zur Pathogenese und Prophylaxe der Escherichia-coli-Infektion der Schweine. Mh. Vet. Med. 26, 74-78.

Anschrift des Verfassers: VR Doz. Dr. sc. med. vet. K. E l z e ,
DDR-701 Leipzig, Marg.-Blank-Str. 8 (DDR)

Aus dem Zoologischen Park Poznań (Direktor: Dr. A. T a b o r s k i), dem Städtischen Veterinärdienst Poznań (Direktor: J. K o s l o w s k i) und dem Institut für Veterinärhygiene, Poznań

SALMONELLOSE ALS STÖRFAKTOR BEI DER ZUCHT VON KLEINSÄUGERN

Von E. L a s k o w s k i , W. K e m p s k i und Maria T a b o r s k a

Die Salmonellosen stellen ein großes Problem für die zoologischen Gärten dar. Nicht nur die Reptilien, sondern auch die Nagetiere spielen hierbei als Erregerreservoir eine wichtige Rolle. Der Ausbruch einer Salmonellose in einem Zoo muß als Symptom dafür betrachtet werden, daß die Widerstandskraft eines bestimmten Tierbestandes herabgesetzt ist. Die besondere Empfindlichkeit der Nagetiere für Salmonellainfektionen ist hinreichend bekannt, was beispielsweise auch durch die Bezeichnung Salmonella typhi-murium unterstrichen wird, obwohl dieser Serotyp bekanntlich auch für alle anderen Wirbeltiere pathogen ist. Im Falle eines Salmonelloseausbruchs sind deswegen die Kleinsäuger besonders gefährdet. Hinzu kommt, daß sowohl Nagetiere als auch die Zuchtüberschüsse bei Kleinsäugern als Futtertiere für andere Tiere, wie beispielsweise kleinere Katzenarten, verwandt werden und somit die Gefahr einer Ausbreitung der Infektion besteht.

Der Zoologische Park Poznań besitzt eine ansehnliche Kollektion von Kleinsäugern (573 Stück in 51 Arten) und verfügt durchschnittlich über 1400 Futtertiere, die zu 5 Arten gehören. In den Jahren 1973 und 1976 kam es jeweils zu einer Salmonella-Enzootie, über die im folgenden berichtet werden soll.

Beide Enzootien brachen zu Beginn des Sommers aus, was wahrscheinlich auf die ähnlichen Witterungsverhältnisse zurückgeführt werden dürfte. Außerdem war zu diesem Zeitpunkt jeweils der Höhepunkt der Populationsdichte. Auch eine durch die Urlaubszeit des Pflegepersonals bedingte vorübergehende Verschlechterung der hygienischen Verhältnisse dürfte als begünstigender Faktor mitgewirkt haben.

Die Enzootie im Jahre 1973 wurde durch S. enteritidis verursacht und nahm folgenden Verlauf (Tabelle 1):

Tabelle 1:

Lfd. Nr.	Datum der Isolierung	Tierart	Anzahl	Serotyp	Bemerkungen
1	19. 4.1973	Weiße Mäuse	3	S.enteritidis	
2	13. 7.1973	Goldhamster (Mesocricetus auratus)	1	"	
3	19. 7.1973	Goldhamster (Mesocricetus auratus)	2	"	
4	27. 7.1973	Burunduk (Eutamias sibiricus)	1	"	
5	30. 7.1973	Vielzitzenmaus (Mastomys natalensis)	1	"	
6	10. 8.1973	Zwergmaus (Micromys minutus)	1	"	
7	11. 8.1973	Zwerghamster (Phodopus sungorus)	1	"	
8	12. 8.1973	Zwergmaus (Micromys minutus)	1	"	
9	12. 8.1973	Zwerghamster (Phodopus sungorus)	1	"	
10	15. 8.1973	Graufußhörnchen (Heliosciurus gambionus)	1	"	
11	15. 8.1973	Weiße Mäuse	5	"	
12	17. 8.1973	Weiße Mäuse	3	"	
13	18. 8.1973	Kleinwühlmaus (Pitymys subterraneus)	2	"	
14	20. 8.1973	Goldhamster (Mesocricetus auratus)	2	"	
15	20. 8.1973	Kleinwühlmaus (Pitymys subterraneus)	1	"	
16	21. 8.1973	Kleinwühlmaus (Pitymys subterraneus)	1	"	
17	22. 8.1973	Kleinwühlmaus (Pitymys subterraneus)	1	"	

18	28. 8.1973	Weiße Mäuse	1	S.entëritidis	
19	31. 8.1973	Kleinwühlmaus (Pitymys subterraneus)	1	"	
20	31. 8.1973	Vielzitzenmaus (Mastomys natalensis)	1	"	
21	3. 9.1973	Zwergmaus (Micromys minutus)	1	"	
22	5. 9.1973	Steppenlemming (Lagurus lagurus)	1	"	
23	9. 9.1973	Zwerghamster (Phodopus sungorus)	1	"	
24	12. 9.1973	Wiesenwühlmaus (Microtus pensylvanicus	1	"	
25	14. 9.1973	Vielzitzenmaus (Mastomys natalensis)	1	"	
26	17. 9.1973	Meerschweinchen (Cavia porcella)	7	S.typhi-murium	Futtertiere
27	18. 9.1973	Eichhörnchen (Sciurus vulgaris)	1	S.enteritidis	
28	20. 9.1973	Perlziesel (Citellus suslicus)	2	"	
29	23. 9.1973	Graufußhörnchen (Heliosciurus gambianus)	1	"	
30	24. 9.1973	Birkenmaus (Sicista betulina)	1	"	
31	26. 9.1973	Graufußhörnchen (Heliosciurus gambianus)	1	"	
32	27. 9.1973	Graufußhörnchen (Heliosciurus gambianus)	1	"	
33	2.10.1973	Meerschweinchen (Cavia porcella)	1	S.typhi-murium	Futtertier
34	2.10.1973	Perlziesel (Citellus suslicus)	1	S.enteritidis	
35	4.10.1973	Meerschweinchen (Cavia porcella)	2	"	
36	5.10.1973	Erdmaus (Microtus agrestis)	1	"	
37	6.10.1973	Weiße Mäuse	2	"	
38	7.10.1973	Eichhörnchen (Sciurus vulgaris)	1	"	
39	8.10.1973	Weiße Mäuse	2	"	
40	9.10.1973	Perlziesel (Citellus suslicus)	3	"	
41	12.10.1973	Weiße Mäuse	3	"	
42	5.11.1973	Weiße Mäuse	1	"	
43	5.11.1973	Goldaguti (Dasyprocta aguti)	1	"	
44	8.11.1973	Zwergmaus (Micromys minutus)	1	"	
45	9.11.1973	Vielzitzenmaus (Mastomys natalensis)	1	"	
46	9.11.1973	Zwerghamster (Cricetulus barabensis)	1	"	
47	9.11.1973	Zwergmaus (Micromys minutus)	1	"	
48	20.11.1973	Goldhamster (Mesocricetus auratus)	1	"	

Die Enzootie im Jahre 1976 wurde durch Salmonella typhi-murium ausgelöst. Den Verlauf stellt die Tabelle 2 dar:

Tabelle 2:

Lfd. Nr.	Datum der Isolierung	Tierart	Anzahl	Serotyp
1	6. 6.1976	Mongolische Rennmaus (Meriones unguiculatus)	2	S.typhi-murium
2	13. 6.1976	" " "	1	"
3	15. 6.1976	Haselmaus (Muscardinus avellanarius)	1	"
4	20. 6.1976	Mongolische Rennmaus (Meriones unguiculatus)	1	"
5	24. 6.1976	" " "	2	"
6	1. 7.1976	Rötelmaus (Clethrionomys glareolus)	4	"
7	2. 7.1976	Meerschweinchen (Cavia porcella)	2	"
8	1. 7.1976	Steppenlemming (Lagurus lagurus)	1	"
9	3. 7.1976	Rötelmaus (Clethrionomys glareolus)	9	"
10	3. 7.1976	Steppenlemming (Lagurus lagurus)	1	"
11	5. 7.1976	Rötelmaus (Clethrionomys glareolus)	1	"
12	6. 7.1976	Steppenlemming (Lagurus lagurus)	1	"
13	7. 7.1976	Rötelmaus (Clethrionomys glareolus)	4	"
14	10. 7.1976	Steppenlemming (Lagurus lagurus)	1	"
15	10. 7.1976	Rötelmaus (Clethrionomys glareolus)	1	"
16	12. 7.1976	Rötelmaus (Clethrionomys glareolus)	1	"

17	15. 7.1976	Rötelmaus (Clethrionomys glareolus)	1	S.typhi-murium
18	18. 7.1976	Rötelmaus (Clethrionomys glareolus)	1	"
19	20. 7.1976	Zwerghamster (Phodopus sungorus)	1	"
20	3. 8.1976	Weißbüscheläffchen (Callithrix jacchus)	1	"
21	15. 8.1976	Steppenlemming (Lagurus lagurus)	1	"
22	23. 8.1976	Eichhörnchen (Sciurus vulgaris)	1	"
23	31. 8.1976	Kleines Chinchilla (Chinchilla laniger)	1	"

Als erste Bekämpfungsmaßnahme wurde in beiden Fällen eine Generaldesinfektion durchgeführt, und zwar im Jahre 1973 mit 1,5%iger Sterinol- und 10%iger Biorallösung und im Jahre 1976 mit JK Pollena-Lösung. Außerdem wurden neue Gerätschaften und Schutzkleidung benutzt. Ferner wurde der Arbeitsablauf geändert, indem eine Säuberungs- und eine Fütterungsphase eingeführt wurden. Der jeweilige Arbeitsgang wurde bei den gesunden Tieren begonnen und bei den gefährdetsten beendet. Vor jedem Raum befand sich eine Desinfektionsmatte. Nach Auswertung eines Antibiogramms wurden zur Therapie Detreopol (50mg/kg/Kgw.), Biofurozolidon (4 Teelöffel/kg/Futter) und Polzomyzin (10g/5 Liter Wasser oder 5 kg Futter) eingesetzt. Um die Darmflora zu schonen, wurde Vitamin B-Komplex verabreicht. Die besten Resultate wurden nach unmittelbarer Verabreichung per os erzielt. Die klinischen Erscheinungen waren bei beiden Krankheitsausbrüchen gleich. Es wurden Diarrhoe, Abgeschlagenheit, verzögerte Fluchtreaktion und vermehrtes Schlafbedürfnis beobachtet. Bei perakutem Verlauf fielen die Tiere plötzlich zu Boden, ohne daß vorher irgendwelche Krankheitsanzeichen festzustellen waren. Der einzigste Unterschied zwischen den beiden Enzootien bestand in ihrer Zeitdauer. Trotz ähnlicher therapeutischer und prophylaktischer Maßnahmen dauerte die durch S. enteritidis verursachte Enzootie über 1 1/2 Monate, und nach Beendigung hatten wir eine Virulenzsteigerung bei E. coli zu verzeichnen, die zum Verlust von 20 Tieren führte. Wir konnten auch beobachten, daß S. enteritidis bei Rötelmäusen (Clethrionomys glareolus) keine Todesfälle forderte. Dies versuchten wir experimentell abzuklären, indem wir Rötelmäuse sowohl subkutan als auch per os infizierten. Obwohl die Infektionen angingen, glauben wir, daß Rötelmäuse eine größere Widerstandskraft gegenüber S. enteritidis besitzen als andere Arten.

Zusammenfassung:

Salmonellose als Störfaktor bei der Zucht von Kleinsäugern

Es wird über zwei Salmonella-Enzootien bei Kleinsäugern berichtet. Während die erste durch S. enteritidis verursacht wurde, ging die zweite auf eine Infektion mit S. typhi-murium zurück. Die therapeutischen und prophylaktischen Maßnahmen werden besprochen.

Summary:

Salmonellosis interferes with Breeding of Small Mammals

Two courses of enzootic salmonellosis in small mammals are reported. The first had been caused by S. enteritidis and the second by S. typhi-murium infection. Therapeutic action and prophylaxis are discussed.

Résumé:

Salmonellose comme facteur perturbateur dans l'élivage de petits mamifères

L'intervention fait état de deux cas d'enzootie à salmonella chez de petits mamifères. Tandis que le premier était dû à S. enteritidis, le second était l'effet d'une infection par S. typhi-murium. On signale les mesures thérapeutiques et prophylactiques prises dans ce contexte.

Сальмонеллоз - нарушающий фактор разведения мелких млекопитающих.

Сообщается о двух сальмонелльных энзоотиях у мелких млекопитающих. Первая энзоотия была вызвана S. **enteritidis**, вторая S. **typhi-murium** . Описаны терапевтические и профилактические мероприятия.

Anschrift der Verfasser: Dr. E. L a s k o w s k i ,
ul. Grunwalska 248
60-814 Poznań (VR Polen)

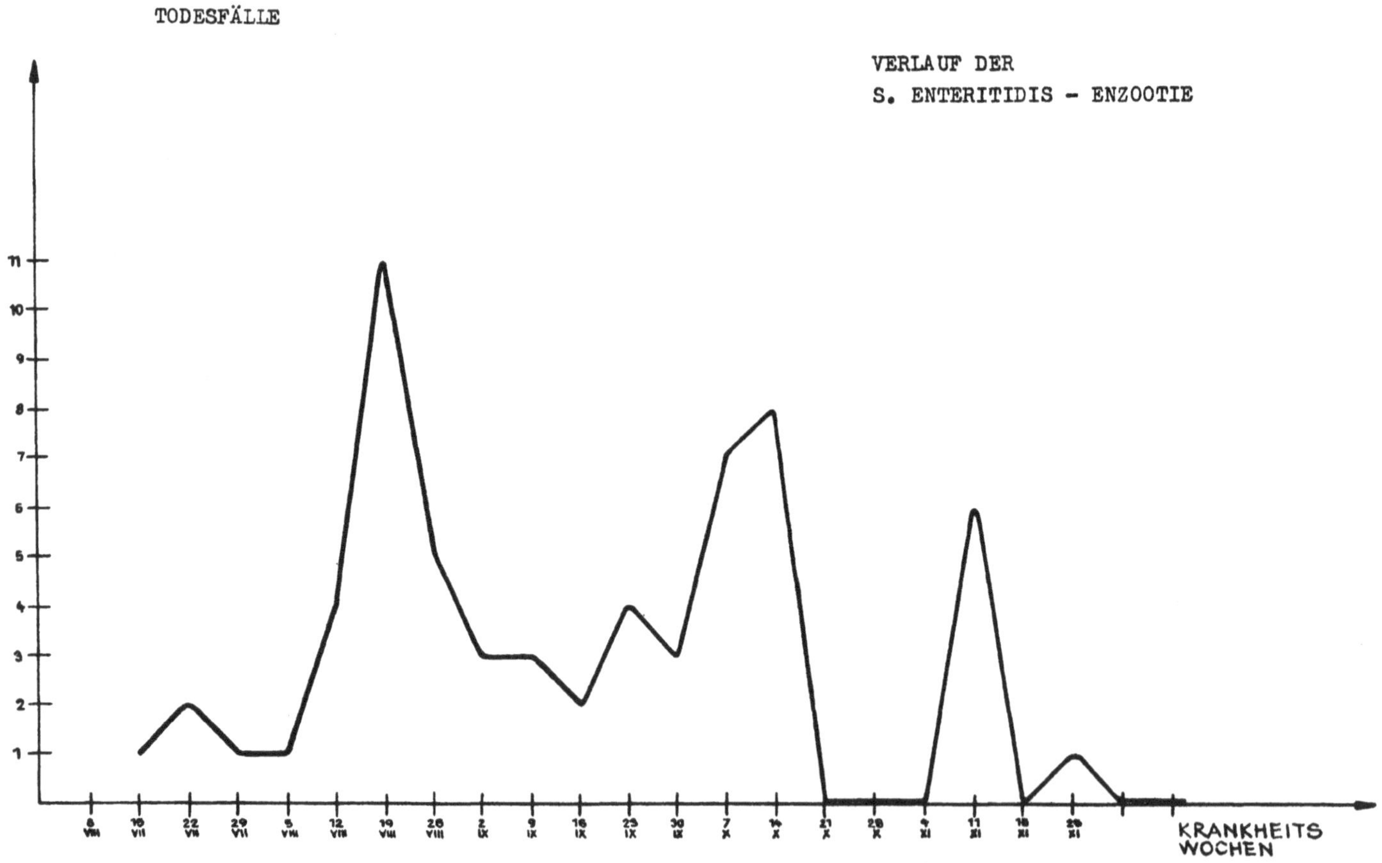

Abb. 1

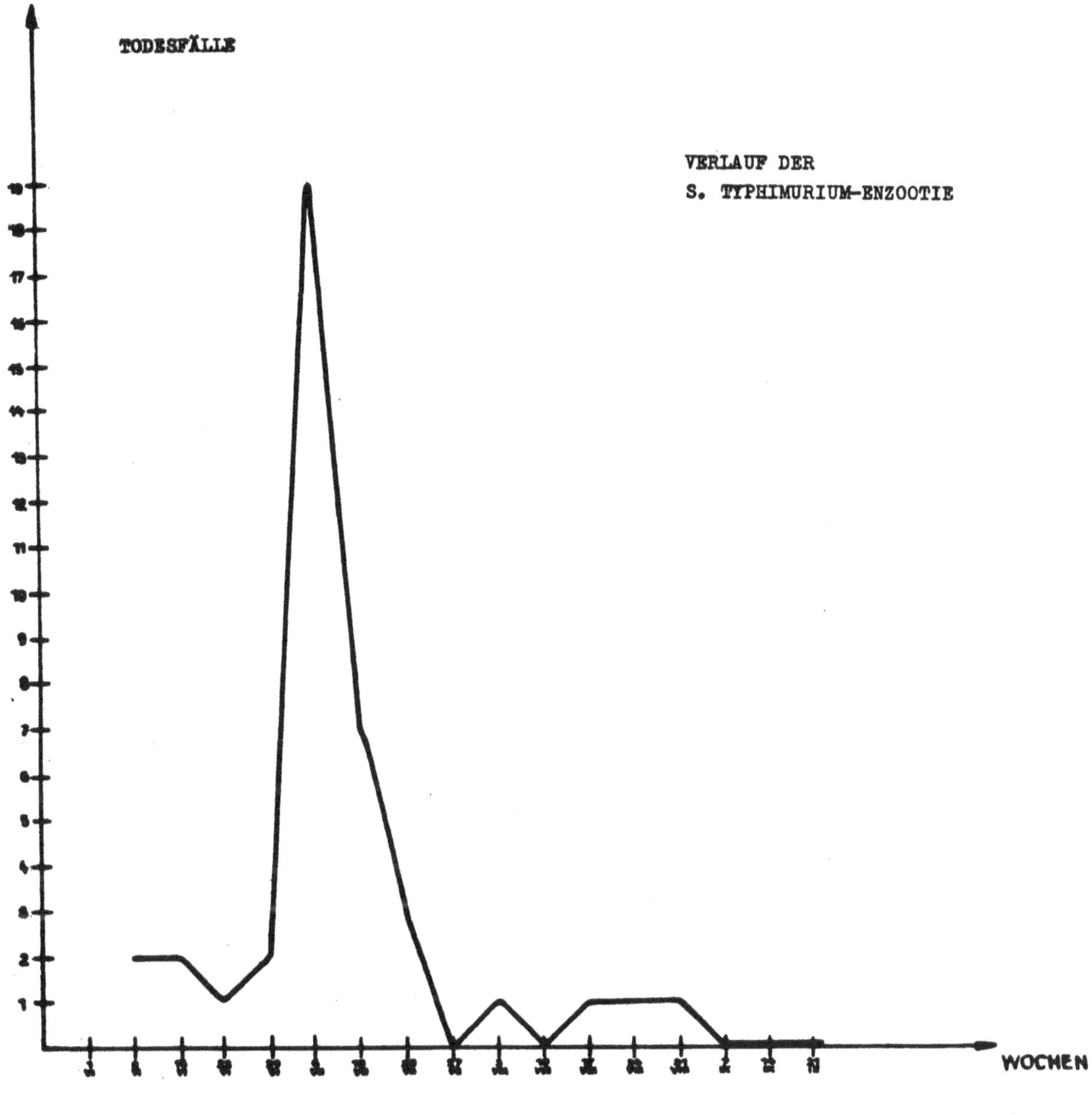

Abb.: 2

Aus dem Anatomischen Institut der Universität Göttingen und der Southwest Foundation for Research and Education, San Antonio/Texas

VIBRIO FETUS - SEPSIS BEI EINEM PAVIAN (PAPIO CYNOCEPHALUS)

Von M. Brack, L. H. Boncyk und S. S. Kalter

Neben den Salmonellosen, Shigellosen, Tuberkulosen und dem schwierigen Coli-Problem geraten andere bakterielle Infektionen subhumaner Primaten leicht ein bißchen in die Randsphäre unseres Interesses. Trotzdem sollten auch seltenere bakterielle Erkrankungen nicht ganz in Vergessenheit geraten, besonders dann, wenn auch Infektionen des Menschen möglich sind. Manchmal reflektiert die seltenere Isolierung anspruchsvoller Bakterien in erster Linie ein technisches Problem. Ein Beispiel einer solch selteneren Infektion ist die Infektion eines adulten weiblichen Pavians mit Vibrio fetus, dem bekannten Abort- und Sterilitätserreger des Rindes, der gelegentlich auch beim Menschen den Verdauungstrakt befällt (Kilo et al., 1965; King, 1957). Die Isolierung des Erregers aus einem Pavian ist der zweite bekannte Fall einer V. fetus-Infektion bei subhumanen Primaten nach der Isolierung aus der Bauchhöhle eines adulten weiblichen Rhesusaffen mit Lethargie, Gewichtsverlust und leichter, chronischer Diarrhöe (Valerio et al., 1969).

Befunde:

Das erkrankte Pavianweibchen gehörte seit 4 1/2 Jahren zur Zuchtkolonie der Southwest Foundation for Research and Education (SFRE), gebar während dieser Zeit bei permanenter Haltung im Außenkäfig vier Junge; Totgeburten oder Aborte wurden nicht registriert. Zwei Tage vor seinem Tode fielen deutliche Abmagerung und blutiger Durchfall auf, trotz Behandlung starb das Tier. Auffälligster Sektionsbefund war eine in distaler Richtung an Schweregrad zunehmende Dickdarmentzündung. Im Caecum, Colon ascendens und transversus überwogen katarrhalisch-hämorrhagische Entzündungserscheinungen mit nur gelegentlichem Auftreten kleiner, der Schleimhaut lose aufliegender Fibrinflocken. Im Colon descendens und Rektum wurden daraus konfluierende, festsitzende Pseudomembranen auf hämorrhagisch-ulzerös entzündeter Schleimhaut. Vorherrschende Entzündungszellen in der Darmschleimhaut waren neutrophile Granulozyten.
Als Nebenbefunde kamen Petechien in der Nebennierenrinde beiderseits, dekompensierte Trikuspidalinsuffizienz und als Folge davon Stauungen der Bauchorgane dazu.
Parasiten oder Viren wurden im Untersuchungsgut nicht gefunden, wohl aber nach fünftägiger Bebrütung unter 10 % CO_2-Spannung V. fetus aus Herz, Lunge, Leber, Milz und Nieren isoliert. Die biochemischen Charakteristika des Bakterienstammes sind in Tabelle 1 zusammengefaßt, die Diagnose V. fetus wurde anschließend vom CDC Atlanta/Georgia bestätigt. Experimentelle Infektionen zweier achtmonatiger Paviane führten zur symptomlosen Ansiedlung der Erreger in der Gallenblase eines Versuchstieres.

Diskussion:

Die Schwierigkeiten der Isolierung von V. fetus im Routinebetrieb und die dadurch möglicherweise resultierenden diagnostischen Unzulänglichkeiten wurden bereits eingangs erwähnt. Nur zur Verdeutlichung: Vincent et al. (1950) hatten einen V. fetus-Stamm jahrelang als unidentifizierten Stamm in der Sammlung des Instituts Pasteur mitgeschleppt. Ein zusätzliches Problem mag die anscheinende Bevorzugung der Gallenblase als Siedlungsort bei subklinischen Infektionen sein, denn nicht immer gehört die bakteriologische Untersuchung der Gallenblase zur Routineuntersuchung.
Die Herkunft von V. fetus im vorliegenden Falle ist unbekannt. Theoretisch möglich wäre die Einschleppung durch Wildvögel, eine durchaus realistische Idee in Anbetracht der mehrmaligen Isolierung von V. fetus aus freilebenden Vögeln (Simbert, 1969; Watson et al., 1967). Möglich ist aber auch die Exacerbation einer symptomlosen,

nooh im Freileben im Kimana-Gebiet Kenias erworbenen Infektion. Als begünstigendes Moment kommt die dekompensierte Trikuspidal-Insuffizienz in Betracht, so wie V. fetus-Infektionen beim Menschen duroh Gastrektomie, Alkohol- oder Drogenmißbrauch oder mit Stauungen einhergehende Herzkrankheiten begünstigt werden (K i l o et al., 1965; K i n g , 1957; D a r r e l l et al., 1967; L a w r e n c e et al., 1967; R e y m o n d and S i l b e r b e r g , 1969; G u n d e r s o n und S a c k , 1971).

Tabelle 1: Biochemische und Wachstums-Charakteristika des isolierten V. fetus-Stammes:

Test oder Medium	Resultat
Loeffler	bei 37°C glatte bis rauhe, leicht bräunlich gefärbte Kolonien
Löwenstein	kein Wachstum bei 37°C
Gelatine	kein Wachstum
Citrat	negativ
Indol	negativ
Nitrat	zu Nitrit reduziert
Harnstoff	negativ
Katalase	positiv
Oxydase	positiv
Kohlehydrate	weder Säure noch Gasbildung in: Aarabinose, Cellobiose, Adonit, Dulcit, Glukose, Laktose, Laevulose, Inosit, Mannit, Maltose, Raffinose, Rhamnose, Saccharose, Salicin, Sorbit, Trehalose oder Xylose
Lackmaus-Milch	keine Veränderung
Peptonwasser pH 7,0 und 9,0	kein Wachstum
Mäusepathogenität	keine Erkrankung nach intraabdominaler oder oraler Infektion

Zusammenfassung:

Vibrio fetus - Sepsis bei einem Pavian (Papio cynocephalus)

Es wird über einen Spontanfall einer V. fetus-Infektion bei einem zehn Jahre alten weiblichen Pavian berichtet. Dominierende pathologisch-anatomische Veränderung war eine haemorrhagisch-ulzeröse Enteritis des Dickdarms. V. fetus wurde aus allen inneren Organen kultiviert. Experimentelle Infektionen zweier junger Paviane verliefen ohne klinische Erkrankung oder morphologische Läsionen, führten aber zur subklinischen Infektion der Gallenblase eines Tieres.

Summary:

Vibrio Fetus Sepsis in Baboon (Papio cynocephalus)

Reported is a spontaneous outbreak of a V. fetus infection in a female baboon aged ten years. Haemorrhagic-ulcerous enteritis of the colon was the predominant pathologico-anatomic change. V. fetus was cultured from all inner organs. Experimental infections in two young baboons took place without clinical disease or morphological lesions, but in one of the animals a subclinical infection developed in the gallbladder.

Résumé:

Septicémie par vibrio fetus chez un babouin (Papio cynocephalus)

Une infection spontanée causée par v. fetus chez un babouin femelle âgé de 10 ans est décrite. La lésion anatomo pathologique dominante était une entérite ulcero-hémorragique du gros intestin. Des cultures de v. fetus ont été obtenues à partir de tous les viscères. Des infections expérimentales de deux jeunes babouins n'ont provoqué ni maladie, ni lésions, simplement chez l'un des animaux une infection subclinique de la vésicule biliaire.

Vibrio fetus - сепсис у павиана.

Сообщается о спонтанной инфекции у IO-летней обезьяны -павиана женского рода. Основные патологическо-анатомические изменения являлись результатом геморрагически- ульцерозного энтерита толстой кишки. **Vibrio fetus** выращивался из всех внутренних органов. Экспериментальная инфекция у двух юных павианов протекала без клинических проявлений и морфологических изменений, однако субклиническая инфекция вызвала у одного животного поражение желчного пузыря.

Literatur:

DARRELL, G. D., FARRELL, F. B. and R. A. MULLIGAN (1967): Case of human vibriosis. Brit. Med. J. 2, 287-289.

GUNDERSON, C. H. and G. E. SACK (1971): Neurology of Vibrio fetus infection. Neurology 21, 307-309.

KILO, C., HAGEMANN, O. and J. MARZI (1965): Septic arthritis and bacteremia due to Vibrio fetus. Am. J. Med. 38, 962-971.

KING, E. O. (1957): Human infections with Vibrio fetus and a closely related Vibrio. J. Infect. Dis. 101, 119-128.

LAWRENCE, G. D., BIGGS, R. D., jr. and T. E. WOODARD (1967): Infection caused by Vibrio fetus. Arch. Int. Med. 120, 459-464.

REYMOND, T.A. and B. SILBERBERG (1969): Vibrio fetus septicemia. Am.J.Clin.Path.51,578-583.

SIMBERT, R. M. (1969): Vibrio fetus var. intestinalis isolated from the intestinal content of birds. Am. J. Vet. Res. 30, 1437-1442.

VALERIO, D. A., MILLER, R. L., INNES, J. R. M., COURTNEY, K. D., PALOTTA, A. J. and R. M. GUTTMACHER (1969): Macaca mulatta, Management of a Laboratory Breeding Colony, p. 68, New York-London: Academic Press.

VINCENT, J., DELARUE, J. et H. HERBERT (1950): L'infection placentaire à Vibrio fetus. Ann. Med. 51, 23-68.

Anschrift der Verfasser: Dr. M. B r a c k ,
Anatomisches Institut der Universität Göttingen
Kreuzbergring 36
D-3400 Göttingen (BRD)

Institut de Médecine Tropicale "Prins Léopold", Anvers

LA YERSINIOSE AU ZOO D'ANVERS: DOUZE ANNÉES D'OBSERVATIONS

Par J. Mortelmans, P. Kageruka et J. Vercruysse (†)

La Yersiniose, anciennement appelée Pseudotuberculose, est relativement fréquente parmi les animaux sauvages maintenus en captivité et constitue une source de pertes régulières à enregistrer dans les collections zoologiques. Le problème est d'autant plus grave à cause du fait que la maladie ne possède pas de signes caractéristiques permettant de poser un diagnostic clinique sûr. Elle reste, dans la majorité des cas, une découverte de l'autopsie. Nous avons eu antérieurement l'occasion d'aborder le problème de la symptomatologie, de l'anatomie pathologique et de l'évolution de la maladie chez les animaux de la collection du jardin zoologique d'Anvers (Mortelmans et Kageruka, 1969; Kageruka, 1970). C'est un problème qui a gardé son actualité et ceci malgré les meilleures mesures prophylactiques ou thérapeutiques. Jusqu'à ce moment les rapports des jardins zoologiques en font toujours mention, comme tout récemment encore ceux du Zoo de Londres (Hime, 1976; Keymer, 1976) et d'Anvers (Kageruka et al., 1976).

Nous avons pu faire pendant dix ans des observations précises à ce sujet, parfois avec typage des souches isolées. Nous avons jugés utiles de présenter ici quelques données statistiques, si incomplètes quelles soient, dans l'espoir que d'autres études similaires et peut-être plus complètes pourraient voir le jour et être présentées à cette même tribune.

De 1965 à 1976 nous avons pratiqués 9872 autopsies; dans 90 cas (1,1 %) la pseudotuberculose fut constatée et confirmée bactériologiquement; une fois il s'agissait de Yersinia enterocolitica (Kageruka et al., 1972), les 89 autres cas furent causés par Y. pseudotuberculosis.

Tableau I:
La pseudotuberculose au Zoo d'Anvers de 1965 à 1976 sur un total de 9872 autopsies

	Nombre de cas	♂	♀	sexe pas noté
Singes	28 (31,1 %)	13	9	6
Rongeurs	41 (45,5 %)	9	8	24
Oiseaux	18 (20 %)	7	4	7
Autres	3 (3,3 %)	-	1	2
Total	90 (100 %)	29	22	39

En ce qui concerne le sexe comme facteur favorisant nous n'avons pu tirer aucune conclusion.

Nous voyons par contre que parmi les mammifères les singes et rongeurs payent un lourd tribut à l'infection à Yersinia; seulement un cas de yersiniose fut diagnostiqué dans un autre groupe de mammifères nt. chez un cephalophe du Cap (Cephalophus grimmi). Les "autres" cas "rares" qui représentent au total 3,3 % des cas observés furent trouvés chez un agame aquatique (Physignathus concinnus) et un Wallabie agile (Macropus agilis). Les cas chez les oiseaux représentent un cinquième du total.

De 1970 à 1976 la répartition se fait de la façon suivante:

Tableau II:
Incidence annuelle de la Pseudotuberculose

	1970	1971	1972	1973	1974	1975	1976
Singes	3	2	1	5	7	-	4
Rongeurs	2	1	5	2	5	3	2
Oiseaux	-	-	8	-	-	-	3
Autres	1	-	-	-	-	1	-
Total	6	3	14	7	12	4	9

En ce qui concerne la répartition saisonnière de la maladie nous trouvons que la saison froide est la saison la plus dangereuse avec deux pointes en fin d'automme et fin d'hiver.

Tableau III:
Incidence saisonnière de 1965 - 1976

	Jan.	Feb.	Mars	Avril	Mai	Juin
Total	7	17	20	7	2	3
	Juil.	Aout	Sept.	Oct.	Nov.	Dec.
Total	4	2	2	3	6	17

Nous avons eu l'occasion d'obtenir le typage d'un certain nombre de souches grâce à l'obligeance du Professeur M o l l a r e t de l'Institut Pasteur de Paris, que nous remercions vivement à cette occasion.

Tableau IV:
Serotypes de Y. pseudotuberculosis chez 54 souches typées

	Nombres de cas	Type I	Type II
Singes	24	18	6
Rongeurs	18	13	5
Oiseaux	10	10	-
Autres	2	1	1
Total	54	42	12

Nous trouvons une nette prédominance du type I; l'absence du Type II chez les oiseaux est à remarquer.

En ce qui concerne les lésions observées à l'autopsie, nous pouvons communiquer les observations détaillées chez 40 animaux, chaque fois avec confirmation bactériologique.

Tableau V:
Lésions macroscopiques dans les organes viscéraux

	nombre de cas	Fréquence des lésions					
		foie	rate	intestin	poumons	rein	coeur
Singes	18	15	16	6	3	2	1
Rongeurs	13	11	11	3	4	3	-
Oiseaux	8	8	2	3	5	-	-
Autres	1	1	-	-	-	-	-
Total	40	35	29	12	12	5	1

Ces chiffres sur la répartition des lésions macroscopiques dans les organes viscéreaux montrent clairement que la pseudotuberculose évolue en général comme une maladie à allure subaiguë ou chronique.

Une dernière observation sur la durée du séjour de l'animal au Zoo (on peut dire que cette durée correspond plus au moins à la durée de captivité) ne nous apprend guère grande chose sur l'épizootiologie de la maladie. On a perdu un singe après 36 jours de séjour au Zoo, mais par contre nous avons trouvé la pseudotuberculose chez deux galagos après un séjour de respectivement 1478 et 3112 jours. Chez les rongeurs nous avons diagnostiqué chez un agouti un cas après un séjour de 100 jours, mais chez un autre après 1030 jours. Un Cynomys a vécu au Zoo pendant 2052 jours avant de mourir à la pseudotuberculose. Chez les oiseaux nous notons de variations de 12 à 1311 jours.

En conclusion nous pouvons dire que la Yersiniose (Pseudotuberculose) reste toujours une maladie qui nous fait régulièrement quelques victimes parmi la collection de notre Zoo. C'est une maladie à allure subaiguë ou chronique de la saison froide. Quelques groupes de mammifères sont particulièrement menacés (singes, rongeurs); il ne faut non plus négliger à penser aux oiseaux. La maladie est rarissime chez les animaux à sang froid, comme c'est déjà signalé par Mollaret (M o l l a r e t , 1961). Le type I de Y. pseudotuberculosis prédomine; Y. enterocolitica a été trouvé une seule fois chez un Cercopithèque.

Résumé:

La Yersiniose au Zoo d'Anvers: douze années d'observations

Au Zoo d'Anvers, la Yersinosis fait régulièrement des victimes. Il s'agit d'une maladie subaigue, voire chronique de la période froide de l'année. Elle affecte surtout les singes, les rongeurs et les oiseaux, l'infection se manifestant avant tout sous le type I, mais rarement chez les animaux à sang froid. Y. enterocolitica n'a été constaté qu'une fois chez un macaque.

Zusammenfassung:

Yersinosis im Zoo Antwerpen: Beobachtungen über einen Zeitraum von 12 Jahren

Die Yersinosis fordert unter den Tieren des Zoos Antwerpen immer wieder ihre Opfer. Es handelt sich um eine subakute bis chronische Krankheit der kalten Jahreszeit. Besonders betroffen sind Affen, Nagetiere und Vögel. Hauptsächlich werden Infektionen mit dem Typ I beobachtet. Bei Kaltblütern kommt diese Erkrankung sehr selten vor. Y. enterocolitica wurde nur einmal festgestellt, und zwar bei einer Meerkatze.

Summary:

Yersinosis in Antwerp Zoo - Observations over Twelve Years

Yersinosis has time and again struck the animal stock of Antwerp Zoo. The disease has been subacute to chronic and occurred primarily in the cold season. Monkeys, rodents, and birds have been predominantly affected. Most of the infections are of Type I. The disease has been found to develop rarely in cold-blooded animals. Y. enterocolitica was established only once, in a long-tailed monkey.

Верзинос в зоопарке города Антверпена: I2 -ие наблюдения.

Версинос все время приводит к гибели животных зоопарка городп Антверпена7 Это острое и хроническое заболевание, проявляющееся в холодное время года. Особенно часто поражаются обезьяны, грызуны и птицы. В основном наблюдается инфекция типа I. У хладнокровных данное заболевание наблюдается очень редко. В. энтероколитика была однажды выявлена у двух морских котиков.

Bibliographie:

HIME, J. M. (1966): Report of the Veterinary Officer, Regent's Park 1974 and 1975. Jl. Zool. 178, 447-455.

KAGERUKA, P. (1970): Les infections dues au bacille de Malassez et Vignal (Y. pseudotuberculosis) chez les animaux du Zoo d'Anvers. Acta Zool. Path. Antv. 51, 3-16.

KAGERUKA, P., MOLLARET, H. H. et J. VERCRUYSSE (1972): Pseudotuberculose d'un singe (Cercopithecus cephus, Lin.) à Yersinia enterocolitica. Acta Zool. Path. Antv. 56, 31-36.

KAGERUKA, P., MORTELMANS, J., VERCRUYSSE, J. and C. BEERNAERT-DECLERCQ (1976): Pseudotuberculosis in the Antwerp Zoo. Acta Zool. Path. Antv. 66, 107-116.

KEYMER, I. F. (1976): Report of the pathologist (Regent's Park Zoo, London) 1973 and 1974. Jl. Zool. 178, 456-493.

MOLLARET, H. H. (1961): Pseudotuberculose humaine et animale. Relations possibles. Econ et Méd. Animales 2, 353-363.

MORTELMANS, J. and P. KAGERUKA (1969): Pasteurella pseudotuberculosis infections in monkeys and man. Lab. Anim. Handb. 4, 95-98.

Adresse des auteurs: Prof. Dr. J. M o r t e l m a n s ,
Institut de Médecine Tropicale "Prins Léopold"
Rue Nationale 155, B-2000 Antwerpen (Belgique)

Aus dem Zoologischen Garten Łódź (Direktor: Dr. A. S o s n o w s k i)

ENDOMYKOSEN BEI ZOOTIEREN IM ZOO ŁÓDŹ

Von A. S o s n o w s k i und Ewa Z u c h o w s k a

In der Fachliteratur findet man relativ wenige statistische Angaben über die durch Pilzerkrankungen hervorgerufenen Verluste bei Zootieren. Die vorliegenden Arbeiten zu diesem Problem und kasuistische Beiträge weisen jedoch auf die wachsende Bedeutung dieses Krankheitsgeschehens bei Zootieren hin.

Im Zoologischen Garten Łódź wurden in den Jahren 1958 - 1976 42 Fälle von Organmykosen festgestellt (Tabelle 1).

Tabelle 1:

3 Fälle bei Reptilien (7,7 %):
- 1 Argentinische Abgottschlange (Boa constrictor occidentalis)
- 1 Streifenringelnatter (Natrix natrix persa)
- 1 Brillenkaiman (Caiman crocodilus)

25 Fälle bei Vögeln (64,1 %):
- 1 Trauerschwan (Cygnus atratus)
- 1 Mandarinente (Aix galericulata)
- 1 Pfeifgans (Dendrocygna sp.)
- 1 Laufente (Hausform)
- 2 Bleßrallen (Fulica atra)
- 2 Weißstörche (Ciconia ciconia)
- 1 Afrikanischer Marabu (Leptoptilus crumeniferus)
- 1 Rallenreiher (Ardeola ralloides)
- 1 Lachmöwe (Larus ridibundus)
- 7 Brillenpinguine (Spheniscus demersus)
- 1 Blauer Ohrfasan (Crossoptilon auritum)
- 1 Pfau (Pavo cristatus)
- 1 Kaiseradler (Aquila heliaca)
- 1 Waldohreule (Asio otus)
- 1 Uhu (Bubo bubo)
- 1 Graupapagei (Psittacus erithacus)
- 1 Nebelkrähe (Corvus corone cornix)

11 Fälle bei Säugetieren (28,2 %):
- 1 Kapuzineraffe (Cebus apella)
- 7 Frettchen (Mustela putorius f. furo)
- 1 Iltis (Mustela putorius)
- 1 Flachlandtapir (Tapirus terrestris)
- 1 Rothirsch (Cervus elaphus)

Die Zusammenstellung zeigt, daß Organmykosen am häufigsten bei Vögeln festgestellt werden. Hierbei sind die Wasservögel mit 64 % am stärksten betroffen. Die von uns bei 25 verschiedenen Tierarten ermittelten Mykosen betrafen jeweils ein bis zwei Tiere. Lediglich die Pinguine und Frettchen bildeten eine Ausnahme. So starben innerhalb von drei Monaten sechs Frettchen an einer Mykose, wobei zu Lebzeiten deutlich Krankheitssymptome zu erkennen waren. Sechs der sieben an Mykose verstorbenen Pinguine verloren wir während der Eingewöhnungszeit. Die besonders hohe Anfälligkeit der Pinguine wurde auch in anderen Gärten beobachtet.(D a t h e , 1962; L i n d a u , 1965). Eine Häufung von Pilzerkrankungen in bestimmten Jahren konnten wir mit Ausnahme der erwähnten Enzootien bei Frettchen und Pinguinen nicht feststellen.

Die Diagnose wurde fast in allen Fällen post mortem gestellt. In den Tabellen 2 und 3 sind die pathologisch-anatomischen Veränderungen und ihre Lokalisation zusammengestellt.

Tabelle 2:

Lokalisation der pathologischen Veränderungen bei Zootieren mit Endomykosen

Organe	Zahl der Fälle				Bemerkungen
	Reptilien	Vögel	Säugetiere	insgesamt	
Stirn- und Nasennebenhöhle	-	1	-	1	Aspergillose
Luftröhre	-	1	1	2	
Lungen und Luftsäcke	3	25	11	39	
Herz	1	2	-	3	
Mundhöhle/Zunge	1	-	1	2	Candidose
Ösophagus	-	2	-	2	
Darmkanal	-	7	-	7	
Leber	3	13	3	19	
Milz	1	10	-	11	
Nieren	1	1	-	2	
Geschlechtsorgane	1	-	-	1	Candidose
Bauchfell	1	10	-	11	
Muskeln	-	8	1	9	

Tabelle 3:

Art der pathologischen Veränderungen bei Zootieren mit Endomykosen

Art der Veränderungen	Zahl der Fälle			
	Reptilien	Vögel	Säugetiere	insgesamt
Schimmelkolonien	1	18	1	20
Knotige Veränderungen	3	15	1	19
Eitrige Veränderungen	-	1	1	2
Starke Schleimansammlung	1	1	1	3
Gelbe Ablagerungen	1	2	1	4
Weiße oder weißgraue Herde	-	6	9	15

Am häufigsten traten Pilzerkrankungen in den Atmungsorganen auf. Daneben waren Leber und Milz betroffen. Die Veränderungen im Atmungssystem traten gewöhnlich in Form von fladenförmigen Schimmelpilzkolonien auf. In den anderen Organen wurden überwiegend mykotische Knoten nachgewiesen. Knotenartige Veränderungen in der Muskulatur stellten wir auch bei den generalisierten Mykosen der Pinguine fest. Bei einem Graupapagei fanden sich derartige Knoten in der Beinmuskulatur und im Herzmuskel. Eitrige Veränderungen wurden nur bei einem Marabu (Stirn- und Nasenhöhlen sowie in den Luftsäcken) und bei einem Flachlandtapir (große Abszesse in den Unterkieferästen) beobachtet. Eine starke Schleimansammlung in den Luftwegen zeigte sich bei drei Tieren (eine Streifenringelnatter, ein Marabu und ein Tapir) zusammen mit anderen pathologischen Befunden.

Die knotigen und eitrig-schleimigen Prozesse geben gewisse Hinweise auf das mögliche Vorliegen einer Endomykose. Anders verhält es sich dagegen bei den von uns in einigen Fällen beobachteten atypischen Herden. Bei einer Hirschkuh, die zu Tode geforkelt worden war, konnten wir in der Leber hellgraue, streifige, scharf begrenzte Prozesse ermitteln, in denen histologisch Pilzelemente nachzuweisen waren. Ähnlich verhielt es sich bei einem Marderhund, bei dem ein diagnostisch ungeklärter Leberschaden histologisch als Hepatitis mycotica bestimmt wurde. Diese Beispiele weisen auf die Wichtigkeit einer vollständigen Untersuchung hin, da derartige Endomykosen allein durch die makroskopische Untersuchung nicht erfaßt werden können.

An unserem Material durchgeführte mykologische Untersuchungen erbrachten nachstehend aufgeführte Ergebnisse:

Candida albicans	(Boa, Kapuzineraffe)
Aspergillus fumigatus	(Trauerschwan, Baumente, Pinguin, Marabu)
Aspergillus nigricans	(Frettchen)
Geotrichum sp.	(Flachlandtapir)

Alle anderen Fälle wurden nur histologisch als Mykose bestimmt. Der Nachweis von Pilzen aus Veränderungen beim lebenden Tier gelang uns nur in einem Fall. So konnten wir aus dem Abszeßmaterial des Unterkiefers eines männlichen Flachlandtapirs Geotrichum sp. nachweisen. Nach Ermittlung der Mykose wurde das Tier zweimal täglich mit 100 000 I. E. Mykostatin über sechs Tage behandelt. Nach einer sechstägigen Pause wurde die gleiche Behandlung noch einmal über sechs Tage durchgeführt. Daneben wurden gleichzeitig über 24 Tage täglich 750 mg INH verabreicht. Für die lokale Abszeßbehandlung wurden Jodpräparate eingesetzt, und dreimal innerhalb von vier Wochen wurden intramuskulär Vitaminpräparate appliziert. Trotz der Behandlung verstarb der Tapir nach einem Monat. Auch beim Tapirweibchen, das mit dem vorher erwähnten Tier zusammen gehalten wurde, zeigten sich anfänglich Krankheitssymptome in Form von Husten, Speicheln, Freßunlust und Apathie. Die früh begonnene Behandlung mit Mykostatin in gleicher Dosierung wie beim männlichen Tier wurde nach dessen Tod mit doppelter Dosis fortgesetzt. Neben den obenerwähnten weiteren therapeutischen Maßnahmen wurden zusätzlich dann noch neun Tage hindurch täglich 3 g Kalium jodatum verabreicht. Das Tier konnte auf diese Weise geheilt werden.
Es bliebe, darauf hinzuweisen, daß bei beiden Tapiren im weißen Blutbild über lange Zeit eine Lymphozytose mit einer Linksverschiebung zu beobachten war. Die Leukozytenzahl war bis auf 19 000/ccm erhöht.
Ein zweiter Behandlungsversuch betraf die Pinguine, nachdem bei einem gestorbenen Vogel dieser Gruppe eine Aspergillose diagnostiziert worden war. Die verbliebenen sechs Pinguine erhielten 33 Tage hindurch eine Gesamtdosis von 250 mg Griseofulvin. Alle sechs Vögel blieben über längere Zeit frei von sichtbaren Krankheitssymptomen. Ob eine mykotische Infektion bei ihnen bestanden hatte, bleibt jedoch unklar.

Abschließend ist festzustellen, daß die klinische Erkennung von Organmykosen schwer oder kaum möglich zu sein scheint. Die Obduktion bleibt deshalb zur Zeit der wichtigste Anhaltspunkt, bei möglichen Enzootien frühzeitig eine Behandlung in die Wege zu leiten. Es sollte jedoch stets in Betracht gezogen werden, daß Mykosen differential-diagnostisch bei allen Tieren, aber besonders beim Wassergeflügel, in Betracht gezogen werden müssen.

Zusammenfassung:

Endomykosen bei Zootieren im Zoo Łódź

In den Jahren 1958 bis 1976 wurden im Zoo Łódź 42 Endomykosen bei 25 Tierarten ermittelt. Am stärksten betroffen war das Wassergeflügel. Behandlungsversuche bei Tapiren und Pinguinen werden beschrieben.

Summary:

Endomycosis in Zoo Animals in Zoological Garden of Łódź

Forty-two outbreaks of endomycosis were established from 25 species in the Zoological Garden of Łódź, between 1958 and 1976. Water-fowl was most severely affected. Attempted treatment of tapirs and penguins is reported.

Résumé:

Endomycoses sur les animaux du Zoo de Łódź

De 1958 à 1976 42 endomycoses ont été constatées chez 25 espèces animales au Zoo de Łódź. Etaient surtout atteints les oiseaux aquatiques. Essais de traitement chez les Tapirs et les Manchots.

Эндомикоз у зверей в зоопарке города Лоджа.

В течение I958–I976 годов в зоологическом саду города Лоджа на основании секционных данных, подтвержденных лабораторными исследованиями, зарегистрировано 42 случая эндомикозов. Сильнее всего была поражена водяная птица. Описаны попытки лечения микозов у тапира и пингвинов.

Literatur:

DATHE, H. (1962): Zur Pathogenese von Mykosen bei Zoovögeln. Mh. Vet. Med. 12, 544–548.

LINDAU, K.-H. (1965): Die Ekto- und Endomykosen in der Zootierpraxis. Zool. Garten 30, 227–236.

Anschrift der Verfasser: Dr. A. Sosnowski,
Direktor des Zoologischen Gartens Łódź
ul. Konstantynowska 8/10
94-303 Łódź (VR Polen)

Aus dem Institut für Geflügelkrankheiten (Direktor: Prof. Dr. O. Siegmann) der Tierärztlichen Hochschule Hannover

PINGUIN-ERKRANKUNGEN IN ZOOLOGISCHEN GÄRTEN

Von M. Heidenreich und K.-H. Hinz

Über Krankheiten der Pinguine in zoologischen Gärten wurde in der Literatur schon mehrfach berichtet. Besonders zwei häufig vorkommende Erkrankungen, die Organmykosen und die Malaria, wurden intensiv bearbeitet (G ö l t e n b o t h und K l ö s , 1972; D a t h e , 1962; L i n d t und H ö r n i n g , 1966; S c h w a r z , 1967; K l ö s und L a n g, 1976 u. a. m.). Auf Todesfälle anderer Ätiologie wurde bislang nur sporadisch im Rahmen statistischer Untersuchungen (K r o n b e r g e r und S c h ü p p e l , 1972; I p p e n und S c h r ö d e r , 1972) oder in Monographien über Vogelkrankheiten eingegangen (A r n a l l und K e y m e r , 1975). In der folgenden Arbeit wird über einige andere, häufige Erkrankungen der Pinguine berichtet.

Material und Methodik

In den Jahren 1970 bis 1976 wurden 56 Pinguine aus acht verschiedenen zoologischen Gärten Nord- und Westdeutschlands zur Feststellung der Todesursache untersucht. Die Vögel gehörten zu den folgenden fünf Spezies:

16 Humboldtpinguine	(Spheniscus humboldti)
12 Magellanpinguine	(Spheniscus magellanicus)
11 Brillenpinguine	(Spheniscus demersus)
9 Felsenpinguine	(Eudyptes cristatus)
8 Königspinguine	(Aptenodytes patagonica)

Neben der makroskopischen Beurteilung der Organsysteme wurden von veränderten Geweben histologische Untersuchungen vorgenommen sowie in den meisten Fällen auch Blutausstriche angefertigt. Bei Verdacht auf eine erregerbedingte Erkrankung wurden die in der Labordiagnostik bekannten Verfahren zum direkten und/oder indirekten Nachweis des Erregers angewandt (H a u p t , 1964; B u r k h a r d t und H o l l m a n n , 1974; H i t c h n e r et al. 1975). Kulturell nachgewiesene Mikroorganismen wurden aufgrund morphologischer, kultureller, biochemischer oder/und serologischer Eigenschaften identifiziert (C o w a n , 1974).

Ergebnisse

Von 48 Pinguinen, bei denen die Todesursache erkannt werden konnte, wurden in 43 Fällen aufgrund der pathologisch-anatomischen und bakteriologischen Untersuchungsbefunde diese Todesfälle auf bakteriell- oder mykotischbedingte Erkrankungen zurückgeführt. Über die isolierten Erregerarten und aus welchen Organen der Nachweis gelang, gibt die Tabelle 1 Auskunft. Im folgenden wird auf die Befunde näher eingegangen:

A. Erregerbedingte Erkrankungen:

1. Mykosen

Bei 15 Pinguinen wurden Mykosen als Todesursache erkannt. In den meisten Fällen handelte es sich um eine Infektion mit Aspergillus fumigatus, lediglich eine Aspergillus-Mykose wurde durch Aspergillus flavus hervorgerufen.

Auf das pathologisch-anatomische Bild der Aspergillose, welches hinlänglich bekannt ist, soll an dieser Stelle nicht näher eingegangen werden.

In zwei Fällen jedoch wurden bei Pinguinen nicht häufig isolierte Pilze gefunden. Zum einen lag bei einem Humboldtpinguin eine Infektion des Rachenraumes und des Ösophagus mit Blastomyceten vor, die sich in einer ausgeprägten fibrinösen Stomatitis manifestierte. In dem anderen Fall konnte aus der Leber eines Brillenpinguins eine Spezis von Actinomyces (vermutlich Nocardia asteroides) isoliert werden. Das Tier zeigte pathologisch-anatomisch eine

Abb. 1

Jahreszeitliche Verteilung der Sterblichkeit von Pinguinen (n = 56) unter besonderer Berücksichtigung der Mykosen und Clostridieninfektionen

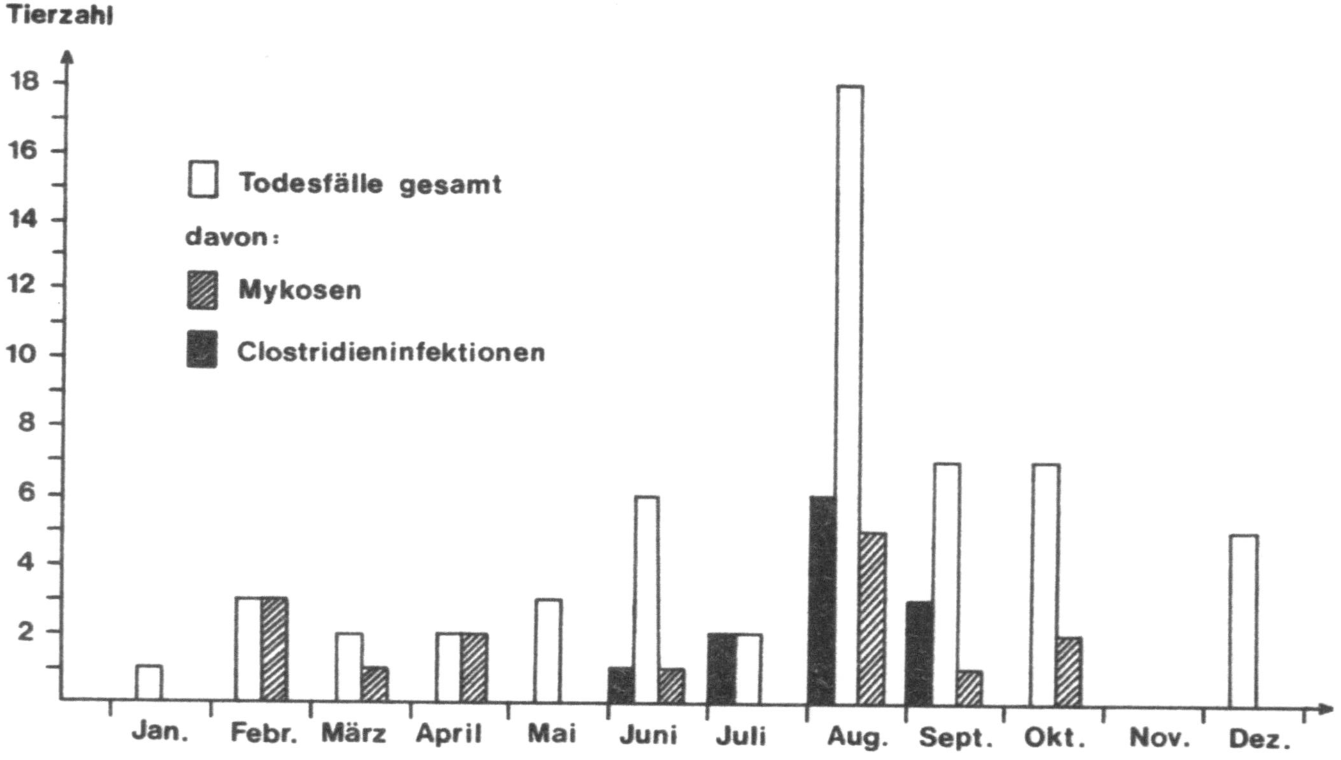

Tabelle 1: Postmortale mykologische und bakteriologische Befunde bei 43 Pinguinen aus zoologischen Gärten

Pinguinspezies	Krankheitserreger/Organ	sonstige Bakterien/Organ
Humboldtpinguin	Aspergillus fumigatus Lunge, Luftsack	-
Humboldtpinguin	Aspergillus fumigatus Lunge, Luftsack	coliforme Keime Leber
Humboldtpinguin	Aspergillus fumigatus Luftsack	Klebsiella aerogenes Herz, Leber
Humboldtpinguin	Aspergillus fumigatus Luftsack	Clostridium perfringens Lunge
Humboldtpinguin	Aspergillus fumigatus Lunge, Luftsack	Pseudomonas aeruginosa Lunge, Herz
Humboldtpinguin	Aspergillus fumigatus Lunge, Luftsack	ß-hämolys. E. coli Lunge
Humboldtpinguin	Aspergillus fumigatus Lunge, Luftsack	Alcaligenes faecalis Herz
Brillenpinguin	Aspergillus fumigatus Lunge, Luftsack	-
Brillenpinguin	Aspergillus fumigatus Lunge, Luftsack	anhämolys. Streptokokken Leber
Magellanpinguin	Aspergillus fumigatus Lunge, Luftsack	-
Königspinguin	Aspergillus fumigatus Lunge, Luftsack	Pseudomonas aeruginosa Lunge, Leber
Königspinguin	Aspergillus fumigatus Lunge, Luftsack	Staphylococcus aureus Leber
Humboldtpinguin	Aspergillus flavus Lunge, Leber	-
Humboldtpinguin	Blastomyceten Rachenschleimhaut, Ösophagus	-
Brillenpinguin	Actinomyceten Leber, Pleura	Staphylococcus aureus Leber
Humboldtpinguin	Pasteurella multocida Leber, Lunge, Serosa	Escherichia coli Herz, Leber
Brillenpinguin	Pasteurella multocida Leber, Lunge, Serosa	Salmonella typhimurium var.cop. + E. coli / Leber
Billenpinguin	Pasteurella multocida Leber, Serosa	Staphylococcus aureus Leber
Humboldtpinguin	Pseudomonas aeruginosa Leber, Lunge, Serosa	-
Brillenpinguin	Pseudomonas aeruginosa Herz,Leber,Lunge,Serosa	Escherichia coli Leber
Brillenpinguin	Pseudomonas aeruginosa Lunge, Luftsack	-
Magellanpinguin	Pseudomonas aeruginosa Herz, Leber, Serosa	-
Magellanpinguin	Pseudomonas aeruginosa Leber, Lunge, Serosa	-

Fortsetzung:

Fortsetzung:

Humboldtpinguin	Clostridium perfringens Lunge, Luftsack	coliforme Keime Leber, Lunge
Humboldtpinguin	Clostridium perfringens Leber, Milz	anhämolys. Streptokokken Leber, Milz
Brillenpinguin	Clostridium perfringens Herz, Leber, Muskel	Pasteurella hämolytica Leber
Brillenpinguin	Clostridium perfringens Leber	Escherichia coli Leber
Magellanpinguin	Clostridium perfringens Herz, Leber	Staphylokokken Leber
Magellanpinguin	Clostridium perfringens Herz, Leber	Proteus vulgaris Herz, Leber
Magellanpinguin	Clostridium perfringens Leber, Lunge	Aeromonas hydrophila Lunge
Königspinguin	Clostridium perfringens Herz, Leber, Milz	Citrobacter intermedius + E. coli / Leber
Königspinguin	Clostridium perfringens Herz, Leber	-
Königspinguin	Clostridium perfringens Herz, Leber, Milz	coliforme Keime Leber
Königspinguin	Clostridium perfringens Leber, Milz, Lunge	Laktobakterien Leber, Milz, Lunge Mykoplasmen / Trachea
Felsenpinguin	Clostridium perfringens	-
Humboldtpinguin	ß-hämolys. Streptokokken Leber, Milz, Herz, Serosa	-
Brillenpinguin	ß-hämolys. Streptokokken Leber, Milz, Herz, Serosa	-
Brillenpinguin	anhämolys. Streptokokken Herz, Leber, Lunge, Luftsack	-
Magellanpinguin	Escherichia coli Herz, Leber, Milz,Niere,Lunge	-
Felsenpinguin	Klebsiella sp. Herz, Leber, Lunge	-
Magellanpinguin	Staphylococcus aureus hämolyticus / Herz, Leber	-
Magellanpinguin	Erysipelothrix insidiosa Leber	Aeromonas hydrophila Lunge
Humboldtpinguin	Mycobakterium avium Lunge, Luftsack	-

deutliche Leber- und Milzschwellung, ein hochgradiges Lungenödem sowie eine fibrinöse Pleuritis. Obwohl eine Häufung der Todesfälle durch Mykosen im Monat August festzustellen war (Abb. 1), traten Verluste durch Pilzinfektionen auch in den anderen Monaten auf.

2. Clostridium perfringens-Infektion

Nach Mykosen wurden Infektionen mit Clostridium perfringens bzw. Toxiinfektionen am häufigsten diagnostiziert. Aus 12 Pinguinen konnte der Erreger angezüchtet werden. Neben für Anaerobierinfektionen charakteristischen pathologisch-anatomischen Veränderungen, wie ausgedehnten subkutanen Blutungen, blutig-seröser Bauchhöhlenwassersucht und hochgradigem Lebertumor bei schwarzrot verfärbtem Parenchym, war in einigen Fällen das Sektionsbild sehr unergiebig. Bei solchen Tieren wurde lediglich eine mittelgradige Leberschwellung mit allerdings deutlicher Gallestauung beobachtet.
Der gute bis sehr gute Ernährungszustand der Vögel spricht für einen akuten bis perakuten Krankheitsverlauf. Besonders auffällig ist die jahreszeitliche Verteilung der Sterblichkeit an Clostridieninfektionen. Wie aus Abb. 1 ersichtlich, starben die Pinguine ausschließlich in der warmen Jahreszeit.

3. Pasteurellose (Pasteurella multocida-Infektion)

Betroffen waren drei Vögel, die alle das gleiche pathologisch-anatomische Bild zeigten. Es wurde beherrscht durch eine seröse bis fibrinöse Serositis mit zum Teil ausgeprägter Bauchhöhlenwassersucht. In zwei Fällen lag zusätzlich eine katarrhalische Pneumonie vor. Aufgrund des schlechten Ernährungszustandes der Pinguine muß ein chronischer Krankheitsverlauf angenommen werden.

4. Pseudomonas aeruginosa-Infektion

In fünf Fällen sprachen die Befunde für eine durch Pseudomonas aeruginosa-Septikämie bedingte Erkrankungs- und Todesursache. Bei zwei weiteren Vögeln wurde bei Vorliegen einer Aspergillose das Bild durch Pseudomonaden zusätzlich kompliziert.
Das pathologisch-anatomische Bild der Pseudomonas aeruginosa-Infektion ist dem der Pasteurellose sehr ähnlich. Es werden ebenfalls ausgeprägte Serositiden, in den meisten Fällen Pericarditis und Aerosacculitis, beobachtet. In allen Fällen lag zusätzlich eine fibrinöse Pneumonie vor. Die Erreger konnten immer aus der Leber und von den serösen Häuten isoliert werden. Im Gegensatz zum Krankheitsverlauf der Pasteurellose wiesen die sezierten Vögel einen guten Ernährungszustand auf. Charakteristisch in der Abgrenzung zur Pasteurellose erscheint die zum Teil hochgradige Leberschwellung mit auch bei frischtoten Tieren deutlicher Grünfärbung des Leberparenchyms.

5. Streptokokken-Infektion

Wie bei Pasteurella- und Pseudomonasinfektionen wird das pathologisch-anatomische Bild bei einer Streptokokkeninfektion der Pinguine durch schwere Veränderungen des Respirationsapparates beherrscht. Hochgradige Pneumonien und serofibrinöse Entzündungen der Brustluftsäcke wurden beobachtet. In allen drei Fällen sprach der gute Ernährungszustand der zur Sektion gelangten Vögel für einen akuten Krankheitsverlauf.

6. Mykobakteriose und Rotlauf

Bei zwei weiteren bemerkenswerten Befunden handelte es sich um das Vorliegen einer Infektion mit Mycobakterium avium und um einen Fall von Rotlauf. Während bei der Tuberkulose im gesamten Atmungsapparat erbsen- bis bohnengroße, verkäste Granulome sichtbar waren, war das pathologisch-anatomische Bild des Rotlaufs unergiebig. Aus der geringgradig geschwollenen Leber konnte allerdings in Reinkultur Erysipelothrix insidiosa kultiviert werden.

7. Parasitologische Befunde

Lediglich bei fünf Pinguinen konnten parasitologische Befunde erhoben werden. Zwei Tiere aus einem Bestand verendeten an einer hochgradigen Nierencoccidiose, wobei histologisch massenhaft Oozysten im Nierenparenchym nachgewiesen werden konnten. Bei einem weiteren

Vogel wurden nicht näher zu identifizierende Trematoden im Darm nachgewiesen. Ein an Aspergillose verendeter Pinguin litt obendrein an einem geringgradigen Befall mit Askariden, Cestoden und Syngamus (Ornithogamus), wobei die Syngamiden nicht aus der Trachea, sondern aus den Nasenhöhlen isoliert werden konnten. Trotz hämatologischer Untersuchungen konnten in keinem Fall Plasmodien nachgewiesen werden. In einem Fall wurden aus dem Nasensekret Trichomonaden isoliert.

B. Nichtinfektiöse Todesursachen

Bei nur drei Pinguinen konnte eine nichtinfektiöse Erkrankung als Todesursache festgestellt werden. Zwei Vögel verendeten an einer hochgradigen Nierengicht, wobei die geschwollenen Nieren bei landkartenähnlicher Zeichnung des Parenchyms im histologischen Schnitt mit Uratkristallen angeschoppt waren.
Ein weiterer Pinguin starb an einer Aortenruptur im Bereich des Aortenbogens.

C. Todesursachen unerkannter Ätiologie

Bei acht Pinguinen konnte die Todesursache nicht festgestellt werden. Bakteriologische, virologische und parasitologische Untersuchungen verliefen in diesen Fällen negativ. Auffällig erscheint allerdings, daß das pathologisch-anatomische Bild dieser Vögel annähernd identisch war: Stets wurde eine mittel- bis hochgradige Leber- und Nierenschwellung mit stecknadelspitzgroßen gelblich-weißen Nekroseherden in beiden Organen gefunden. Histologisch konnten sowohl in der Leber (Kupfferschen Sternzellen) als auch in den Nierenepithelien rotbräunliche Granula beobachtet werden. Auch die anamnestischen Erhebungen zeigten Übereinstimmungen. So verweigerten die meisten dieser Vögel einige Tage die Nahrung und mußten zwangsgefüttert werden. Wenige Tage danach verendeten die Tiere. Da lediglich zwei dieser acht Pinguine frisch importiert waren, können Futterumstellungen und Eingewöhnungsschwierigkeiten nicht für dieses Krankheitsbild verantwortlich gemacht werden.

Diskussion

Neben den Mykosen können aufgrund dieser Untersuchungsbefunde bakteriell bedingte Infektionen als Verlustursachen bei Pinguinen in zoologischen Gärten eine bedeutsame Rolle spielen. Wahrscheinlich sind hygienische Mängel an dem Zustandekommen maßgeblich beteiligt. So können sich einige der nachgewiesenen Bakterienarten im verschmutzten Oberflächenwasser der Becken oder aber im Futterfisch anreichern und dadurch zu erhöhter Infektionsexposition führen. Besonders naheliegend sind derartige epizootologische Zusammenhänge bei Clostridieninfektionen.
Über Anaerobierinfektionen bei Zier- und Wildvögeln wurde bislang nur wenig berichtet (Köhler und Baumgart, 1970). Hingegen zeigen die insbesondere bei Hühnern im letzten Jahrzehnt festgestellten clostridienbedingten Erkrankungen (Smith, 1975), daß die Klasse Aves für derartige Erreger empfänglich ist. Die anamnestischen, pathologisch-anatomischen und bakteriologischen Befunde sprechen dafür, daß auch bei Pinguinen mit Verlusten durch Clostridium perfringens bedingten Erkrankungen gerechnet werden muß. Dabei stehen offenbar perakut bis akut verlaufende enterotoxische (Enterotoxin) bzw. enterogene Toxiinfektionen im Vordergrund, während Erkrankungen mit dem Bild des Gasödems selten sind. Der Gipfel der Erkrankungshäufigkeit in den heißen Sommermonaten deutet darauf hin, daß in dieser Zeit infektionsbegünstigende Bedingungen vorhanden sind.
Da Clostridium perfringens in der Natur weit verbreitet ist, kann es leicht zu einer Kontamination des Futters kommen, der bei hohen Außentemperaturen ein rasches Keimwachstum und Toxinanreicherung folgen. Nach Aufnahme von Futter mit einem Cl. perfringens-Gehalt von 10^6 Keime/Gramm Futter (Katsaras und Hartwigk, 1976) können derartige Erkrankungen ausgelöst werden.

Bis auf wenige Fälle parasitärer Invasionen durch Helminthen und Trichomonaden, wurden keine anderen Parasitenarten festgestellt. Die in der Literatur beschriebenen Plasmodieninfektionen bei Pinguinen konnten bei dem uns zur Verfügung gestandenen Material nicht gefunden werden. Wahrscheinlich sind die klimatischen Verhältnisse Nord- und Westdeutschlands für die Überträgermücken zu ungünstig.

Obwohl Pinguine aus zoologischen Gärten das ganze Jahr über erkranken, konnten wir eine Häufung der Todesfälle in den warmen Sommer- und Frühherbstmonaten beobachten. Diese Tendenz bleibt auch erhalten, wenn frischimportierte Vögel in dieser Auswertung vernachlässigt werden, da es sich lediglich um acht Tiere handelte, die in sieben verschiedenen Monaten zur Sektion kamen. A r n a l l und K e y m e r (1975) nennen als Todesursachen für Pinguine einen "heat stroke", der in der warmen Jahreszeit zu Verlusten führen kann. Wenn auch nicht dieser Hitzestreß als direkte Todesursache anzusehen ist, so kann er doch durch Resistenzminderung der Vögel für exogene und endogene Infektionen als prädisponierender Faktor angesehen werden. So können weit verbreitete Keimarten, wie Pasteurellen, Streptokokken und Pseudomonaden bei Pinguinen zu Verlusten führen. Interessant erscheint die Isolierung einer Spezies von Mykoplasmen aus der Trachea eines Pinguins. Inwieweit Mykoplasmen bei diesen Vögeln eine Pathogenität besitzen, kann aufgrund nur einer gelungenen Isolierung nicht gesagt werden.

Zusammenfassung:

Pinguin-Erkrankungen in zoologischen Gärten

Über die Todesursachen von 56 Pinguinen aus zoologischen Gärten in den Jahren 1970 bis 1976 wird berichtet. Neben Mykosen spielen in erster Linie bakteriellbedingte Infektionen eine erhebliche Rolle. Hiervon muß der Infektion mit Clostridium perfringens als häufigste Todesursache große Bedeutung zugemessen werden. Das pathologisch-anatomische Bild der Pasteurellose, der Pseudomonas- und Streptokokkeninfektion sowie das einer Erkrankung unerkannter Ätiologie wird beschrieben.

Summary:

Diseases in Penguins kept in Zoological Gardens

The causes of the deaths of 56 penguins in various zoological gardens, between 1970 and 1976, are reported in this paper. A predominant role was played by mycotic diseases and by bacterial infections. Infections based on Clostridium perfringens were the most common causes of death. Described are the pathologico-anatomic patterns of pasteurellosis, pseudomoniasis, streptococcal infection, as well as of one disease with unelucidated aetiology.

Résumé:

Maladies des manchots dans les zoos

Le rapport traite des causes de mortalité chez 56 manchots provenant de parcs zoologiques entre 1970 et 1976. Mycoses et infections bactériennes jouent le plus grand rôle. Parmi celles-ci l'infection par clostridium perfringens tient la première place. Présentation de l'anatomie pathologique de la Pasteurellose, de l'infection par Pseudomonas et par des Streptocoques et d'une maladie d'étiologie inconnue.

Заболевания пингвинов в зоологических садах.

Сообщается о причинах падежа 56 пингвинов в зоологических садах за период с 1970-1976 годы. Кроме микоз большую роль играют инфекции , вызванные бактериями. При этом чаще всего встречаются поражения, вызванные Clostridium perfringens . Даны пато-анатомические картины,вызванные псевдомонас- стрептококковой инфекцией , а также заболевания неясной этиологии.

Literatur:

ARNALL, L. and I. F. KEYMER (1975): Bird diseases. London: Bailliere Tindall.

BURKHARDT, F. und L. HALLMANN (1974): Klinische Mikrobiologie. Stuttgart: Thieme.

COWAN, S. T. (1974): Identification of medical bacteria. Cambridge: University Press.

DATHE, H. (1962): Zur Pathogenese der Mykosen bei Zoovögeln. Mh. Vet. Med. 17, 544-548.

GÖLTENBOTH, R. und H. G. KLÖS (1972): Analyse der Vogelverluste des Berliner Zoos in den Jahren 1966 - 1970 sowie Hinweise auf die durchgeführten prophylaktischen und therapeutischen Maßnahmen. Verhandlungsber. XIV. Internat. Symp. Erkrankungen Zootiere, Wrocław, 47-55.

HAUPT, H. (1964): Medizinisch-bakteriologische Diagnostik. Stuttgart: Enke.

HITCHNER, B., CHARLES, H., PURCHASE, H. G. and J. E. WILLIAMS (1975): Isolation and identification of avian pathogens. Am. Ass. Avian Path., Ithaca, New York.

IPPEN, R. und H. D. SCHRÖDER (1972): Ein Beitrag zu den Erkrankungen der Zoovögel. Verhandlungsber. XIV. Internat. Symp. Erkrankungen Zootiere, Wrocław, 11-27.

KATSARAS, K. und H. HARTWIGK (1976): Nachweismethoden der Toxine des Clostridium perfringens unter besonderer Berücksichtigung des Enterotoxins. Zbl. Bakt. Hyg. 249, 97-111.

KLÖS, H. G. und E. M. LANG (1976): Zootierkrankheiten. Berlin-Hamburg: Parey.

KÖHLER, B. und W. BAUMGART (1970): Toxi-Infektionen durch Clostridium perfringens Typ A bei Greifvögeln. Mh. Vet. Med. 25, 348-352.

KRONBERGER, H. und K. F. SCHÜPPEL (1972): Ergebnisse der postmortalen Untersuchung von 4000 Vögeln. Verhandlungsber.XIV. Internat. Symp. Erkrankungen Zootiere, Wrocław, 29-35.

LINDT, S. und B. HÖRNING (1966): Über Malaria bei Pinguinen. VIII. Internat. Symp. Erkrankungen Zootiere, Leipzig, 223-230.

SCHWARZ, D. (1967): Der Einfluß der Salzsekretion auf die Entwicklung der Mykosen bei Meeresvögeln. Verhandlungsber. IX. Internat. Symp. Erkrankungen Zootiere, Prag, 291-296.

SMITH, L. DS. (1975): Clostridial infections, in: Hitchner et al.(1975), 91-98.

Anschrift der Verfasser: Dr. M. H e i d e n r e i c h und
Priv. Doz. Dr. K.-H. H i n z ,
Institut für Geflügelkrankheiten der
Tierärztlichen Hochschule Hannover
Bünteweg 17
D-3000 Hannover (BRD)

From the Helsinki Zoo (Director: Dr. I. K o i v i s t o , Ph. D.), Helsinki

DERMATOMYCOSIS IN SNOW LEOPARDS (PANTHERA UNCIA)

A case report

By C. W a h l b e r g

Introduction

Fungal skin infections in zoo animals have been described by several authors. According to B ö h m (1968) dermatomycoses in zoo animals were, with few exceptions, caused by Microsporon canis. The same author stated that cats and monkeys were most frequently affected. G a s s (1976) found that dermatomycosis was the most common skin disease in large cats and that Microsporon canis was almost always the cause. J a c o b (1971) described an enzootic outbreak in Cottbus Zoo where tigers, lions, ponies, as well as six people were affected by M. canis. S t e h l i k et al. (1966) reported one case of skin infection caused by M. gypseum in a tiger. In this instance, as well as in B ö h m's and G a s s' observations, the lesions were situated mainly on the distal parts of the extremities. Infections caused by Epidermophyton floccosum have not been reported in domestic animals (J u n g e r m a n and S c h w a r z m a n , 1972). The only case where E. floccosum had been considered the cause of skin infection in animals had been a case in a Manatee, reported by D i l b o n e (1965). B ö h m (1968), however, was of the opinion that in this case the mycological diagnosis was not sufficiently verified. All the authors mentioned above reported satisfactory results from treatment with Griseofulvin per os in a dosage of approx. 20 mg/kg per die.

Author's observations

In September 1975 one young male snow leopard in Helsinki Zoo in a litter 2+1 developed a hairless point dorsally on the tail. At first the lesion was considered a trauma. The skin on the affected area was dark, slightly hyperkeratotic and covered with a layer of a sticky mucous discharge. The treatment that was performed with repeated washings with Neo-Amisept (Lääke OY) and Locasalen ointment (Ciba) proved effective, and before long new hair began to grow.

Shortly before, the litter had been treated with penicillin because of secondary infections to rhinotracheitis that had endemically gone through the cathouse.

This case was not tested for fungi, but compared with the other cases there seemed to be little doubt that the cause was the same.

At the end of October the same year, the young were separated from their mother and put together with a male of the same age from another litter 1+0 to form a group 2+1. Meanwhile, one male from the first litter had been accidentally killed.

During the Christmas holiday the male from the litter 1+0 was observed suddenly to lose great amounts of hair and develop large bald areas on the back.

State on 6th January 1976: Weight 24,300 g; general condition good; temper slightly depressed; large hairless areas with hyperkeratosis on head and back, skin partly very thick and folded. The skin was partly crusted, partly covered with grey sticky detritus. Obvious clawmarks could be observed. Although the keepers had not noticed any scratching, there had obviously been a severe itch. Microscopy for ectoparasites was negative.

The clinical investigation could be performed without sedation. As usual in young snow leopards, the animal could be handled without difficulty when the keeper held it with a firm grip by the neckskin.

A skin biopsy was taken in Rompun (Bayer AG) sedation, 2.5 ml of a 10 per cent solution. The biopsy as well as skin scrapings and hair samples were sent for diagnosis to the State Veterinary Institute in Helsinki.

Therapy was started with Terramycin (Pfizer) and Deltacortril (Pfizer), parenterally,

three times with two-day intervals. The affected skin areas were treated with a suspension of Ol. oliv. 500,0; Sol. calc. hydrox. 100,0; Sulph. praecipit. 18,0;which seemed to have a fairly good softening effect on the lesions.
This laboratory diagnosis was obtained after one week: "In the skinbiopsy inflammation apparently caused by dermal fungi. Trichophyton? Parasites could not be observed. Fungal cultures not made."
New samples for culturing were immediately taken and sent to the same laboratory. Treatment with Griseofulvin was initiated. Fulcin (ICI) was given orally to all three animals, dissolved in milk, approximately 20 mg/kg. Every fourth day Jadit sol. (Hoechst) was applied to the affected areas. The most hyperkeratotic areas were still treated some times with the Sulphur-containing suspension mentioned above. It had an obviously softening effect. The treatment was now carried out in Rompun (Bayer AG) sedation.
In the meantime, the process had spread over the whole animal. On the tail just some circular tufts of hair remained.
On the 30th of January the laboratory gave its diagnosis: Epidermophyton floccosum.
At that point, i. e. after about two weeks of treatment with Griseofulvin, a growth of new hair could be seen. The skin was soft and clean except on the head where a small hyperkeratotic area still remained. The treatment with Jadit sol. (Hoechst) was continued for a couple of weeks until a good growth of new hair could be seen on all affected places. Some areas on the tail were rubbed with Bepanthen liq. (Roche) to improve hair growth. The Fulcin (ICI) treatment was continued until the end of May, four months in all.
During the illness the animal was kept apart from the other two cubs which did not show any symptoms. There were no symptoms observed in the other cats in the cathouse either.

In September 1976, a young (+76) male snow leopard showed bare hyperkeratotic areas on the medial and plantar parts of its paws. There was also heavy dandruff on its back. Earlier, at the age of five weeks, the cub had to be separated from its mother because of an eye illness that had to be treated daily.
Samples investigated at the State Veterinary Institute showed an infection with Epidermophyton floccosum. A treatment with Fulcin (ICI), 20 mg/kg daily, without local treatment, was successful. Hair growth was restored after five weeks. Treatment was continued and no side-effects could be observed.

At the same time another young male snow leopard (+76) in a litter of 2+1 still living with their mother developed a skin lesion from which Epidermophyton floccosum was isolated. The lesion was situated dorsally on the tail. Washings with Neo-Amisept (Lääke OY), local treatment with Jadit sol. (Hoechst) and Fulcin (ICI), orally 20 mg/kg daily, showed promising results after three weeks. All the animals in this group got the Fulcin treatment because it was considered better not to separate the animals. The treatment is planned to continue for four months. The other animals in the group were not affected.
No side-effects of the treatment, like the gastro-enteritis described by J a c o b s (1971), were observed.

Discussion

In the cases described above, it is shown that, contrary to previous reports, Epidermophyton floccosum can be the cause of dermatological diseases in animals.
In the cathouse of Helsinki Zoo where six species of big cats, two species of small exotic cats as well as the lesser pandas are housed, no other dermatomycoses have been diagnosed. The snow leopards are not kept in isolated quarters and they are attended by the same keepers as the other cats. It seems likely that the snow leopard is more disposed to dermatomycoses than the other cats.
The cases described above could all be traced to a certain factor of stress. The first case was recorded in connection with a rhinotracheitis where the secondary infection was treated with penicillin. In this case, however, laboratory diagnosis was not made but the similarity with the following cases makes the diagnosis obvious. The second case was recorded after separating the cub from its mother and forming a new group with two other cubs. In the third case, the cub had to be separated at an early age from its mother

because of an eye illness. In the last case the stress factors could have been repair work with new unfamiliar noise and draught in the cathouse, and the fact that the usual keepers were on holiday so the animals had to be attended by keepers they were not used to. The snow leopards have, in many cases proved to be extremely sensitive to changes in their usual routine. In all cases, except the fourth, the main site of the lesions was the long bushy tail. One case only had the lesions located on the medial and dorsal sides of the paws which is described as the most common site of dermatomycotic lesions in cats.

Summary

Dermatomycosis in Snow Leopards (Panthera uncia)

Four cases of dermatomycosis in snow leopards are described. In three cases Epidermophyton floccosum was isolated, in one case fungal cultivation was not made. The treatment with Griseofulvin 20 mg/kg daily in four months and local treatment with keratolytic and antifungal solutions was successful. The snow leopard seems to be more prone to fungal skin disease than other exotic cats.

Zusammenfassung:

Dermatomykose bei Schneeleoparden (Panthera uncia)

Es werden vier Fälle von Dermatomykose bei Schneeleoparden beschrieben. Epidermophyton floccosum konnte dreimal als Erreger festgestellt werden. Eine Therapie mit Griseofulvin 20 mg/kg täglich über vier Monate und eine Lokalbehandlung mit Keratolytika und Antimykotika waren erfolgreich. Der Schneeleopard ist wahrscheinlich anfälliger gegenüber Hautmykosen als andere exotische Katzen.

Résumé:

Dermatomycose chez des léopards des neiges (Panthera uncia)

L'intervention porte sur quatre cas de dermatomycose chez des léopards des neiges. A trois reprises on a identifié le microbe Epidermophyton floccosum. Un traitement avec une dose quotidienne de 20 mg/kg pendant quatre mois ainsi qu'un traitement local au Keratolytika et au Antimykotika ont abouti à la guérison du félin. Celui-ci semble être davantage porté à contacter des mycoses de la peau que d'autres félidés exotiques.

Дерматомикоз у снежного леопарда.

Описано четыри случая дерматомикоза у снежных леопардов. Возбудителем в трех случаях выявлен Epidermophyton floccosum . Применение гризеофульвина 20 мг/кг ежедневно в течении четырех месяцев а также местное применение кератолитики и антимикотики показали положительные результаты.Снежный леопард по всей вероятности более подвержен грибковым кожным заболеваниям чем другие кошачьи.

For the mycological investigations, I am indebted to Mrs. Raili S c h i l d t , D.V.M., State Veterinary Institute, Department of Sero-Bacteriology, Helsinki

<u>Literature:</u>

BÖHM (1968): Dermatomykosen bei Zootieren. Kleintier-Prax. 13, 139-141.

DILBONE (1965): Mycosis in a Manatee. J. A. V. M. A. 147, 1095.

GASS, H. (1976): Katzen, Schleichkatzen und Marder. In: Klös u. Lang: Zootierkrankheiten, Berlin-Hamburg: Parey.

JACOB, K.-J. (1971): Einen weiteren Fall von Mikrosporie bei jungen Tigern. Verhandlungsber. XIII. Internat. Symp. Erkrankungen Zootiere, Helsinki, 195-197.

JUNGERMAN and SCHWARZMAN (1972): Veterinary Medical Mycology. Philadelphia: Leo & Febiger.

STEHLIK, M. (1966): Mikrosporum gypseum-Infektion bei jungen Tigern und ihre Behandlung. Kleintier-Prax. 11, 197-201.

Address of author: Dr. C. W a h l b e r g ,
Helsinki Zoo
SF-00570 Helsinki 57 (Finland)

Aus dem Institut für Mikrobiologie und Infektionskrankheiten (Vorstand: Prof. Dr. E. T o p o l n i k), dem Institut für Pathologie (Vorstand: Prof. Dr. B. M a r a n) der Veterinärmedizinischen Fakultät der Universität Zagreb und dem Zoologischen Garten der Stadt Zagreb (Direktor: I. H u b e r)

ÜBER EINE DURCH CANDIDA CURVATA VERURSACHTE ENZEPHALITIS BEI EINEM AFFEN

Von M. H a j s i g , M. H e r c e g , B. M a r a n, I. H u b e r und T. N a g l i ć

Candidosen mit unterschiedlicher Lokalisation wurden bereits bei mehreren Affenarten festgestellt. Bei den in der Literatur beschriebenen Fällen traten Stomatitis, Ösophagitis, Enteritis, Balanitis, Onychia und Paronychia auf. Als Erreger der beschriebenen Infektionen wurde Candida albicans ermittelt. In dieser Arbeit wollen wir über eine durch Candida curvata verursachte Enzephalitis bei einem Affen aus dem Zoologischen Garten der Stadt Zagreb berichten.

Es handelte sich um ein zweijähriges Rhesusaffenweibchen, das plötzlich nicht mehr sehen konnte, wofür sein Verhalten im Käfig sprach. An den Augen selbst trat eine starke Blutfülle der Gefäße im Augenhintergrund hervor. Nahrung nahm das Tier nur bei direkter Handfütterung auf. Der Affe verhielt sich seiner Umwelt gegenüber ausgesprochen gleichgültig und ruhig. Das Haarkleid war struppig. Drei Tage hindurch verabreichten wir Vitamin A und E sowie Plivacombin (Penicillin und Streptomycin). Hinsichtlich des Allgemeinverhaltens und des Appetits kam es zu einer vorübergehenden Besserung, doch wurde letzterer allmählich immer schwächer, so daß das Affenweibchen sehr stark abmagerte und nach einem Monat ausgesprochen gereizt war. Es schrie laut und zitterte am ganzen Körper. Wir verabreichten Penbritin, woraufhin sich das Tier etwas beruhigte und wieder in den Mund geschobene Nahrung zu sich nahm. Nach sechs Wochen verschlechterte sich der Zustand des Tieres rapide, es wurde ganz apathisch, wies jede Nahrung zurück und erbrach zeitweise schleimartigen Mageninhalt. Im Verlauf der letzten sechs Lebenswochen löste jeder kleinste Reiz tonisch-klonische Krämpfe aus. Das Affenweibchen war vollkommen abgemagert und wurde nach ungefähr 13 Wochen Krankheit in einem komatösen Zustand euthanasiert.

Der Tierkörper war kachektisch, anämisch und dehydriert und wies traumatische Blutungen in der Kopf- und Thoraxunterhaut auf. Das Herz war kaum erweitert, der Herzmuskel schlaff und brüchig. Die Lunge erwies sich als emphysematös, die Leber war vergrößert, gelblichbraun und mit miliaren Nekrosen durchsetzt. Die Nieren waren etwas vergrößert und brüchig, während die Milz atrophisch erschien. Ein geringgradiger Magen-und Dünndarmkatarrh war zu erkennen. Die Augen und Augennerven wiesen keine Veränderungen auf. Die Gehirnhäute waren, im ganzen gesehen, ödematös und in den basalen Teilen etwas trüb. Das Großhirn war ödematös, zitronengelb und mit zahlreichen punkt- bis kleinfleckgroßen Blutungen, besonders in den kaudalen Abschnitten, durchsetzt. Im Gewebe des hinteren Abschnittes der Hemisphären wurden zahlreiche Zysten von unterschiedlicher Größe festgestellt. Am häufigsten waren diese an den okzipitalen Polen anzutreffen, wo das Gehirngewebe ein schwammiges, durchscheinendes Aussehen aufwies. Die kleinen Zysten waren hirsekorn- bis erbsengroß und mit einer gelatinösen Masse angefüllt. Die größeren Herde enthielten dagegen eine klare, seröse, gelbliche Flüssigkeit und wiesen scharfe Umrisse auf, so daß sie auf der Gehirnoberfläche wie Seifenbläschen erschienen. Durch Zusammenfließen der großen Zysten kam es zu den schwammigen Veränderungen, deren Intensität zu den Seitenkammern hin, die größere Mengen von gelblichem, kaum getrübtem Liquor enthielten, schwächer wurde. Die basalen Teile des Großhirns waren weniger ödematös und nur mit einzelnen Blutungen durchsetzt. Kleinhirn, Medulla oblongata und Medulla spinalis wiesen keine pathologischen Veränderungen auf.

Die mikroskopischen Veränderungen in den veränderten Großhirnteilen können pathogenetisch in drei Gruppen eingeteilt werden:

1. Die primären, durch Candida verursachten Läsionen beginnen mit einer Proliferation der Erreger im perivaskulären Raum, wodurch es zur Gefäßwandzerstörung und zu Nekrosen des

Gehirngewebes kam. Dementsprechend kam es zu einer fortschreitenden Karyorrhexis und Kolliquationsnekrose, die sich zentrifugal in die Umgebung ausbreitete. Im Zentrum der nekrotischen Herde konnten die Hefepilze auch mittels der PAS-Färbung nicht nachgewiesen werden. Positive Befunde waren nur am Übergang zu dem noch erhaltenen Gewebe zu erheben. Größere Erregerkolonien enthielten neben zahlreichen Hefepilzzellen auch Pseudomyzelien. Die reaktiven Veränderungen waren in den betroffenen Gebieten sehr schwach und äußerten sich in einer schwachen mononukleären Infiltration und vaskulären Proliferation sowie in einer Mikrogliavermehrung.

2. Die sekundären, durch vaskuläre Schäden verursachten Läsionen manifestierten sich in Blutungen, perivaskulärem und substantiellem Ödem.
3. Die durch Candida verursachten Verkalkungsprozesse befanden sich unregelmäßig verstreut im Gebiet der primären und sekundären Läsionen oder auch außerhalb derselben. Es handelte sich um submiliare und miliare, rundliche Herde stark kalkhaltiger Gewebsnekrosen, die von der Umgebung scharf abgegrenzt waren und in ihr keinerlei Gewebsreaktion verursachten. In weniger stark verkalkten Herden war es möglich, die Hefepilze durch PAS-Färbung nachzuweisen. Die Meningen waren geringgradig ödematös und stellenweise mit entzündlichen und endothelialen Zellen durchsetzt. Die mikroskopische Untersuchung bestätigte das Fehlen von pathologischen Veränderungen in Kleinhirn, Medulla oblongata, Medulla spinalis sowie in den Augennerven. Eine Untersuchung der übrigen Organe zeigte in der Leber miliare hämorrhagische Nekrosen und diffuse Parenchymdegenerationen, wobei keine Hefepilze in den Läsionen auftraten. In den Nieren war lediglich eine diffuse tubuläre Nephrose und im Herzmuskel eine parenchymatöse Degeneration zu beobachten.
Die bakteriologische Untersuchung aller übrigen Organe ergab negative Resultate. Aus dem Gehirn wurde Candida curvata in Reinkultur isoliert.

Besprechung

Die hier beschriebene, durch Candida curvata hervorgerufene Enzephalitis bei einem Rhesusaffenweibchen ist unseres Wissens die erste Mitteilung einer Infektion durch diesen Hefepilz bei Affen bzw. des ZNS bei Tieren überhaupt. Die im Großhirn nachgewiesenen Veränderungen waren fast ausschließlich in den okzipitalen Gebieten der Großhirnhemisphären lokalisiert. Von Bedeutung scheint auch die Ermittlung von zahlreichen Zysten und kleineren und größeren Hohlräumen im Gehirngewebe zu sein, die ihrem Aussehen und ihrer Lokalisation nach den sogenannten "Soap cysts" der Kryptokokkose im ZNS bei Säugetieren entsprechen. Im Gegensatz zur Kryptokokkose bei Mensch und Tier, bei der die Gehirnhäute stark verdickt und trüb sein können, waren die Meningen in unserem Falle kaum verändert, wobei auch das Fehlen stärkerer entzündlicher, insbesondere granulomatöser Läsionen im Gehirngewebe, die für die chronische Kryptokokkose sonst charakteristisch sind, besonders auffällt.

Zusammenfassung:

Über eine durch Candida curvata verursachte Enzephalitis bei einem Affen

Es wird über eine mykotische Enzephalitis bei einem zweijährigen Rhesusaffenweibchen berichtet. Klinische Beobachtungen sowie pathologisch-anatomische und histologische Befunde werden beschrieben. Aus dem Gehirn konnte Candida curvata in Reinkultur isoliert werden.

Summary:

Candida Curvata caused Encephalitis in Monkey

Reported is a case of mycotic encephalitis in a female rhesus monkey, two years of age. Clinical observations as well as pathologico-anatomic and histological findins are described. Pure cultures of Candida curvata were isolated from the brain.

Résumé:

Au sujet d'une encéphalite chez un singe, provoquées par Candida curvata

Il s'agit d'une encéphalite mycotique chez un Rhésus femelle de 2 ans. Sont décrits les symptômes cliniques ainsi que l'anatomie pathologique et l'histologie. Des cultures pures de candida curvata ont pu être isolées.

О энцефалите, вызванном сандидой сурватой у обезьяны.

Дается сообщение о микозном энцефалите у двухлетней обезьяны-резус женского пола. Описана клиническая картина заболевания, даны результаты пато-анатомических и гистологических исследований. Из мозга была выделена чистая культура сандиды сурваты.

Anschrift der Verfasser: Dr. M. H a j s i g ,
Veterinärmedizinische Fakultät der Universität Zagreb
Heinzelova 55
41000 Zagreb (SFR Jugoslawien)

From San Diego Zoo (Director: Charles L. Bieler)

CRYPTOCOCCOSIS (TORULOSIS, EUROPEAN BLASTOMYCOSIS) IN ZOO ANIMALS

By Lynn A. Griner

Cryptococcosis, a fungal disease, which does not produce a consistent clinical pattern in the host, is a chronic and often fatal infection of man and animals. The disease is caused by Cryptococcus neoformans, a non-mycelial, spherical, yeastlike organism, which reproduces by single buds. There are a number of species in the genus but only C. neoformans is a pathogen, and is distinguished from the nonpathogenic species by producing disease in mice (Jubb and Kennedy, 1963). Morphologically the organism is characterized in vivo by a thick, refractile, mucopolysaccharide gelatinous capsule, which is often more than twice the diameter of the cell. This characteristic is easily demonstrated by microscopic examination of India ink preparations of cultures, or by periodic acid-schiff (PAS) stain of tissue sections. According to Ainsworth and Austwick (1959), the organism was first isolated in 1895 from fruit juice by Sanfelice, who subsequently (1901) isolated the same organism from a lymph node of an ox. Since that time there have been many reports of C. neoformans causing disease in man and domestic animals. These reports indicate that the organism is world-wide in distribution.

Barron's (1955) review of the literature pertaining to cryptococcosis, cites references which describe the disease in domestic horses, cattle, swine, dogs and cats, as well as cases in cheetahs and a Palm civet. Cryptococcosis has been reported in Panamanian marmosets, Saguinus sp. (Takos and Elton, 1953), Macaca mulatta and Macaca cyclopis (Garner, 1969), koala (Bollinger and Finkh, 1962), and mink (Trautwein and Melsen, 1962).

Since July of 1964, lesions of spontaneous cryptococcosis have been observed in tissues of 14 mammals and 2 birds at the San Diego Zoo (Table 1). Of the 14 mammals with cryptococcosis, 8 were primates, 3 were artiodactyls, 2 were carnivores and 1 was a pinniped. The 2 birds affected were a Canada goose and a Bartlett's bleeding heart pigeon. The age, clinical signs, organ system distribution of gross and microscopic lesions of cryptococcosis in these mammals is shown in Table 2.

Primates

Of the 8 primates with cryptococcosis, 5 were in Proboscis monkeys (Table 2). Proboscis monkey, case 2, an adult male, estimated to be at least 10 years of age, had been in the San Diego Zoo for 89 months. He was the father of cases 1 and 4. The other 2 males (3 and 5) had been in the Zoo for 3 weeks and 72 months respectively. A large, irregular, tumorous lesion was present in the mediastinum at the base of the heart in cases 1 and 4. The heart of these animals had been displaced to the right due to the large size of the tissue mass. The growth, tan in color, had a thin, smooth capsule. The cut surface of the tissue mass was shiny and viscous and somewhat translucent, suggesting a myxoma. Similar nodular lesions were observed at the hilus of the lung and involved both lung and bronchial lymph nodes. Focal, grayish-tan lesions were also present in other areas of the lung. Similar focal lesions were observed in the lungs of cases 2 and 5, with only one lesion being present in the latter. The meninges of the first 4 cases were slightly thickened with translucent material resembling edema. The cerebro-spinal fluid was judged to be increased in volume and to be more mucinous than normal. Gross lesions were not detected in the brain. In cases 1 and 4, the mediastinal lymph nodes were enlarged and myxomatous in character, and similar changes were noted in the pancreatic lymph node of case 1. Emphysematous bullae containing lung mites, Pneumonyssus simicola, were present in the lungs of cases 3 and 5. Histopathologically the pulmonary and lymph node lesions were similar in character. Lesions were characterized by a loose stromal connective tissue network, with accompanying capillaries and large masses of space-occupying cryptococci. Lymphocytes and macrophages were the primary inflammatory cells present in the lesions. Occasionally a few polymorphonuclear leukocytes and plasma cells could be detected. The cryptococci varied considerably in size, were round to oval in shape, and were surrounded by thick capsular material, which generally was periodic acid-schiff positive. Budding forms of the organism were observed. The leptomeninges contained large numbers of cryptococci and some of the organisms had continued into the spaces of Virchow Robin. A few lymphocytes were present but there was no evidence of damage to the brain parenchyma.

A female Celebes macaque died shortly after delivering a viable fetus. The stomach and duodenum contained considerable blood, much of which had coagulated. The source of the hemorrhage was not located. Portions of the cardiac lobe of the lung were pale and moderately firm. Bronchi, at the hilus of the right lobe, contained a viscous material thought to be mucous. The placenta contained multiple pale areas of necrosis and was still attached to the endometrium. Cryptococcosis was not suspected at necropsy and a presumptive diagnosis of gastric hemorrhage and pneumonia was made. Histopathologically, sections of the lung contained numerous widely distributed microabscesses, accompanied by a heavy infiltration of lymphocytes, macrophages, and a few polymorphonuclear leukocytes. Some of the lesions also contained multinucleated giant cells. Evidence of interstitial fibrosis was also observed. The areas of abscessation and many adjacent alveoli, contained cryptococci. Sections of the uterus and placenta contained areas of necrosis and infiltrations of polymorphonuclear leukocytes, but cryptococci were not observed.

Table 1: Animal species in which spontaneous cryptococcosis has occurred at the San Diego Zoo

Animal Species	No. necropsied	No. with cryptococcosis	Captive environment
E.Bornean Proboscis Nasalis l. orientalis	10	5	Cement floored primate cage
Celebes Crested Macaque Macaca niger	5	1	" " " "
Lion-tailed Macaque Macaca silenus	7	1	" " " "
Black Lemur Lemur m. macaca	3	1	" " " "
Vicuna Lama vicugna	3	1	Open pen -decomposed granite
Ariz.Collared Peccary Tayassu tajacu sonoriensis	13	1	Open moated exhibit - dirt granite floor
Turkomen Markhor Capra falconeri heptneri	17	1	Open hillside
South African Cheetah Acinonyx j. jubatus	8	2	Wild Animal Park - Native ground cover
California Sealion Zalophus c. californianus	121	1	Fresh water sealion pool
Western Canada Goose Branta c. occidentalis	8	1	Hippopotamus waterfowl pond exhibit
Bartlett's Bleeding heart Pigeon Gallicolomba c. criniger	2	1	Finch cage

Table 2: Resume of case history and pathologic findings in animals with cryptococcosis at the San Diego Zoo

Case No.	Species	Time in Zoo	Clinical signs	Distribution of lesions	Culture results	Other diagnoses
1	E.Bornean Proboscis	22 mos. Zoo-born	Impaired vision, respiratory distress	Lung, heart, lymph node, blood, pancreas, kidney, meninges	+ lung meninges	
2	E.Bornean Proboscis	89 mos.	Impaired vision	Lung, meninges	+ lung meninges	Focal myocarditis
3	E.Bornean Proboscis	3 weeks	Diarrhea, shock	Meninges	+ SPF	Trematode, liver Nematode, intestine Lung mites, bil.hepatitis
4	E.Bornean Proboscis	40 mos. Zoo-born	Impaired vision	Lung, lymph node, brain, meninges	+ lung meninges	
5	E.Bornean Proboscis	72 mos.	Chronic diarrhea, abnormal behavior, slumped posture	Lung - 1 lesion	+ lung	Lung mites, colitis, cecitis
6	Celebes Macaque	53 mos.	Sudden post partum death	Lung	N.C.	Pneumonia, granuloma, gastric hemorrhage, placentitis
7	Lion-tailed Macaque	169 mos.	Found dead	Lymph node, lung, meninges	+ lung	
8	Black Lemur	210 mos.	Listless, cataracts	Lung	N.C.	Myocard.infarct., hepatoma, interst.nephritis, pneumonia
9	Vicuna	48 mos. Zoo-born	Impaired vision, facial paralysis, otitis	Lung	Meninges Cult. -	Otitis, purulent meningitis, pneumonia
10	Collared Peccary	87 mos.	No history	Skin - post surg. lesion	N.C.	Euthanasia, nephritis
11	Turkomen Markhor	30 mos.	No history	Lung	N.C.	Verminous pneumonia, Nematode - intestine
12	So.Afr.Cheetah	48 mos.	Had del'd 3 litters; acted unusual for 1 day	Lung	N.C.	Flea infestation, anemia, renal calculi
13	So.Afr.Cheetah	15 mos. Zoo-born	Incoordination, dilated pupils, increased respi ratory rate	Lung, meninges	+ lung CSF	Coccidioidomycosis, lung myocardial degeneration
14	Calif.Sealion	sev.yrs.	Anorexia, aggressive	Lymph node	N.C.	Pneumonia, nephritis
15	W.Canada Goose		No history given	Adrenal	N.C.	Fracture of wing
16	Barlett's bleeding heart Pigeon		Listless, treated at hospital	Lung, heart, skeletal muscle, brain	+ muscle	

On November 28, 1967, a male Lion-tailed macaque was found dead. At necropsy the lungs were observed to be distended and emphysematous. Numerous small, glassy, gray foci were distributed throughout much of the lung. The cut surface of these moderately firm lesions had a gelatinous or myxomatous texture. The leptomeninges were believed to be edematous but the brain grossly appeared normal. India ink preparation of the cerebro-spinal fluid was made and many spherical budding yeastlike organisms were noted. Cerebro-spinal fluid, cultured on Phytone slants and incubated at 37°C and room temperature, produced a growth of cryptococci. Mice injected with the culture material died on the 7th day post inoculation and cryptococci were recovered. Histopathologically, multiple small cavernous spaces filled with cryptococci were widely distributed through the lung tissue. Some alveoli contained cryptococci and septal cell macrophages. The only inflammatory cell of significance was the lymphocyte. Numerous cryptococci were present in the leptomeninges. There was no evidence that the organism had invaded the brain tissue.

A 17-year old male Black lemur, with bilateral cataracts, became anorectic and listless. Post mortem examination revealed the animal to be in a poor state of nutrition. Numerous focal areas of grayish pigmentation were observed in the lungs and there were extensive areas of atelectasis in both the cardiac and diaphragmatic lobes. A nodule, 8 x 6 x 4 cm, was present in the liver. The kidneys were studded with multiple small pale foci and cysts. No gross evidence of cryptococcosis was observed at necropsy. Histopathologically, sections of the lung revealed a pneumonia, characterized by edema, fibrin and infiltrations of polymorphonuclear leukocytes. Cryptococci were seen in some alveoli and focally occurred as space-occupying masses of cells. A considerable amount of interstitial fibrosis was also noted and it is believed that the pulmonary lesions may have originated as a pneumonia and that the cryptococci were more recent invaders. The nodule observed in the liver was found to be a hepatoma. Final diagnosis on this animal was hepatoma, cryptococcosis, pneumonia and interstitial nephritis.

Artiodactyls

The left ear of a male Vicuna had been treated for an inflammatory condition involving the external meatus and conchal cartilage. The animal developed a facial paralysis, corneal ulcerations and purulent conjunctivitis. There was evidence of bilateral impairment of vision. When the animal failed to respond to treatment it was euthanized. Miliary pale foci were present in the lungs. The leptomeninges were thick and opaque, especially on the basal portion of the brain and anterior to the optic chiasma. Bacterial cultures were made from the meninges but cultures were not prepared on fungus media. Histopathologic examination of sections of the lung revealed a peribronchitis, characterized by large masses of lymphoid tissue located in the submucosa of the bronchi. Some bronchi contained an exudate consisting of fibrin, mucus and polymorphonuclear leukocytes. Within this exudate could be found cryptococci. The cryptococci are believed to be secondary invaders of a pre-existing chronic bronchitis. The meninges were heavily infiltrated by polymorphonuclear leukocytes. The meningitis was apparently of bacterial origin; however, no specific bacterial pathogens were isolated.

The scent gland of a female Collared peccary was surgically removed. The incision failed to completely heal and the animal was euthanized. The only gross lesion of consequence was an area of dermatitis at the anterior end of the incision. Histopathologically, the skin sections contained areas of a chronic inflammatory dermatitis, characterized by the presence of histiocytes, polymorphonuclear leukocytes and eosinophils. A small, granuloma-like lesion was present and within this area could be seen cryptococci.

A male Turkomen markhor had a history of diarrhea and weight loss. At necropsy the lungs failed to collapse when the thoracic cavity was opened. Palpation of the lung revealed the presence of moderately firm areas in the diaphragmatic lobes. Bronchi contained inhaled rumen ingesta. Microscopic examination of sections of the lung revealed an occasional focal area in which cryptococci could be seen within the lumen of alveoli and bronchioles. The organisms were not accompanied by an inflammatory reaction. Elsewhere within the lung could be seen focal areas of purulent bronchitis, as well as lesions of verminous pneumonia.

Pinnipeds

A California sealion, which had been in the Zoo for several years and had a history of purulent nasal discharge, respiratory distress and anorexia, was presented for necropsy. Diagnoses of pleuritis, broncho pneumonia, cholangitis and liver flukes (Zalophotrema) were made. Histopathologic study of various tissues from this animal revealed a mesenteric lymph node which contained a granuloma. The lesion was surrounded by thick connective tissue capsule and within the necrotic core were PAS positive budding yeast-like organisms surrounded by a capsule, characteristic of cryptococcus.

Carnivores

"Lonesome" was one of 10 adult, wild-caught cheetahs received in July of 1970 for a reproduction study. In the ensuing 4 years she delivered 3 litters of kittens. On August 7, 1974, she was noted to be behaving abnormally, and the following day she was found dead. Her body was covered with fleas and she was severely anemic. The lungs were edematous and contained a number of firm, grayish, glassy, translucent nodules, 1 to 2 mm in diameter. A few ascarids were present in the stomach and small intestine. Very fine, sand-like calculi, were present in the renal pelves and the renal papillae were firm and gritty. The right uterine horn was gravid and contained 2 fetuses. The small pulmonary nodules, on microscopic examination, were found to contain masses of cryptococci. Peripherally, some of the alveoli contained a few organisms and macrophages. Inflammatory reaction to the fungi was limited to a very moderate infiltration of lymphocytes and histiocytic macrophages. Only an occasional polymorphonuclear leukocyte was found.

A male cheetah, born in April, 1974, became incoordinated in July of 1975. His pupils were dilated and did not contract when Pilocarpine was administered. Cerebrospinal fluid was collected for culture and microscopic examination. India ink preparation of the spinal fluid demonstrated the presence of budding yeast forms. The animal died the following day. A gray, glassy nodule, 3 1/2 cm in diameter, was found in the ventral portion of the left diaphragmatic lobe of the lung, and a smaller lesion was present at the hilus of the apical lobe. The adjacent bronchial lymph node was enlarged. The leptomeninges were slightly cloudy and edematous. Histopathologic examination of lung tissue revealed a pneumonia, characterized by infiltrations of polymorphonuclear leukocytes, lymphocytes and large foamy macrophages. Fibrin was present in many alveoli. Cryptococci were observed in many alveoli, and in some areas a second fungus, identified on the basis of morphology as Coccidioides immitis, was also present. It is believed that the purulent inflammatory reaction occurred in response to the presence of Coccidioides and not to the cryptococcus. Many cryptococci were found in the leptomeninges and in the spaces of Virchow Robin. However, there was no evidence that the fungus had invaded the parenchymal brain tissues. Lymphocytes were the only inflammatory cells found in the meninges. Cultures of the lung and cerebral spinal fluid produced growths of Cryptococcus neoformans. Coccidioides immitis was not isolated in these cultures.

Discussion

There is no clear cut epidemiologic pattern in regards to the occurrence of these cases of cryptococcosis. The first 4 cases in the Proboscis monkeys, occurred while they were housed in a primate cage which had an open southern exposure, and the 5th case developed after the animals were moved to an adjacent pen with both a south and east frontage. At the San Diego Zoo all the monkeys have been housed in similar cages in a primate quadrangle Along the south border of the quadrangle was a row of large Phoenix palms, in which pigeons and other feral birds had roosted and nested. It is possible that infections may have resulted from inhalation or even ingestion of cryptococci which had developed in the bird nests or droppings that had accumulated in the trees. Since lung mites were present in only 2 of the 8 primates it is doubtful that they were of significance in the pathogenesis of cryptococcosis.

Epidemiology of cryptococcosis in man and animals is enigmatic and most cases are sporadic in occurrence. There is no evidence to indicate that the disease is contagious or spreads from animals to man. Current evidence indicates that the fungus is a natural saprophyte of soil and manure, and thus might be considered an accidental pathogen (A j e l l o , 1958; G a r n e r , 1969). It is believed that most cases are probably acquired by inhalation of contaminated dust and that the disease probably begins as a pulmonary infection, followed by hematogenous spread to other organ systems (J u b b and K e n n e d y , 1963). Spread from the gastrointestinal tract to lymph nodes could also be considered a possibility, as in the case of the sealion. Although cryptococcosis has not previously been reported as a pathogen in birds, and epizootics have not occurred, its relationship to public health and its occurrence in birds' environment, is worthy of consideration. (The 2 avian cases mentioned in this paper will be reported in detail at a later date.) E m m o n s (1955), reported the isolation of C. neoformans from 16 of 19 premises, and from 63 of 111 specimens of pigeon droppings. The organism was found in the dropping sites but was not isolated from the digestive tract of 20 pigeons. In 1960, B i s h o p et al. confirmed these findings by isolating C. neoformans from 6 of 13 pigeon nests, habitats that favor growth of the organism. Cryptococci flourish in bird manure, and especially that of pigeons. This association may be governed by the presence of creatine, which is utilized as a nitrogen source by C. neoformans (B r u n e r and G i l l e s p i e , 1973).

Summary

Cryptococcosis (Torulosis, European Blastomycosis) in Zoo Animals

Cryptococcosis as a primary spontaneous infection or a secondary invading organism, has been diagnosed in 14 mammals and 2 birds at the San Diego Zoo. Eight of the mammals were primates, and of these, 5 were Proboscis monkeys. In most of the mammalian cases cryptococcus had a significant affinity for the lung and meninges.

Zusammenfassung:

Kryptokokkose bei Zootieren

Bei insgesamt 16 (14 Säugetiere und 2 Vögel) im Zoo San Diego sezierten Tieren wurde Kryptokokkose sowohl als Primär- als auch Sekundärinfektion diagnostiziert. Unter den betroffenen 8 Primaten befanden sich allein 5 Nasenaffen. Bei der Mehrzahl der Säugetiere war eine besondere Affinität der Erreger für die Lungen und Meningen zu erkennen.

Résumé:

Cryptococcose chez les animaux de zoo

Chez 16 animaux (14 mammifères et 2 oiseaux) du Zoo de San Diego la cryptococcose a été diagnostiquée soit comme infection primaire, soit comme infection secondaire. Parmi les 8 Primates il y avait 5 Nasiques. Chez la plupart des mammifères on notait une affinité particulière des germes pour les poumons et les méninges.

Криптококоз у зверей зоопарков.

У I6 (I4 млекопитающих и 2 птиц) в зоопарке города Сан Диего после секционных исследований обнаружен первичный и вторичный криптококкоз . Среди заболевших приматов (8) имелось 5 носатых обезьян. Особый аффинитет к возбудителю у млекопитающих наблюдался в легких и мозгах.

Literature:

AINSWORTH, G. C., and P. K. C. AUSTWICK (1959): Fungal diseases of animals. Commonwealth Agricultural Bureau, Farnham Royal, Bucks., England.

AJELLO, L. (1958): Occurrence of Cryptococcus neoformans in soils. Am.J.Hyg.67, 72.

BARRON, Charlie N. (1955): Cryptococcosis in animals. J. A. V. M. A. 127, 125.

BISHOP, R. H., HAMILTON, R. K., and J. M. SLACK (1960): The isolation of Cryptococcus neoformans from pigeon nests. W. Virginia Univ. Bull. 26, 31 (Abstr.)

BOLLIGER, A., and E. S. FINCKH (1962): The prevalence of cryptococcosis in the koala. (Phascolarctos cinereus). Med. J. Austral. 49, 545.

BRUNER, D. W., and J. H. GILLESPIE (1973): Hagan's infectious diseases of domestic animals. 6th ed. Ithaca-London: Cornell Univ. Press.

EMMONS, C. W. (1955): Saprophytic sources of Cryptococcus neoformans associated with the pigeon. Am. J. Hyg. 62, 227.

GARNER, F. M. (1969): Systemic cryptococcosis in 2 monkeys. J. A. V. M. A. 155, 1163.

JUBB, K. V. F., and P. C. KENNEDY (1963): Pathology of domestic animals, Vol. 1. New York-London: Academic Press.

SMITH, H. A., JONES, T. C., and R. D. HUNT (1972): Veterinary Pathology, 4th ed. Philadelphia: Lea and Febiger.

TAKOS, M. J., and N. W. ELTON (1953): Spontaneous cryptococcosis of marmoset monkeys in Panama. Arch. Path. 55, 403.

TRAUTWEIN, G., and S. W. NIELSEN (1962): Cryptococcosis in 2 cats, a dog, and a mink. J. A. V. M. A. 140, 437.

Address of author: L. A. G r i n e r , D. V. M., Ph. D.,
Zoological Society of San Diego
P. O. Box 551
San Diego, California 92112 (USA)

Aus der Forschungsstelle für Wirbeltierforschung (im Tierpark Berlin) (Direktor: Prof. Dr. sc. Dr. h. c. H. Dathe) der Akademie der Wissenschaften der DDR und dem Parasitologischen Institut (Direktor: Prof. Dr. sc. B. Rosický) der Tschechoslowakischen Akademie der Wissenschaften, Abteilung für Veterinärmedizinische Parasitologie, Prag.

ZUM SARKOSPORIDIENBEFALL DER MUSKULATUR VON ZOO- UND WILDTIEREN

Von Doris Henne, R. Ippen und K. Blažek

Bereits vor drei Jahren gaben wir in einem ersten Bericht Auskunft über die von uns bei 646 Paarhufern (Zootiere) und 113 Stück Schalenwild (Jagdwild) erhobenen Sarkosporidienbefunde (Ippen et al., 1974). Die recht interessanten Ergebnisse veranlaßten uns, in der Folgezeit weitere Untersuchungen an Paarhufern aus unserem Sektionsmaterial vorzunehmen, wobei nicht nur die Herzmuskulatur, sondern auch andere Muskelproben, wie unten erwähnt, mit einbezogen wurden. Daneben untersuchten wir auch Vertreter anderer Säugetierordnungen, wie Beuteltiere, Unpaarhufer und Affen, und begannen vor zwei Jahren mit der routinemäßigen Untersuchung der Vögel aus unserem Sektionsgut. Daß auch die Reptilien Zwischenwirte im Entwicklungszyklus der Sarkosporidien sein können, bewiesen zehn Zufallsbefunde in unserem Sektionsmaterial, worüber auch an anderer Stelle berichtet wird (Ippen und Schröder, 1977). Ein Bericht über eine Sarcocystis-Infektion bei einem Chamaeleon findet sich auch bei Frank (1966). Die Aktualität der Forschungsarbeiten über Sarkosporidien bei den verschiedensten Tierarten wird durch die große Zahl der zu diesem Fragenkomplex in letzter Zeit erschienenen Publikationen immer wieder unterstrichen.

Die von uns zur Bearbeitung herangezogenen Tiere stammten aus verschiedenen Tiergärten, Tierhandlungen, Privatbesitz sowie aus der freien Wildbahn (Jagdgebiete). Für die Untersuchungen entnahmen wir bei Säugern außer Herzmuskulatur noch je eine Probe aus der Oberschenkel-, Zungen- und Zwerchfellmuskulatur sowie aus dem Schlund. Nach Formalinfixierung und Paraffineinbettung wurden histologische Präparate angefertigt und mit Hämatoxylin-Eosin gefärbt, wobei die Größe der histologischen Schnitte von Herz-, Oberschenkel- und Zungenmuskulatur aus Vergleichsgründen etwa 1 cm^2 betrug. Die in die Untersuchungen einbezogenen 335 Vögel gehörten den verschiedensten Ordnungen an, von denen hier jedoch nur Gänsevögel, Sperlingsvögel, Spechtartige, Stelzvögel und Flossentaucher genannt werden sollen, da bei diesen positive Sarkosporidienbefunde erhoben werden konnten. Neben Herzmuskulatur und Schlund wurden bei den Vögeln Proben aus der Brustmuskulatur entnommen. Die bei den Reptilien ermittelten Sarkosporidienbefunde in der Herz- und Körpermuskulatur können nur als Zufallsbefunde mit angeführt werden, da keine routinemäßige gezielte Untersuchung wie bei den anderen Tierarten erfolgte. Auf Grund der hier kurz aufgezeigten erheblichen Unterschiede im Hinblick auf das zahlenmäßig zur Verfügung stehende Material und den Umfang der durchgeführten Untersuchungen erscheint es angezeigt, die Ergebnisse für die Säugetiere, Vögel und Reptilien getrennt zu besprechen.

Unter den insgesamt 428 untersuchten Säugetieren befanden sich 352 Paarhufer, deren altersmäßige Aufteilung vom neugeborenen bis zum 23jährigen Tier reichte. Die Tabelle 1 gibt einen Überblick über die zahlenmäßige Aufgliederung der verschiedenen Tierarten. Weiterhin sind der Tabelle die Zahlen der im Gesamtmaterial enthaltenen Jungtiere bis zum Alter von sechs Monaten zu entnehmen. In der dritten Spalte werden Angaben über die insgesamt ermittelten Sarkosporidienbefunde und in der letzten über die bei Jungtieren gemacht. Die Einbeziehung der zur Sektion gelangten Neugeborenen und Jungtiere bis zum sechsten Lebensmonat erfolgte mit dem Ziel, zu überprüfen, inwieweit eine intrauterine Übertragung in Betracht zu ziehen ist. Anlaß hierzu gaben ein Bericht über Sarkosporidienbefunde bei Rinderfeten (Alcocer, 1973) und der Nachweis von Sarkosporidien bei einer Frühgeburt vom Menschen (Hertig, 1934). Es konnte jedoch bei den 173 untersuchten Jungtieren nur in einem Fall ein positiver Befund erhoben werden, dabei handelte es sich um ein vier Monate altes Steppenrind, bei dem im histologischen Schnitt der Herzmuskulatur zwei recht kleine Zysten mit einer breiten, laminär strukturierten

Tabelle 1: Untersuchungsbefunde bei 352 Artiodactyla

Tierart	untersuchte Tiere	davon Jungtiere	Sarkosporidienfälle	davon Jungtiere
Suiformes				
Wildschwein (Sus scrofa)	6	3	3	-
Vietn. Hängebauchschwein (Sus scrofa f. domest.)	5	2	2	-
Tylopoda				
Trampeltier (Camelus bactrianus)	10	4	3	-
Dromedar (Camelus dromedarius)	3	3	-	-
Guanako (Lama guanicoe)	4	3	-	-
Lama (Lama guanicoe f. glama)	11	8	-	-
Tulu (Camelus bactrianus x Camelus dromedarius)	1	-	-	-
Vicuña (Lama vicugna)	2	-	-	-
Ruminantia				
Cervidae				
Muntjakhirsch (Muntiacinae)	3	1	-	-
Echthirsch (Cervinae)	47	33	4	-
Wasserhirsch (Hydropotinae)	1	1	-	-
Trughirsche (Odocoileinae)				
Rehe (Capreolini)	23	10	12	-
Neuwelthirsche (Odocoileini)	9	5	-	-
Elche (Alcini)	5	3	1	-
Rene (Rangiferini)	16	6	7	-
Giraffidae	11	2	1	-
Antilocapridae	10	9	-	-
Bovidae				
Waldböcke (Tragelaphinae)				
Nyala (Tragelaphus angasi)	4	3	-	-
Elenantilope (Taurotragus oryx)	5	-	3	-
Nilgau (Boselaphus tragocamelus)	16	10	-	-
Kuhantilopen (Alcelaphinae)				
Bunt-u.Bleßbock (Damaliscus dorcas)	3	1	-	-
Gnus (Connochaetes sp.)	4	-	-	-
Pferdeböcke (Hippotraginae)				
Säbelantilope (Oryx gazella tao)	4	2	1	-
Addaxantilope (Addax nasomaculatus)	3	2	-	-
Riedböcke (Reduncinae)				
Ellipsenwasserbock (Kobus ellipsiprymnus)	4	2	1	-
Saigas (Saiginae)	7	1	2	-
Ziegenartige (Caprinae)				
Mufflon (Ovis ammon musimon)	23	7	15	-
Tahr (Hemitragus)	6	3	-	-
Kreishornschaf (Ovis ammon cycloceros)	4	2	1	-
Heidschnucke	1	-	1	-
Gotlandschaf	6	4	2	-
Zackelschaf	4	1	3	-
Karakulschaf	4	2	2	-
Kamerunschaf	4	1	3	-
Skudde	7	2	4	-
Mongolenschaf	3	3	-	-
Hebriden- und Hausschaf	7	3	4	-
Hausziege	1	-	1	-
Zwergziege	19	12	1	-
Jämtlandziege	4	1	-	-
Damaraziege	1	-	1	-
Hängeohrziege	3	-	-	-
Langohrziege	3	3	-	-
Bulg. Ziege	1	-	1	-
Moschusochsen (Ovibovinae)	3	2	-	-
Rinderartige (Bovinae)				
Büffel (Bubalinae)	2	-	-	-
echte Rinder (Bos, Bibos)	24	12	11	1
Bison (Bison)	7	2	4	-

Kapsel gefunden wurden. Diese Zysten glichen histologisch vollständig den Sarkosporidien, die G e s t r i c h et al. (1975) bei Kälbern in der Skelettmuskulatur 62 Tage nach einer Sarkosporidieninfektion feststellen konnten. Dementsprechend dürfte es sich im Falle des vier Monate alten Steppenrindes um eine alimentäre Infektion gehandelt haben.

Eine altersmäßige Aufschlüsselung der untersuchten Paarhufer ist nur mit gewissen Einschränkungen möglich, denn bei 60 Tieren lautete die Altersangabe "erwachsen". Dennoch ist der Abbildung 1 deutlich zu entnehmen, daß von den 179 Tieren, die älter als sechs Monate waren, über die Hälfte (93) einen Sarkosporidienbefall auswiesen. Diese Feststellung trifft auch für die höheren Altersgruppen zu.

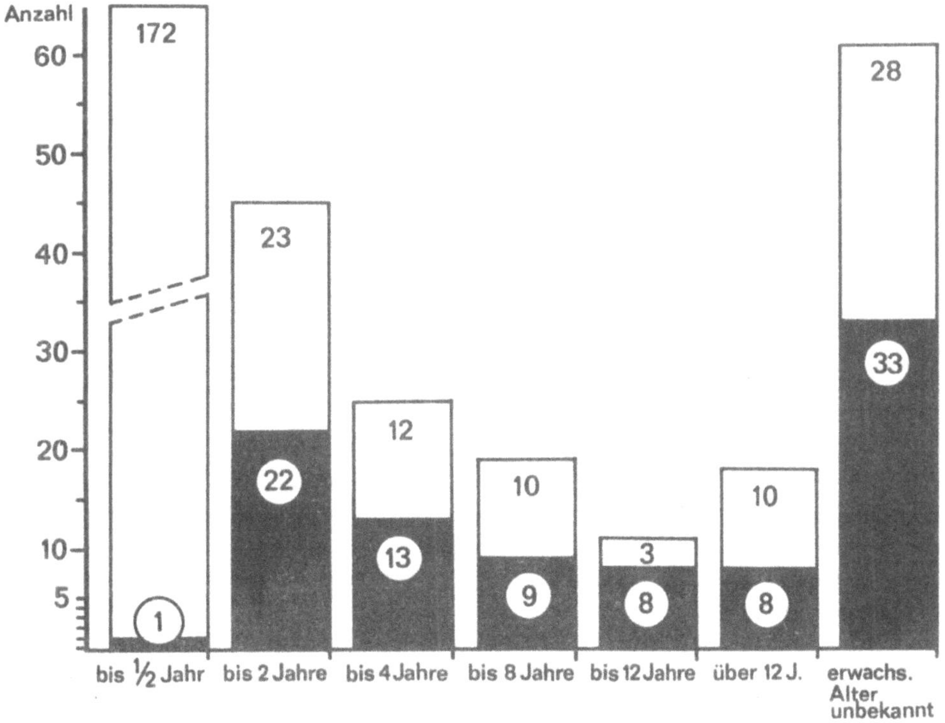

Abb. 1

Die Anzahl der von uns in den einzelnen histologischen Schnitten nachgewiesenen Sarkosporidienzysten variierte zwischen Einzelfunden und mehr als 100 Exemplaren, wobei Transittiere und Tiere aus freier Wildbahn oft einen starken Befall aufwiesen. Wie auch schon bei unseren früheren Untersuchungen (I p p e n et al., 1974) dominierten aber mit mehr als 50 Prozent die Fälle mit einem geringgradigen Befall.

Hinsichtlich der Lokalisation der Sarkosporidien in unserem Material kann ausgesagt werden, daß Herz-, Zungen- und Körpermuskulatur annähernd gleich oft befallen waren (etwa 60 Prozent der nachgewiesenen Fälle). Proben aus dem Zwerchfell und Schlund ließen dagegen deutlich seltener einen Sarkosporidienbefall erkennen mit nur etwa 40 beziehungsweise 30 Prozent. Zu bemerken wäre, daß wiederum bei sieben Tieren Sarkosporidien in den Purkinje-Zellen der Herzmuskulatur ermittelt wurden. Als Zufallsbefund muß der Nachweis von Sarkosporidien in der Augenmuskulatur eines Rehbockes gewertet werden. Das Tier war wegen einer Erblindung erlegt worden.

Neben den hier gemachten Angaben über Sarkosporidien, die nur histologisch nachzuweisen waren, soll auch auf den Nachweis makroskopisch sichtbarer Sarkosporidienzysten eingegangen werden. Insgesamt konnten wir sechs solche Befunde erheben, es handelte sich um fünf Ziegen und ein Schaf, alle Tiere waren älter als sechs Jahre. Beim Schaf handelte es sich um den Befall der Zungen-, bei den fünf Ziegen um den der Speiseröhrenmuskulatur. Der histologische Aufbau dieser Makrozysten entsprach den in der Literatur gegebenen Beschreibungen. Auch wir fanden die Zystozoiten nur in den gekammerten Randbezirken, während das wabenartig aufgebaute Zentrum der Zysten leer erschien.

Eine durchaus interessante Aussage erbrachten die morphologischen Vergleichsuntersuchungen an den nur mikroskopisch sichtbaren Sarkosporidienzysten. Neben starken Größenunterschieden wurde ein unterschiedlicher Aufbau des Zysteninneren und der Zystenwandung festgestellt. So sahen wir Zysten mit und ohne gekammerten Aufbau; verschiedentlich waren leere Kammern zu beobachten. Weiterhin schienen auch die Zystozoiten nicht einheitlich in ihrer Gestalt und Färbbarkeit zu sein. Am auffälligsten waren aber die Unterschiede im Kapselaufbau. Der überwiegende Anteil der Zysten wies als äußere Begrenzung eine dünne, glattwandige Hülle auf. Daneben waren aber auch Zysten mit lamellär strukturierten Kapseln festzustellen, deren Breite oft stark differierte und maximal 7 µ betrug. Das gleichzeitige Auftreten unterschiedlicher Kapselformen berechtigt nach den Forschungsergebnissen von G e s t r i c h et al. (1975) und anderen Autoren zu der Annahme, daß in solchen Fällen eine Mischinfektion mit verschiedenen Sarkosporidienarten vorlag. In unserem Material konnten wir bei Rehen, Rentieren, Schafen, echten Rindern und Bisons Hinweise auf Mischinfektionen erhalten. In einigen Fällen traten bis zu drei verschiedene Kapselarten gleichzeitig auf.

Ergänzend zu den hier ausgeführten Befunden sei noch kurz auf die zur Zeit laufenden Untersuchungen an geschossenem Rehwild eingegangen. Auch bei diesen aus freier Wildbahn stammenden 68 Rehen ließen sich acht Mischinfektionen ermitteln. Ziel unserer weiteren Untersuchungen, speziell auch an diesem Material, wird es sein, durch lichtoptische und elektronenmikroskopische Studien die verschiedenen Kapselstrukturen genau kennenzulernen, um so das Spektrum der Sarkosporidienarten beim Rehwild und anderen Wildtieren aufzuzeigen.

Die Anzahl der in die bisherigen Untersuchungen mit einbezogenen 31 Affen ist noch zu gering, um aussagekräftige Angaben über die Verbreitung der Sarkosporidien bei dieser Tierordnung machen zu können. Bei vier Tieren konnten Sarkosporidienzysten nachgewiesen werden:

2 Mantelpaviane (Comopithecus hamadryas)
1 Bärenmakak (Lyssodes speciosa)
1 Afrikanische Grüne Meerkatze (Cercopitheous aethiops)

Die Zysten hatten eine Kapselwand von 1-2 µ bzw. 5-7 µ.

Unter den 23 untersuchten Unpaarhufern fanden sich nur drei Tiere mit einem Sarkosporidienbefall:

1 Somali-Wildesel (Equus asinus somalicus)
1 Zwergesel (Equus asinus f. domesticus)
1 Shetlandpony (Equus przewalskii f. caballus)

Die beiden Esel wiesen in der Herzmuskulatur einen geringgradigen Befall auf. Bei dem sechs Jahre alten Shetlandpony wurden neben einzelnen sehr großen Zysten mit 1 µ breiter Kapsel und gekammerter Innenstruktur in großer Zahl sehr kleine Sarkosporidien mit breiter, radiär gestreifter Kapsel von etwa 3 µ Breite nachgewiesen. Die Zystozoiten dieser

Zysten waren noch nicht ausgereift.

Als letztes ist bei der Besprechung der Säugetiere auf die Untersuchung der Beuteltiere einzugehen. Es handelte sich dabei um 22 Känguruhs, von denen

4 Flinke Känguruhs (Protemnodon agilis)

von insgesamt sieben Tieren dieser Art betroffen waren. Drei Tiere wiesen in den verschiedenen untersuchten Muskelproben einen Sarkosporidienbefall auf, wobei große Unterschiede im Kapselaufbau der Zysten bemerkt wurden, was auf eine Mischinfektion hinweist. Beim vierten Tier wurden die Sarkosporidien nur in der Kiefermuskulatur nachgewiesen, die wegen einer umfangreichen Nekrobazillose histologisch untersucht wurde.

Wie bereits eingangs erwähnt, bemühten wir uns in den letzten zwei Jahren um eine Einbeziehung der zur Sektion gelangenden Vögel in die Untersuchungen. Dazu wurden von 335 Vertretern der verschiedenen Ordnungen Proben entnommen. Erstaunlicherweise konnte in keinem Fall in der Herzmuskulatur ein Sarkosporidiennachweis erbracht werden. Dagegen wurde im Brustmuskel bei sieben Vögeln ein positiver Befund festgestellt. Weiterhin konnten bei einem Pinguin Sarkosporidien nur in der Muskulatur von Schlund und Lungenwandung nachgewiesen werden. Im einzelnen handelte es sich um folgende Tiere:

1 Fischertukan (Ramphastos sulfuratus)
1 Tigerrohrdommel (Tigrisoma lineatum)
1 Kuhreiher (Ardeola ibis)
1 Roter Sichler (Eudocimus ruber)
1 Kolbenente (Netta rufina)
1 Humboldt-Pinguin (Spheniscus humboldti)
2 Steinrötel (Monticola saxatilis)

Eingehende Untersuchungen der recht unterschiedlich erscheinenden Zysten bei den Vögeln wurden zur Zeit nicht vorgenommen, da das zur Verfügung stehende Material noch zu gering ist.

Schließlich bleibt nochmals darauf hinzuweisen, daß ein Sarkosporidiennachweis bei Reptilien in unserem Material als reiner Zufallsbefund anzusehen ist. Gezielte Untersuchungen erfolgten bisher nicht. Wir fanden Sarkosporidienzysten bei drei Schildkröten, zwei Echsen und fünf Schlangen, die nachfolgend einzeln aufgeführt werden:

2 Griechische Landschildkröten (Testudo hermanni)
1 Strahlenschildkröte (Testudo radiata)
1 Nilwaran (Varanus niloticus)
1 Duméril'scher Waran (Varanus dumérilii)
1 Amurnatter (Elaphe schren
1 Kornnatter (Elaphe guttata)
1 Fischernatter(Natrix piscator)
1 Kettenklapperschlange (Sistrurus catenatus)
1 Texasklapperschlange (Crotalus atrox)

Bei den Schildkröten waren die Parasiten in der Muskulatur der Rippenwandung, einer Extremität und in der Kaumuskulatur lokalisiert, bei den Waranen war die Herzmuskulatur in beiden Fällen betroffen, und bei den Schlangen wurden die Sarkosporidien zweimal in der Herzmuskulatur, zweimal in der Körpermuskulatur und einmal im Ösophagus nachgewiesen.

Bei der abschließenden Besprechung der von uns erhobenen Befunde ist noch einmal hervorzuheben, daß ein Sarkosporidienbefall bei den von uns untersuchten Jungtieren bis zu einem Alter von sechs Monaten nur in Ausnahmefällen festzustellen war. Diese Tatsache spricht dafür, daß eine Infektion erst mit der Aufnahme von infiziertem Futter während und nach der Saugperiode erfolgt. Welche Endwirte dabei als Infektionsquelle für die verschiedenen Tierarten in Betracht zu ziehen sind, bleibt ungeklärt, da keine entsprechenden Untersuchungen von uns durchgeführt wurden. Der Sarkosporidienbefall bei den Paarhufern, die älter als sechs Monate waren, betrug über 50 %, wobei die Zahl der in den histologischen Schnitten nachzuweisenden Zysten sehr stark variierte. Auffällig war, daß von den 12 Tieren mit stärkstem Sarkosporidienbefall fünf zu der Gruppe der sechs Monate bis zwei Jahre alten Tiere gehörten. Weiterhin zeigte sich, daß Tiere aus der freien Wildbahn (Jagdgebiete) und solche, die als Frischimporte erst kurzzeitig in Tiergärten gehalten wurden, sehr oft und auch hochgradiger befallen waren als Zootiere. Ein Vergleich der zur Sektion gelangten Tiere aus den verschiedenen Tiergärten machte ebenfalls Unterschiede in der Befallshäufigkeit und -stärke deutlich, jedoch lassen die noch zu geringen Stückzahlen keine konkreten Aussagen zu. Häufig konnten auf Grund der histologisch nachgewiesenen unterschiedlichen Kapselstrukturen der Sarkosporidienzysten Mischinfektionen bei den verschiedenen Tierarten ermittelt werden. Diese Feststellung wird durch die Mitteilung von K a l i n e r (1975) insofern bestätigt, als auch von diesem Autor Sarkosporidienzysten mit unterschiedlicher Wandstruktur bei Artiodactyla im ostafrikanischen Raum beobachtet wurden. Er verweist weiterhin auf Unterschiede in der Wandstruktur makroskopisch sichtbarer Sarkosporidien bei verschiedenen Tierarten. Interessant sind in diesem Zusammenhang auch die Befunde von J a n i t s c h k e et al. (1976), die bei Grantgazellen aus freier Wildbahn dick- und dünnwandige Zysten fanden. Bei Infektionsversuchen mit diesem Material an Katzen und Hunden wurden beide Tierarten infiziert, wodurch das Vorliegen einer Mischinfektion bestätigt werden konnte. Zahlreiche noch ungeklärte Fragen im Zusammenhang mit solchen Mischinfektionen, gerade auch bei Wildtieren, werden künftig weiter zu bearbeiten sein.

Die von uns bei Vögeln an einem noch relativ kleinen Material und bei Reptilien als Zufallsbefunde erhaltenen positiven Ergebnisse geben Veranlassung, weitere gezielte Untersuchungen durchzuführen, um nähere Aufschlüsse über die Verbreitung des Sarkosporidienbefalles im Tierreich zu erlangen.

Zusammenfassung:

Zum Sarkosporidienbefall der Muskulatur von Zoo- und Wildtieren

Es wird über die bei Säugetieren und Vögeln sowie zufällig bei Reptilien nachgewiesenen Sarkosporidienbefunde berichtet. Aussagen über Häufigkeit, Befallsstärke und Zystenformen werden gesondert für die zahlenmäßig am häufigsten untersuchten Artiodactyla getroffen. Die bei den verschiedenen Tierarten nachgewiesenen Mischinfektionen durch mehrere Sarkosporidienarten werden diskutiert.

Summary:

Sarcosporidiasis of Muscles of Zoo and Wild Animals

Sarcosporidia were recorded from mammals and birds and, accidentally, from reptiles. Information is provided on frequency, infestation, and cyst forms, with separate reference being made to those artiodactyla which were studied in highest quantity. Poly-infections caused by Sarcosporidia and detected from several species are discussed.

Résumé:

Parasitose de sarcosporides dans la musculature de bêtes de zoo et d'animaux sauvages

Exposé signalant des affections dues aux sarcosporides chez des mamifères et des oiseaux et fortuitement chez des reptiles. Les données relatives à la fréquence, l'intensité et aux formes des cloques sont regroupées en fonction des artiodactyles les plus fréquemment examinés. L'intervention fait aussi état des infections mixtes chez diverses espèces par plusieurs sarcosporides.

О поражении мускулатуры животных зоопарков и свободно живущих саркоспоридиями.

Сообщается о поражении саркоспоридиями млекопитающих, птиц и рептилий. Дается обозрение частоты, силы поражений , о форме образования цист на примере чаще всего исследованного артиодастула. Обсуждаются инфекционные поражения , вызванные смешанной инфекцией различных видов саркоспоридиен.

Literatur:

ALCOCER, J.-P. (1973): Occurrence of Sarcocystis in bovine fetuses. Veterinaria, Mexico 4, Nr. 1, 127-130.

FRANK, W. (1966): Eine Sarcocystis-Infektion mit pathologischen Veränderungen bei Chamaeleo fischeri durch Sarcocystis chamaeleonis n. spec. (Protozoa, Sporozoa). Z. Parasitenkd. 27, 317-335.

GESTRICH, R., HEYDORN, A.-O. und N. BAYŞU (1975): Beiträge zum Lebenszyklus der Sarkosporidien. VI. Untersuchungen zur Artendifferenzierung bei Sarcocystis fusiformis und Sarcocystis tenella. Berl. Münch. Tierärztl. Wschr. 88, 191-197.

HERTIG, W. (1934): Sarcosporidia in the myocardium of a premature infant. Am. J. Path. 10, 413.

IPPEN, R., BLAZEK, K., HENNE, D. und A. KOTRLY (1974): Ein Beitrag zur Sarkosporidiose der Zoo- und Wildtiere. Verhandlungsber. XVI. Internat. Symp. Erkrankungen Zootiere, Erfurt, 315-321.

IPPEN, R. und H.-D. SCHRÖDER (1977): Zu den Erkrankungen der Reptilien (im Druck).

JANITSCHKE, K., PROTZ, D. und H. WERNER (1976): Beitrag zum Entwicklungszyklus von Sarkosporidien der Grantgazelle (Gazella granti). Zschr. Parasitenkd. 48, 215-219.

KALINER, G. (1975): Observations on the histomorphology of Sarcosporidian cysts of some East African game animals (Artiodactyla). Zschr. Parasitenkd. 46, 13-23.

Anschrift der Verfasser: Vet.-Ing. Doris H e n n e ,
DDR-1136 Berlin-Friedrichsfelde (DDR),
Am Tierpark 125

Aus dem Tierpark Berlin (Direktor: Prof. Dr. sc. Dr. h. c. H. D a t h e) und dem Institut für Experimentelle Pathologie und Therapie der Akademie der Medizinischen Wissenschaften der UdSSR (Direktor: Prof. Dr. B. A. L a p i n)

HELMINTHENFUNDE BEI FRISCH IMPORTIERTEN BÄRENMAKAKEN (MACACA ARCTOIDES) UND RHESUSAFFEN (MACACA MULATTA)

Von W. T s c h e r n e r und A. T. M o v č a n

Parasitologisch-koprologische Untersuchungen bilden einen Teil des Quarantäneprogramms, dem alle Tiere unterworfen werden, die neu in einen Bestand eingegliedert werden sollen. Sie bieten willkommene Gelegenheit, etwas über die Parasitenfauna der frisch importierten Tiere zu erfahren, zumal dann, wenn sie direkt aus ihrem natürlichen Verbreitungsgebiet stammen. Trotzdem sind Aussagen über die ursprünglich bei solchen Tieren vorhandenen Parasiten nur dann möglich, wenn sie sich auf Untersuchungen an freilebenden Populationen stützen. Hier aber sind unsere Kenntnisse noch recht lückenhaft (vgl. z. B. D u n n , 1970; F i l e et al., 1976). Frisch importierte Tiere weisen oftmals eine hohe Extensität und Intensität des Parasitenbefalls auf. Dabei ist jedoch zu bedenken, daß wir zumeist nichts über Fang und Transport der Tiere im Heimatland sowie über die Dauer und die Bedingungen des Aufenthaltes bei den Zwischenhändlern im Ursprungsland wissen. Hinzu kommt als weiterer Streßfaktor noch der Transport zum Empfänger selbst. Gerade Primaten haben so viele Parasiten mit dem Menschen gemeinsam (C h i t w o o d , 1970; L e v i n e , 1970), daß im gleichen Lebensbereich sehr leicht eine wechselseitige Ansteckung erfolgen kann.

Wir hatten Gelegenheit, im Institut für Experimentelle Pathologie und Therapie der AdMW der UdSSR in Suchumi im Jahre 1975 52 Bärenmakaken aus Thailand und 1976 77 Rhesusaffen aus Indien innerhalb der ersten vier Wochen nach ihrer Ankunft zu untersuchen. Die dabei erhobenen helminthologischen Befunde seien im folgenden mitgeteilt (siehe Tabelle 1).

Tabelle 1:

Klasse		Macaca arctoides 52 Tiere davon befallen 52 (= 100%)	Macaca mulatta 77 Tiere davon befallen 69 (= 88%)
Nematoda	Ü.-Fam. Rhabdiasoidea	49	59
	Ü.-Fam. Oxyuroidea	3	-
	Ordn. Strongylida	51	37
	Ü.-Fam. Spiruroidea	15	1
	Ü.-Fam. Trichuroidea	46	4
Trematoda		2	-
Cestoda		2	-

Die auffälligen Unterschiede zwischen beiden Gruppen sowohl in der Zahl der überhaupt befallenen Tiere als auch der vorgefundenen Helminthen möchten wir aus den eben genannten Gründen nicht interpretieren. Es sei jedoch erwähnt, daß auch J e s s i e et al. (1970) bei Bärenmakaken aus Thailand ein wesentlich breiteres Artenspektrum fanden als bei Rhesusaffen aus Indien. Ganz sicher schwankt das Parasitenspektrum erheblich in Abhängigkeit von der Herkunft der jeweiligen Wirtstierpopulationen.

Die Überfamilie Rhabdiasoidea war durch die Gattung Strongyloides mit einer sehr hohen Extensität des Befalls vertreten (R o w l a n d and V a n d e n b e r g h , 1965; L e v i n e , 1968; V a l e r i o et al., 1969; J e s s i e et al., 1970; Z a j i - č e k and V a l e n t a , 1971). Die Eier sind dünnschalig, bei der Ablage embryoniert, zumeist länglich oval, aber auch breit oval, zuweilen auch rundlich. Auf eine gewisse Variabilität in der Form der Eier, die auf die Bewegung der Larve innerhalb der Eihülle zurückgeführt wird, weisen auch J e s s i e et al. (1970) hin.

Madenwurmeier wurden nur bei vier Tieren gefunden, was jedoch nichts über die tatsächliche Häufigkeit dieser Parasiten bei den untersuchten Tieren aussagt. Bekanntlich werden Oxyureneier bei koprologischen Routineuntersuchungen nur gelegentlich gefunden. Allerdings scheinen Madenwürmer bei asiatischen Makaken weitaus seltener zu sein als bei afrikanischen oder gar südamerikanischen Affen.

Eier von Parasiten der Ordnung Strongylida wurden bei zwei Dritteln (68 %) aller Affen gefunden. Hierher gehören u. a. die Hakenwürmer, Knötchenwürmer, Magen-Darm-Fadenwürmer und Lungenwürmer. Letztere sind bei Makaken unseres Wissens bislang noch nicht gefunden worden. Was die koprologische Diagnose angeht, so gilt für die Primaten das gleiche, was K r e i s (1950) betreffs der Strongylida-Eier der Wiederkäuer feststellte: "..... es scheint letzten Endes jeder Versuch einer sicheren Diagnose an der Tatsache zu scheitern, daß die Eier einer Art in ihrer äußeren Form, ihrer Größe und im Grad ihrer Entwicklung untereinander sehr stark variieren können." Die Mehrzahl der von uns gefundenen Eier rechnen wir der Gattung Oesophagostomum zu, die offensichtlich in asiatischen Makaken sehr häufig ist (V a - l e r i o et al., 1969; J e s s i e et al., 1970; O r i h e l , 1970; Z a j i č e k and V a l e n t a , 1971). Bei zur Sektion gelangten Makaken konnte immer wieder zum Teil sehr starker Befall des Dickdarms mit Oesophagostomum spec. beobachtet werden. Daneben kommen als weiterer Knötchenwurm noch Ternidens deminutus (wenn auch seltener) und der Magenwurm Nochtia nochti vor. Eventuell kommen noch Hakenwürmer in Frage, von denen sowohl Ancylostoma duodenale als auch Necator americanus bei Makaken gefunden worden sind (Y o u n g et al., 1957). Nur auf Grund der Eibefunde ist eine Differenzierung der erwähnten Arten nicht möglich, da es zur Zeit keine hinreichenden Kriterien gibt, die eine genauere Bestimmung erlauben.

Nematoden der Ordnung Spirurida benötigen für ihre Entwicklung Insekten als Zwischenwirte. Die von uns gefundenen Eier gehören sehr wahrscheinlich den Gattungen Physaloptera und Streptopharagus an. Die Arten beider Gattungen bilden farblose, regelmäßig ovale, dickschalige Eier aus. Diese enthalten bei der Ablage bereits die Larve I. Ein Vergleich von Eiern aus dem Kot mit solchen aus dem Uterus gravider Weibchen ergab gewisse Unterschiede zwischen den Eiern beider Gattungen. Physaloptera-Eier messen 40 - 51 x 25 - 29 µm und haben eine 5-7 µm dicke Schale, Streptopharagus-Eier sind 28 - 40 x 17 - 23 µm groß mit 2-3 µm Schalendurchmesser. Physaloptera-Eier sind demnach größer und dickschaliger als Streptopharagus-Eier (Z a j i č e k , 1969; G r e t i l l a t et G a i l l a r d , 1965). Spiruriden können sich durchaus in den Affenbeständen zoologischer Gärten etablieren, wie aus dem koprologischen Nachweis von Physaloptera-Eiern bei einem jungen, im Tierpark Berlin geborenen Orang-Utan hervorgeht. Als Zwischenwirte dienen wahrscheinlich Schaben (L e v i n e , 1968).
Bei den Trichurideneiern handelte es sich durchweg um solche, die von denen des menschlichen Peitschenwurms, Trichuris trichiura, nicht zu unterscheiden waren. Diese Parasiten werden bei Affen offenbar erst gefunden, nachdem sie in Kontakt mit dem Menschen geraten sind.

Bandwurmeier werden nur gelegentlich, eher schon abgestoßene Proglottiden gefunden. Die von uns nachgewiesenen Eier gehören mit ziemlicher Sicherheit zur Anoplocephalidengattung Bertiella, die bei Primaten weltweit verbreitet ist.
Die von uns gefundenen Trematodeneier ordnen wir einer Gattung der Familie Dicrocoeliidae zu, die nach C o s g r o v e (1966) bei Makaken mit zwei Arten vertreten ist.

Zusammenfassung:

Helminthenfunde bei frisch importierten Bärenmakaken (Macaca arctoides) und Rhesusaffen (Macaca mulatta)

Koprologische Untersuchungen bei 52 Bärenmakaken (Macaca arctoides) aus Thailand ergaben eine Extensität des Helminthenbefalls von 100 %, bei 77 Rhesusaffen (Macaca mulatta) aus Indien eine solche von 88 %. Strongyloides spec., Strongylida (wahrscheinlich überwiegend Oesophagostomum spp.) und Trichuris trichiura dominierten.

Summary:

Helminthes recorded from Freshly Imported Stumptail Macaques (Macaca arctoides) and Rhesus Monkeys (Macaca mulatta)

Extensive helminthiasis was established by coprological tests from 52 stumptail macaques (Macaca arctoides) from Thailand and 77 rhesus monkeys (Macaca mulatta) from India. The figures of infestation were 100 or 88 per cent, respectively. Predominant parasites were Strongyloides spec., Strongylida (probably most of them being Oesophagostomum spp.) and Trichuris trichiura.

Résumé:

Mise en évidence d'Helminthiases chez des macaques (Macaca arctoides) et des singes Rhesus (Macaca mulatta)

Des examens coprologiques chez 52 macaques (Macaca arctoides), originaires de Thaïlande ont montré une infestation vermineuse de 100 % des animaux. 77 singes Rhésus (Macaca mulatta) originaires des Indes présentaient une proportion de 88 % de sujets atteints. Les parasites principaux étaient: Strongyloïdes spec., Strongylida (probablement surtout oesophagostomum spp.), Trichuris trichuria.

Гельминтовые заражения у свежеимпортированных бурых макаков и макако- резус.

Копрологические исследования показали, что экстенсивность гельминтных инвазий состовляла у 52 бурых макаков 100% и у 77 макаков-резус 88%. Подовляющее большенство этих паразитов было представлено:

Literatur:

CHITWOOD, M. (1970): Comparative relationships of some parasites of man and old and new world subhuman primates. Lab. Animal Care 20 (2), 389-394.

COSGROVE, G. E. (1966): The trematodes of laboratory primates. Lab. Animal Care 16 (3), 23-39.

DUNN, F. L. (1970): Natural infection in primates: helminths and problems in primate phylogeny, ecology, and behavior. Lab. Animal Care 20 (2), 383-388.

FILE, Sh. K., McGREW, W. C. and C. E. G. TUTIN (1976): The intestinal parasites of a community of feral chimpanzees, Pan troglodytes schweinfurthi. J. Parasitol. 62, 259-261.

GRETILLAT, S. et M. GAILLARD (1965): Première note sur quelques endoparasites des animaux sauvages de Haute-Casamance (Sénégal). Rev. Elev. Méd. Vét. Pays trop. 18 (4), 395-403.

JESSIE, M. T., SCHILLING, P. W. and J. A. STUNKARD (1970): Identification of intestinal helminth eggs in old world primates. Lab. Animal Care 20 (1), 83-87.

KREIS, H. A. (1950): Die Diagnose des Nematodenbefalls beim lebenden Tier, mit besonderer Berücksichtigung der Befunde beim Okapi "Bambe". Acta trop. Basel 7, 151-163.

LEVINE, N. D. (1968): Nematode parasites of domestic animals and of man. Minneapolis: Burgess Publ. Comp.

LEVINE, N. D. (1970): Protozoan parasites of nonhuman primates as zoonotic agents. Lab. Animal Care 20 (2), 377-382.

ORIHEL, T. C. (1970): The helminth parasites of nonhuman primates and man. Lab. Animal Care 20 (2), 395-401.

ROWLAND, E. and J. A. VANDENBERGH (1965): A survey of intestinal parasites in a new colony of Rhesus monkeys. J. Parasitol. 51, 294-295.

VALERIO, D. A., MILLER, R. L., INNES, J. R. M., COURTNEY, K. D., PALOTTA, A. J. and R. M. GUTTMACHER (1969): Macaca mulatta, management of a laboratory breeding colony. New York-London: Academic Press.

ZAJIČEK, D. (1969): Nematodes of the genus Physaloptera Rudolphi, 1819 and Abbreviata Travassos, 1919 from monkeys imported to Czechoslovakia. Zool. Garten (NF) 37, 128-133.

ZAJIČEK, D. and Z. VALENTA (1971): The incidence and pathogenicity of helminths in the monkeys. Verhandlungsber. XIII. Internat. Symp. Erkrankungen Zootiere, Helsinki, 119-124.

Anschrift der Verfasser: Dr. rer. nat. W. T s c h e r n e r ,
Tierpark Berlin
DDR-1136 Berlin-Friedrichsfelde, Am Tierpark 125 (DDR)

Aus dem Zoologischen Garten Rostock (Direktor: Dr. D. Schwarz)

ZUM HELMINTHENVORKOMMEN BEI ELEFANTEN, HIRSCHZIEGENANTILOPEN UND WAPITIS IM ZOOLOGISCHEN GARTEN ROSTOCK

Von K. Petersen

Infektionen mit Helminthen stellen in der Zootierhaltung Gefahrenquellen dar, welche zu erheblichen Schäden bzw. Verlusten führen können. Auch bei Elefanten, Hirschziegenantilopen und Wapitis können Infektionen mit Helminthen in hohem Maße den Gesamtorganismus beeinflussen. Nach Klös und Lang (1976) gehören Parasitosen zu den häufigsten Erkrankungen zahmer Elefanten. Die Bekämpfung von Parasiten unter den Zootieren - insbesondere prophylaktische Maßnahmen - wird daher als eine vordringliche Aufgabe betrachtet. Voraussetzungen für gezielte Bekämpfungsmaßnahmen sind Kenntnisse über die Parasitenfauna der Zootiere, die Befallsextensität und -intensität sowie über die Dynamik der Ausscheidungen parasitärer Stadien in die Umwelt.

Im Zoologischen Garten Rostock wurden über einen Zeitraum von 13 Monaten bei Elefanten, Hirschziegenantilopen und Wapitis in vierzehntägigen Abständen Einzel- bzw. Sammelkotproben auf Helminthenstadien untersucht. Außerdem erfolgten Larvenzüchtungen und bei der Gruppe der Hirschziegenantilopen und Wapitis parasitologische Sektionen. Den Elefanten-, Hirschziegenantilopen-, Wapitibestand im Zoologischen Garten Rostock und dessen Bestandsveränderungen im Untersuchungszeitraum verdeutlicht die Tabelle 1.

Tabelle 1:

Untersuchte Tiere	Anfangsbestand	Zugang	Abgang	Endbestand
Elefanten	0,4	-	-	0,4
Hirschziegenantilopen	5,4	3,3	5,0	3,7
Wapitis	3,5	1,1	1,0	3,6

0,1 = weiblich
1,0 = männlich

Die Untersuchungen zur Helminthenfauna der Elefanten ergaben:

Afrikanischer Elefant - ohne Helminthenbefunde
Indische Elefanten - Klasse: Trematoda
Familie: Paramphistomidae

Die Paramphistomiden-Eier wurden der Gattung Pfenderius zugeordnet, da die von Westhuysen (1938) angegebenen Maße der Eier (150 µm x 70 µm) mit unseren Befunden übereinstimmen. Familie: Fasciolidae.
Die Übereinstimmung der durch Messungen festgestellten Eimaße (120 µm x 65 µm) mit denen der für Fasciola jacksoni von Westhuysen (1938), Ryšavý et al. (1958) und Odening (1971) angegebenen Eimaße sowie die Art und Herkunft der Wirtstiere (Assam-Indien) lassen vermuten, daß es sich um den Elefantenleberegel Fasciola jacksoni handelt.

Klasse: Nematoda, Familie: Strongylidae.

Eine nähere Bestimmung war anhand der Eier sowie der gezüchteten Larven III nicht möglich. Nach Westhuysen (1938) und Salzert (1972) sind aus der Familie der Strongylidae bei Elefanten sechs Gattungen mit insgesamt 35 Arten bekannt.
Nach Literaturangaben treten auch bei Helminthen von Zootieren Schwankungen in der Ei-

bzw. Larvenausscheidung im Jahreszyklus auf. Bei den Indischen Elefanten im Zoologischen Garten Rostock konnte eine deutliche Saisondynamik in der Ausscheidung von Strongylideneiern, mit Maxima in den Wintermonaten, festgestellt werden. Diese sind höchstwahrscheinlich auf den nahezu ganztägigen Aufenthalt der Tiere im Gebäude über einen Zeitraum von mindestens fünf Monaten zurückzuführen. Die relativ hohe Luftfeuchtigkeit sowie die gleichmäßige Raumtemperatur (um 20° C) boten ideale Entwicklungsmöglichkeiten für die Strongyliden. Die beinahe gleichbleibende und ganzjährige Eiausscheidung der Fascioliden bei den Indischen Elefanten "Bani" und "Rona" hat vermutlich ihre Ursache in der langen Lebensdauer der Trematoden. E n i g k (1949) konnte Trematodenbefall bei Elefanten feststellen, die bereits 45 Jahre in Gefangenschaft lebten, und bei denen eine Neuinfektion ausgeschlossen war. Die relativ starke Eiausscheidungsfrequenz der Paramphistomiden bei den Indischen Elefanten "Rona" und "Bani" während des ganzen Jahres ist in Korrelation zur Eiausscheidung der Fascioliden durch eine höhere Anzahl geschlechtsreifer Paramphistomiden erklärbar. Die Eiausscheidungsmaxima in den Monaten April/Mai und August - bei "Rona" außerdem im Oktober des Vorjahres - können auf einen ungünstigen Immunstatus des Wirtes zurückgeführt werden. Hierbei spielen der individuelle Ernährungszustand und Erkrankungen der Tiere eine große Rolle. Eine Infektion mit Salmonella typhi-murium mag hierzu beigetragen haben. Ein besonderer Einfluß ist auch der karotinärmeren Winterfütterung zuzuschreiben. Durch Einwirkung seitens der Endoparasiten ist außerdem an eine Verminderung der Vitamin-A-Reserven, möglicherweise bedingt durch eine Störung der Synthese des Vitamin A aus dem Karotin bzw. an einen rascheren Verbrauch der Wirkstoffreserven infolge der verstärkten Abwehr des Wirtsorganismus gegenüber parasitären Infektionen, zu denken.

Die Untersuchungen zur Helminthenfauna der Hirschziegenantilopen anhand der Eier, Larven III und adulten Helminthen hatten folgende Ergebnisse:
Klasse: Nematoda, Familie: Trichostrongylidae.
Die Bestimmung der adulten Würmer ergab:+ Camelostrongylus mentulatus (Syn. Ostertagia mentulata), Nematodirus spathiger.
Die Hirschziegenantilopen zeigten über den gesamten Untersuchungszeitraum eine relativ starke Ausscheidung von Trichostrongylideneiern. Als Ursachen kommen in Betracht: Die verminderte Immunität als Folgeerscheinung des nicht immer befriedigenden Allgemeinzustandes der Hirschziegenantilopen, die ständig genutzten Grünflächen als Weideplätze, der häufig feuchte humose Boden, der Verseuchungsgrad des Geheges als Ergebnis des fortwährenden Zusammenwirkens der Besatzdichte des Auslaufes, der Zahl und Ausscheidungsrate der Parasitenträger, der Entwicklungs- und Lebensdauer der in der Außenwelt reifenden Trichostrongylidenlarven sowie die erhebliche Widerstandskraft der dritten Trichostrongylidenlarven gegenüber Umwelteinflüssen.

Bei den Wapitis konnten durch die helminthologischen Untersuchungen folgende Ergebnisse ermittelt werden:
Klasse: Nematoda, Familie: Trichostrongylidae,
anhand der Eier - und Larven III vermutlich Ostertagia
Familie: Strongylidae
anhand der Eier - und Larven III vermutlich Oesophagostomum.
Dieses Ergebnis konnte nachträglich bestätigt werden.
In dem Sektionsmaterial eines 17jährigen und eines 7jährigen Wapitis, die der untersuchten Wapitigruppe angehörten, konnte eine Wurmart isoliert werden, die als Oesophagostomum venulosum bestimmt wurde. Bei den Wapitis waren Maxima in der Eiausscheidung insbesondere im August/September sowie im April des folgenden Jahres von Trichostrongyliden bzw. im Zeitraum zwischen April und August von Strongyliden zu verzeichnen. Bei annähernd gleichen Haltungsbedingungen lagen im Gegensatz zu den Hirschziegenantilopen bei den Wapitis nur

---

+ Für ihre Hilfe bei der Artbestimmung der Helminthen sei Frau Dr. R. B u c h w a l d e r, Sektion TPV, Lehrbereich Parasitologie (Direktor: Prof. Dr. T. H i e p e) der Humboldt-Universität Berlin der herzlichste Dank ausgesprochen.

geringe Eifunde vor. Sie sprechen für eine starke Abwehrreaktion der Wapitis gegenüber Nematodeninfektionen. Die niedrigeren Temperaturen in den Monaten November bis Mitte März hatten vermutlich das Minimum der Eiausscheidung in den Wintermonaten zur Folge. Der Saisonzyklus in der Eiausscheidung von Helminthen der im Zoologischen Garten Rostock untersuchten Wapitis stimmt mit den von F o r s t n e r (1967) angeführten Ergebnissen bei den im Münchner Tierpark Hellabrunn und der "Wilhelma" in Stuttgart-Bad Cannstadt untersuchten Cerviden überein.

Aus den Ergebnissen der durchgeführten Untersuchungen ergeben sich einige Schlußfolgerungen für die tiergärtnerische Praxis:

1. Einstellungsuntersuchungen in der Quarantänezeit. Bei allen neueingestellten Zootieren sind auch in Zukunft unbedingt prophylaktische Maßnahmen in der Form wiederholter parasitologischer Untersuchungen und nötigenfalls Behandlungen durchzuführen, um eine Einschleppung von Parasiten in den vorhandenen Tierbestand weitgehend zu vermeiden.
2. Unterbrechung des Entwicklungszyklus der Parasiten durch Vernichtung der freilebenden Stadien, zumindest aber deren Verringerung nach dem Prinzip der "Erregerverdünnung". Dabei sind folgende hygienische Maßnahmen zu nennen:
   - möglichst tägliche Kotbeseitigung aus den Tierunterkünften,
   - Trockenhaltung der Gehege,
   - weitgehende Vermeidung von Grasbewuchs,
   - regelmäßige mechanische und chemische Reinigung der Unterkünfte,
   - Reinigung der Tröge und Raufen vor jeder Fütterung,
   - Vermeidung der Bodenfütterung - am besten grundsätzlich,
   - Verabreichung von einwandfreiem Trinkwasser.
3. Durchführung koprologischer Kontrolluntersuchungen. Die Durchführung koprologischer Routineuntersuchungen zweimal jährlich mit je einem Intervall von 14 Tagen zur parasitologischen Überwachung der Zootiere wird als erforderlich erachtet.
4. Optimale Haltungs- und Fütterungsbedingungen. Die parasitäre Infektion muß, auch wenn sie im subklinischen Schadensbereich liegt, als labiler Zustand gewertet werden. Fehler in der Haltung und Fütterung, einschließlich der Vitamin- und Mineralstoffversorgung, haben eine erhöhte Disposition des Wirtes gegenüber parasitären Infektionen zur Folge.
5. Einsatz von Antiparasitaria. Der Einsatz von Antiparasitaria zur Verhütung des Ausbruches einer Parasitose hat auch unter den Bedingungen zoologischer Gärten stets mit hygienischen Maßnahmen zu erfolgen. Eine metaphylaktische Wurmbehandlung verfehlt ihr Ziel, wenn die Infektionsquellen nicht beseitigt werden.

Zusammenfassung:

Zum Helminthenvorkommen bei Elefanten, Hirschziegenantilopen und Wapitis im Zoologischen Garten Rostock

Es werden die Ergebnisse der helminthologischen Untersuchungen unter besonderer Berücksichtigung des Jahreszyklus bei Elefanten (Loxodonta africana und Elephas maximus), Hirschziegenantilopen (Antilope cervicapra) und Wapitis (Cervus canadensis) im Zoologischen Garten Rostock besprochen. Einige Schlußfolgerungen für die tiergärtnerische Praxis werden aufgezeigt.

Summary:

Occurrence of Helminthes in Elephant, Antilope Cervicapra, and Cervus e. Canadensis in Zoological Garden of Rostock

Discussed in this paper are the results obtained from helminthological checks which had been applied, with particular consideration of the annual cycle, to elephants (Loxodonta africana and Elephas maximus), Antilope cervicapra, and Wapitis (Cervus e. canadensis) in the Zoological Garden of Rostock.Some conclusions are drawn with relevance to zoological garden practice.

Résumé:

Helminthioses chez les éléphants, les antilopes cervicapres et les wapitis du Zoo de Rostock

Présentation des résultats des examens parasitologiques en fonction du cycle annuel pour les espèces suivantes: Eléphant (Loxodonta africana et Elephas maximus), antilope cervicapre (Antilope cervicapra), wapiti (Cervus canadensis). Conclusions pour les aménagements et prophylaxies.

О гельминтах у слонов, оленьевых антилоп и у вапити.

Даны результаты гельминтологических исследований при особом учете годового цикла у слонов оленьевых антилоп и вапити, исследования проводились в зоопарке города Ростока. Даны заключения по практическому содержанию животных в зоопарках.

Literatur:

ENIGK, K. (1949): Tierische Helminthiasen. Zbl. Bakt. I Orig., 154.

FORSTNER, M. I. (1967): Untersuchungen über die jahreszeitlich verschiedenen Ausscheidungsraten von Wurmeiern und -larven bei Zootieren. Verhandlungsber. IX. Internat. Symp. Erkrankungen Zootiere, Prag, 167-169.

KLÖS, H. G. und E. M. LANG (1976): Zootierkrankheiten. Krankheiten von Wildtieren im Zoo, Wildpark, Zirkus und in Privathand sowie ihre Therapie. Berlin-Hamburg: Parey.

ODENING, K. (1971): Der große Leberegel und seine Verwandten. Neue Brehm-Bücherei. Wittenberg Lutherstadt: Ziemsen.

RYŠAVÝ, B. und Z. JAROŠ (1958): Fund von interessanten parasitischen Würmern beim Indischen Elefanten (Elephas maximus L.). Zool. Gart. NF 24, 23-26.

SALZERT, W. (1972): Elefanten - ihre Pathologie und den Tiergärtner interessierende physiologische Daten. Hannover: Vet.Med.Diss.

WESTHUYSEN van der, O. P. (1938): Monograph of the helminth parasites of elephants. Ondersteport J. vet. Sci. 10, 49-100.

Anschrift des Verfassers: Dipl.-Ing. Karin P e t e r s e n ,
Zoologischer Garten Rostock
DDR-25 Rostock, Tiergartenallee 10 (DDR)

Aus dem Pathologischen Institut (Direktor: Prof. Dr. B. M a ř a n) der Veterinärmedizinischen Fakultät Zagreb und dem Zoologischen Garten Zagreb (Direktor: Dr. I. H u b e r)

ECHINOKOKKOSE BEI EINEM MAKAKEN (CYNOPITHECUS NIGER)

Von K. Č u l j a k , I. H u b e r und J. P e r i ć

Echinococcus granulosus, ein kleiner Bandwurm des Hundes (3 - 6 mm), wird außer im Darm des Hundes auch bei verschiedenen wildlebenden Fleischfressern (Wolf, Hyäne, Schakal, Dingo und anderen) festgestellt. Seine Entwicklung erfolgt über einen Zwischenwirt. Unter den Haustieren sind es am häufigsten das Schwein, das Rind oder das Schaf. Neben den Haustieren und einer Reihe von wildlebenden Tieren ist auch der Mensch oft der Zwischenwirt, weshalb dieser Helminthozoonose besondere Bedeutung zukommt.
Da die Echinokokkose am häufigsten in der Leber vorkommt, findet sich der sekundäre Echinokokkenbefall zumeist auch in der Bauchhöhle. Im Gegensatz zum Menschen ist letzterer bei den Haustieren ziemlich selten.

Wir stellten Echinokokkose bei einem zehnjährigen weiblichen Schwarzen Makaken im November 1975 fest. Bereits im Vorfrühling konnte bei dem Tier klinisch eine Umfangsvermehrung im Bauchbereich festgestellt werden. Bis zum 29. Oktober waren jedoch Appetit und Allgemeinzustand in physiologischen Grenzen. Von diesem Zeitpunkt an bewegte sich das Tier kaum, saß zumeist und nahm nur wenig Nahrung zu sich. Der Bauch war straff gespannt und elastisch. Da der Zeitpunkt einer möglichen Gravidität überschritten war, konnte geröntgt werden. Das Bild zeigte einen einheitlichen Schatten der gesamten Bauchhöhle. Daraufhin wurde eine Probepunktion vorgenommen, wobei 5 - 15 ccm einer klaren Flüssigkeit entnommen werden konnten. Nachdem wir die Richtung der Nadel geändert hatten, erhielten wir abermals Flüssigkeit. Dies ließ uns annehmen, daß die Flüssigkeit sich nicht frei in der Bauchhöhle befand. Aus diesem Grunde wurde am 10. November eine diagnostische Laparotomie durchgeführt. Dabei wurden etwa 150 kirsch- bis tischtennisballgroße Echinokokken und ebensoviele leere Bläschen entnommen. Zwei Tage nach der Laparotomie starb das Tier.

Bei der Sektion wurde ein schlechter Allgemeinzustand festgestellt. Die Schleimhäute waren mittelmäßig ikterisch. Die Naht in der weißen Linie war ohne Befund. Beim Öffnen der Bauchhöhle trat eine klare Flüssigkeit hervor, die eine Menge kleiner Echinokokken und vereinzelt leere, zusammengeschrumpfte Bläschen enthielt. Die gesamte Bauchhöhle war mit Echinokokken von unterschiedlicher Größe ausgefüllt. Viele Bläschen lagen frei, viele waren am Omentum, Mesenterium und Peritoneum angeheftet. Die anhaftenden Echinokokken konnten mit Leichtigkeit abgetrennt werden. Die Leber war beinahe vollständig mit Echinokokken bedeckt und durchwachsen, die eine Perizyste bildeten. Im wenigen erhalten gebliebenen Leberparenchym konnten kleine Nekrosen und parenchymatöse Degenerationen festgestellt werden. In den Lungen stellten wir Bezirke mit Atelektase, chronischem Emphysem und Anthrakose fest. Im rechten Diaphragmalappen waren zwei nußgroße Echinokokkusblasen mit gut ausgeprägter Perizyste zu sehen. Der Bläscheninhalt war etwas trüb. Das Herz war kaum vergrößert und der Herzmuskel ohne sichtbare Veränderungen. An den Nieren waren ebenfalls keine Veränderungen zu sehen, die Milz war klein. Magen und Därme waren leer, die Schleimhaut zeigte eine chronische hyperplastische und abschnittsweise eine akute Entzündung. Die parasitologische Untersuchung ergab, daß es sich um sterile Echinokokken handelte.

Auf Grund dieser Feststellungen kamen wir zum Schluß, daß es sich im oben beschriebenen Falle um eine primäre Echinokokkose der Leber handelte, und daß es infolge nachträglichen Platzens der Bläschen zu der sekundären Echinokokkose in der Bauchhöhle gekommen war.

Diesen Echinokokkosefall bei einem weiblichen Affen hielten wir für mitteilenswert, da wir bis zum Augenblick der Punktion bzw. der Laparotomie der Meinung waren, es handele sich in diesem Falle um eine Gravidität.

Zusammenfassung:

Echinokokkose bei einem Makaken (Cynopitheous niger)

Die Autoren beschreiben eine Echinokokkose bei einem zehnjährigen weiblichen Schwarzen Makaken (Cynopitheous niger). Auf Grund einer erheblichen Umfangsvermehrung des Bauches wurde zunächst eine Gravidität vermutet. Erst eine Probepunktion und Laparetomie erbrachten Hinweise auf die bestehende Echinokokkose.

Summary:

Echinococciasis in Macaque (Cynopitheous niger)

A case of echinococciasis in a female black macaque, aged ten years (Cynopitheous niger), is described in this paper. Gravidity was first suspected because of considerable enlargement of the animal's abdomen. Evidence as to the presence of echinococciasis was not produced until exploratory puncture and laparotomy had been performed.

Résumé:

Echinococcose chez un Macaque (Cynopitheous niger)

Les auteurs décrivent une Echinococcose chez un Macaque noir (Cynopitheous niger) femelle âgée de 10 ans. L'augmentation de volume du ventre a d'abord fait penser à une gestation. Une ponction et une laparotomie ont mis en évidence une Echinococcose.

Ехинококкоз у макака (Cynopitheous niger)

Авторы описывают выявление ехинококка у IO-летнего макака женского пола. На основе значительного увеличения обьема живота сначала предполпгплась беременность. Только пробная пунктация и лапаратомия подтвердили наличие ехинококкоза.

Anschrift der Verfasser: Dr. K. Č u l j a k ,
Veterinärmedizinische Fakultät Zagreb
Heinzelova 55
Zagreb (SFR Jugoslawien)

Aus dem Zoologischen Garten Berlin (Direktor: Professor Dr. H.-G. K l ö s)

DARMPERFORATIONEN DURCH RIEMENBANDWÜRMER (LIGULA) BEI RUDERFÜSSLERN (STEGANOPODEN) DES BERLINER ZOOLOGISCHEN GARTENS

Von H. S. R a e t h e l

Der Riemenwurm (Ligula intestinalis GOEZE) aus der Cestodenordnung der Pseudophylliideen ist einer der häufigsten und wirtschaftlich schädlichsten Wurmparasiten der Cypriniden der Binnengewässer Eurasiens. Hauptwirte der Gattung Ligula sind Vertreter piscivorer Vogelfamilien, vor allem Colymbiformes, Lariformes, Ardeiformes und Steganopodes. Doch ist diese Cestodengattung so wenig wirtsspezifisch, daß sie auch in den Vertretern zahlreicher anderer Vogelfamilien sowie Säugern Geschlechtsreife erlangen kann. Versuche von J o y e u x und B a e r (1936, 1938a, 1938b) haben gezeigt, daß sich nach künstlicher Verfütterung von Ligula-Plerocercoiden an Katzen, Hunde und Kaninchen bei diesen innerhalb von zwei bis drei Tagen geschlechtsreife Cestoden entwickelten. Der Zyklus von Ligula spielt sich im Süßwasser ab. Mit dem Kot des Hauptwirtes ins Wasser gelangende Eier entwickeln sich innerhalb von fünf bis sechs Tagen zu bewimperten Coracidien, die von bestimmten Copepodenarten aufgenommen werden müssen. In der Leibeshöhle dieser Zwischenwirte entwickelt sich das Coracidium nach zehn Tagen zum Procercoid. Nimmt ein Fisch infizierte Copepoden auf, wird das 0,5 cm lange Procercoid in seinem Darmkanal frei, perforiert die Darmwandung und wächst einige Monate in der freien Bauchhöhle zum Plerocercoid heran, das bereits die Kopfstruktur der reifen Cestoden erhält und sogar dessen Fortpflanzungsorgane vorgebildet hat. Derartige Plerocercoide können nach S c h ä p e r c l a u s (1954) in Relation zur Größe des Fisches eine Länge bis 75 cm erreichen. Befallene Fische weisen daher oft einen ungewöhnlichen Leibesumfang auf, können nicht so geschickt schwimmen wie ihre gesunden Artgenossen und werden besonders leicht eine Beute ihrer Feinde. Eine Besonderheit des Ligula-Zyklus ist das nur kurzfristige Verweilen des geschlechtsreifen Parasiten im Hauptwirt. Die vorgebildeten Geschlechtsorgane reifen in seinem Darmkanal innerhalb von zwei bis drei Tagen heran, der reife Cestode verliert die hintere Körperhälfte und legt zirka zehn Tage lang Eier ab, um danach zu sterben. So erklären sich die seltenen Funde reifer Ligulae bei Obduktionen von Wassergeflügel, über die aus dem Berliner Raum nur H e i n r o t h (1916) und H ö r n i n g (1956) kurz berichtet haben.
Nach experimentellen Untersuchungen von J o y e u x und B a e r (1936) erwirbt der Hauptwirt nach Abgang einer abgestorbenen Ligula eine Immunität von 20 bis 30 Tagen, um erst danach wieder für Plerocercoide aufnahmefähig zu werden. In der norddeutschen Tiefebene ist der am stärksten mit Ligula befallene Cyprinide der Blei oder Brachsen (Abramis brama). Wichtigste Hauptwirte sind Lachmöwe (Larus ridibundus) und Haubentaucher (Colymbus cristatus). Durch die dem Zoo von Anglern geschenkten Bleie aus Havel und Spree, die hauptsächlich an Pelikane und Scharben verfüttert werden, kommt es naturgemäß recht häufig zu Ligula-Befall dieser Steganopoden, der bei der kurzen Verweildauer des reifen Parasiten üblicherweise keinen Schaden hervorruft. Um so verwunderter waren wir, als wir bei Obduktionen von Pelikanen und Kormoranen in fünf Fällen, die sich über mehrere Jahre erstreckten, als Todesursache Ligula-Plerocercoide feststellen mußten, die die Darmwandung des betreffenden Vogels perforiert hatten und mehr oder weniger weit in den Eingeweidebauchfellsack eingedrungen waren. Der gleichzeitig aussickernde Darminhalt hatte zu einer jauchig-fibrinösen Serositis und damit zum Tode geführt. Interessant waren hierbei die Reaktionen des Organismus zur Lokalisation der Fremdkörper "Wurm" und "Darminhalt". Beides wurde gewöhnlich in einer durch umfangreiche Fibrinabscheidungen gebildeten Tasche lokalisiert, wobei benachbarte Darmschlingen, durch Fibrin zusammengekittet, zusätzlich stabilisierend wirkten.

Es erhebt sich nun zwangsläufig die Frage, wie das abnorme Verhalten einzelner aus der Vielzahl der aufgenommenen Plerocercoide erklärt werden kann. Wir glauben an Zusammenhänge mit der zeitlich begrenzten Immunität des Hauptwirtes nach Abgang einer gereiften und abgestorbenen Ligula und nehmen ein durch immunologische Reaktionen von seiten des Wirtsorganismus verändertes Wirt/Parasitenverhältnis an. Infolge einer veränderten Reaktionslage im Darmkanal fänden während dieser Zeit einwandernde Plerocercoide ein für sie lebensfeindliches Milieu vor, dem sie sich durch lebhafte Fluchtbewegungen zu entziehen trachten. Werden ihnen die "Fluchtwege" etwa durch Verkrampfung der Darmmuskulatur versperrt, perforieren sie mit ihrem kräftigen Scolex die beim Fischfresser zarte Darmwandung und dringen in den Eingeweidebauchfellsack ein.

Zusammenfassung:

Darmperforationen durch Riemenbandwürmer (Ligula) bei Ruderfüßlern (Steganopoden) des Berliner Zoologischen Gartens

Der Riemenbandwurm (Ligula) ist in den Berliner Gewässern einer der häufigsten Wurmparasiten der Cypriniden, in deren Leibeshöhle das Plerocercoid lebt. Bei den mit Cypriniden aus der Havel gefütterten Pelikanen und Kormoranen des Berliner Zoos hatten in mehreren Fällen Ligula-Plerocercoide die Darmwand perforiert und eine jauchig-fibrinöse Serositis verursacht. Als Ursache des abnormen Verhaltens wird eine immunologisch bedingte veränderte Reaktionslage im Darmkanal des Wirtes vermutet.

Summary:

Intestinal Perforation caused by Tapeworms (Ligula) in Steganopodes in the Berlin Zoo

The tapeworm (Ligula) of the family of Pseudophyllideae is one of the most common worm parasites in cyprinids. The Plerocercoid lives in the abdominal cavity of the fish. Ligula-Plerocercoids had in several cases perforated the intestinal wall of pelicans and cormorants kept in the Berlin Zoo and fed with cyprinids from River Havel. Passage of faeces through that perforation caused putrescent-fibrinous serositis of the visceral skin sac and led to death. The abnormal behaviour of the Plerocercoids was attributed to some immunologically changed reactivity in the intestinal canal of the host.

Résumé:

Perforation de l'intestin par des Ligulinoe chez des Stéganopodes du Zoo de Berlin

Ligula est dans les eaux de la région de Berlin le parasite le plus fréquent chez les cyprinidés qui hébergent les larves plerocercoides. Des pélicans et des cormorans du Zoo de Berlin, nourris avec des cyprinidés provenant de la Havel ont présenté à plusieurs reprises des perforations intestinales par les larves plerocercoides de Ligula ayant provoqué une serosite fibro-purulente. Une réaction anormale, de caractère immunologique, au niveau du tube digestif de l'animal atteint, peut être supposée.

Прободение кишек, вызванное ленточными червями у Ligula в Берлинском зоопарке.

Ленточный червь часто встречающейся в Берлинских водах - один из распространенных паразитов-ципринидов, в полости живота которых развивается Plerocercoid
У пеликанов и корморанов, накормленных ципринидами из вод Хавеля, во многих случаях Ligula plerocercoide , вызывающие прободение кишечника язвенно-фибринозные проявление серосита. Причиной аномального поведения является иммунологически- условные изменения условия реакций в кишечном тракте хозяина.

Literatur:

HEINROTH, O. (1916): Verbreitung der Ligula durch fischfressende Vögel. J. Ornith. 64, 420.

HÖRNING, B. (1956): Einige weniger bekannte parasitäre Würmer des Fuchses und einiger Wildvögel im Gebiet von Berlin. Zschr. Jagdwiss. 2, 239-40.

JOYEUX, C. und J. B. BAER (1936): Remarques morphologiques et biologiques sur quelques cestodes de la famille des Taeniidae. Rabot Gelmint Skrjabin, 269-274.

JOYEUX, C. und J. B. BAER (1938a): Sur le dévelopement des Pseudophylliidae (Cestodes). Compt. Rend. Soc. Biol. 127, 1265-1266.

JOYEUX, C. und J. B. BAER (1938b): L'évolution des plerocercoides de la Ligule intestinale. Compt. Rend. Soc. Biol. 129, 314-316.

SCHÄPERCLAUS, W. (1954): Fischkrankheiten. Berlin: Akademie, 263-267.

Anschrift des Verfassers: Dr. H. S. Raethel,
Xantener Str. 7
1 Berlin 15 (Berlin-West)

Aus dem Zoologischen Garten Berlin (Direktor: Prof. Dr. H.-G. K l ö s)

ÜBERSICHT ÜBER DIE TODESURSACHEN UND DAS KRANKHEITSGESCHEHEN IM PRIMATENBESTAND DES ZOOLOGISCHEN GARTENS BERLIN VON 1957 - 1976[+]

Von R. G ö l t e n b o t h und H.-G. K l ö s

Ende 1956 besaß der Zoologische Garten Berlin zwei Orang-Utans (Pongo pygmaeus), vier Schimpansen (Pan troglodytes) und 73 niedere Affen (Prosimiae et Simiae). In den folgenden zwanzig Jahren bis Ende 1976 wurden insgesamt 344 Primaten durch Kauf, Tausch oder als Geschenk erworben, 501 Primaten sind in dieser Zeit im Zoo geboren. Ende 1976 wurden im Zoo Berlin elf Orang-Utans, fünf Schimpansen, sieben Gorillas (Gorilla g. gorilla), sieben Gibbons (Hylobatidae) und 175 niedere Affen gehalten.

Im Untersuchungszeitraum wurden insgesamt 313 verendete Primaten - 19 Menschenaffen (Pongidae), 24 Gibbons und 273 niedere Affen erfaßt. Hinzu kommen noch 22 Totgeburten. Um anhand dieser Zahlen kein verzerrtes Bild zu erhalten, muß allerdings erwähnt werden, daß es sich bei 86 gestorbenen niederen Affen zum größten Teil um bis zu zwanzig Tage alt gewordene Mantelpavian-Jungtiere (Papio hamadryas) aus der großen Pavianherde handelt.

Die Sektionen wurden im Institut für Veterinärpathologie in Berlin-Dahlem und in der Landesanstalt für Veterinärmedizin Berlin durchgeführt. Einige Menschenaffen wurden im Pathologischen Institut des Städtischen Krankenhauses Moabit seziert.

Die Menschenaffen und die meisten niederen Affen sind in geräumigen, gekachelten Schaukäfigen mit Sitzbrettern und Klettervorrichtungen untergebracht. Vom Besucherraum im Inneren des Hauses sind diese durch Gitterstäbe, Wärtergang und Glaswände getrennt. Durch einen Gang gelangen die Tiere in die Außenkäfige oder auf die Freianlage. Im neu errichteten, an das Affenhaus anschließenden Tropenhaus und im kürzlich umgebauten Haus für niedere Affen sind die Schaukäfige zum Besucher hin nur noch durch eine Panzerglasscheibe getrennt. Eine große Herde Mantelpaviane (Papio hamadryas) einerseits und Schweinsaffen (Macaca nemestrina) und Mohrenmakaken (Macaca maura) andererseits bevölkern einen abseits vom Affenhaus gelegenen Affenfelsen.

Die Fütterung kann als konventionell bezeichnet werden. Sämtlichen Menschenaffen und niederen Affen wird als erste Mahlzeit frühmorgens der sogenannte Affenkuchen nach der Rezeptur von Basel angeboten, wobei die aufgenommene Menge von Tier zu Tier sehr differiert. Danach werden in zwei bis fünf über den Tag verteilten Mahlzeiten alle Arten Früchte, Obst, Gemüse, Salate, Kräuter, Zweige und Laub angeboten. Citrusfrüchte werden ohne Schale, Bananen mit Schale verfüttert. An stärkehaltiger Nahrung werden gekochter Reis und Kartoffeln und wenig Brot gegeben. Seit einigen Jahren wird generell auf Milch und Milchpräparate als Getränk verzichtet, und der Tee wird, falls erforderlich, nur noch mit Süßstoff gesüßt, was zu einer sehr erwünschten starken Gewichtsreduzierung - vor allem bei unseren Orang-Utans - geführt hat.

Sowohl die Menschenaffen als auch die niederen Affen werden zur Zeit ausschließlich mit Hilfe des Telinject-Blasrohres immobilisiert. Nachdem unser Vorrat an Parkesernyl[R] zur Neige gegangen ist, setzen wir jetzt das Vetalar[R] in einer Dosis von 8 - 10 mg/kg/Kgw. bei allen Tieren mit gutem Erfolg ein (siehe G ö l t e n b o t h und K l ö s , 1976).

[+] Dem stellvertretenden Vorsitzenden des Aufsichtsrates des Zoologischen Gartens Berlin, Herrn Werner J o h a n s s e n , zur Vollendung seines 75. Lebensjahres gewidmet.

Einige Versuche bei den Menschenaffen haben gezeigt, daß mit einem geringen Zusatz von 0,1 - 0,2 mg/kg/Kgw. Rompun[R] zum Vetalar[R] die Narkose noch wesentlich vertieft und verlängert werden kann.

In Tabelle 1 sind die Todesursachen unter den drei großen Menschenaffenarten sowie den Gibbons (Hylobatidae) und in Tabelle 2 unter den niederen Affen nach Hauptbefunden und systematischer Stellung der Tiere zusammengefaßt. Einzelne Punkte und Krankheitsgeschehen sollen im folgenden näher erläutert und ergänzt werden.

Tabelle 1:

Todesursachen	Schimpanse (Pantroglodytes)	Gorilla (Gorilla g.gorilla)	Orang-Utan (Pongo pygmaeus)	Gibbon (Hylobatidae)	Gesamt	in %
Infektionen 6 (13,9 %)						
Shigellose		1+		2	3	6,9
Salmonellose			1+	1	2	4,6
Tuberkulose			1		1	2,3
Parasitenbefall 10 (23,2 %)						
Oxyuren				2/2+	4	9,3
Oesophagostomum		2+		1	3	6,9
Acanthocephalen		1	1		2	4,6
Strongyloides			1		1	2,3
Organkrankheiten 18 (41,8 %)						
Darmentzündungen	1		1+	3	5	11,6
Darmgeschwüre	1			1	2	4,6
Darmverwachsungen		1			1	2,3
Volvulus			1		1	2,3
Lungenentzündungen				1/1+	2	4,6
Lungenblutungen				1	1	2,3
Leukämie, Myelose	1		1		2	4,6
Nebennierenrinden-insuffizienz				2	2	4,6
Myocarditis			1		1	2,3
Endometritis				1	1	2,3
Sonstige Todesursachen 9 (20,9 %)						
Milchaspiration			3+		3	6,9
Milchmangel				1	1	2,3
Schwergeburt				1	1	2,3
Intoxikation				1	1	2,3
Totgeburt				3	3	6,9
Total	3	5	11	24	43	

+ = Jungtiere

Infektionen

Über den Ausbruch bakterieller Ruhr (Shigella, Typ Flexner I b) im Menschenaffenhaus im Jahre 1967, dem ein junger, neu angekommener Gorilla und zwei Siamangs (Symphalangus) zum Opfer fielen, wurde ausführlich berichtet (G ö l t e n b o t h , 1967; G ö l t e n b o t h und K l ö s , 1971). Bis heute ist kein weiterer derartiger Fall aufgetreten.

Als 1974 überraschend eines unserer Orang-Männchen an generalisierter Tuberkulose gestorben war, wurden die mit diesem Tier in Kontakt gekommenen Orang-Utans tuberkulinisiert, mit negativem Befund. In der Hoffnung, eventuell weitere im Entstehen begriffene unentdeckte Tuberkulose-Erkrankungen zu stoppen, wurden dann sämtliche Menschenaffen und Gibbons vorbeugend sechs Monate lang mit der Dreierkombination Rifamycin[R], Myambutol[R] und INH[R],wie sie auch in der Humanmedizin eingesetzt wird, behandelt. Nach anfänglichen Schwierigkeiten

wurde diese Medikamentenkombination in Pulverform von allen Menschenaffen willig eingenommen und gut vertragen. Ob damit tatsächlich etwas erreicht oder verhindert worden ist, kann heute noch nicht beurteilt werden. Die Tuberkulosefälle bei den niederen Affen beschränken sich auf den ersten Teil der Untersuchungsperiode und sind fast ausschließlich bei Makaken und Schweinsaffen auf der vom Affenhaus abgesonderten Felsanlage aufgetreten.
Todesfälle durch Pasteurellose gab es während zweier Seuchenzüge im Jahre 1958/59, denen zehn Meerkatzen (Cercopithecidae) und 1963 vier Kapuziner (Cebidae) zum Opfer fielen.

Tabelle 2:

Todesursachen	Meerkatzenartige (Cercopithecidae)	Schlankaffen (Colobidae)	Kapuzinerartige (Cebidae)	Krallenaffen (Callithricidae)	Halbaffen (Prosimiae)	Gesamt	%
Infektionen 37 (12,6 %)							
Pasteurellose	10		4			14	4,1
Tuberkulose	9		1			10	3,4
Streptokokkensepsis	2	1	1	1		5	1,7
Klebsiellose				2	1	3	1,0
Salmonellose	1	1				2	0,6
Colisepsis	1			1		2	0,6
Listeriose	1					1	0,3
Parasitenbefall 13 (4,4 %)							
Acanthocephalen	2		2	1		5	1,7
Oesophagostomum	4					4	1,3
Magenwürmer				1	1	2	0,6
Trichuris		1				1	0,3
Strongyloides	1					1	0,3
Organkrankheiten 93 (31,8 %)							
Pneumonie	13	4	1	7	4	29	9,9
Leberdegeneration	6	3	2	2	1	14	4,7
Darmentzündung	7	3		1	1	12	4,1
Nephropathien	1	1	4	2	1	9	3,0
Magenentzündung	3	4				7	2,3
Herzmuskelschaden	3	2		1	2	8	2,1
Osteodystrophie		1		3		4	1,3
Gehirn-Rückenmarks-Erkrankungen	3					3	1,0
Magenüberladung	1	2				3	1,0
Lebernekrose	1	1				2	0,6
Darmverschluß	2					2	0,6
Sonstige Todesursachen 149 (51 %)							
Kachexie	6	1	2	1	4	14	4,7
Trauma	7			3	3	13	4,4
Intoxikation	5	4			2	11	3,7
Tumoren	1				2	3	1,0
Avitaminose	2		1			3	1,0
Totgeburt	13	1		2	3	19	6,5
Todesfälle bei Jungtieren bis 20 Tage alt (siehe Tab. 3)	77	3	2	1	3	86	29,4
Total	182	33	20	29	28	292	

Parasitenbefall

Einige der in den Tabellen aufgeführten Parasiten sind heute gänzlich verschwunden. So starben bis 1964 sowohl einige Menschenaffen als auch niedere Affen durch massiven Acanthocephalen- und Oesophagostomumbefall. Diese beiden Parasitenarten sind seit etwa zehn Jahren bei keiner Kotuntersuchung mehr festgestellt worden. Sicherlich ist dies vor allem darauf zurückzuführen, daß seit etwa dieser Zeit die bis dahin massennaft aufgetretenen Schaben im Affenhaus durch eine Schädlingsbekämpfungsfirma, die den ganzen Zoo systematisch überwacht, vollstandig beseitigt wurden. Erwähnenswert scheint es auch, daß wir seit vielen Jahren keinen Strongyloides-Befall beobachten konnten, der in anderen zoologischen Gärten immer wieder so hartnäckig auftritt.

Über den Verlust zweier junger Gibbons durch massiven Oxyurenbefall der Art Enterobius verauxi und Probstmayria gorillae trotz intensiver Behandlung mit Molevac^{R} hatten wir bereits berichtet (G ö l t e n b o t h und K l ö s , 1969). Auch danach starben noch zwei erwachsene Gibbons trotz Überwachung und Behandlung mit den Präparaten Molevac^{R} und Uvilon^{R}, die in der Humanmedizin als Mittel der Wahl gelten. Seit zwei Jahren behandeln wir nun unsere Gibbons vorbeugend in regelmäßigen Abständen mit Mebendazole in einer Dosis von 20 mg/kg/Kgw. über sieben Tage und hoffen, damit endlich das Problem unter Kontrolle zu haben.

Ähnlich hartnäckig ist der Trichurisbefall bei unseren Kilimandscharo-Guerezas (Colobus abyssinicus caudatus). Nachdem auch hier Behandlungsversuche mit Thibenzol^{R} und Tetramisol ebenso versagt hatten wie Mebendazole in einer Dosierung von 15 mg/kg/Kgw., zwei Tage gegeben, sind wir zuversichtlich, mit 40 mg/kg/Kgw. Mebendazole, sieben Tage lang verabreicht, auch dieser Parasiten Herr werden zu können.

Organkrankheiten

Hier sind ätiologisch oft nicht abgeklärte Fälle mit Hauptbefund in einem Organ oder Organsystem zusammengestellt.
Ungeklärte Darmentzündungen, zum Teil mit Darmgeschwüren, führten bei zwei erwachsenen Schimpansen, einem jungen in künstlicher Aufzucht befindlichen Orang-Utan und drei Gibbons zum Tode.

Bei einem Gorilla, der jahrelang wegen schwerer Parodontose behandelt worden war (G ö l t e n b o t h und K l ö s , 1971), und der letztlich wegen hochgradiger Abmagerung eingeschläfert worden war, wurden umfangreiche abszedierende Verwachsungen unbekannter Genese im gesamten Darmbereich festgestellt.

Ein männlicher Orang-Utan starb ohne vorhergehende Krankheitsanzeichen über Nacht an einer Myocarditis, und ein Orang-Weibchen verendete zwei Stunden nach einer Volvulus-Operation in der Chirurgischen Abteilung eines Berliner Krankenhauses, bei der ein ein Meter langer nekrotischer Darmabschnitt herausgenommen werden mußte.

Bis heute nicht gänzlich geklärt ist die tödliche Erkrankung eines Orang-Mannes, die aufgrund der klinischen Untersuchungen als megaloblastäre Anämie, ähnlich der Perniciosa des Menschen, angesprochen und zeitweise erfolgreich behandelt worden war. Bei der Sektion zeigte sich dann aber das Bild einer akuten Leukämie (G ö l t e n b o t h und K l ö s , 1971). Inzwischen ist 1976 ein etwa sechsjähriger Schimpanse, der vor seinem Tode nur einen Tag lang an hochgradig blutigem Durchfall, Erbrechen und Apathie litt, ebenfalls an chronischer Myelose bzw. myeloischer Leukose mit Lokalisation in allen Körper- und Organlymphknoten, in der Milz, Leber, Herz, Nieren, Darm und Lunge gestorben.

Bei den niederen Affen stehen zahlenmäßig unspezifische Pneumonien, besonders unter Mantelpavianen (Papio hamadryas), Meerkatzen (Cercopithecidae) und Krallenaffen (Callithricidae) im Vordergrund. Es folgen degenerative Lebererkrankungen, Darmentzündungen und Nephropathien. Magenentzündungen und Magenüberladungen mit tympanischen Erscheinungen und Erbrechen sind typische Todesursachen bei den Schlankaffen, wie Nasenaffen (Nasalis larvatus), Kleideraffen (Pygathrix nemaeus) und Kilimandscharo-Guerezas (Colobus abyssinicus caudatus), genannt in der Reihenfolge ihrer Anfälligkeit für diese Erkrankungen. Um weitere Verluste möglichst zu vermeiden, haben wir bis ins einzelne gehende schriftliche Futteranweisungen erlassen. Die Schlankaffen werden mindestens fünfmal am Tage gefüttert mit möglichst täglichem Wechsel der einzelnen Nahrungsmittel. Blähende Gemüsearten (Weißkohl, Wirsingkohl, Kohlrabi, Zwiebeln) sowie viel Zucker enthaltende Früchte (überreife Bananen und Birnen, Datteln, Feigen) werden nicht angeboten, dagegen täglich Laub und Zweige. Bei den geringsten Anzeichen einer Erkrankung wird das betreffende Tier von der Gruppe isoliert und einer Diätkur unterworfen.

Abschließend seien noch einige Organerkrankungen erwähnt, die nicht zum Tode des betreffenden Tieres führten. Nachdem wir bereits 1967 über die erfolgreiche Behandlung einer Kehlsackentzündung bei einem weiblichen Orang-Utan berichtet hatten (G ö l t e n b o t h , 1967), stellten wir vor zwei Jahren auch bei einem fünf Jahre alten Orang-Utan eine etwa kindskopfgroße Umfangsvermehrung im Kehlsackbereich fest. Wie im ersten Fall genügte die Punktion des Kehlsackes und das Ablassen der jauchigen Flüssigkeit, um den Prozeß komplikationslos abheilen zu lassen.

Bei einem Mohrenmakak (Macaca maura), der sich den Oberarm gebrochen hatte, wurden die Bruchenden durch einen von proximal in die Markhöhle eingetriebenen Stahlstift fixiert. Bereits einen Tag nach der Operation benutzte das Tier diesen Arm wieder voll zum Klettern und Greifen, und nach 17 Tagen hatte sich der Nagel bereits gelockert, so daß er gezogen werden mußte. Trotzdem hatte sich bereits an den Bruchenden ein so starker Kallus gebildet, daß sich jede weitere Maßnahme erübrigte.

Erfolgreich verlief auch die Operation eines Leisten- bzw. Hodenbruchs bei einem erwachsenen männlichen Bartaffen (Macaca silenus).

Sonstige Todesursachen

Hier handelt es sich zum größten Teil um neugeborene Mantelpaviane, die wegen Milchmangels (23 Tiere), durch traumatische Einwirkungen (19 Tiere) oder wegen allgemeiner Lebensschwäche innerhalb der ersten zwanzig Tage gestorben waren (siehe Tabelle 3). Häufig war die Todesursache nicht mehr festzustellen, da die Kadaver erst in fortgeschrittenem Fäulnisstadium aus der Pavianalage entfernt werden konnten.

Drei junge Orang-Utans, die im Alter zwischen ein bis sieben Monaten in künstliche Aufzucht gegeben worden waren, starben infolge Aspirationspneumonie (teils durch die Ungeschicklichkeit des Pflegers, teils durch Erbrechen). Vorangegangen waren stets Magen-Darm-Erkrankungen.

Bei den drei im Untersuchungszeitraum ermittelten Abgängen durch Tumore handelt es sich um einen Magentumor bei einem Mantelpavian (Papio hamadryas), eine Unterkiefergeschwulst bei einem Senegalgalago (Galago senegalensis) und ein Mammadrüsenkarzinom bei einem Katta (Lemur catta). Das Kattaweibchen starb ein Jahr nach der Amputation einer tumorös veränderten Brust an Metastasen in allen Organen.

Tabelle 3:

Todesursachen	Meerkatzenartige (Cercopithecidae)	Schlankaffen (Colobidae)	Kapuzinerartige (Cebidae)	Krallenaffen (Callithricidae)	Halbaffen (Prosimiae)	Gesamt	in %
Milchmangel	23		2		1	26	30,2
Trauma	19	1			1	21	24,4
Lebensschwäche und Kachexie	13					13	15,1
Lungenödem	5	1		1		7	8,1
Milchaspiration	2	1				3	3,4
ungeklärt	15				1	16	18,6
Total	77	3	2	1	3	86	

Zusammenfassung:

Übersicht über die Todesursachen und das Krankheitsgeschehen im Primatenbestand des Zoologischen Gartens Berlin von 1958 - 1976

Einleitend wird ein kurzer Überblick über die Entwicklung des Bestandes in den letzten zwanzig Jahren, die derzeitigen baulichen Einrichtungen im Affenhaus sowie die Fütterung und Immobilisierung der Primaten im Zoologischen Garten Berlin gegeben. In den folgenden drei Tabellen sind die Todesursachen der im Zeitraum von 1957 bis 1976 verendeten 19 Menschenaffen (Pongidae), 24 Gibbons (Hylobatidae) und 273 niederen Affen (Prosimiae et Simiae) zusammengestellt. Einzelne Fälle und Krankheitsgeschehen werden näher erläutert und ergänzt.

Summary:

Causes of Death and Record of Diseases among Primates in Berlin Zoo, between 1958 and 1976

A brief account is given of primate stock developments over the last 20 years, including the present position regarding accommodation, feeding, and immobilisation of primates in the Berlin Zoo. Nineteen apes (Pongidae), 24 gibbons (Hylobatidae), and 273 lower monkeys (Prosimiae et Simiae) died between 1957 and 1976. The causes of death are given in three tables. Certain cases and the pathological record are explained in greater detail.

Résumé:

Aperçu sur les causes de mortalité et la pathologie chez les Primates du Zoo de Berlin de 1958 à 1976

D'abord, l'auteur donne des renseignements sur le développement de la collection de primates au Zoo de Berlin pendant les derniers 20 ans. Il décrit brièvement les installations pour les primates, leur nourriture et leur immobilisation. Les 3 tableaux qui suivent contiennent les causes de la mort de 19 anthropoidés (Pongidae), de 24 gibbons (Hylobatidae) et de 273 singes (Prosimiae et Simiae) qui sont mort entre 1957 et 1976. Quelques cas particuliers sont présentés avec plus de détails.

Обзор смертности и заболеваний обезьян в зоопарке г. Берлина за 1958-1976 годы.

Дается обзор развития стада обезьян за 20 лет, описаны постройки в обезьяннике, методы питания и иммобилизация приматов в зоопарке города Берлина. В трех таблицах собраны результаты исследований причин падежа в течение с 1957 по 1976 годы 19 человеческих обезьян, 24 гибона и 273 низших обезьяны. Подробно описаны единичные случаи заболеваний.

<u>Literatur:</u>

GÖLTENBOTH, R. (1967): Ein Ausbruch von bakterieller Ruhr bei Menschenaffen. Kleintierprax. <u>12</u>, 79-82.

GÖLTENBOTH, R. (1967): Erfolgreiche Behandlung einer Kehlsackentzündung bei einem Orang-Utan. Verhandlungsber. IX. Internat. Symp. Erkrankungen Zootiere, Prag, 285-286.

GÖLTENBOTH, R. und H.-G. KLÖS (1969): Klinischer Verlauf und Mißerfolge bei der Behandlung einiger bemerkenswerter Erkrankungen bei Zootieren (Clostridium perfringens-Infektionen bei Wildwiederkäuern, Oxyurenbefall bei Junggibbons, Blasenstein bei einem Dromedar und Narkosetod bei einer Rappenantilope). Verhandlungsber. XI. Internat. Symp. Erkrankungen Zootiere, Zagreb, 99-103.

GÖLTENBOTH, R. und H.-G. KLÖS (1971): Klinische Beiträge zu den Erkrankungen der Menschenaffen. Verhandlungsber. XIII. Internat. Symp. Erkrankungen Zootiere, Helsinki, 59-63.

GÖLTENBOTH, R. und H.-G. KLÖS (1976): Zur Immobilisation von Zootieren mit Vetalar und Rompun. Verhandlungsber. XVIII. Internat. Symp. Erkrankungen Zootiere, Innsbruck, 287-293.

Anschrift der Verfasser: Dr. R. G ö l t e n b o t h und
Direktor Prof. Dr. H.-G. K l ö s ,
Hardenbergplatz 8
1000 Berlin (West)

Aus dem Zoologischen Garten Wrocław (Direktor: Dr. A. G u o w i n s k i) und der Forschungsstelle für Wirbeltierforschung (im Tierpark Berlin) (Direktor: Prof. Dr. sc. Dr. h. c. H. D a t h e) der Akademie der Wissenschaften der DDR

ERKRANKUNGEN BEI ORANG-UTANS IM ZOO WROCŁAW

Von A. G u o w i ń s k i , K. K o c u ł a und R. I p p e n

Vor der Beendigung des zweiten Weltkrieges wurden im Zoo Wrocław zwölf Orang-Utans gehalten. Aus den zur Verfügung stehenden Unterlagen sind jedoch keine genauen Angaben über Erkrankungen und Todesursachen zu entnehmen. Es findet sich lediglich der Hinweis, daß ein Tier über drei Jahre im Zoo gehalten werden konnte. Nach dem Krieg wurde 1952 ein erwachsenes Orang-Utan-Paar aus Rotterdam importiert. Beide Tiere konnten bis 1962 ohne besondere Schwierigkeiten gehalten werden. Im selben Jahr stellte sich beim männlichen Orang-Utan eine schwere Kehlsackentzündung ein, die zum Tode des Tieres führte, worüber bereits berichtet wurde (G u o w i ń s k i , 1964). 1963 verstarb dann der inzwischen 29 Jahre alte weibliche Orang-Utan unter den typischen Anzeichen einer fortgeschrittenen Senilität.

Erst 1969 importierten wir erneut einen männlichen Orang-Utan aus Holland. Bis zum Februar 1973 hielten wir das Tier bei guter Gesundheit im Zoo. Zu diesem Zeitpunkt war das Affenhaus wegen einer Influenzaepidemie in Wrocław für den Publikumsbesuch geschlossen. Dennoch kam es zu einer Infektion des Tieres durch einen Pfleger. Der Orang-Utan zeigte zwei Tage eine heftige Bronchitis mit anschließender Laryngitis. Am dritten Erkrankungstag stellten sich die Anzeichen einer Bronchopneumonie ein. Der Einsatz von Breitspektrum-Antibiotika, zunächst per os und anschließend durch Injektion, erbrachte keine Besserung. Das Tier verstarb vier Tage nach Krankheitsbeginn. Die Sektion bestätigte die klinische Diagnose.

Ende 1971 hatten wir ein etwa zwei Jahre altes Weibchen importiert. Vom Tage des Eintreffens an zeigten sich fortlaufend Verdauungsstörungen. Dabei wechselten sich Diarrhoen und Obstipationen ab. Diätetische Maßnahmen blieben ohne Einfluß auf das Krankheitsgeschehen. Gelegentlich, etwa ein- bis zweimal wöchentlich, erbrach das Jungtier unmittelbar nach der Nahrungsaufnahme. Die gesamte Haltungszeit hindurch hatte der Stuhl eine fast weiße Farbe bei überwiegend flüssig-breiiger Konsistenz. Mehrmals kam es zu erheblicher Aufblähung des Darmtraktes. Zwei Monate nach dem Import erbrach das Tier nach jeder Mahlzeit, und der ständige Durchfall war nicht mehr zu beeinflussen. Es wurden daraufhin subkutan 400 ml einer gemischten Lösung (200 ml Glukoselösung 5%ig und 200 ml physiologische Kochsalzlösung) an verschiedenen Körperstellen injiziert. Per os verabreichten wir 40 mg/kg/Kgw. Chloromycetin und zusätzlich Cardiaca. Auch nach Wiederholung der gleichen Behandlung am nächsten Tag trat keine Besserung ein. Am dritten Tag wurden dann 0,5 g Chlorozit (Polfa) i. m. appliziert und per os Vitamin B-Komplex und Cardiaca verabreicht. Zwei Stunden später trat ein Exzitationsstadium ein. Das Tier versuchte, aus seinem Käfig zu gelangen und den Pfleger zu beißen. Ähnliche Exzitationsreaktionen sind bei Anwendung des Chlorozits bei Kindern beobachtet worden. An den darauffolgenden vier Tagen trat eine sichtbare Besserung ein. Das Tier nahm Tee mit Acid. lacticum und Pepsinpräparaten auf. Es zeigte ein großes Schlafbedürfnis. Wenige Tage später trat dann ohne besondere Begleiterscheinungen der Tod ein. Bei der Obduktion wurden in der Bauchhöhle umfangreiche Fettdepots festgestellt, die auf einen sehr guten Ernährungszustand des Tieres hinwiesen. Diese Feststellung war um so erstaunlicher, da bekannt war, daß das Orang-Utan-Weibchen über Wochen nur unregelmäßig Nahrung aufgenommen und unter ständigem Durchfall gelitten hatte. Die Leber war auffällig hellbraun, und die Ränder erschienen stark abgerundet. Die Konsistenz war weich bis brüchig. In unmittelbarer Umgebung der Gallenblase zeichnete sich ein scharf abgegrenzter, auffallend hellgelber Bezirk ab, der sich auch nach Anschnitt als tief ins Leberparenchym reichend erwies. Histologisch konnte eine vollständige fettige Leberdystrophie in diesem Bereich nachgewiesen werden. Intaktes Lebergewebe fehlte vollständig.

Neben diesem Befund erwies sich auch das übrige Lebergewebe als hochgradig großtropfig verfettet. Als weiterer pathologischer Befund trat eine katarrhalische Entzündung des gesamten Dünndarmes hervor, wobei die Schleimhaut stark zellig infiltriert war und in einzelnen Abschnitten histologisch ein Blutaustritt nachzuweisen war. Besonders im Ileum zeigten sich darüber hinaus linsenförmige Erhabenheiten, die ein eingefallenes Zentrum erkennen ließen. Im Zusammenhang mit diesen Prozessen konnten 2 cm lange, in sich gegliederte Parasiten ermittelt werden, die als Acanthocephalen bestimmt wurden. Alle anderen Organe waren unverändert. Den vorliegenden Befunden entsprechend muß angenommen werden, daß die über lange Zeit bestehende katarrhalische Jejunitis zu einem Leberschaden geführt hatte, der letztlich den Tod des Tieres zur Folge hatte. Der nur geringgradige Acanthocephalenbefall muß unserem Ermessen nach als Nebenbefund gewertet werden.

Im August 1976 trafen dann ein Paar siebenjähriger Orang-Utans und ein männlicher dreijähriger Orang-Utan in Wrocław ein. Während der Quarantänezeit zeigte sich bei den beiden erwachsenen Tieren eine erhöhte Aggressivität. Sechs Wochen nach dem Import, also 14 Tage nach Beendigung der Quarantäne, trat beim siebenjährigen männlichen Orang ein starker eitrig-schleimiger Nasenausfluß auf. Das Tier zeigte Appetitlosigkeit, Kopfschmerz und eine allgemeine Apathie. Per os verabreichten wir Sirupus pinii, Cardiamed und Vitamin C. Weiterhin wurden i. m. 6 ml Ertilen (Ciba) und 20 mg Vitamin B_1 appliziert. Die gleiche Behandlung wurde am nächsten Tag wiederholt. Die orale Behandlung bereitete Schwierigkeiten, da der Orang-Utan nur wenig trank. Am zweiten Erkrankungstag setzte zusätzlich starker Husten ein. Am dritten Tag war das Tier sehr apathisch und verweigerte jegliche Futteraufnahme. Daraufhin wurden 6 ml Ertilen, 1 g Streptomycin und 200 mg Vitamin C i. m. injiziert. Die folgende Nacht lag das Tier in einem Tiefschlaf. Am nächsten Morgen stand das Tier spontan auf und nahm erstmals etwa 1/2 Liter Milchsuppe zu sich. Beim häufigen Husten im Laufe des Tages wurde viel Auswurf herausbefördert. Das Tier wurde aktiver, und nach vier Tagen erlangte es seine frühere Kondition zurück.

Im Oktober 1976 wurden weitere zwei männliche Orang-Utans (9 und 13 Jahre alt) aus Holland importiert. Nach Abschluß der vierwöchigen Quarantäne wurden beide Affen im Gorillahaus untergebracht. Einige Tage später zeigte sich beim 13jährigen Männchen eine Verdickung des linken Tarsalgelenkes. Das linke Bein wurde bei der Fortbewegung nicht aufgesetzt. Am darauffolgenden Tag trat zusätzlich eine sichtbare Anschwellung am linken oberen Augenlid auf. Der Affe verhielt sich auffällig ruhig und schien Kopfschmerzen zu haben. Eine exakte Diagnose konnte nicht gestellt werden. Vorsichtshalber applizierten wir über zwei Tage dreimal täglich zwei Tabletten Erythromycin (Polfa) à 0,25 g. Weiterhin wurden ebenfalls über zwei Tage per os als Leberschutz zweimal zwei Tabletten Methiovit (Polfa) und 600 mg Vitamin C verabreicht. Die Möglichkeit des Vorliegens einer allergischen Reaktion wurde mit in Betracht gezogen, da ohne Sedierung keine Diagnose gestellt werden konnte. Aus diesem Grunde gaben wir am zweiten Krankheitstag 200 mg Phenazolinum (Polfa) und Calciumpräparate mit einem Teegetränk. Der Gesamtzustand zeigte auch am nächsten Tag keine Veränderung. Die Aufnahme weiterer Medikamente mit dem Getränk wurde strikt verweigert. Am vierten Krankheitstag trat eine wesentliche Verschlechterung ein. Der Affe schien nicht mehr sehen zu können, litt unter schweren Kopfschmerzen und zeigte eine ausgesprochen schwere motorische Exzitation, die sich besonders darin äußerte, daß das Tier die Gitterstäbe abzureißen versuchte. In dieser Situation entschlossen wir uns zum Einsatz der Injektionspistole. Wir injizierten i. m. 5 ml Ertilen, 2000 mg Vitamin B_{12}, 2 ml Vitamin B_6 und B_1. Die gleichen Medikamente wurden am nächsten Tag noch einmal gegeben. Einen Tag später traten in den Vormittagsstunden über einen Zeitraum von 27 Minuten epileptiforme Krämpfe auf. Der Affe lag in Rückenlage, alle Muskeln maximal angespannt, zitternd, wobei starker Speichelfluß zu beobachten war. Die zwischen den Zähnen eingeklemmte Zungenspitze war völlig blau verfärbt. Nach 10minütiger Beruhigung setzte ein erneuter Anfall über 35 Minuten ein. Nachfolgend konnten zwei weitere Anfälle beobachtet werden. Darauf applizierten wir i. m. 2,5 mg/kg/Kgw. das Präparat R4749 (Janssen). Innerhalb von etwa 15 Minuten trat eine vollständige Immobilisation ein, die die ganze Nacht hindurch anhielt. Während dieser Zeit injizierten wir intraperitoneal 60 ml Polysulfamid (Biowet), 250 ml Glukoselösung 5%ig, 250 ml Calciumborogluconatum und 250 ml physiologische Kochsalzlösung. Während der Immobilisation konnten wir feststellen, daß unter dem linken angeschwollenen Augenlid eine ausgedehnte Abszeßbildung im Augenhöhlenbereich auf dem Augapfel verborgen war. Zur Behandlung wurde Atecortin-Salbe (Polfa) angewendet. Nach dem Erwachen am nächsten Morgen aus der Immobilisation traten im Laufe des Tages mehrmals nur noch kurzzeitig schwache Krampfanfälle auf. Auf Grund des ermittelten Abszesses am linken Augapfel hielten wir als Ursache des gesamten Krankheitsgeschehens eine Meningitis für möglich und richteten unsere Therapie entsprechend ein. Über einen Zeitraum von vier Tagen wurden i. m. gegeben: 80 mg Gentamycin (Polfa), 3 ml Deltacortril (Pfizer), 5 ml Tranquilin (Biowet), 2 ml Cocarboxylase (Polfa), 50 ml Polysulfamid (Biowet) und Vitamin B_1, B_6, B_{12}. Zur Augenbehandlung wurde weiter Atecortin-Salbe angewendet. Mit dem Teegetränk wurden Cardiaca und Honig verabreicht. Die Besserung des Zustandes des Tieres vollzog sich kontinuierlich. Nach etwa zehn Tagen waren alle Symptome abgeklungen, und der Affe erfreut sich bis heute bester Gesundheit.

Zusammenfassung:

Erkrankungen bei Orang-Utans im Zoo Wrocław

Es wird über die Erkrankungen der seit 1952 im Zoo Wrocław gehaltenen Orang-Utans berichtet, wobei klinische Daten, therapeutische Maßnahmen und Obduktionsbefunde besprochen werden.

Summary:

Diseases in Orang Utans in Wrocław Zoo

Reported are diseases which have developed in orang utans in the Zoological Garden of Wrocław from 1952, with particular reference beind made to clinical data, therapeutic action, and post-mortem findings.

Résumé:

Maladies des Orang-Outans au Zoo de Wrocław

L'exposé concerne les maladies des Orang-Outans présentés dépuis 1952 au Zoo de Wrocław. Aspects cliniques, thérapie, autopsies.

Заболевание орангутана в зоопарке города Врослава.

Сообщается о заболевании орангутана, проживающего в зоопарке города Врослава с 1952 года. Даны клинические данные, терапевтические мероприятия и пато-анатомические результаты.

Literatur:

GUCWIŃSKI, A. (1964): Eitrige Kehlsackentzündung beim Orang-Utan (Pongo pygmaeus Hoppius). VI. Internat. Symp. Erkrankungen Zootiere, Wien, 62-65.

Anschrift der Verfasser: Direktor Dr. A. Gucwiński,
Zoologischer Garten
ul. Wroblewskiego 1
51-618 Wrocław (VR Polen)

Aus dem Tierpark Berlin (Direktor: Prof. Dr. sc. Dr. h. c. H. Dathe) und der Humboldt-Universität Berlin, Bereich Medizin, Charité, Kinderklinik (Direktor: Prof. Dr. med. habil. P. Grossmann)

LETALE POLYNEURITIS EINES ADULTEN ORANG-UTAN (PONGO PYGMAEUS L.)

Von B. Seidel und W.-R. Cario

Ein von uns bisher nicht beobachteter fataler Symptomenkomplex ist Veranlassung dieser kasuistischen Information. Ein männlicher Orang-Utan "Hans", als Jungtier in Sumatra wild gefangen, seit 1961 im Bestand und zum Zeitpunkt des Prozesses rund 19 Jahre alt, erkrankte in früheren Jahren mit Bildern (Gastritiden, operativ behobener Ileus, Enteritiden, gelegentlich geringgradiger Befall mit Endoparasiten, Panaritium), die keinen direkten ursächlichen Zusammenhang zum letztlich tödlichen Komplex erkennen lassen.

Während der letzten 2 1/2 Jahre fiel mehrfach vorübergehende Darmträgheit und mit langsam zunehmender Adipositas auch fortschreitende Bewegungsunlust auf. Letztere hinderte das Tier nicht, weiterhin sexuell aktiv zu sein.

Mangels tierärztlicher Vergleichsfälle bieten sich humanmedizinische Analoga an, deren hier vorübergehend ansprechende Therapieverfahren den Vergleich rechtfertigen. Landry (1859 a, b) publizierte eine Kasuistik, in der ein 43jähriger Patient nach vorausgegangenen Paraesthesien innerhalb weniger Tage durch eine von den Füßen aufsteigende Lähmung, die auch die Atemmuskulatur und die Hirnnerven ergriff, zum Tode kam. Guillain et al. (1916) berichteten über zwei Fälle, die ein der Kasuistik Landry's praktisch identisches Krankheitsbild boten, jedoch ohne tödlichen Ausgang. Da in weitaus der größten Zahl der Fälle keine Erreger gefunden wurden, wie eine Vielzahl von Veröffentlichungen zeigt (Neundörfer [1973] zählt in diesem Zusammenhang mehr als 300 Literaturstellen), hat sich neben den Synonyma "LANDRYsche Krankheit oder Bulbärparalyse", "LANDRY-GUILLAIN-BARRÉ-Syndrom" der Begriff "idiopathische Polyneuritis" eingebürgert. Polyneuritiden sind aber häufig auch im Zusammenhang mit Infektionskrankheiten beobachtet worden, so bei Hepatitis epidemica, Masern, Röteln, Varizellen, Herpes zoster, Grippeinfektionen, im Kindes- und Jugendalter bei Mumps und Mononucleosis infectiosa, bei Rickettsiosen, Toxoplasmose, Ruhr, nach Typhus und Brucellosen, Lues, Lepra und Leptospirosen sowie nach Virusschutzimpfungen (Wilke, 1943; Bourne und Scott, 1952; Plough und Ayerle, 1953; Bonduelle et al., 1963; Nager und Regli, 1963; Lücke, 1970; Barolin und Summer, 1971; Gröse und Spigland, 1976). Die außerordentlich große Verbreitung von Polyneuropathien im humanmedizinischen Patientengut - Neundörfer (1973) berichtet über 750 selbstbeobachtete Neuropathien und wertet in seiner umfassenden Monographie darüber hinaus 4500 Fallbeschreibungen aus - läßt derartige Krankheitsbilder bei nichtmenschlichen Primaten grundsätzlich möglich erscheinen.

Symptomatik:
Initialsymptome waren eine drei Tage andauernde Obstipation, die sich mit Paraffinöl oral beheben ließ und geringgradige Nachhandschwäche - letztere verschwand während acht Tagen, und das Tier zeigte die gewohnte Libido. Zehn Wochen später schonte "Hans" beide Hinterextremitäten auffallend und rasch an Intensität zunehmend. Zu diesem Zeitpunkt erschien das Bild durchaus noch als haltungsbedingte Inaktivitätsatrophie und Folge seiner Adipositas. Ohne Schmerzäußerungen (Aussagen über Sensibilitätsverluste waren nicht möglich) verstärkte sich die Beinschwäche zu einer vollständigen symmetrischen motorischen Lähmung innerhalb von vier Tagen. Die noch erhaltene Wehrhaftigkeit erzwang eine klinische Untersuchung unter Neuroleptanalgesie (Parkesernyl[R]/PARKE-DAVIS und Combelen/BAYER), die in ihrem Verlauf nicht von früheren Immobilisationen des Tieres abwich. Röntgenaufnahmen beider Beine und des Beckens wiesen keine Besonderheiten des Skelettes auf. Der Blutmorphologie (bei

den bekannten Einschränkungen der Interpretation von unter Analgetikawirkung entnommenen Proben) waren keine exakten pathognostischen Aussagen zu entnehmen:

Hb 12,8 g% Ery 4,11 Mio. Leuk. 16.200

Differentialblutbild: -;4,5/-;-;22,57/15/1,5

Blutserologische Werte siehe Tabelle 1.

<u>Tabelle 1:</u> Blutserologische Werte

Serum-Elektrophorese	4. Krankheitstag (Behandlungsbeginn)	12. Krankheitstag
Albumin	39,0 rel. %	38,0 rel. %
α_1-Globulin	4,0 rel. %	5,0 rel. %
α_2-Globulin	13,0 rel. %	18,0 rel. %
ß-Globulin	12,0 rel. %	18,0 rel. %
γ-Globulin	32,0 rel. %	21,0 rel. %
Gesamteiweiß	8,2 g/100 ml	8,5 g/100 ml
G OT i. S.	19 IE/l	
G PT i. S.	24 IE/l	
LDH i. S.	116 IE/l	
K^+	4,5 mval/l	
Na^+	141 mval/l	
Ca^{++}	5,4 mval/l	
Cl^-	100 mval/l	
anorg. P	4,0 mg/100 ml	
Harnst.-N	9 mg/100 ml	
Kreatinin	1,32 mg/100 ml	
Quantitative Immunglobulinbestimmung		
IgG		2060 mg/100 ml
IgA		320 mg/100 ml
IgM		76 mg/100 ml

Sehr starke subkutane Fettpolster im Rücken- und Lendenbereich erschwerten die topographische Orientierung derart, daß Versuche der Lumbalpunktion abgebrochen werden mußten und somit die Aussage über die in der Humanmedizin diagnostisch beweisende albumino-cytologische Dissoziation im Liquor entfiel.

Vom folgenden Tage an war die Wehrhaftigkeit durch nunmehr symmetrisch einsetzende Lähmungen beider Arme so eingeschränkt, daß Untersuchungen und Injektionen zunehmend ohne Zwangsmittel möglich wurden. Körpertemperatur, Puls und Atmung bewegten sich in physiologischen Bereichen, Kot- und Urinabsatz waren zeitweilig unterdrückt, aber nicht unterbrochen. Sämtliche Extremitäten hatten innerhalb von fünf Tagen ihre Sensibilität verloren. Es trat erstmals Erbrechen von Mageninhalt auf. Die nunmehr typische Symptomatik erlaubte die Diagnose Polyneuritis sive -radiculitis.

Therapieprinzip mußten der Einsatz hoher Dosen Glucocorticoide unter antibiotischer Abschirmung, optimale (eventuell zwangsweise) Nahrungszufuhr und physiotherapeutische Maßnahmen sein. Zum Einsatz gelangten ein breitwirkendes Depot-Penizillin-Präparat mit Dihydrostreptomyzin (Sulfastrepdipen^R-Suspension, wäßrig/VEB JENAPHARM SERUM-WERK BERNBURG, 8.000 IE/kg/Kgw. i.m.), das die Nucleinsäure- und Eiweißsynthese der Leber stützende mono-Hepagrisevit^R (FARMITALIA, 2 ml i.m.), Prednisolon-21-hemisuccinat-Na (Solu-Decortin^R-H/MERCK, 100 mg/24 Stunden i. m.), als Flüssigkeitssubstitution physiologische Kochsalzlösung und Traubenzucker in 20%iger Lösung. Es wurde noch freiwillig das gewohnte Obst und Gemüse aufgenommen. Der nächste Tag (der 6. der akuten Phase) zeigte keine neuen Veränderungen - die Kreislauf-, Leberschutz- und Glucocorticoidtherapie wurde wiederholt, das Tier fraß selbst und setzte den Massagen und Bewegungsübungen der schlaff gelähmten Extremitäten keinen Widerstand entgegen.

Am folgenden Tage sistierten Harn- und Kotabsatz, konnten aber durch Wasserklistier und Blasenkatheterisierung (lokal antibiotisch abgedeckt durch Nebacetin^R (BYK GULDEN) behoben werden.

Harnbefund: gelb, klar, sauer, spez. Gew. 1018
Eiweiß Opaleszenz, Zucker: neg.
Urobilinogen: gering vermehrt, Bilirubin: neg.
Sediment: Lz ganz vereinzelt, Ez (+), Nierenepithelien +,
hyaline Zylinder ganz vereinzelt, Urate +

Jetzt einsetzende Lähmung der Nackenmuskulatur dehnte sich auf die mimischen Muskeln aus und führte gegen Mitternacht zum Zungen- und Masseterenkrampf, der eine selbständige Nahrungs- und Flüssigkeitsaufnahme ausschloß. Das Tier erhielt von nun an in dreistündigem Abstand mittels Duodenalsonde 6.750 kcal (≙ 1.500 g Braun's Oral/BRAUN MELSUNGEN)/die. Die Glucocorticoidgaben und die parenterale Flüssigkeitssubstitution wurden weitergeführt, die Penizillin-Streptomyzin-Therapie durch Chloramphenikol (Synthomycetin-Succinat/LEPETIT 2 g/die i. m.) ergänzt und zusätzlich zweimal 4 ml Human-Gammaglobulin "Dessau" (INSTITUT FÜR IMPFSTOFFE DESSAU) sowie zweimal 2 ml Vitamin-B-Komplex (Becozym/ROCHE) i. m. appliziert.
Dieser massive Einsatz bewirkte bereits am nächsten (9.) Tage erste geringe Ansätze einsetzenden Muskeltonus', die Sensibilität der Beine begann sich einzustellen, Lippen und Finger wurden aktiv beweglich. Die Körpertemperatur erreichte mit 37,4°C den höchsten Wert während der gesamten Krankheitsdauer. Harn und Kot wurden durch Klistier und Katheter gewonnen; Therapie und Ernährung analog dem Vortage. Der 10. Tag brachte eine auffallende Besserung des Allgemeinturgors: Alle Extremitäten wurden zunehmend aktiviert, die Mimik wurde ausdrucksstark, die Zunge frei beweglich, der Masseterenkrampf gelöst und "Hans" versuchte, sich aufzurichten, Kot- und Harnabsatz erfolgten selbständig, und das Anlegen der Duodenalsonde wurde durch abwehrendes Beißen unmöglich - das Tier nahm die oben genannte Menge Nahrungskonzentrat sowie Obst und Tee selbst und ohne Schluckschwierigkeiten. Die Applikation der Medikamente (Dosierungen wie an den Vortagen) gelang nur unter Verwendung von Zwangsmitteln (Stricken).
Während der folgenden drei Tage wurde die hochdosierte Therapie fortgesetzt, das Tier wurde kontinuierlich zunehmend agiler und kräftiger, nahm Futter (incl. Konzentratnahrung) und Getränke selbständig auf und entleerte Harn und Faeces ohne Hilfe. Ein unter mechanischer Fixation am 12. Krankheitstage erhobener Blutbefund zeigte folgendes Bild (siehe auch Tabelle 1):

Hb 13,6 g% Ery. 4,82 Mio. Leuk. 16.400
Differentialblutbild: -;1/-;-;25;61/12,5/0,5
Harnbefund: gelb, klar, sauer, spez. Gew. 1010
Eiweiß: geringe Opaleszenz, Zucker: neg.
Urobilinogen: vermehrt, Bilirubin: neg.
Sediment: Ez (+), Nierenepithelien +, Lz ganz vereinzelt, Urate +

Die Entwicklung ließ unter Beibehaltung der Antibiotika-, Sulfonamid- und Vitamintherapie bei fortgeführter Flüssigkeitssubstitution das beginnende Reduzieren der Glucocorticoidgaben angezeigt erscheinen. Die Dosis wurde am 14. Tage auf zweimal 40 mg Prednisolon-hemisuccinat (Urbason^{R} solubile/HOECHST) i. m. gesenkt. Die Hälfte dieser Dosis (40 mg Prednisolon-Tabletten "Jenapharm"/VEB JENAPHARM) erhielt "Hans" ab 15. Tage oral im Konzentratbrei.
Der 16. Behandlungstag der akuten Phase brachte ein dramatisches Rezidiv: vollständige Reflexarmut und Verlust der Motorik, so daß die vorgenannten Therapiemaßnahmen einschließlich der neuerlichen zwangsweisen Ernährung über die Duodenalsonde ohne Zwangsmittel möglich waren. Die Körpertemperatur sank auf ihren Minimalwert von 35,3°C, an Sternum und Kniegelenken traten Dekubitus-Stellen auf, die durch flüssigen Wundverband abgedeckt wurden. Die Glucocorticoiddosis wurde auf zweimal 60 mg Urbason^{R} solubile (HOECHST) erhöht. Es kam zum Erbrechen von Magen- und Duodenuminhalt, das auch in den folgenden zwei Tagen nicht unterbunden werden konnte. Am 17. Tage steigerte sich der Vomitus zu ständigem Ausfluß von dunkelbraun muköser und geruchloser homogener Flüssigkeit. Die Tagesdosis wurde auf insgesamt 140 mg Urbason^{R} solubile (HOECHST) i. m. gesteigert, 400 ml physiologische NaCl-Lösung und 100 ml 40%ige Glukose-Lösung/24 Stunden appliziert, die Becozymgaben bei-

behalten und die bisher eingesetzte Penicillin-Streptomycin-Kombination durch 6,0 g Ampicillin (Penbritin[R]/BEECHAM RESEARCH LABORATORIES) i. m./24 Stunden und 4,0 g penicillinasefestes Penicillin (Staphylex[R] 500/BEECHAM PHARMA) ersetzt. Das klinische Bild verschlechterte sich beständig auch am folgenden Tage, der zuvor geruchlose Ausfluß aus Mund und Nase nahm aasähnlichen Charakter an, sämtliche peripheren Reflexe erloschen. Die Therapie incl. Zwangsernährung wurde fortgesetzt.
Am 19. Behandlungstage war die totale Insuffizienz offenkundig; es traten Symptome einer Aspirationspneumonie ein; bei Verlust jeglichen Turgors der Skelettmuskulatur und Versagen der Reflextätigkeit kam es zum Kot- und Urinfluß. Es muß angenommen werden, daß die bulbären Hirnnerven mit dem N. vagus betroffen waren, so daß nach kurzzeitiger Schnappatmung der Exitus im Koma eintrat.

Der Sektionsbefund erklärte das unstillbare Erbrechen durch pfennig- bis markstückgroße Geschwüre der Schleimhaut im cardialen Teil des Oesophagus und hämorrhagisch nekrotisierende Entzündungen bis in die tiefen Muskularisschichten. Aspirierte Pflanzenteile hatten großflächige eitrige Entzündungsherde in der Lunge bewirkt. Die Niere wies Blutstauung auf, die Leber zeigte einsetzende feinkörnige Verkalkung, und die Aorta ließ geringgradige Auflagerungen erkennen. Die Ursache der pathognostisch dominanten Symptome der aufsteigenden Lähmungen war histologisch im Gehirn nicht faßbar.

Obwohl der Verlust dieses wertvollen Zuchttieres nicht vermieden werden konnte und die genaue Ätiologie des Bildes nicht zu klären war, zwingt die durch Ausschluß gewonnene Diagnose und der vorübergehende Therapieerfolg, darüber zu informieren. Der akute Verlauf, die Symptomatik und die Beobachtungen aus dem Behandlungsverfahren erlauben den direkten Vergleich mit dem beim Menschen unter der Bezeichnung "idiopathische Polyneuritis" beschriebenen Bild.
Von unseren Erfahrungen in diesem Falle ausgehend halten wir es für erforderlich, daß auch andere negative Behandlungsergebnisse mitgeteilt werden, um so Wege zu exakter und rechtzeitiger Diagnose und somit zu gezielter Therapie zu finden.

Zusammenfassung:

Letale Polyneuritis eines adulten Orang-Utan (Pongo pygmaeus L.)

Symptomatik, Therapieversuche und letaler Verlauf einer akuten Polyneuritis bei einem adulten männlichen Orang-Utan werden beschrieben.

Summary:

Letal Polyneuritis in Orang-Utan (Pongo pygmaeus L.)

The authors describe symptoms, trials of therapy, and the exitus in a case of Polyneuritis acuta in an adult male Orang.

Résumé:

Polyneurite letale d'un adult orang-outan

Le rapport concernant les symptomes, les essais de traitement et la tournure letale d'une polyneurite aigue chez un adult orang-outan.

Резюме:

Летальный полиневрит у взрослого орангутанга.

Описываются симптомы, попытки лечения и летальный исход острого полиневрита у взрослого самца орангутанга.

Literatur:

BAROLIN, G. S. und K. SUMMER (1971): Neurologisch-psychiatrische Krankheitsbilder während der Grippeepidemie 1969/70. Wien. med. Wschr. 121, 134.

BONDUELLE, M., BOUYGUES, P. und R. CHEMALY (1963): Les polyradiculonévrites postzostériennes. A propos d'une observation. Rev. neurol. 108, 5.

BOURNE, L. B. und R. B. SCOTT (1952): Guillain-Barré case following measles. Arch. Pediat. 69, 1.

GROSE, Ch. und I. SPIGLAND (1976): Guillain-Barré-Syndrome Following Administration of live Measles Vaccine. Amer. J. Med. 59, 3.

GUILLAIN, G., BARRÉ, J.-A. und A. STROHL (1916): Sur un syndrome de radiculonévrite avec hyperalbuminose du liquide céphaloarachidien sans reaction cellulaire. Remarques sur les caractères cliniques et graphiques des reflexes tendineuse. Bull. Soc. Méd. Paris II, 1462.

LANDRY, O. (1859a): Note sur la paralysie ascendante signe. Gaz. hebd. méd. chir. 6, 472.

LANDRY, O. (1859b): Note sur la paralysie ascendante signe. Gaz. hebd. méd. chir. 6, 486.

LÜBCKE, P. (1970): Die infektiöse Mononukleose und ihre Komplikationen. Münch. med. Wschr. 112, 838.

NAGER, F. und F. REGLI (1963): Polyneuritis mit schlaffer Tetraparese bei Typhus abdominalis. Schweiz. med. Wschr. 93, 1030.

NEUNDÖRFER, B. (1973): Differentialtypologie der Polyneuritiden und Polyneuropathien. Berlin-Heidelberg-New York: Springer.

PLOUGH, I. C. und R. S. AYERLE (1953): The Guillain-Barré syndrome associated with acute hepatitis. New Engl. J. Med. 249, 61.

WILKE, G. (1943): Polyneuritiden nach chronischer Enterocolitis, insbesondere nach Ruhr. Dtsch. med. Wschr. 69, 443.

Anschrift der Verfasser: Dr. B. S e i d e l ,
DDR-1136 Berlin-Friedrichsfelde, Am Tierpark 125 (DDR)

Из иститута экспериментальной патологии и терапии АМН СССР (директор академик АМН СССР профессор Б.А. Лапин). Сухуми, СССР

Спонтанные заболевания Красных обезьян по данным вскрытий

Б. А. Лапин , Р. И. Крылова

В последние годы оживился интерес к спонтанной патологии обезьян, ибо рациональное разведение этих животных и успешное применение их в качестве экспериментальных обьектов не возможны без знания спонтанных заболеваний. В течение ряда лет мы изучали спонтанные заболевания обезьян, обитающих в Сухумском питомнике. В предлагаемом сообщении обобщены результаты патоморфологического исследования красных обезьян за I0 лет. Из литературы известны описания наблюдений у красных обезьян случаев туберкулеза, бронхопневмонии, пневмококкового сепсиса, энтерита,травм, герпесвирусной инфекции, инфекции палочкой Моргана (S c o t t , 1926; Fiennes, 1964;,1968;,1969/70).Описан случай миелоидной (F i e n n e s,1960).Чаще же всего эти обезьяны погибают от псевдотуберкулеза (F i e n n e s , 1966; K e y m e r , 1972).

Красные обезьяны были привезены в Сухуми в I966 году из Нигерии и в I968 году дали первое потомство. За I0 лет было исследовано 339 обезьян этого вида, погибших от спонтанной инфекции. Самцов и самок было почти равное количество. Однако в самых больших возрастных группах : у детенышей до I года (II6) и у обезьян в возрасте I-4 года (II6 обезьян) соотношение между полами были обратные- среди детенышей до I года самцов было в 2 раза больше , среди обезьян I-4 летнего возраста самок было в 2 раза больше. В стпрших возрастных группах: 4-I2 лет (97 обезьян) и I2-20 лет (I0 обезьян) самцов и самок было одинаковое количество. Обезьяны, родившиеся в питомнике или прожившие в нем более 3 лет после прибытия из мест естественного обитания,составили группу акклиматизированных животных в 207 особей. Животные , павшие в первые 3 года после привоза, выделены нами в группу неакклематизированных- I32 обезьяны. Половина этих животных погибла в первые 3 месяца после прибытия в питомник.

Нозологические формы, служившие причиной гибили, представлены в таблице I. Более трети акклиматезированных животных и более половины неакклематизированных животных погибло при явлениях воспаления в кишечнике обычно в форме катарального колита. Реже встречались язвенный колит (преимущественно у акклиматизированных обезьян) и колит с выраженными атрофическими изменениями слизистой оболочки (чаще у неакклематизированных обезьян). Как правило патогенные микроорганизмы выделить удавалось редко так как большенство обезьян подвергалось антивиотикотерапии. В 30 % случаев была выделена шигелла Флекнера. Патоанатомическая характеристика колитов и энтероколитов была сходна с проявлениями аналогичных процессов у обезьян других видов (Ruch, I959, Лапин, Яковлева I960). Следует отметить лишь большую распростаненность процесса с частым вовлечением тонкой кишки и выраженную наклонность к геморрагическому диатезу вкишечнике. Нередко поражение кишечника осложнялось развитием бронхопневмонии (таб.I)
У неакклиматизированных обезьян, особенно у погибших в первые 3 месяца после прибытия, наблюдалась глистная инвазия кишечника. В 8,4% обнаруживались Trichocephalus trichiurus, в 33,8 %- Streptopharagus armatus,S.pigmemnatus,Physaloptera sp. в I2,6% инвазия гельминтами семейства Anoplocephalidae (Bertiella studeri, Bertiella sp.).
У акклиматизированных обезьян встречалась инвазия Trichocephalus trichiurus.

На втором месте по частоте стоят пневмония (табл.I). Лишь в 7 случаях они протекали как лобарная крупозная пневмония, обусловленная пневмококками. У неакклематизированных обезьян частота таких пневмоний была почти равна частоте бронхопневмоний. В остальных случаях особенно у детенышей первого года жизни , родившихся в питомнике, бронхопневмонии преобладали в картине легочной патологии. Очаги поражения локализовались обычно в I-2 долях реже захватывая оба легких. Гистологически отмечался полиморфизм клеточного состава эксудата и преобладание в альвеолах серозной жидкости.

Причины гибили красных обезьян

Таблица I

	Акклиматезиров.	Неакклиматезиров.	Частота в процентах акклиматизиров.	неакклимат.
Катаральный колит	23	47	II,I	35,6
Язвенный колит	I3	I	6,3	0,8
Атрофический колит	2	8	I,0	6,I
Хронический колит	-	I	-	0,8
Колит с пневмонией	I8	I9	8,6	I4,4
Энтероколит	I5	I9	7,2	I4,4
Бронхопневмония	36	6	I7,3	4,6
Крупозная пневмония	-	4	-	3,0
Псевдотуберкулез	20	-	I0,0	-
Травма с гнойно-септич. осложн.	35	8	I7,0	6,I
Патология беремен., родов и послеродов. периода	3	5	I,3	3,6
Мертворождения	2I	-	I0,0	-
Прочие	I9	9	9,2	7,0
Всего	207	I32		

Травматические повреждения (табл.I.), по частоте стоящие на третьем месте, несколько различались по характеру в группах акклиматизированных и неакклиматизированных обезьян. У последних преобладали травмы хвоста с гангреной его и присоединение сепсиса, а также переломы конечностей с массивными кровотечениями. У акклиматизированных обезьян превалировали повреждения костей черепа у детенышей первого года жизни, осложнявшиеся кровоизлияниями в оболочки и ткань мозга. В этой группе отмечались также тяжелые укушенные раны.

Около I0% акклиматизированных обезьян пало от псевдотуберкулеза, обусловленного *Yersinia pseudotuberculosis*. Красные обезьяны-практически единственный вид в питомнике, среди которого была отмечена эта инфекция. На вскрытии у всех животных отмечалось поражение кишечника в виде катарально-язвенного колита. Обнаруживалось диффузное увеличение лимфоузлов с наибольшей гипертрофией узлов илео-цекального угла. В селезенке и печени рапологались множественные серовато-желтые участки. При гистологическом исследовании в печени, селезенке, кишечнике имелись множественные очаги некроза с наличием микроорганизмов, формирующих колонии. Отграничительная реакция была выражена слабо. В кишечнике некрозы локализовались соответственно солитарным фолликулам и пейеровым бляшкам. В мезентериальных лимфоузлах отмечалось наличие большого количества макрофагов с крупными ядрами и широкой светлой цитоплазмой. При бактериологическом исследовании у всех погибших обезьян был выделен возбудитель *Yersinia pseudotuberculosis*. Заболевание протекало как кишечная форма, заключительная фаза которой характеризовалась развитием сепсиса на фоне анергии.

В групе неакклиматизированных обезьян наблюдалось 4 случая туберкулеза. Во всех случаях это был первичный туберкулез легких с прогрессированием и генерализацией процесса. Очаги некроза и специфические гранулематозные реакции мы наблюдали в регионарных лимфоузлах селезенки иногда в печени, отдельных лимфоузлах. Выделение показало микробактерии человеческого типа.

Особую группу составляла патология беременности, родов и послеродового периода,приводящая к месторождениям или к гибели матери. Неакклиматизированные животные чаще имели осложнение беременности , родрв и поалеродового периода. (табл.) Чаще всего / 4 случая / отмечалась эклампсия с тяжелым поражением печени и почек. В 2 случаях наблюдался послеродовой эндометрит, закончившийся сепсисом. У акклиматизированных обезьян в послеродовом периоде развилось кровотечение, приведшее к гибели. На вскрытии в полости матки были обнаружены части неотошедшей плаценты.

Весьма редкое осложнение родов мы наблюдали у 7-летней обезьяны, прожившей некоторое время после прибытия. Обезьяна погибла при клинической картине шока. На вскрытии обнаружен разрыв матки в нижней сегменте. Плод имел лицевое предлежание.

Основной причиной мертворождений (общее количество их представлено в таблице I) были родовытравмы при длительных затяжных родах, наблюдавшихся вследствие недостаточной родовой деятельности или неправильного плода. В первом случае обнаруживались значительные кровоизлияния в оболочки и вещество мозга иногда с разрывом мосто-мозжечкового намета. Отек и гематомы лица выявлялись у плода при его лицевом предлежании. Мертворождения недоношенными двойнями встретились I раз, 2 случая недоношенности имели место у псевдотуберкулезных обезьян,

Наиболее уязвимой у акклиматезированных обезьян была группа детенышей первого года жизни. Среди причин гибели здесь главную роль играли бронхопневмонии и травмы. Как правило эта патология была отмечена у детенышей , ослабленных вследствие родового травматизма. Из причин связанных с обстоятельствами беременности, мы наблюдали один случай гибели при врожденном дефекте развития. Это сложное уродство в виде врожденной левосторонней диафрагмальной грыжи, сопровождающейся смещением органов брюшной полости в грудную и недоразвитием легких и Spina bifida posterior в сочетании с атрофией мускулатуры конечностей и контрактурами коленных суставов имелось у доношенной самки, прожившей несколько часов после рождения.

В группу прочих заболеваний нами включены случаи внезапной гибели обезьян при введении им антивиотиков, длительной стрессорной реакции, случаи выраженного кардиосклероза, амилоидоза, заболеваний пищевода. Из этих заболеваний представляют интерес 4 случая амилоидоза столь редко отмечаемого у обезьян. Необычно, что из этих 4 случаев 3 были отмечены почти одновременно у животных , павших в течение 2-5 дней. На вскрытии обнаруживалась атипичная пневмония и отек легких, а у одного животного энтероколит. При гистологическом исследовании у всех обезьян обнаруживалось почти полное замещение ткани почек амилоидными массами откладывающимися по ходу мембран канальцев, капилляров клубочков, в стенках сосудов. В легких картина соответствовала пневмониям, описанных при уремии человека. Однако в альвеолах помимо фибрина и небольшого количества клеток эпителия располагалось значительное количество аморфного материала, интенсивно окрашивающегося конго красным. У четвертой обезьяны амилоидные массы откладывались не только в почках, но и в селезенке, в строме щитовидной железы, под сарколеммой в миоцитах сердца.

Единственное наблюдение опухоли у красных обезьян относится к I0-летнему самцу, погибшему от шигеллезного энтероколита. При вскрытии трупа обезьяны обнаружена опухоль головки поджелудочной железы, прорастающая верхний полюс правой мочки. Гистологическое строение опухоли соответствовало сосочковому раку протоков поджелудочной железы. У рксных обезьян чаще всего встречались случаи кардиосклероза. Помимо хронического стресса, которому столь подвержены эти обезьяны, в этиологии кардиосклерлза нельзя исключить роль вирусных миокардитов. В частности, этот вид обезьян оказался очень чувствительным к вирусу энцефаломиокардита, циркулирующему в питомнике.

Таким образом, по нашим наблюдениям основные нозологические формы у красных обезьян те же, что и у других видов обезьян. Гибель большенства животных связана с инфекционными процессами в кишечнике и пневманиями. Этот вид обезьян наиболее чувствителен к псевдотуберкулезу. Амилоидоз, очень редко встречающейся у других обезьян, наблюдался в I% вскрытий. Красные обезьяны дают выраженные стрессовые реакции на различные воздействия. Следствием таких реакций может быть кардиосклероз, нередко отмечаемый у взрослых животных. Не исключается также вирусная и бактериальная этиология некоторых случаев кардиосклероза. Туберкуле наблюдался лишь у неакклиматизированных обезьян.

Резюме:

Спонтанные заболевания красных обезьян по данным вскрытий.

В работе представлены результаты изучения заболеваний, наблюдавшихся у красных обезьян при патоанатомическом исследовании. Изучено 339 животных. Чаще всего отмечалось поражение кишечника, обусловленное шигеллами. Пневмонии занимали второе место в качестве причины гибели. Большая часть этих животных относилась к детенышам первого года жизни. Среди акклиматизированных обезьян в I0% вскрытий встречался псевдотуберкулез, связанный с

Туберкулез, наблюдавшийся у неакклиматезированных обезьян протекал как первичный комплех с прогрессированием. Этиологическим агентом была микобактерия человеческого типа. Описано 4 случая амилоидоза, по одному наблюдению опухоли и врожданного дефекта развития.

Zusammenfassung:

Über die bei der Sektion von Roten Meerkatzen festgestellten Spontanerkrankungen

Es wird über die pathologisch-anatomischen Befunde berichtet, die bei der Sektion von 339 Meerkatzen erhoben werden konnten. Am häufigsten wurden durch Shigellen verursachte Darmerkrankungen festgestellt. An zweiter Stelle folgten Pneumonien, die hauptsächlich bei Jungtieren im ersten Lebensjahr ermittelt wurden. Bei 10 % der untersuchten Affen wurde Pseudotuberkulose festgestellt. Die bei frischimportierten Affen beobachtete Tuberkulose wurde durch Mycobacterium tuberculosis verursacht. Außerdem werden Fälle von Amyloidose, eine Mißbildung und ein Tumor beschrieben.

Summary:

Spontaneous Diseases recorded in Post-Mortem Checks from Red Long-Tailed Monkeys

Reported in this paper are pathologico-anatomic findings recorded from post-mortem examination of 339 long-tailed monkeys. Shigella-caused intestinal diseases were most commonly found. Second to them were courses of pneumonia detected primarily from young animals, less than one year old. Pseudotuberculosis was the diagnosis established from ten per cent of all animals. The cases of tuberculosis established from more recently imported monkeys had been caused by Mycobacterium tuberculosis. Also described are cases of amyloidosis, one malformation, and one tumour.

Résumé:

Constatation de maladies spontanées lors de la dissection de Cercopithecus spec.

L'exposé est un bilan des résultats des analyses pathologiques et anatomiques réalisées lors de la dissection de 339 macaques. Les maladies les plus fréquentes étaient des affections intestinales causées par des shigelles, puis des pneumonie constatées essentiellement chez des bêtes jeunes au cours de leur première année. Des pseudotuberculosis ont été décelées chez 10 % des singes examinés. La tuberculose observée chez des singes qui venaient d'être importés, était causée par mycobacterium tuberculosis. L'exposé décrit en outre des cas d'amyloidose, une malformation et une tumeur.

Anschrift der Verfasser: Prof. Dr. B. A. L a p i n , Direktor des Instituts für Experimentelle Pathologie und Therapie der Akademie der Medizinischen Wissenschaften der UdSSR,
P. B. 66, Gora Trapetziya
Sukhumi (UdSSR)

From the Tama Zoological Park, Tokyo

DISEASES OF MARSUPIALA IN TAMA ZOOLOGICAL PARK

By Ph. M. Masui, M. Saito, E. Narushima
and H. Hiramatsu

Since 1958 Tama Zoological Park has kept six species of marsupials, such as Red Kangaroo (Macropus rufus), Parma Pademelons (Thylogale parma), Dama Pademelons (Thylogale eugenii), Brush-tail Possums (Trichosurus vulpecula), Northern Opossums (Didelphis marsupialis), and a Self-coloured Wooly Opossum (Caluromys laniger). Forty-three animals have been autopsied between 1958 and 1975.

Maintenance environment

Tama Zoological Park is located in the western region of Tokyo with annual temperature variation between +35°C and -10°C. Red Kangaroo were kept freely in the Zoo. Two species of Pademelon were kept in a round enclosure of 380 m. Brush-tail Possum, Northern Opossum, and a Self-coloured Wooly Opossum were accommodated in a nocturnal house. The room temperature in the nocturnal house was kept at 20°C throughout the year. In the winter season infrared ray lamps were used for additional heating of the open enclosures.

Post-morten findings and longevity

Post-mortem findings and longevity are given in Tables 1 to 3. One of the Dama Pademelons was kept for 79 months, that is, the longest longevity, while some of the Parma Pademelons which had been more recently imported from the habitat were kept only for 15 days, the shortest longevity.
The longevity of Northern Opossum was generally shorter than that of other marsupials. The following average longevity figures were recorded: Red Kangaroo 19.8 months (males 24.2 months, females 17.8 months), Parma Pademelon 11.9 months, Dama Pademelon 46.6 months, Brush-tail Possum 47.5 months and Northern Opossum 8 months.

Most common causes of death

The causes of death are given in Table 4. They show that in five cases, 62.5 per cent, the cause of death was disorder of the digestive system of Northern Opossum while in 14 cases, 15 per cent, a respiratory disease of Macropodidae was established as canse. The so-called "Kangaroo Disease", frequently observed in Red Kangaroo, was not recorded from other marsupials. There were five cases, 31.3 per cent, treated as established "Kangaroo Disease". Suppurative lesions were histologically recorded from the inner organs of six cases. Eleven heads, 68.8. per cent, of Red Kangaroo died of Kangaroo Disease or complications. Ketosis was observed in a Brush-tail Possum, though it was a rare case. Osteo-malacia was found in two Northern Opossums.

Monthly death rate

The figure and Table 5 show a high monthly death rate.. It may be seen that many of Australian marsupials died between October and March, while a small number died in June and July, a rainy season in Japan with dropping temperature. Twenty-five of 37 animals, 67.6 per cent, died between November and February, which seemed to be attributable to a marked trend towards pneumonia attack in this particular time of the year.

Pneumonia: 60 per cent of Pademelons died. Their symptoms were discharge from the nostrils and oedema on face and limbs. Their appetite was normal and, therefore, no diagnostic indicator. While early detection, heating, and antibiotics were effective, the disease aggravated rapidly, and the mortality rate was very high.

Kangaroo Disease: Kangaroo Disease was observed only in Red Kangaroo. There have been many reports on symptoms and treatment of the disease (C h i b a et al., 1960; W a t a n a b e et al., 1965). In our Park lesions were observed in the maxillary sinus in three cases, in the mandibula in two cases, in the stomach in three cases, and in the lungs in five cases. Early detection, operation of the affected part, irrigation and administration of antibiotics are recommended for control. W a t a n a b e et al. (1965), however, reported that surgery and irrigation might rather spread suppuration, while administration of both chlortetracycline and alpha-chymotrypsin were highly effective in prolonging life.
The disease soon affected all Red Kangaroos in the enclosure. However, the disease did not break out for 17 years in Misaki Park in Japan, though eleven heads of Great Grey Kangaroo (Macropus giganteus) and 24 heads of Red Kangaroo had been kept there (N a g a t e and M a t s u m o t o , 1970). The disease was not observed in other marsupials though B a r k e r (1971) had reported that Dama Pademelons were highly susceptible to it. Moreover, in 1964, when national surveys of marsupials in captivity were done, with the data from 13 years, as of 1951, being analyzed by the Japanese Association of Zoological Gardens and Aquariums, 17 per cent of Kangaroo Disease findings were obtained from Macropus (M i s a k i P a r k Z o o , 1965). Species, consequently, seem to differ in sensibility to the disease.

Fracture of bones and dislocation: They often suffered from fracture of bones and dislocation because of their skittish habits. W a t s o n and W a y (1972) had applied barbiturate anaesthesia to marsupials, but we used 20 mg/kg of Ketamin HCl and G. O. F. inhalation anaesthesia for surgical treatment or radiological examination.

Discussion and conclusion

The causes of death of six species of marsupials, 43 cases, in 17 years, from 1958 to 1975, were analyzed.
The survey revealed unexpectedly short life of marsupials. The longest life spans recorded from each species were six years and seven months of Dama Pademelon, six years and six months of Red Kangaroo, four years of Parma Pademelon, three years and six months of Brush-tail Possum, six years of Self-coloured Wooly Opossum, and one year one month of Northern Opossum. Those figures were much below those of other herbivorous animals. With Red Kangaroo, the spread of the Kangaroo Disease, affecting up to 68.8 per cent, seemed to be the main reason for their short life. For other species reference should be made to proper management in winter and improvement of enclosures. High mortality rates in winter of marsupials, 67.6 per cent, supported the need for enclosure heating.

Many Pademelons, 60 per cent, died of pneumonia. Three of them had been imported from their habitat in November. They could not resist low temperature in Japan, the more as in their country November is a summer month. Proper timing, therefore, should be carefully observed in importing these species. There is a considerable number of Northern Opossums in their own habitat, but in our Zoo they end in early death. This may be due to their conditions in captivity. For, many of them were kept in a nocturnal house and seemed to have needed much vitamin D, because osteo-malacia was diagnosed in two of them.

Mortality rates differed also by sex. Males accounted for 34.9 per cent, females for 65.1 per cent. This was partly attributed to harem keeping for example, in the case of Macropodidae. Yet, even if the sexes were equal in number, the females died first. As females decreased in number, they sometimes were heavily pursued by the males, and some of them got wounded.

Table 1: Post-morte examination and longevity of Red Kangaroo (Macropus rufus)

Sex	Date of death	Findings	Lesions of Kangaroo Disease	Longevity (Months & Days)
♀	30. 7.1960	Asphyxia	None	4 M 21 D
♂	4. 3.1961	Asphyxia of newborn	None	1 M
♀	25. 3.1961	Accident by dog	None	15 M 16 D
♀	30. 3.1961	Acute suppurative pneumonia	Lung	15 M 25 D
♀	3.11.1961	Gastritis haemorrhagica	Stomach	22 M 25 D
♀	5.11.1961	Suppurative gastritis	Stomach	2 M 3 D
♂	8. 2.1962	Enteritis haemorrhagica	Stomach	31 M 14 D
♀	20. 6.1962	Fracture of mandibula	Lung, mandibula	9 M 18 D
♂	21. 6.1962	Suppurative pneumonia	Lung	2 M
♀	19.11.1962	Fracture of head bone	None	14 M 17 D
♂	28. 1.1963	Inflamation of the maxillary sinus	Maxillary sinus	9 M
♀	28.10.1963	Suppurative pneumonia	Lung, maxillary sinus	25 M 26 D
♀	11.11.1963	Catarrhal pneumonia	None	5 M
♂	18. 1.1964	Kangaroo Disease	Mandibula, maxilla, Tongue	28 M 16 D
♀	17. 2.1965	Kangaroo Disease	Maxillary sinus	53 M 11 D
♂	28.12.1965	Kangaroo Disease	Lung, right mandibula, left hind foot	78 M 3 D
Total ♂ 6, ♀ 10			11 cases of Kangaroo Disease	Average 19.8 M ♂ 24.9 M ♀ 16.8 M

Table 2: Post-morte examination and longevity of Pademelons

Species	Sex	Date of examination	Findings	Longevity (Months & Days)
Parma Pademelon Thylogale parma	♀	2.12.1970	Asphyxia of newborn	1 M
	♂	18. 2.1972	Duodenitis haemorrhagica	38 M 20 D
	♀	24. 1.1973	Peritonitis	6 M
	♀	14. 1.1974	Meningitis purulenta	48 M
	♀	20.11.1975	Catarrhal pneumonia	15 D
	♀	20.11.1975	Catarrhal pneumonia	15 D
	♀	21.11.1975	Catarrhal pneumonia	16 D
	♀	21.11.1975	Catarrhal pneumonia	16 D
Total ♂ 1, ♀ 7				Average 11.9 M
Dama Pademelon Thylogale eugenii	♂	5. 1.1972	Hepatitis	38 M
	♀	27. 1.1974	Catarrhal pneumonia	62 M
	♂	8.12.1974	Dislocation of patella	73 M
	♀	18. 1.1975	Catarrhal pneumonia, pyometra	73 M 20 D
	♂	8. 7.1975	Catarrhal pneumonia, enteritis	79 M 9 D
	♀	24.11.1975	Catarrhal pneumonia	19 D
	♂	16.12.1975	Catarrhal pneumonia	1 M 11 D
Total ♂ 4, ♀ 3				Average 46.7 M ♂ 47.8 M ♀ 45.3 M

Table 3: Post-mortem examination and longevity of other Marsupials

Species	Sex	Date of examination	Findings	Longevity (Months & Days)
Northern Opossum Didelphis marsupialis	♀	20.12.1962	Gastro-enteritis haemorrhagica	12 M 13 D
	♀	5. 2.1963	Indigitation of oesophagus	13 M 29 D
	♂	8. 4.1967	Catarrhal enteritis	1 M
	♂	8. 4.1967	Catarrhal entertis	1 M
	♀	25. 9.1967	Valvular disease	5 M
	♀	27.12.1967	Pneumonia	9 M
	♀	13.12.1970	Osteo-malacia, gastric ulcer	4 M
	♂	3. 2.1972	Acute heart failure	19 M
Total ♂ 3, ♀ 5			Average 8 M	♂ 7 M ♀ 8.7 M
Self-coloured Wooly Opossum Caluromys laniger	♀	2. 2.1975	Obesity	72 M
Brush-tail Possum Trichosurus vulpecula	♂	6. 6.1970	Engorgement of the lung	20 M 25 D
	♂	1. 1.1973	Ketosis	42 M 25 D
			Average 31.5 M	

Table 4: Principal causes of death of Marsupials in Tama Zoological Park

Cause of death	Red Kangaroo Macropus rufus	Parma Pademelon Thylogale parma	Dama Pademelon Thylogale eugenii	Brush-tail Possum Trichosurus vulpecula	Northern Opossum Didelphis marsupialis	Self-coloured Wooly Opossum Caluromys laniger
Asphyxia of newborn	1	1	0	0	0	0
Surgical disease	3	0	1	0	0	0
Disease of digestive organ	3	1	1	0	5	0
Respiratory disease	4	4	5	1	1	0
Infectious disease (Kangaroo Disease)	5	0	0	0	0	0
Neurotic disease	0	1	0	0	0	0
Circulatory disease	0	0	0	0	2	0
Metabolic disease	0	0	0	1	0	1
Others	0	1	0	0	0	0

Table 5: Number of deaths in each month

Month	Red Kangaroo Macropus rufus	Parma Pademelon Thylogale parma	Dama Pademelon Thylogale eugenii	Brush-tail Possum Trichosurus vulpecula	Northern Opossum Didelphis marsupialis	Self-coloured Wooly Opossum Caluromys laniger
1	2	2	3	1	0	0
2	2	1	0	0	2	1
3	3	0	0	0	0	0
4	0	0	0	0	2	0
5	0	0	0	0	0	0
6	2	0	0	1	0	0
7	1	0	1	0	0	0
8	0	0	0	0	0	0
9	0	0	0	0	1	0
10	1	0	0	0	0	0
11	4	4	2	0	0	0
12	1	1	1	0	3	0

Summary:

Diseases of Marsupials in Tama Zoological Park, Tokyo

An account is given of the causes of death of 43 marsupials of six species. The causes behind different lengths of keeping and the diseases established are discussed.

Zusammenfassung:

Krankheiten der Beuteltiere im Tama Zoologischen Garten Tokio

Es wird ein Überblick über die Todesursachen von 43 Beuteltieren, die sechs verschiedenen Arten zuzuordnen sind, gegeben. Dabei erfolgt eine Besprechung der Ursachen für die unterschiedliche Haltungsdauer und die ermittelten Erkrankungen.

Résumé:

Maladies de marsupiaux au Zoo Tama de Tokyo

L'exposé donne un aperçu des causes de décès de 43 marsupiaux appartenant à six espèces différentes. Il signale les causes des différentes durées de captivité et des maladies constatées.

Заболевания сумчатых животных в Тама зоопарке города Токио.

Дается обзор заболеваний и смертности 43 сумчатых животных шести различных видов. Описаны причины длительности заболеваний и определение болезней.

Literature:

BARKER, S. (1971): The Dama Wallaby in Captivity. Internat. Zoo Year Book 11, 17-20.

CHIBA, T., SATO, H. and K. ASAI (1960): On the so-called "Kangaroo Disease". J. J. A. Z. A. 2, 8-10 (Japanese)

MISAKI PARK ZOO (1965): Observation of Kangaroo in Captivity in Japan. Survey by Japanese Association of Zoological Gardens and Aquariums (Japanese). J. J. A. Z. A. 7, 39-46.

NAGATA, S. and A. MATSUMOTO (1970): Notes on Keeping of Kangaroos at Misaki Park Zoo. J. J. A. Z. A. 12, 56-58 (Japanese).

WATANABE, T., KUMEKAWA, S. and J. KOBARA (1965): The Treatment of Myoosis in Kangaroo. J. J. A. Z. A. 7, 16-18 (Japanese).

WATSON, C. R. R. and J. S. WAY (1972): The Unusual Tolerance of Marsupials to Barbiturate Anaesthetics. Internat. Zoo Year Book 12, 208-211.

Address of authors: Dr. Ph. (Ms.) M. M a s u i ,
Tama Zoological Park
Hodokubo, Hino-SHi, Tokyo (Japan)

The figure shows that many marsupials die in winter in Tokyo

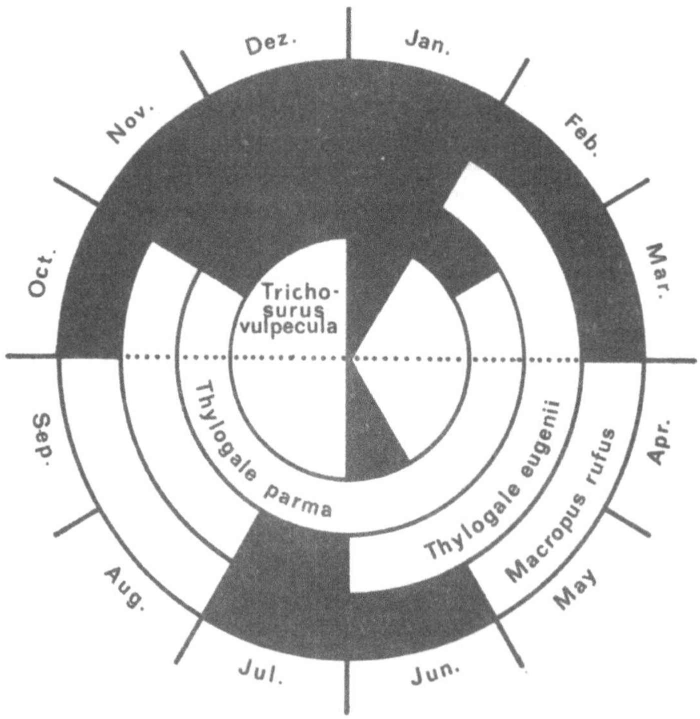

Aus dem Institut für Infektions- und Invasionskrankheiten der Landwirtschaftlichen Hochschule Wrocław, Abteilung für Pathologische Anatomie (Direktor: Prof. Dr. habil. Z. W a c h n i k) und dem Zoologischen Garten Wrocław (Direktor: Dr. A. G u c w i ń s k i)

MAMMAKARZINOM BEI EINEM ROTEN RIESENKÄNGURUH (MACROPUS RUFUS) IM ZOOLOGISCHEN GARTEN WROCŁAW

Von Zb. M i c h a l s k i , A. G u c w i ń s k i und K. K o c u ł a

Das Krankheitsgeschehen bei Känguruhs erweist sich, wie auch bei anderen Zootieren, als sehr vielgestaltig. Zahlreiche klinische und pathologisch-anatomische Untersuchungen geben hierüber Auskunft (B a r k e r et al., 1963; E l z e et al., 1976; E r i k s e n , 1964; G a s t i n g e r et al., 1961; H u b e r et al., 1976; K o r d a , 1962; K r o n b e r g e r und S c h ü p p e l , 1976; L i n d a u , 1964; S c h m i d t , 1975; S c h n e i d e r et al., 1976; S c h r ö d e r und I p p e n , 1976; sowie W i e t h ö l t e r , 1964). Als Haupterkrankungen werden erregerbedingte Krankheiten, Stoffwechselstörungen, Haltungsfehler, Vergiftungen und Neubildungen angeführt. In der uns zugänglichen Literatur haben wir jedoch keinen Hinweis auf das Auftreten von Mammakarzinomen gefunden. Im nachfolgenden soll nun über einen solchen Fall berichtet werden.

Ein im Zoo Wrocław geborenes, 15jähriges, weibliches Rotes Riesenkänguruh (Macropus rufus) ließ in den ersten Monaten des Jahres 1975 eine deutliche Abmagerung erkennen. Es war apathisch und sah oft in seinen Beutel und leckte ihn aus. Rechtsseitig konnte eine Verdickung des Beutels festgestellt werden. Anfangs vermuteten wir, daß sich ein Jungtier im Beutel entwickelte, später wurde die Entstehung einer Geschwulst in Betracht gezogen. Bei einer Untersuchung im Mai 1975 zeigte sich dann im Bereich der rechten Mamma ein Tumor von etwa 5 cm Durchmesser, der in seiner Konsistenz recht derb war. Bis zur nächsten Untersuchung im Oktober des Jahres 1976 magerte das Tier weiter ab, und die Neubildung hatte sich erheblich vergrößert. So zeigte sich jetzt an der rechten oberen Zitze eine faustgroße, blumenkohlartig gestaltete, nekrotisch-eitrige Geschwulst. Die Lymphknoten in der Leistengegend und der Achselhöhle waren hühnerei- bis faustgroß angeschwollen. Auf Grund des möglichen Vorliegens einer Milchdrüsengeschwulst oder einer Leukose entschlossen wir uns zum operativen Eingriff.

Als Prämedikation gaben wir 3 ml Combelen i. m. und applizierten anschließend zweimal je 0,75 ml Rompun 2%ig im Abstand von 15 Minuten. Erst nach der intravenösen Verabreichung von 6 ml Vetbutal wurde ein Tiefschlaf erreicht. Um den Tumor zu entfernen, wurde die Beutelfalte heruntergedrückt und die Haut über dem Tumor abgehoben. Anschließend schälten wir das Geschwulstgewebe heraus und schlossen die entstandene Wunde mit einfachen Catgut-Nähten. Der 670 g schwere Tumor war lose mit der Bauchwand verbunden. Seine Größe betrug 20x9x8 cm, und auf der Schnittfläche zeigten sich eitrig-nekrotische Zysten. Weiterhin operierten wir gleichzeitig die vergrößerten Achselhöhlen- und Leistenlymphknoten heraus. Pulsfrequenz, Atemfrequenz und Körpertemperatur des Tieres überwachten wir vor und nach der Operation (Tabelle 1).

An Medikamenten setzten wir nach der Operation intravenös 250 ml Glucose 5%ig, 150 ml physiologische Kochsalzlösung und 20 ml Polisulfamid (Biowet) ein und gaben subkutan 4 ml Cardiamidum (Polfa) und intramuskulär 3 ml Ertilen (Ciba).

Das Tier erwachte nach vier Stunden, es war aber so geschwächt, daß es auch nach 24 Stunden noch nicht aufstehen konnte. Aus diesem Grunde wurde die oben angeführte Therapie nach 48 und 72 Stunden wiederholt. Trotz aller Bemühungen ist das Tier dann am vierten Tag nach der Operation unter den Anzeichen einer Kreislaufinsuffizienz gestorben.

Als Sektionsbefunde wurden Blutstauung in allen Organen, Ödeme in der Unterhaut, hyaline Herzmuskeldegeneration, rechtsseitige Herzdilatation und vollständige Kachexie nachgewiesen.

Ausgehend vom Mammatumor war es zu metastatischen Herdbildungen in Leber, Lungen und Lymphknoten gekommen. Histologisch erwies sich der Tumor als ein Adenokarzinom, ausgehend vom Drüsenepithel der Mamma. Das tumoröse Zellgewebe war durch Bindegewebssepten unterteilt, und große Abschnitte zeigten eine Einschmelzungsnekrose mit starker Karyorrhexis. Die Metastasen in der Leber waren in ihrem Aufbau dem Primärtumor sehr ähnlich. Neben miliaren Tumorzellanhäufungen traten auch größere Metastasen in der Leber auf. Nekrosen wurden in diesen Veränderungen nicht gesehen, dafür traten kleine Verkalkungsherde auf. Das Lebergewebe selbst ließ atrophische und degenerative Veränderungen erkennen. Die im Lungengewebe anzutreffenden Tochterherde der Geschwulst waren stärker durchblutet und stark bindegewebig. Auch hier zeigten sich keine Nekrosen. Schließlich bleibt anzuführen, daß die untersuchten Lymphknoten fast vollständig durch Tumorgewebe umgestaltet waren. Neben Bezirken der Gewebseinschmelzung trat eine starke Bindegewebsvermehrung hervor.

Tabelle 1:

Beobachtungszeit	Atemfrequenz Min.	Pulsfrequenz Min	Körpertemperatur in °C
Vor dem Eingriff	20	60	36
Nach dem Eingriff	20	60	36
1 Stunde nach dem Eingriff	20	72	35
4 Stunden nach dem Eingriff	20	72	35
24 Stunden nach dem Eingriff	20	50	35
72 Stunden nach dem Eingriff	32	72	35

Diskussion:

Das kontinuierliche Ansteigen der Geschwulsterkrankungen bei Mensch und Tier in den letzten Jahren scheint auch für die in zoologischen Gärten gehaltenen Tiere zuzutreffen. Immer häufiger beobachtet man jetzt Tumoren auch bei Tieren, wie zum Beispiel den Beuteltieren, die bislang frei von dieser Erkrankung zu sein schienen. So findet man in der Literatur Hinweise auf das Auftreten von Oligodendrozytom (G a s t i n g e r et al., 1961), Rundzellsarkom im Zentralnervensystem (W i e t h ö l t e r , 1964) sowie Lungen- und Magen-Darmkrebs (B a r k e r et al., 1963) bei Känguruhs. Der von uns beschriebene Fall eines Mammakarzinoms beim Känguruh stellt eine Erstbeschreibung dar. Der Mißerfolg beim vorgenommenen chirurgischen Eingriff dürfte auf das späte Erkennen und den bösartigen Charakter der Geschwulst zurückzuführen sein.

Zusammenfassung:

Mammakarzinom bei einem Roten Riesenkänguruh (Macropus rufus) im Zoologischen Garten Wrocław

Das bei einem 15jährigen, weiblichen Roten Riesenkänguruh beobachtete Mammakarzinom wies eine Metastasierung in Leber, Lungen und Lymphknoten auf. Die ermittelten klinischen Symptome, Behandlungsversuche und pathologisch-anatomischen und histologischen Befunde werden beschrieben.

Summary:

Mammary Carcinoma in Red Kangaroo (Macropus rufus) in Wrocław Zoo

A mammary carcinoma was detected in a female red kangaroo, aged 15 years, with metastasation into liver, lungs, and lymph nodes. Reported are the clinical symptoms established, attempted treatment, as well as pathologico-anatomic and histological findings.

Résumé:

Cancer de la mammelle chez un grand Kangourou rouge (Macropus rufus) au zoo de Wrocław

Le cancer mammaire observé chez un grand Kangourou rouge femelle âgée de 15 ans, avait des métastases au niveau du foie, des poumons et des ganglions lymphatiques. Des renseignements sont donnés sur les symptômes cliniques relevés, les essais thérapeutiques, l'anatomie pathologique et l'histologie.

Маммакарцинома у красного огромного кенгуру в зоопарке города Врослава.

У I5-летней красной огромной кенгуру с маммакарциномой обнаружено метастазирование в печень, легкие и лимфовые узлы. Описаны выясненные клинические симптомы, попытки лечения, пато-анатомические и гистологические результаты исследований.

Literatur:

BARKER, S., CALABY, J. H. and G. B. SHARMAN (1963): Diseases of Australian Laboratory Marsupiales. Vet. Bull. 33, 539-544.

ELZE, K., SEIFERT, S., EULENBERGER, K. und Ute SCHNURRBUSCH (1976): Erkrankungsfälle der Känguruhs im Leipziger Zoo von 1957 bis 1975. Verhandlungsber. XVIII. Internat. Symp. Erkrankungen Zootiere, Innsbruck, 39-45.

ERIKSEN, E. (1964): Observations on Diseases in Kangaroos in the Copenhagen Zoo. Tijdschr. Diergeneeskd. 89, Suppl. 1, 126-137.

GASTINGER, W., HENSCHEL, E. und K. JACOB (1961): Intracraniales Blastom bei einem Känguruh (Macropus rufus), sein angiopathisches und pathologisches Bild. Berl. Münch. Tierärztl. Wschr. 74, 333-337.

HUBER, J., HERCEG, M. und B. MARAN (1976): Zu den Erkrankungen der australischen Tiere im Zoologischen Garten Zagreb. Verhandlungsber. XVIII. Internat. Symp. Erkrankungen Zootiere, Innsbruck, 13-16.

KORDA, P. (1962): Die häufigsten Erkrankungen bei Känguruhs in Zoologischen Gärten. Nord. Vet. Med. 14, Suppl. 1, 244-248.

KRONBERGER, H. und K.-F. SCHÜPPEL (1976): Todesursachen von Känguruhs - Durchsicht der Sektionsprotokolle von 1853 bis 1975. Verhandlungsber. XVIII. Internat. Symp. Erkrankungen Zootiere, Innsbruck, 27-30.

LINDAU, K. H. (1964): Über Todesfälle von Känguruhs im Zoologischen Garten Köln. Tijdschr. Diergeneeskd. 89, 143-148.

SCHMIDT, U. (1975): Todesursachen bei Känguruhs. Verhandlungsber. XVII. Internat. Symp. Erkrankungen Zootiere, Tunis, 321-325.

SCHNEIDER, H.-E., BERGER, G., DATHE, F. und W. GENSCH (1976): Erkrankungen australischer Tiere im Zoologischen Garten Dresden. Verhandlungsber. XVIII. Intern. Symp. Erkrankungen Zootiere, Innsbruck, 5-12.

SCHRÖDER, H.-D. und R. IPPEN (1976): Beitrag zu den Erkrankungen der Känguruhs. Verhandlungsber. XVIII. Internat. Symp. Erkrankungen Zootiere, Innsbruck, 21-26.

WIETHÖLTER, R. (1964): Krankheiten der Zoo- und Menagerietiere (Affen, Landraubtiere, Beuteltiere und Kaltblüter). Literaturstudie (1900-1961). Leipzig: Vet.Med.Diss.

Anschrift der Verfasser: Dr. Zb. M i c h a l s k i ,
Institut für Infektions- und Invasionskrankheiten
ul. Norwid 31
Wrocław (VR Polen)

Aus dem Institut für Infektions- und Ivasionskrankheiten der Landwirtschaftlichen Hochschule Wrocław, Abteilung für Pathologische Anatomie (Direktor: Prof. Dr. habil. Z. W a c h n i k) und dem Zoologischen Garten Wrocław (Direktor: Dr. A. G u c w i ń s k i)

SERTOLIZELLTUMOR BEI EINEM BENGALTIGER (PANTHERA TIGRIS TIGRIS)

Von Z. M i c h a l s k a , A. G u c w i ń s k i und K. K o c u ł a

Hodentumoren kommen bei Wildtieren nur ganz selten vor. Auch bei Haus- und Nutztieren sind derartige Befunde bisher nur bei Hunden häufiger beschrieben worden (C o t c h i n , 1956; N i e l s e n et al., 1974). Bei einer Auswertung von 327 Tumoren bei verschiedenen Tierarten (H o u s z k a i et al., 1969) wurden nur neun Hodengeschwülste (2,7 %) ermittelt. Wir möchten heute über den ersten Fall eines Hodentumors beim Bengaltiger in Polen berichten.

Im Juni 1976 wurde durch chirurgischen Eingriff bei einem elfjährigen Bengaltiger aus einem Zirkus der rechte, stark vergrößerte Hoden entfernt. Das Tier war vor elf Jahren als Jungtier importiert worden. Zwei Jahre vor der Operation war durch ein anderes Tier während der Zirkusarbeit eine Hautverletzung rechtsseitig am Hodensack verursacht worden. Die 5 cm lange Wunde verheilte ohne Behandlung. Von diesem Zeitpunkt an kam es zu einer fortschreitenden Vergrößerung des rechten Hodens. Das Tier wurde zusehends in seinem Gesamtverhalten gleichgültiger und ruhiger, was mit dem Verlust der sozialen, führenden Stellung innerhalb der Tigergruppe verbunden war. Anderthalb Jahre vor der Operation konnte eine plötzliche Nahrungsverweigerung und zeitweilige Bewußtlosigkeit beim Tiger beobachtet werden. Dabei trat eine starke Anspannung der Bauchdecke hervor. Die Symptome klangen ohne Behandlung ab. Ein Jahr später kam es zu einem gleichartigen Krankheitsgeschehen. Zwei Monate danach, im Juni 1976, wurden dann beim Tiger epileptiforme Krankheitssymptome beobachtet. Mehrmals wiederholten sich an einem Tag Krampfanfälle und Bewußtlosigkeit. Die längste Phase der Bewußtlosigkeit dauerte etwa drei Stunden. Da angenommen wurde, daß die aufgetretenen Krankheitserscheinungen mit der ständigen Vergrößerung des Hodens im Zusammenhang stehen müssen, entschlossen wir uns zur chirurgischen Entfernung des Hodens. Als Prämedikation verabreichten wir i. m. 20 ml Combelen (Bayer). Weiterhin wurden subkutan 25 ml 2%iges Rompun appliziert. Da das Tier nicht einschlief, wurde zusätzlich 30 ml Eunarcon gegeben. Zur Herausschälung des Hodens mußte ein 20 cm langer Hautschnitt gesetzt werden. Der Samenstrang wurde tief im Leistenkanal, in einem Bereich, wo keine Verwachsungen mit den serösen Häuten bestanden, mit einer Péan-Klemme fixiert. Wir nähten den Samenstrang an der Wand des Leistenkanals fest, setzten den Hoden ab und schälten ihn aus dem Hodensack heraus. Der Hodensack wurde mit Catgut vernäht und mit Hemostin (Polfa) bepinselt. Anschließend wurden dem Tier s. c. 10 ml Cardiamid (Polfa) und 20 ml Ertilen (Ciba) gegeben. Eine Stunde nach der Operation begann der Tiger, sich zu bewegen. Jedoch blieb Schläfrigkeit und Teilnahmslosigkeit über 48 Stunden bestehen. In dieser Zeit wechselte der Tiger zwar selbständig seine Körperlage, nahm aber keinerlei Nahrung zu sich. Erst nach zwei Tagen konnte wieder ein völlig physiologisches Verhalten festgestellt werden. Ein geringgradiges Ödem des Hodensackes war nach zehn Tagen abgeklungen. Zwei Wochen später absolvierte der Tiger ohne Vorbereitung sein gesamtes Programm in der Arena völlig fehlerfrei. Nach zwei Monaten war die Operationswunde vernarbt, und das Tier erlangte in der Tigergruppe seine führende Stellung zurück.

Der herausoperierte Hoden zeigte bei der pathologischen Untersuchung eine Größe von 10 x 8 x 6 cm. Die Konsistenz war auffällig hart. Die Schnittfläche war charakterisiert durch eine läppchenförmige Struktur. Das gesamte Gewebe hatte eine grauweiße Farbe, durchsetzt von haselnußgroßen gelblich-schmierigen Herden. In diesen Bereichen traten kleinere Blutungen hervor. Der Nebenhoden war makroskopisch unverändert.

In den Hämatoxilin-Eosin-gefärbten histologischen Präparaten von tumorös veränderten Gewebsabschnitten konnte ein Untergang des Hodengewebes festgestellt werden. Die drüsige Struktur des Hodens war verschwommen und interstitielles Gewebe kaum noch nachweisbar. Im

Tumorgewebe traten kleine kugelige Gebilde auf, die ein schwach vakuolisiertes Zytoplasma erkennen ließen. Die Zellen zeigten chromatinarme, blasige Kerne, die zum Teil karyorrhektisch waren. Häufig kam es zum Zusammenfließen ganzer Zellgruppen zu Synzytien. Bindegewebszüge und deutliche Samenkanälchen waren nur ganz vereinzelt zu erkennen. In kleinen Herdchen traten deutliche Nekrosen auf, die geringe Blutungen erkennen ließen.

Auf Grund der vorliegenden Befunde halten wir den Hodentumor für eine Geschwulst, die von den Sertoli-Zellen ihren Ausgang nahm und nach der Klassifikation von N i e l s e n et al. (1974) als "sex-cord stromal tumour diffuse type" einzuordnen ist. Das charakteristische Merkmal dieser Tumore ist die starke Produktion weiblicher Hormone (Östrogene), die zu einer Feminisierung führt. Entsprechende Beobachtungen wurden auch bei Hunden gemacht. Es kommt zu einer Rückbildung der männlichen Geschlechtsorgane und zu einer Verhornung des Prostatagewebes. Weiterhin werden Anschwellung der Milchdrüsen beobachtet sowie ein völlig fehlender Geschlechtstrieb. Gelegentlich wird sogar festgestellt, daß sich andere männliche Tiere für Tiere mit einem Sertolizelltumor sexuell interessieren.
Hodentumoren, die von Sertolizellen ihren Ausgang nehmen, metastasieren selten, zeigen jedoch ein sehr schnelles Wachstum. Ähnlich wie beim Seminom tritt eine erhebliche Schmerzhaftigkeit hervor.
Inwieweit die beim Tiger beobachteten Verhaltensänderungen auf eine Hormonstörung zurückgeführt werden können, konnte nicht ermittelt werden. Wichtig erscheint jedoch der Hinweis, daß durch den operativen Eingriff der alte Habitus wieder hergestellt werden konnte. Es war auch nicht zu klären, ob die Krampfanfälle und die Bewußtlosigkeit in direktem Zusammenhang mit der tumorösen Vergrößerung des Hodens standen.
I p p e n und W u n d e r s e e (1974) stellten auf Grund des Schrifttums und eigener Beobachtungen fest, daß unter den gefangengehaltenen Wildsäugetieren die Raubtiere am häufigsten Geschwulsterkrankungen erkennen lassen. Dabei zeichnete sich ein besonders hoher Anteil an Schilddrüsengeschwülsten ab (I p p e n und S c h r ö d e r , 1974). Es wird aber auch auf ein Hodenkarzinom hingewiesen. Die Zusammenstellung der Todesursachen bei Raubtieren des Zoologischen Gartens in Zürich (D o l l i n g e r , 1974) weist neun Tumoren (2,5 %) aus. Diese Zahl beinhaltet einen Hodentumor bei einem Kojoten (Canis latrans), der von den Sertolizellen ausgegangen ist. Die von E l z e et al. (1974) vorgenommene Auswertung von Krankheitsgeschichten der Felidenpatienten des Zoos Leipzig wies nur auf einen Fall einer Struma diffusa bei einem jungen Löwen als Todesursache hin. Untersuchungen über Tumoren bei Säugetieren im Zoologischen Garten Łódź (D a b r o w s k i et al., 1972) ergaben, daß von 39 nachgewiesenen Geschwülsten 13 (30 %) bei Raubtieren angetroffen wurden. Fast gleichartige Beobachtungen konnte M i c h a l s k a (1972) an 19 Geschwülsten von Wildtieren aus polnischen zoologischen Gärten machen. Auch in diesem Material waren sechs Fälle (31 %) bei Raubtieren anzutreffen. Die hier aufgezeigten Ergebnisse entsprechen der von I p p e n und W u n d e r s e e (1974) gemachten Feststellung, daß die Raubtiere besonders gehäuft Tumoren aufweisen. Ähnliche Ergebnisse lassen sich auch bei den Hausfleischfressern nachweisen.

Zusammenfassung:

Sertolizelltumor bei einem Bengaltiger (Panthera tigris tigris)

Es wird über das klinische Bild, die operative Entfernung und die pathologische, anatomische und histologische Untersuchung eines Hodentumors bei einem Bengaltiger berichtet. Auf Grund der histologischen Untersuchung handelt es sich um eine Geschwulst, die von den Sertolizellen ihren Ausgang nahm.

Summary:

Sertoli Cell Tumour in Bengal Tiger (Panthera tigris tigris)

Reported in this paper are the clinical pattern, surgical removal, as well as the pathological, anatomic, and histological examinations of a testicular tumour in a Bengal tiger. The tumour had originated from the Sertoli cells, as established by the histological examination

Résumé:

Tumeur des cellules de Sertoli chez un tigre du Bengale (Panthera tigris tigris)

Aspect clinique, ablation chirurgicale, anatomie pathologique, histologie d'une tumeur du testicule chez un tigre du Bengale. L'examen histologique permet de mettre en évidence une tumeur dont le point de départ se trouve dans les cellules de Sertoli.

Опухоль Сертоли у бенгальского тигра.

Дается клиническая картина, описано оперативное удаление, пато-анатомические и гистологические исследования опухоли яичек у бенгальского тигра. На основе гистологических результатов выявлена опухоль, исходящая из клеток Сертоли.

Literatur:

COTCHIN, E. (1956): Neoplasms of the domesticated mammals. Commonwealth Agricultural Bureaux, Farnham Royal Bucks, England.

DABROWSKI, J., SOSNOWSKI, A. und E. ZUCHOWSKA (1974): Neubildungen bei Raubtieren im Zoologischen Garten Łódź. Verhandlungsber. XVI. Internat. Symp. Erkrankungen Zootiere, Erfurt, 117-119.

DOLLINGER, P. (1974): Analyse der Verluste im Raubtierbestand des Zoologischen Gartens Zürich von 1954 bis 1973. Verhandlungsber. XVI. Internat. Symp. Erkrankungen Zootiere, Erfurt, 39-43.

ELZE, K., EULENBERGER, K., SEIFERT, S., KRONBERGER, H., SCHÜPPEL, K. F. und U. SCHNURRBUSCH (1974): Auswertung der Krankengeschichten der Felidenpatienten (1958-1973) des Zoos Leipzig. Verhandlungsber. XVI. Internat. Symp. Erkrankungen Zootiere, Erfurt, 5-18.

HOUSZKA, M. und Cz. KASZUBKIEWICZ (1969): Nowotwory zwierzat domowych. Medycyna Wet. 25, 6-10.

IPPEN, R. und W. J. WUNDERSEE (1974): Metastasierendes Unterkiefersarkom bei einem Schwarzen Panther (Panthera pardus). Verhandlungsber. XVI. Internat. Symp. Erkrankungen Zootiere, Erfurt, 119-123.

IPPEN, R. und H.-D. SCHRÖDER (1974): Auswertung der postmortalen Untersuchungsergebnisse bei in Gefangenschaft gehaltenen Landraubtieren. Verhandlungsber. XVI. Internat. Symp. Erkrankungen Zootiere, Erfurt, 29-38.

MICHALSKA, Z. (1972): Nowotwory zwierzat ogrodów zoologicznych w swietle badań sekcyjnych i biopsyjnych Zakładu Anatomii Patologicznej WSR we Wrocławiu. Medycyna Wet. 28, 275-277.

NIELSEN, S. W. und D. H. LEIN (1974): Tumours of the testis. Bulletin of the World Health Organization, Geneve, 50, 71-78.

Anschrift der Verfasser: Doz. Dr. habil. Z. Michalska,
Institut für Infektions- und Invasionskrankheiten der Landwirtschaftlichen Hochschule Wrocław, Abteilung für Pathologische Anatomie
ul. Cypriana Norwida 31
Wrocław (VR Polen)

Aus dem Zentralinstitut für Veterinärmedizin Brno, Veterinärklinik der Fakultät (Direktor: Doz. Dr. M. H o j o v c o v á , CSc)

PARAPLEGIE BEI HALSSTREIFEN-MANGUSTEN (HERPESTES VITTICOLLIS)

Von J. J e d l i č k a und K. T i l č

Im September 1974 erwarb der Zoologische Garten Brno eine Gruppe Halsstreifen-Mangusten (Herpestes vitticollis). Die Gruppe bestand aus einem erwachsenen Paar und sieben Jungtieren. Alle Tiere waren klinisch gesund und wurden in der Kleintieranlage in einem Sandgehege untergebracht. Den Tieren stand eine mit Heu und Sägespänen ausgestattete Holzhütte als Unterkunft zur Verfügung. Als Nahrung wurden kleingehacktes Rindfleisch, frisch getötete Tauben, Makrelenstückchen, Hühnereier und als Beifutter geriebene Möhren verabreicht.

Anfang Dezember 1974 wurden bei einigen Jungtieren, anfangs nur an den Hinterbeinen, später aber auch an den Vorderextremitäten, Bewegungsstörungen festgestellt. Die daraufhin vorgenommene Verabreichung von Vitamin B-Komplex über das Futter erbrachte keine Besserung. Die zu beobachtenden Krankheitssymptome verstärkten sich vielmehr ständig. Anfang Januar 1975 war bereits bei einem Jungtier eine Paraplegie der Brust- und Beckenmuskulatur festzustellen. Auch die anderen Tiere zeigten Lähmungserscheinungen. Zu dieser Zeit wurden die Mangusten in geheizte Innenboxen umgesetzt. Trotzdem verstarb eins der am schwersten erkrankten Tiere. Die vorgenommene Sektion ergab eine vollständige Abmagerung der Manguste. Die Muskulatur der Gliedmaßen war dystrophisch, und die Haut wies im Bereiche der Gelenke deutliche Dekubitusstellen auf. Histologisch traten ausgeprägte entzündliche Veränderungen an den peripheren Nerven, hauptsächlich am Plexus ischiadicus auf, und die Gliedmaßenmuskulatur ließ eine ausgesprochene Dystrophie erkennen. Die im Bereich der Nerven auftretenden entzündlichen Infiltrate waren von lymphozytärem Charakter und entsprachen dem Bild einer Neuritis acuta lymphocytaria. Im Gehirn und Rückenmark wurden keine Veränderungen festgestellt. Die bakteriologische Untersuchung erbrachte keine weiteren Hinweise.

Zwei der schwererkrankten Tiere wurden von der Gruppe isoliert und in einen gut beheizten Raum gebracht. Es erfolgte eine lokale Behandlung der Schürfwunden und Schwielen sowie zusätzliche Vitamin B_1-Injektionen. Auf den Einsatz von Antibiotika wurde verzichtet. Die Tiere nahmen das ihnen angebotene Futter auf und bewegten sich schwerfällig. Im gut beheizten Raum suchten sie den wärmsten Platz auf und blieben dort die meiste Zeit des Tages. Ihr Zustand blieb annähernd einen Monat unverändert. Im Februar trat eine Besserung ein. Ende des Monats konnten die Tiere als klinisch geheilt entlassen werden. Eine Manguste ließ einen starken Juckreiz an den Zehen und am Schwanz erkennen. Hierdurch ausgelöstes Benagen führte zum Verlust der Schwanzspitze. Auch die anderen weniger erkrankten Mangusten besserten sich zusehends nach der Umsiedlung in das beheizte Winterquartier, so daß die Lähmungserscheinungen bald ganz verschwanden. Offensichtlich muß die Unterkühlung als Hauptfaktor für das Auftreten der Lähmungserscheinungen angesprochen werden. Differentialdiagnostisch wäre die sogenannte Chastek-Paralyse in Betracht zu ziehen. Das klinische Bild, die pathologisch-morphologischen Veränderungen und vor allem das Ansprechen auf die Vitamin B_1-Behandlung machen jedoch das Vorliegen einer Chastek-Paralyse unwahrscheinlich. Ursächlich muß vielmehr die starke und langzeitige Unterkühlung als ausschlaggebend für die Entstehung des Krankheitsgeschehens angesehen werden. Eine Abheilung entzündlicher Prozesse an den peripheren Nerven ist nach vorliegenden Erfahrungen möglich, wichtig ist dabei, daß sekundäre Hautverletzungen infolge Durchliegens verhindert werden. Als prophylaktische Maßnahme zur Vermeidung gleichartiger Erkrankungen bei Mangusten wird die rechtzeitige Umsetzung der Tiere in beheizte Winterquartiere angesehen.

Zusammenfassung:

Paraplegie bei Halsstreifen-Mangusten (Herpestes vitticollis)

Bei neun neuerworbenen Halssteifen-Mangusten (Herpestes vitticollis) traten in den Wintermonaten ausgeprägte Lähmungserscheinungen an den Extremitäten auf. Die Sektion eines gestorbenen Jungtieres zeigte das Bild einer Neuritis acuta lymphocytaria. Durch Umsetzung der Tiere in beheizte Räume und Behandlung mit Vitamin B_1 konnte nach drei Monaten eine vollständige Genesung der Tiere erreicht werden.

Summary:

Paraplegia in Zebra Mongoose (Herpestes vitticollis)

Pronounced paralysis affected the extremities of nine recently received zebra mongooses (Herpestes vitticollis) during the winter months. Acute lymphocytic neuritis was established from one of the young animals on post-mortem examination. All animals were moved into heated rooms and received vitamin B_1 treatment. Complete healing was achieved after three months.

Résumé:

Paraplégie chez des mangoustes à cou rayé (Herpestes vitticollis)

Des symptômes de paralysie des extrémités se sont déclarées pendant les mois d'hiver chez 9 mangoustes à cou rayé (Herpestes vitticollis) récemment achetées. L'autopsie d'un jeune animal décédé a permis de mettre en évidence une neuritis acuta lymphocytaria. La mise des animaux dans des locaux chauffés et un traitement à la vitamine B1 amena une guérison complète en 3 mois.

Параплегия у мангуст Herpestes vitticollis

У девяти недавно преобретенных мангуст Herpestes vitticollis возникает в зимние месяцы явно выраженный паралич экстремитетов. Секционные результаты молодых погибших животных показывют картину Neuritis acuta lymphocytaria .Перевод животных в отапливаемые помещения и кормление витамином B_I через три месяца привели животных к полному выздаровлению.

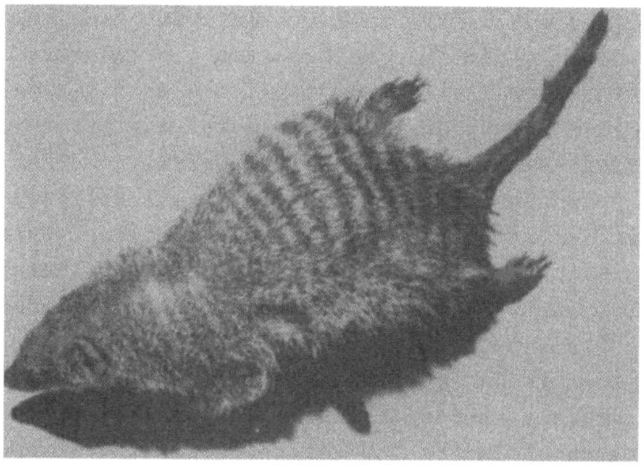

Abb. 1:

Anschrift der Verfasser: MVDr. J. J e d l i č k a ,
Veterinärklinik und Zoologischer Garten Brno
Brno (ČSSR)

Aus dem Zoologischen Garten Köln (Direktor: Prof. Dr. E. K u l l m a n n)

AUGENERKRANKUNGEN BEI ROBBEN - HALTUNGSPROBLEME IN ZOOLOGISCHEN GÄRTEN?

Von W.-D. K ü h m e und K.-H. L i n d a u

Es gibt in einem Zoo nach unseren Erfahrungen eine Reihe von Erkrankungen, die immer wieder auftreten und deren Behandlung unbefriedigend, ja oft erfolglos ist. Wir denken in diesem Zusammenhang zum Beispiel an die Nekrobazillose der Känguruhs, die Viszeralgicht der Vögel oder die Aspergillose der Pinguine. In diesen Rahmen fallen nach unserer Meinung auch die Augenerkrankungen der Robben. Wenn sie auch nicht zum Tode der Tiere führen, so kommt es doch sehr häufig zu Erblindungen bzw. stark sichtbaren Veränderungen an den Augen, die unter anderem auch den Wert der ausgestellten Tiere mindern.

In der Literatur finden wir eine Reihe von Hinweisen auf diese Erkrankung bei Robben. Es handelt sich dabei im allgemeinen - auch nach unseren Erfahrungen - um Erkrankungen der Hornhaut, von der Keratitis simplex bis zum Ulcus corneae.

E r i k s e n (1962) fand bei Robben im Kopenhagener Zoo Hornhautentzündungen. Nur fünf der schwersten Fälle wurden behandelt, die übrigen beobachteten Fälle klangen spontan ab. Behandlung mit Kortison- und Antibiotikasalben führten innerhalb von zwei bis drei Wochen zur Heilung. Da es sich im allgemeinen nur um einseitige Augenschädigungen handelte, vermutet Verfasser traumatische Ursachen.

Im Zoologischen Garten Kaunas beobachtete M a r m a (1971) Erblindungen bei Robben, die durch mechanische Hornhautverletzungen sowie durch hochkonzentrierte Desinfektionsmittel, die zur Reinigung der Wasserbecken benutzt werden, hervorgerufen sein sollen. Diese chronischen Hornhauttrübungen verringern den Schauwert der Tiere erheblich und sind schwer oder gar nicht zu heilen. R a e t h e l (1962) sah bei Robben Augenerkrankungen, in der Hauptsache Hornhauttrübungen, die allmählich zu völliger Erblindung führen können. Bei rechtzeitiger Anwendung einer Salzwasserkur - Seewasserbäder - sollen solche Augenerkrankungen gut heilbar sein. B o n n o t (1951) und B e e b e (1939) berichten über erblindete alte Seelöwen in freier Wildbahn in Kalifornien und von den Galapagosinseln. Bei der Aufzucht von jungen Seehunden, den sogenannten Heulern, beobachtete R e i n e c k (1965) Auftreten von Lidbindehautentzündungen, die mit Aureomycin-Augensalbe und Antibiotika innerlich erfolgreich angegangen wurden. W o l i n s k i und L a n d o w s k i (1962) führen das Auftreten von Hornhauterkrankungen bei Seelöwen, die im allgemeinen irreparabel sind, unter anderem auf Avitaminosen zurück. Längere Behandlungen mit Vitamin A, Vitamin B-Komplex und 3 % NaCl blieben ohne Erfolg. G a u c k l e r (1976) berichtet, daß Korneatrübungen, Keratitis und Ulcus corneae bei allen Robben vorkommen und nicht selten zu Blindheit führen. Haltung in Salzwasser (2,5 - 3 % NaCl) oder tägliche Bäder (bis 10 % NaCl) mit örtlicher Anwendung von Antibiotikasalben sollen diese Augenerkrankungen zum Abklingen bringen.

Alle im Schrifttum angeführten Augenerkrankungen, von leichten Hornhautentzündungen bis zu Hornhautgeschwüren und schwersten Hornhauttrübungen, haben wir leider auch im Zoo Köln beobachten müssen. Wir machten dabei die Erfahrung, daß scheinbar am gefährdetsten See-Elefanten sind, während Seelöwen weniger empfindlich zu sein scheinen. Aber auf Grund des doch verhältnismäßig geringen Patientenmaterials sind daraus sicher keine allgemein gültigen Schlüsse zu ziehen. Auch in der Therapie scheiterten wir immer wieder, obwohl wir alles von örtlicher Behandlung über vermehrtes Vitaminangebot, innerliche Antibiotika-Gaben usw. anwandten. Da wir auch aus anderen Gärten erfuhren, daß sie sich mit denselben Problemen, und sehr oft erfolglos, zu befassen hatten, hofften wir, über eine weltweite Umfrage - gewissermaßen in einer großen Teamaktion - neue Erkenntnisse sammeln zu können.

Wir haben 95 zoologische Gärten in der ganzen Welt angeschrieben und ihnen einen Fragebogen mit der Bitte um Mitarbeit zugehen lassen. Antwort erhielten wir von 52 zoologischen Gärten, wovon 45 in einer Zusammenstellung ausgewertet wurden. Wir möchten an dieser Stelle allen Gärten, die sich an der Fragebogenaktion beteiligt haben, herzlich danken und glauben, daß die große Anzahl von Antworten das starke Interesse an einer Klärung des Problems unterstreicht.

31 Gärten beobachteten selten bis häufig Augenerkrankungen bei Robben. Diese Störungen wurden bei allen Arten registriert, wobei aber die See-Elefanten am gefährdetsten zu sein scheinen. In einem Zoo erkrankten bei Haltung von Kalifornischen Seelöwen (Zalophus californianus), Seehunden (Phoca vitulina) und Pelzrobben (Callorhinus ursinus) nur männliche Tiere. Auffallend ist der Hinweis vieler Gärten, daß diese Augenerkrankungen nur oder besonders in den Sommermonaten auftraten. Wir hatten Gelegenheit, das bei Seelöwen, die in der Dressur waren, in einem Zoo beobachten zu können, wo rauchartige Trübungen auf der Hornhaut innerhalb von Stunden erschienen und wieder verschwanden. Dort war der Einfluß des Sonnenlichtes als auslösendes Moment nach unserer Meinung zweifelsfrei nachweisbar. Wir hoffen, daß dieser Garten darüber noch besonders berichten wird. Nach den schlechten Erfahrungen mit spielerischer Aufnahme von Laub durch Robben und unter Umständen lebensgefährlichen Entzündungen im Magen-Darmtrakt, werden die meisten Becken heute so angelegt, daß sie oft ohne Schatten von Bäumen und Gehölzen im grellen Sonnenlicht liegen. Die in solchen Becken gehaltenen Tiere sind also ständig dem Licht und eventuell auch der Sonnenspiegelung auf dem Wasser ausgesetzt und können sich dadurch Entzündungen an den Augen zuziehen.

Von Wichtigkeit hielten wir auch die Frage nach dem Wasser: Süßwasser, Seewasser oder künstliches Seewasser. Von den von uns befragten Zoos hielten 33 ihre Tiere in Süßwasser, 7 in natürlichem, 5 in künstlichem Seewasser. Acht der Gärten, die ihre Tiere in natürlichem oder künstlichem Seewasser hielten, klagten auch über das Auftreten von Augenerkrankungen. Danach ist die Haltung von Robben in Süßwasser nicht die alleinige Ursache von Augenstörungen. Diese Feststellung mag viele Tiergärtner beruhigen, die sich sicher schon Vorwürfe gemacht haben, daß die Haltung von Robben nur in Süßwasser zu Erkrankungen führen könne.

Der Zeitraum des Wasserwechsels der Robbenbecken in den einzelnen Gärten ist völlig verschieden. So erneuern viele Gärten das Wasser ein- bis dreimal wöchentlich, manche sogar täglich. Viele Becken haben darüber hinaus kontinuierlich einen Zufluß. In den Wintermonaten wird zum Teil das Wasser nur alle vier bis sechs Wochen gewechselt. Ein Garten erneuert sein künstliches Salzwasser alle zwei bis sieben Tage. Eine Reihe von Gärten filtert das Süßwasser mit einer Umlaufzeit von 2 1/2 bzw. 1 1/2 Stunden. Auf unser Augenproblem ließ sich nach den Antworten über den Wasserwechsel kein Rückschluß ziehen.

Als Reinigungsmittel für die Becken werden verwendet: Chlor, Diamin, Chlorkalk, NaOCl, Debusol, Lysol, Kresol u. a. m. Ferner werden Hochdruckreinigungsgeräte angewandt. Nur ein Zoo führt auf ein Reinigungsmittel, in diesem Falle Chlor, beobachtete Augenerkrankungen zurück. Durch einen Fehler in der Anlage wurde dem Wasser zuviel Chlor (17 ppm) zugesetzt. Hier sollte auch nochmals auf die Arbeit von M a r m a (1971) hingewiesen werden, der ein hochkonzentriertes Desinfektionsmittel für Augenerkrankungen bei Robben in Kaunas verantwortlich macht. Sonst wird in allen Antworten niemals der Verdacht erhoben, daß durch unsachgemäße Anwendung von Reinigungsmitteln, zu hoher Konzentration und ungenügendem Nachspülen usw., Störungen an den Augen aufgetreten seien.

Zur Fütterung werden je nach Größe der Robben verwendet: Hering, Weißfisch, Sprotten, Merlan, Makrelen, Dorsch, Sardellen usw. Zum größten Teil werden diese Fische tiefgefroren angeliefert und je nach Bedarf aufgetaut und verfüttert. Irgendwelche Hinweise auf Augenerkrankungen durch diese Fütterung wurden von keinem Zoo angegeben.

Natürlich interessierten uns, besonders bei der Fütterung von tiefgefrorenem Fisch, die Vitaminzugaben. Neun Gärten machten darüber keine Angaben, 36 geben ständig Vitamine in den verschiedensten Formen. So werden z. B. verwendet: Multibionta, Vitamin B, Vitamin C, Vitamin A, Vitamin E, Vitamin D usw. Im Kölner Zoo geben wir unseren Robben täglich 50 mg Vitamin B, jeden dritten Tag eine Kapsel Multibionta. Drei Gärten, die ihre Tiere in Süßwasser halten, geben zusätzlich Salz, z. B. Meersalz in Kapseln. Nach den Angaben der Gärten und aus unserer eigenen Erfahrung heraus halten wir die Augenerkrankungen der Robben nicht für Anzeichen von Avitaminose. Das heißt nicht, daß keine Vitamine gegeben werden müssen. Die Tiere benötigen sie unbedingt, aber sie sind leider nicht das Mittel allein, mit denen sich Augenerkrankungen vermeiden bzw. heilen lassen. Inwieweit Salz bei dem Geschehen eine Rolle spielt, ist nach den bisherigen Angaben nicht zu beurteilen. Ein Zoo gibt täglich je nach Größe für seine Robben 15 - 60 g Salz. Ein abschließendes Urteil konnte über den Effekt noch nicht gegeben werden, da dieses Verfahren erst seit zirka einem Jahr durchgeführt wird.

Die bei den Robben gefundenen Augenerkrankungen sind auch in der Umfrage stets Veränderungen der Hornhaut, von der Keratitis simplex bis zum Hornhautgeschwür und zur chronischen Hornhauttrübung mit Erblindung. Diese Angaben decken sich mit denen aus der Literatur. In keinem Fall wird von Erkrankungen der Sklera, der Gefäßhaut, der Linse, des Glaskörpers und der Netzhaut berichtet. Zwei Gärten fanden bei Hornhautgeschwüren Pseudomonas-Infektionen. Therapeutisch werden angewendet: äußerlich Antibiotika- und Kortison-Salben und -tropfen, Borwasser, Kamille, Vitamin-Salben, Pudermischungen; innerlich: Vitamin-Depots, Antimosan, Debenal, Antibiotika, Salzgaben usw. Prognostisch schwanken die Angaben zwischen gut, günstig, fraglich, ungünstig bis schlecht, wobei die negativen Beurteilungen überwiegen.

Wenn wir nun das Resümé aus den uns zugegangenen Antworten und aus unseren eigenen Erfahrungen ziehen, so waren wir uns von vornherein klar, daß wir nicht eine Patentlösung finden würden. Aber es gibt doch einige Hinweise, die zur Beachtung Anlaß geben sollten. Eine Reihe von Gärten geben an, daß Augenerkrankungen bei Robben hauptsächlich im Sommer auftreten. Wir glauben, daraus folgern zu können, daß grelle Sonne und Sonnenlichtspiegelung auf dem Wasser solche Prozesse provozieren können. In den allgemein üblichen Anlagen schauen die Tiere zum Besucher mehr oder weniger ständig nach oben und damit auch in die Sonne. Schatten oder Schattenzonen sind in den Anlagen aus gegebenen Gründen nur wenig vorhanden. Diese unsere aus verschiedenen Angaben in den Fragebogen entstandene Vermutung könnte durch gezielte Beobachtungen geklärt werden. Es wäre zu fragen nach 1. der Licht- bzw. Schattenlage des Robbenbeckens, 2. dem jahres- und tageszeitlichen Auftreten von Augenkrankheiten, 3. der Hornhauttrübung a) bei dressierten gegenüber undressierten Tieren oder b) bei Männchen oder anderen Individuen, die, umsichschauend, das Auge häufiger dem Sonnenlicht aussetzen als andere. Hier wäre der erste Punkt, der unserer Meinung nach die Tiergärtner zu neueren Gestaltungen oder Veränderungen der Robbenunterkünfte anregen sollte.

Wenn wir auch bei der Beantwortung unserer Frage nach Haltung in Süß- oder Seewasser keinen Unterschied bei Auftreten von Augenerkrankungen feststellen konnten, meinen wir, wie es schon in vielen Gärten geschieht, daß den erkrankten Tieren ein Becken mit Seewasser angeboten und sie dort einige Tage gehalten werden sollten. Auch die Verabreichung von Salz gehört zu diesen Maßnahmen. Wir sind im Kölner Zoo in der glücklichen Lage, ein kleineres, ungefähr 10000 Liter fassendes Becken an der Robbenanlage zu haben. Dort können wir Tiere in künstlichem Seewasser halten, ohne daß die Kosten dafür zu hoch werden. Wir haben das bisher nicht praktiziert, werden es aber bei Bedarf sofort tun.

Empfehlenswert erscheint uns auch, die Robben ständig zu trainieren, aus einem mit Salzwasser gefüllten Eimer Futterfische aufzunehmen. Bei einer Behandlung der Augen könnte man dann leicht die entsprechenden Zusätze in das Wasser des Futtereimers geben.

Fütterung, Vitaminzugaben, Wasserwechsel zeigten bei den einzelnen Zoos keine großen Abweichungen. Hier ergaben sich keine neuen Anhaltspunkte für die Haltung.

Die Behandlung der Augenerkrankungen ist in allen Gärten mehr oder weniger gleich. Aber die Prognosen zeigen uns, daß wir alles versuchen müssen, das Entstehen dieser Erkrankungen zu verhindern oder, falls sie auftreten, schnellstens energische Behandlungsversuche durchzuführen.

Zusammenfassung:

Augenerkrankungen bei Robben - Haltungsprobleme in zoologischen Gärten?

45 zoologische Gärten äußerten sich in einer Fragebogenaktion zum Auftreten von Augenkrankheiten bei Robben. In allen Fällen waren es Hornhauterkrankungen, die man durch Antibiotika und Kortison zu heilen suchte. Robbenart, Becken- und Frischwasserbeschaffenheit, Salz- oder Süßwasser, Futterfischart und Vitamingaben lassen keinen Schluß auf mögliche Verursachung zu. Es sieht so aus, als ob sich bei Robben, die längere Zeit in grelles Sonnenlicht schauen müssen, z. B. bei Dressurleistungen, die Hornhaut sporadisch trübt; damit könnte einer ernsteren Augenkrankheit Vorschub geleistet werden.

Summary:

Eye Diseases in Seals - Accommodation Problems in Zoological Gardens?

Replies to a questionnaire on the occurrence of eye diseases in seal were received from 45 zoological gardens. All reported cases were corneal diseases for which antibiotic and cortisone treatment was attempted. No conclusions as to possible causes were recordable from reference to seal species, condition of basin and freshwater, difference between seawater and freshwater, feed fishes, and vitamin supplies. If, for example, performing seals were exposed to glaring sunlight for some time, their cornea appeared to undergo sporadic opacity, which might be conducive to the development of a more severe ophthalmological disease.

Résumé:

Maladies oculaires des Pinnipèdes - Problème de la captivité?

45 zoos ont répondu à un questionnaire concernant les maladies oculaires chez les Pinnipèdes. Dans tous les cas il s'agissait de keratites que l'on cherchait à guérir par l'application d'antibiotiques et de cortisone. Les renseignements statistiques recueillis concernant: espèce, bassin de présentation, eau (salée ou douce), fréquence du renouvellement, nature de l'alimentation, complémentation vitaminique ... ne permettent aucune déduction concernant l'étiologie. Tout se passe comme si la cornée sporadiquement s'opacifie chez des pinnipèdes qui doivent regarder longtemps une lumière solaire très vive, comme cela se passe par exemple lors de présentations de dressage. Ceci pourrait annoncer une maladie oculaire plus sérieuse.

Глазные заболевания у тюлений - проблемы содержания в зоопарке.

45 зоологических садов высказывают свое мнение по поводу глазных заболеканий тюлений. Во всех случаях наблюдалось восполение роговой оболочки, при лечении применялись антибиотики и картизон. Заболевания не зависили от вида животных, бассейна, свойств воды, количества солей, методов питания и количества витаминов. Выявлено, что при дрессировке животных наблюдается помутнение роговой оболочки, в результате подвержения яркому солнечному облучению, что , по всей вероятности, и является начальным фактором глазных заболеваний.

Literatur:

BEEBE, W. (1939): zit. nach RAETHEL.

BONNOT, P. (1951): zit. nach RAETHEL.

ERIKSEN, E. (1962): Diseases of Seals in the Copenhagen Zoo. IV. Internat. Symp. Erkrankungen Zootiere. Nord. Vet. med. 14, Suppl. 1, 141-149.

GAUCKLER, A. (1976): Robben. KLÖS, H. G. und E. M. LANG: Zootierkrankheiten. Hamburg-Berlin: Parey.

MARMA, B. (1971): Krankheits- und Todesfälle bei Robben im Zoologischen Garten Kaunas. Verhandlungsber. XIII. Internat. Symp. Erkrankungen Zootiere, Budapest, 309-312.

RAETHEL, H.-J. (1962): Häufige Robbenerkrankungen in zoologischen Gärten. IV. Internat. Symp. Erkrankungen Zootiere. Nord. Vet. med. 14, Suppl. 1, 344-350.

REINECK, M. (1965): Komplikationen bei der Aufzucht von Säuglingen von Phoca vitulina. VII. Internat. Symp. Erkrankungen Zootiere, Zürich und Basel, 46-52.

WOLINSKI, E. und J. LANDOWSKI (1962): Über die Krankheits- und Todesfälle der Seelöwen in den polnischen zoologischen Gärten. IV. Internat. Symp. Erkrankungen Zootiere. Nord. Vet. med. 14, Suppl. 1, 125-137.

Anschrift der Verfasser: Dr. W. K ü h m e und Dr. K. H. D i n d a u,
Zoologischer Garten Köln
Riehler Str. 173
D-5 Köln 60 (BRD)

Aus dem Bezirksinstitut für Veterinärwesen Rostock (Direktor: OVR Dr. med. vet. W. E h r e n t r a u t) und dem Zoologischen Garten Rostock (Direktor: Dr. rer. nat. D. S c h w a r z)

KASUISTISCHE BEITRÄGE ZU KNOCHENERKRANKUNGEN BEI ZOOTIEREN

Von Chr. G a r l t und Dagmar R i t s c h e r

Die Knochensubstanz ist eine besondere Bildung des Bindegewebes. Sie bleibt auch zeitlebens vom Bindegewebe abhängig. Das Bindegewebe - als Periost - umhüllt den Knochen, es kleidet - als Endost - die Markräume aus und durchsetzt den Knochen in Form gefäßhaltiger Kanäle. Viele Krankheiten gehen auf Störungen in der Knochenbildung selbst zurück, während andere zunächst den Gefäßbindegewebsapparat befallen und das langsamer reagierende Knochengewebe gewissermaßen nur in zweiter Linie in Mitleidenschaft ziehen.
Entsprechend der Art der Veränderungen sind die klinischen Erscheinungen unterschiedlich, die auf das Vorliegen von Knochen- bzw. Skelettsystemerkrankungen hinweisen.
Nach pathologisch-anatomischen Gesichtspunkten werden die Knochenerkrankungen in
1. Entwicklungsstörungen und Gestaltsveränderungen,
2. Störungen des Stoffwechsels,
3. Zusammenhangstrennungen und deren Ausheilungs- und Anpassungsvorgänge,
4. Störungen des Kreislaufs,
5. Entzündungen einschließlich der spezifischen Entzündungen und
6. Geschwülste eingeteilt.

Der Begriff "Osteopathie" im engeren Sinn gehört in den Abschnitt "Stoffwechselstörungen des Knochens". Die Osteopathien sind Systemerkrankungen des Skeletts, die an sämtlichen Knochen, in unterschiedlich verschieden starkem Grad auftreten. Sie können dabei angeboren oder erworben sein.
Entzündungen und spezifische Entzündungen, Zusammenhangstrennungen und Geschwülste sind chirurgisch-therapeutisch, die Knochenstoffwechselstörungen intern-therapeutisch und die Entwicklungsstörungen genetisch, diagnostisch und therapeutisch von Interesse. Sieht man die neuere zootierärztliche Literatur durch, so findet man fast zu jedem Kapitel der Pathologie des Knochens Beiträge. So berichten z. B. M ü n i c h et al. (1974) und D o l l i n g e r (1974) über Erkrankungen bei Feliden, die in das Gebiet "lokale Wachstumshemmungen" (Kopf, Gliedmaßen) gehören. Die erworbenen Osteopathien haben immer wieder das Interesse der Kliniker und Pathologen geweckt. Dem Rachitis-Osteomalazie-Osteodystrophia fibrosa-Komplex ist dabei viel Aufmerksamkeit geschenkt worden. A l t m a n n (1966) z.B. hat ihn aus der Sicht des Klinikers und D ä m m r i c h (1966) aus der des Morphologen bei jungen Halbaffen bzw. Breitnasenaffen beschrieben. A l t m a n n geht dabei besonders auf Fragen der Vitamin-Substitution ein. Die Literatur weist aus, daß Störungen, die dem oben genannten Formenkreis zuzuordnen sind, darüber hinaus auch bei anderen Zootieren beobachtet worden sind (G ö l t e n b o t h und K e l l e r , 1970; D o l l i n g e r, 1974; E l z e et al., 1974; I p p e n und S c h r ö d e r , 1974; M a r a n et al., 1974; M ü n i c h und S t e g e r , 1974; R i t s c h e r , 1976).
Im Zusammenhang mit Mineralstoffmangelzuständen sind sowohl Abrißfrakturen am Calcaneus als auch Zusammenhangstrennungen eines oder mehrerer Anteile des Fersensehnenstranges beim Rind bekannt (B o l z et al., 1968).
Für die Diagnostik ist bedeutungsvoll, daß Rachitis und Osteomalazie biochemisch gut objektivierbar sind. Es ist experimentell belegt worden, daß eine Korrelation zwischen Kalzium-Phosphor- und Vitamin D-Versorgung einerseits sowie Serumkalzium und -phosphorspiegel und der Aktivität der alkalischen Phosphatase (AP) andererseits besteht.

Im folgenden soll durch vier weitere Fälle das Kapitel "Erkrankungen des Skelettsystems bei Zootieren" ergänzt werden. Die Erkrankungen sind dabei u. a. in differentialdiagnostischer Hinsicht interessant.

Kasuistik

Fall 1: Ein neugeborener Eisbär (Ursus maritimus) wurde in völlig schlaffem Zustand außerhalb des Nestes der Wochenstube vorgefunden. Das Tier war von einem Muttertier zur Welt gebracht worden, welches schon mehrmals geboren hatte. Das 470 g schwere Tier befand sich praktisch im Stadium der Agonie. Untertemperatur und Unterkühlung sowie das schlechte Allgemeinbefinden ließen nur eine ungünstige Prognose zu. Bereits bei der Adspektion des Kopfes fielen Veränderungen an der Oberlippe, besonders dem Nasenspiegel, auf. Sie sprachen für eine Mißbildung. Der Patient starb kurze Zeit nach dem Auffinden. Pathologisch-anatomisch wurden eine Lippenkieferspalte und fehlende Nahrungsaufnahme festgestellt. Spaltbildungen im Bereich von Oberlippe, Kiefer und Gaumen kommen bei allen Tierarten vor. D o l l i n g e r (1974) berichtet vergleichsweise über Gaumenspalten bei Löwen, Jaguaren, Leoparden und Schwarzpanthern. Er macht eine Mangelernährung der Muttertiere für diese Fehlbildung verantwortlich, da nach Aufbesserung der Fütterung durch Mineralstoffe die Zahl der Fälle zurückging. Werden Jungtiere bei Großkatzen oder Bären außerhalb des Nestes in vernachlässigtem, fast leblosem Zustand angetroffen, so erhebt sich die Frage nach der Ursache. Führte mangelhafte oder überhaupt fehlende Aktivität des Neugeborenen und das damit verbundene Unvermögen, Nahrung aufzunehmen, dazu? Oder lag eine gestörte Mutter-Kind-Beziehung vor? Daß die Ursache ganz anders gelagert sein kann, sollte dieser Fall zeigen.

Fall 2: Im Rahmen der im Zoo Rostock durchgeführten Jungtierprophylaxe bei Feliden, die entsprechend dem Alter der Tiere in der Applikation von verschiedenen Vitaminen besteht und die später noch durch die aktive Immunisierung gegen infektiöse Laryngo-Enteritis ergänzt wird, fiel ein männlicher Leopard (Felis pardus) auf. Bei dem etwa sechs Wochen alten Einzeltier schien auf Grund der ermittelten unphysiologischen Kopfbewegungen eine B_1-Hypovitaminose wahrscheinlich. Der Patient wurde mit den Vitaminen des B-Komplexes und Mischvitamin ADEC versorgt. Da sich die Erscheinungen nicht besserten, erhielt das Tier etwa eine Woche später Vitamin B_1 injiziert. Auffällig war, daß bei diesem Tier die Größe bzw. der Gesamthabitus und das Alter, im Vergleich zu anderen Jungtieren der Gattung der Feliden, nicht übereinstimmten. Gewisse Disproportionen waren erkennbar. Am Kopf konnte außerdem ein unvollständiger Schluß der Medianknochennaht des Schädeldaches festgestellt werden. Es lag eine 2 cm lange Spaltbildung vor. Fünf Tage später wurde der Patient in völlig inaktivem Zustand mit insuffizientem Kreislauf vorgefunden. Die Körpertemperatur betrug 37,2°C, das rechte Auge war völlig geschlossen und die Nase trocken. Die Behandlung des Zirkulations- und Atmungssystems führte zu keinem Erfolg, das Tier starb noch am gleichen Tag. Pathologisch-anatomisch bzw. pathologisch-histologisch ergab sich folgender Befund:
Unvollständiger Schluß der Medianknochennaht am Schädeldach; Lungenödem, Leber- und Nierenhyperämie; Schilddrüse vergrößert; druckatrophische Erscheinungen im Gehirn infolge Hydrocephalus; Schockveränderungen in der Leber, starke Stauungserscheinungen mit Herzfehlerzellen in der Lunge; gesteigerte Schilddrüsenaktivität. Gesamtbefund: Allgemeiner Hydrops mit Parallelen zum thyreotischen Myxödem. Todesursache: Hydrocephalus.
Adspektiv pathologisch-anatomisch lag in diesem Fall eine Spaltbildung am Schädeldach vor. Pathogenetisch waren andere Umstände dafür verantwortlich. Die beschriebene Veränderung stellt daher keine echte Hemmungsmißbildung dar. Vom Hund her ist bekannt, daß der Wasserkopf im frühen Welpenalter oft nicht auffällt. So war es auch in diesem Fall einer jungen Großkatze. Der bestehende Defekt wurde zunächst als Symptom einer mangelhaften bzw. verzögerten Ossifikation angesehen. Die unphysiologischen Kopfbewegungen wurden im Sinne der Sternguckerkrankheit gedeutet. Spaltbildungen dieser Art müssen differentialdiagnostisch beachtet werden.

Fall 3: Am 19. Februar 1965 war im Zoo Rostock ein weiblicher Javaner-Wanderu-Bastard geboren worden. Der Vater des Tieres war ein Javaner (Macaca irus), die Mutter ein Wanderu (Macaca silenus). Der Bastard ist von L i n k e (1971) genau beschrieben. Muttertier und Jungtier wurden während der Säugezeit isoliert gehalten und lebten später mit einem 1,0 Wanderu zusammen. Das Jungtier verhielt sich im Verlaufe von sechs Jahren unauffällig. Im April 1971 stellten sich bei dem nunmehr als "jungerwachsen" zu bezeichnenden Tier, welches sich in guter Kondition befand, an Schwere zunehmende Laufbeschwerden ein. In einem

Röntgenogramm fiel vornehmlich die Asymmetrie des Beckengürtels auf (Abb. 1). Das Fibulaköpfchen der rechten Hintergliedmaße wies Zeichen der Entkalkung auf (Abb. 2). Die Fibula selbst erschien am Übergang der Diaphyse zur proximalen Epiphyse unterbrochen. Proximales und distales Fragment machten den Eindruck, als seien sie nur fadenförmig verbunden. Dieses aus der Humanmedizin bekannte Phänomen wurde als " L o o s e r 'sche Umbauzone" gedeutet. Es handelt sich dabei um einen Knochenprozeß, der nach röntgenspektrographischen Untersuchungen in einer Auflockerung des kristalloiden Systems des Knochens besteht. Er stellt sich röntgenologisch in quer durch die Knochen ziehenden Aufhellungsbändern dar. Derartige Umbauzonen kommen besonders bei Hungerosteopathien des Menschen vor. Während die Diaphysen der Oberschenkel als physiologisch bezeichnet werden konnten, war eine Pseudozystenbildung in den proximalen Epiphysen der Knochen erkennbar. Rechtsseitig bestand der Eindruck, als lägen gekammerte Hohlräume vor. Die zu den Hüftgelenken gehörigen knöchernen Anteile von Becken und Oberschenkeln zeichneten sich nicht scharf ab. Dabei schienen die Veränderungen rechts stärker als links ausgebildet zu sein.
In der Folgezeit trat eine Verschlechterung des Allgemeinbefindens ein, die vornehmlich in Abgeschlagenheit, Freßunlust und der schon erwähnten Bewegungsunlust bestand. Der Patient erhielt etwa drei Wochen lang ein Kalkpräparat (Calcipot-Tabletten 2 x 1/d), und in größeren Abständen wurde Mischvitamin (ADEC) injiziert. Außerdem wurde die Qualität des Futters verbessert. Unter dieser Medikation trat eine zunehmende Besserung des Allgemeinbefindens ein, die im Frühsommer des gleichen Jahres zur Entlassung des Tieres aus der Behandlung führte.
Zur Diagnose soll gesagt werden, daß bei Krankheitsbeginn, unter Berücksichtigung der klinischen Symptome und der, wenn auch röntgenologisch nicht einheitlichen Bilder, eine Störung des Mineralstoffhaushaltes angenommen werden mußte. Der Erfolg der durchgeführten Therapie bestätigt bei retrograder Betrachtung des Krankheitsverlaufes diese Annahme.
Im Alter von zehn Jahren starb der Bastard-Affe an den Folgen einer verzögerten Geburt (R i t s c h e r et al., 1977). Hochgradige pathologische Fettinfiltrationen und trübe Schwellung kennzeichneten pathologisch-anatomisch die Leber. Im Uterus und Beckenraum bestanden geringgradige Ödeme und schwache Anzeichen für Durchblutungsstörungen. Die Beckensymphyse war maximal gedehnt. Als Todesursache wurde im Sektionsprotokoll ein Kollaps bei gleichzeitiger Schwangerschaftstoxikose ausgewiesen.
Die Sektion der Frucht ergab eine Wasserkopfbildung, was durch den während der Geburt erhobenen Röntgenbefund schon anzunehmen war. Analysiert man die Röntgenbefunde, so läßt sich sagen, daß die Asymmetrie des Beckengürtels für eine frühkindlich durchgemachte, vermutlich subklinisch verlaufende Rachitis sprach. Darauf würden auch die an beiden Unterschenkeln röntgenologisch ermittelten Verbiegungen deuten. Die Veränderungen an den Hüftgelenken sprachen für einen arthritisch deformierenden Krankheitsprozeß. Die rechtsseitig stärker betonten Abweichungen konnten die Folge einer Fehlbelastung sein. Derartige Phänomene kommen bei Rachitis und Osteomalazie vor. Bei der als Entkalkung des Fibulaköpfchens angenommenen Veränderung mußte differentialdiagnostisch an eine Osteoporose oder einen Tumor gedacht werden. Die Fragmente der Fibula konnten ursächlich auch die Folge einer Fraktur mit sekundärer Atrophie der Fragmentenden sein. Entkalkung, Knochenbrüchigkeit, Verbiegungen gehören zum Bild der Osteomalazie. Eine Parallele zur menschlichen Osteomalazia juvenilis, die in Verbindung mit Rachitis auftreten kann, scheint nicht abwegig.
Aus der Beschreibung dieses Falles ist zu ersehen, daß die Zuordnung der Veränderungen zu einer der bekannten Osteopathien schwierig ist. D ä m m r i c h (1966), der sich speziell mit der Problematik Rachitis-Osteodystrophia fibrosa generalisata bei Halbaffen im Alter von zehn Monaten bis zwei Jahren befaßt hat, fand in neun Fällen von Mineralstoffstörungen nur einmal bei einem einjährigen Mantelpavian eine Rachitis als Zufallsbefund. Die übrigen acht Fälle ordnete er der Osteodystrophia fibrosa zu.

<u>Fall 4:</u> Eine einjährige weibliche Hirschziegenantilope (Antilope cervicapra) wurde wegen einer seit kurzem vom Pflegepersonal beobachteten Bewegungsstörung in der Vorhand vorgestellt. Nach Aussagen des Tierpflegers sollte das in einer Gruppe von sechs Tieren gehaltene Exemplar öfter in der Vorhand einknicken. Es bestand der Eindruck, als könnte das Tier den Rumpf nicht tragen. Das Einknicken bestand darin, daß beim Gang die Carpalgelenke nicht immer voll gestreckt wurden. Die Antilope versuchte, mit leicht angewinkelten Car-

palgelenken vorwärts zu kommen, wobei öfter das Gelenk maximal gebeugt wurde. Es bestand eine Stellung, die an die vom Pferde her bekannte "Kniehängigkeit" erinnerte. Palpatorisch waren die Vorderextremitäten, der Hals und der Rumpf unauffällig. An der rechten Hintergliedmaße konnte proximal des Sprunggelenkhöckers eine weiche Umfangsvermehrung getastet werden. Gehbeschwerden in der Hinterhand waren kaum zu ermitteln. Die biochemische Blutuntersuchung ergab folgende Serumwerte: Ca 9,4 mg%, P 3,9 mg%, AP 268 IE/1. Das Verhältnis von Ca:P betrug 2,4:1. Auf Grund der Bewegungsstörungen in der Vorhand, der hohen Phosphataseaktivität und des Röntgenbildes (Sprunggelenke Abb. 3) mußte das Vorliegen von Rachitis angenommen werden. Der Patient wurde entsprechend behandelt (Vitamin D_3, Calcium gluconicum, Laptovet[R]). Noch am gleichen Tage gelangte das Tier zur erneuten Vorstellung. Eine hochgradige Lahmheit hinten rechts war der Grund dafür. Bei der klinischen Untersuchung konnte proximal des Calcaneusbereiches eine Verletzung mit mäßig klaffenden Wundrändern ermittelt werden. Beim Auseinanderziehen der Wundränder war bereits erkennbar, daß kein oberflächlicher Defekt vorlag. Es lag nahe, daß die Achillessehne samt dem Tuber calcanei vom übrigen Os tarsale fibulare abgerissen waren. Diese Annahme wurde gestützt durch das vorherige Röntgenbild, auf dem die Ablösung bereits angedeutet war. Die bestehende Wunde wurde erweitert, exzidiert und eine Heftung versuchsweise durchgeführt. Nach Wundverschluß bekam das Bein in Streckstellung einen Schienenverband. Die antibiotische Allgemeinbehandlung schloß die Versorgung des Patienten ab. Zwei Tage später starb der Patient.
Pathologisch-anatomisch lagen die Zeichen eines Kreislaufkollapses vor. Unterhaut und Muskulatur beider Unterschenkel waren blutig und ödematisiert. Der Abriß des Fersensehnenstranges rechts, bei gleichzeitig bestehender Knochennekrose, konnte bestätigt werden. Neben einem mittelgradigen Parasitenbefall bestanden die Symptome für eine Rachitis. Das Vorliegen der Demineralisation des Skeletts konnte durch die Knochenaschebestimmung erhärtet werden. Knochenasche: 47,4 % fettfreie Trockensubstanz.

Dieser beschriebene Fall zeigt, welche Auswirkungen Demineralisationserscheinungen auch bei Wildwiederkäuern haben können. Gleichaltrige, domestizierte Wiederkäuer hätten sich beim Vorliegen derartiger Befunde, wie sie röntgenologisch an den Sprunggelenken bei der Erstvorstellung erhoben werden konnten, vermutlich anders verhalten. Sie hätten wahrscheinlich nur gelegen. Im vorliegenden Fall waren Bewegungsstörungen der Vorhand Anlaß zur Vorstellung. Da die Unterhaut und Muskulatur der Unterschenkel blutig und ödematisiert war, liegt die Einwirkung einer stumpfen Gewalt nahe. Die bei Wildwiederkäuern oft vorkommenden panikartigen Fluchtreaktionen, z. B. nach Freilassung aus Transportkisten, die zweifellos durch Sedativa gemindert werden können, lassen die Tiere, auch oft schwerkranke, die unmöglichsten Bewegungen ausführen. Sprünge, fast aus dem Stand, mit beachtlichen Höhen, gehören zu den Verhaltensweisen der Hirschziegenantilopen. Ein unglückliches Aufkommen dieses am Skelettsystem geschädigten Tieres, welches dazu noch unter dem Eindruck vorangegangener Manipulationen stand, konnte den Abriß bewirkt haben. Auch an unvorsichtige Abschieberung muß gedacht werden. Ein ohnehin schon prognostisch zweifelhaft zu beurteilendes Krankheitsbild wurde durch andere Umstände noch fraglicher gestaltet.
Die Bestimmung der Knochenasche wurde ausgewertet. Das Futter für die übrigen Tiere dieser Gruppe wurde mineralstoffmäßig aufgebessert.

Schlußbetrachtung

Den Skelettsystemerkrankungen, die meist auf Mineralstoffmangel beruhen, muß auch bei Zootieren mit einer ohnehin schon schwierigen, problematischen Diätetik Beachtung geschenkt werden. In der Ursachenanalyse solcher Erkrankungen spielt die Futterzusammensetzung, besonders der Mineralstoffgehalt, eine Rolle. Quantität und Qualität der Anteile des Mineralstoffgemisches am Futter sollten öfter überprüft werden. Dabei ist dem oft wechselnden Gehegebesatz, der auch durch Neugeborene verändert wird, Rechnung zu tragen.
Bei unphysiologischen Bewegungen und Haltungen, wobei die Abweichungen oft nur an einer Gliedmaße festgestellt werden können, sind chirurgische Erkrankungen möglichst sicher auszuschließen. Bei Tieren, die in größeren Gruppen gehalten werden, wird die Diagnostik erschwert, weil die Tiere bei Wahrnehmung einer Gefahr entweder wie versteinert stehen-

bleiben oder sich nur zögernd bewegen. Andererseits kann die ganze Gruppe fliehen. Das als krank bezeichnete Tier macht diese Flucht mit, und schwere klinische Veränderungen werden dadurch vertuscht. Bei Jungtieren und jungerwachsenen Tieren müssen neben rein chirurgischen Erkrankungen die des Skelettsystems mit einkalkuliert werden. Biochemische Untersuchungen vermögen differentialdiagnostisch zu helfen. Die Knochenaschebestimmung von einem aus einer größeren Gruppe stammenden, ad exitum gekommenen Tier kann vielleicht für die übrigen Artgenossen lebensrettend sein. Den so festgestellten Erscheinungen der Demineralisation kann durch Regulierung der Fütterung prophylaktisch begegnet werden. Bei der mangelhaften Entwicklung von Zootiersäuglingen muß auch an Mißbildungen gedacht werden. Daß sie in differentialdiagnostischer Hinsicht Schwierigkeiten bereiten können, wurde aufgezeigt. Bei gehäuftem Auftreten würden sich daraus sogar züchterische Konsequenzen ergeben (Fall 1, 2).

Zusammenfassung:

Kasuistische Beiträge zu Knochenerkrankungen bei Zootieren

Es wird über einen Fall von Cheilognathoschisis beim Eisbären (Ursus maritimus), über unechte Spaltbildung am Schädel eines Leoparden (Felis pardus) und über Mineralstoffwechselstörungen bei einem Affen (Macaca-Bastard) und einer Hirschziegenantilope (Antilope cervicapra) berichtet. Die Fälle werden besonders im Hinblick auf die Differentialdiagnose diskutiert.

Summary:

Case Histories of Osseous Diseases in Zoo Animals

Reported in this paper and discussed with reference to differential diagnosis are one case of cheilognathoschisis in polar bear (Ursus maritimus), pseudoschistasis in a leopard (Felis pardus), and disorders in the mineral metabolism of a monkey (macaque bastard) as well as in a cervicapric antelope (Antilope cervicapra).

Résumé:

Contribution à la casuistique des maladies osseuses des animaux de zoo

Exposé concernant un cas de Cheilognathoschise chez un ours polaire (Ursus maritimus), un cas de fente crânienne chez un léopard (Felis pardus), des troubles du métabolisme du système osseux chez un singe (batard de Macaque) et chez une antilope cervicapre (Antilope cervicapra). Considérations sur le diagnostic différentiel.

Исследования костных заболеваний у зверей зоопарка.

Сообщается Cheilognathoschisis у белого медведя, о неестественном расщеплении черепа у леопарда, нарушениях минерального обмена макака-бастарда и оленьевой антилопы. Дается дифференцированный диагноз заболеваний.

Literatur:

ALTMANN, D. (1966): Ein Beitrag zum Rachitis- und Osteomalazieproblem bei Primaten unter besonderer Berücksichtigung der Breitnasenaffen. VIII. Internat. Symp. Erkrankungen Zootiere, Leipzig, 147-156.

BOLZ, W., DIETZ, O., SCHLEITER, H. und R. TEUSCHER (1968): Lehrbuch der Speziellen Veterinärchirurgie. Bd.II. Jena: Fischer.

DÄMMRICH, K. (1966): Erkrankungen des Skeletts bei jungen Halbaffen. VIII. Internat. Symp. Erkrankungen Zootiere, Leipzig, 139-145.

DOLLINGER, P. (1974): Analyse der Verluste im Raubtierbestand des Zoologischen Gartens Zürich von 1954 - 1973. Verhandlungsber. XVI. Internat. Symp. Erkrankungen Zootiere, Erfurt, 39-43.

ELZE, K., EULENBERGER, K., SEIFERT, S., KRONBERGER, H., SCHÜPPEL, K. F. und U. SCHNURRBUSCH (1974): Auswertung der Krankengeschichten der Felidenpatienten (1958-1973) des Zoos Leipzig. Verhandlungsber. XVI. Internat. Symp. Erkrankungen Zootiere, Erfurt, 5-17.

GÖLTENBOTH, R. und H. KELLER (1970): Rachitisähnliche Erkrankungserscheinungen an den Fesselgelenken der Vorderextremitäten einer jungen Giraffe. Verhandlungsber. XII. Internat. Symp. Erkrankungen Zootiere, Budapest, 113-115.

IPPEN, R. und H.-D. SCHRÖDER (1974): Übersicht über die bei 385 Landraubtieren erhobenen Zerlegungsbefunde. Verhandlungsber. XVI. Internat. Symp. Erkrankungen Zootiere, Erfurt, 29-37.

LINKE, K. (1971): Javaner-Wanderu-Bastard im Zoo Rostock. Zool. Garten <u>40</u>, 163-166.

MARAN, B., HERCEG, M., HUBER, J., TADIC, M. und S. CUTURIC (1974): Zur Statistik der Sektionsbefunde bei Raubtieren des Zoologischen Gartens der Stadt Zagreb. Verhandlungsber. XVI. Internat. Symp. Erkrankungen Zootiere, Erfurt, 45-53.

MÜNICH, U. und G. STEGER (1974): Diagnostische Befunde der Veterinäruntersuchungsanstalt Nürnberg bei Raubtieren (1939-1973). Verhandlungsber. XVI. Internat. Symp. Erkrankungen Zootiere, Erfurt, 19-27.

RITSCHER, D. (1976): Beiderseitige Femurfrakturen bei einem Junglöwen. Verhandlungsber. XVIII. Internat. Symp. Erkrankungen Zootiere, Innsbruck, 315-324.

RITSCHER, D., LINKE, K., GARLT, Chr. und K. SCHRÖDER (1977): Beitrag zur Geburtshilfe bei Zootieren. Verhandlungsber. XIX. Internat. Symp. Erkrankungen Zootiere, Poznań, (im Druck).

Anschrift der Verfasser: Dr. med. vet. Chr. G a r l t und
Dr. med. vet. Dagmar R i t s c h e r ,
DDR-25 Rostock, Thierfelderstr. (DDR)

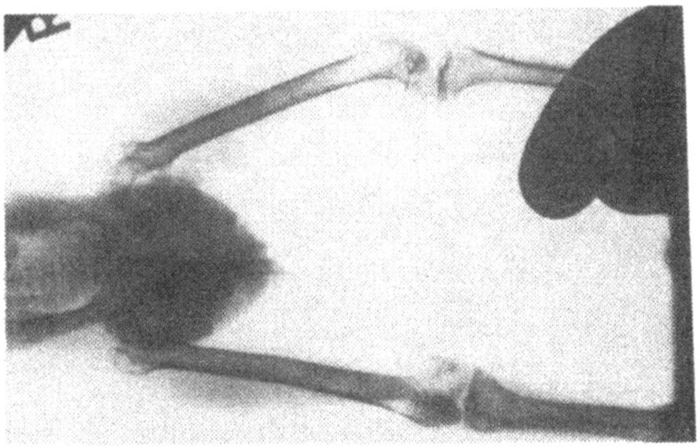

Abb.: 1

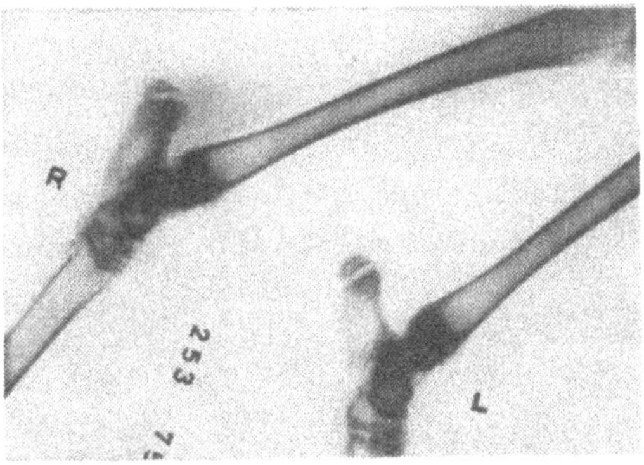

Abb.: 2

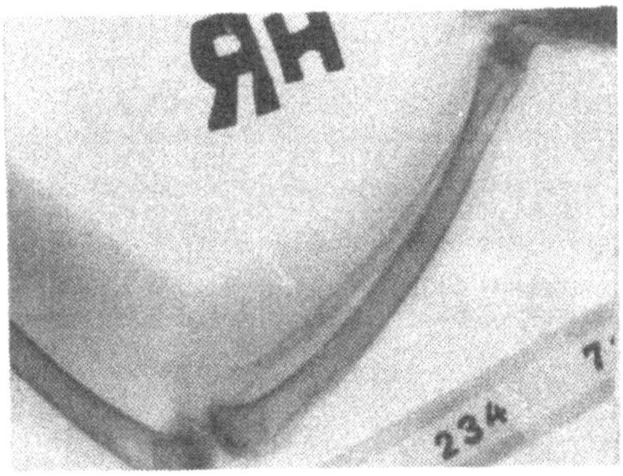

Abb.: 3

Aus dem Tierpark Berlin (Direktor: Prof. Dr. sc. Dr. h. c. H. Dathe)

CHARAKTERISTISCHE RÖNTGENBEFUNDE EINIGER KLINISCH MANIFESTER OSTEOPATHIEN BEI ZOOSÄUGETIEREN

Von W.-J. Wundersee

Osteopathien sind bei Zootieren, insbesondere bei jungen Fleischfressern und Affen, nicht selten. Sie reduzieren anfangs die Bewegungsfreudigkeit und das Wachstum der Tiere, beeinträchtigen die statische Belastbarkeit des Skeletts und führen im weiteren Verlauf der Erkrankungen durch Umbildungen am Skelett zu schwersten Bewegungsstörungen und je nach Erkrankungsursache häufig zu Tetanieanfällen und zum Tod.

Die Diagnose "Osteopathie" läßt sich nach dem klinischen Befund meist stellen, die weitere Differenzierung der Erkrankung, eine Voraussetzung für die erfolgreiche Therapie, bereitet am lebenden Tier jedoch häufig Schwierigkeiten.

Mit der Gegenüberstellung einiger Röntgenbefunde mit charakteristischen Skelettveränderungen von Zootieren soll der Versuch unternommen werden, deren Aussagewert für die röntgenmorphologische Differenzierung von Osteopathien zu beurteilen.

Nach Linzbach (1955) unterscheidet man am sich entwickelnden Skelett als quantitative Veränderungen das Wachstum und als formal-qualitative Veränderung die Differenzierung. Systemische Osteopathien werden demnach von Störungen des Wachstums und der Differenzierung oder von Kombinationen dieser Störungen geprägt. Dämmrich (1970) unterscheidet bei den Wachstumsvorgängen am Jungtierskelett das chondrale Wachstum von der Osteogenese und Mineralisation, bei der Differenzierung den modellierenden Umbau von der Skelettreifung. Am ausgewachsenen Skelett erwachsener Tiere gibt es nur noch den inneren Umbau und Altersveränderungen. Alle Skelettveränderungen lassen sich formal auf Störungen in einer dieser Entwicklungs- oder Umbauphasen zurückführen, wobei meist die Übersichtlichkeit durch mehrere gleichzeitig ablaufende oder sich bedingende Reaktionen erschwert wird.

Die häufigsten Skeletterkrankungen bei Tieren sind die Rachitis, die Osteomalazie, die Osteodystrophia fibrosa und die juvenilen Osteoporosen. Rachitis, Osteomalazie und Osteodystrophia fibrosa sind primär auf Mineralisationsstörungen, die juvenilen Osteoporosen auf Störungen der Osteogenese mit hypoplastischer Knochengewebsbildung zurückzuführen.

Bei den in den letzten Jahren im Tierpark Berlin geröntgten Patienten, die aus dem eigenen Bestand, der Quarantänestation und aus Privathand stammten, wurden bei 50 Tieren Osteopathien als primäre Erkrankungsursachen ermittelt. Zu 90 % betrafen die Veränderungen jugendliche Skelette.

Bei einer Einteilung nach Tierarten liegen Affen und Raubkatzen mit jeweils 20 % an der Spitze, wobei die Korrelation zu den Gesamtbeständen die Affen weit deutlicher hervorheben würde.

Die röntgenmorphologische Differenzierung der Osteopathien ergab zu 80 % rachitische Veränderungen. Nur bei Pflanzenfressern wurden gelegentlich Osteodystrophien und sehr selten Osteomalazien beobachtet. Juvenile Osteoporosen haben wir nicht zweifelsfrei ermitteln können.

Die Röntgenuntersuchungen erfolgten mit dem Diagnostik-6-Ventil-Röntgenapparat D 1000. Es wurden sowohl Verstärkerfolien angewandt als auch folienlose Filme benutzt und teilweise mit Streustrahlenblende geröntgt. Von uns wird, wie wegen der geringeren Streustrahlung auch von P r i b o t h (1966) bevorzugt, mit der Weichstrahltechnik - also möglichst niedrigen kV-Werten - gearbeitet. Alle Röntgenuntersuchungen wurden grundsätzlich in zwei Ebenen durchgeführt. Das übliche war der dorso-ventrale und der latero-laterale Strahlengang.

Das röntgenmorphologisch am häufigsten differenzierte Krankheitsbild war die Rachitis mit Übergangsformen zur Osteomalazie bei einigen älteren Tieren.

Von der Pathogenese aus betrachtet mineralisiert bei Rachitis das in normalem oder leicht vermindertem Umfang gebildete Knochengewebe nicht und der modellierende Umbau nimmt an Intensität ab. Die Epiphysen sind demzufolge durch Knorpelproliferation aufgetrieben, die Epiphysenfugen verbreitert, die Metaphysen verbleiben durch mangelnde Umbildung im Durchmesser der Epiphysen, und die Verknöcherungsschicht zwischen Epi- und Metaphyse ist ebenfalls verbreitert, unterbrochen und zackig. Die Diaphysen werden durch osteoide Gewebsanhäufungen unter dem Periost verbreitert (M a r e k und W e l l m a n n , 1931).

Am ausgewachsenen Skelett gibt es nur noch Störungen im inneren Umbau. Sie liegen entweder in einem unausgewogenen Verhältnis des An- und Abbaues von Knochengewebe oder in Störungen der Mineralisation des neugebildeten Gewebes. Bei der Osteomalazie, die pathogenetisch mit der Rachitis bei Jungtieren identisch ist, wird das beim Umbau neugebildete Knochengewebe nicht mineralisiert. Es bilden sich osteoide Säume an den Spongiosabälkchen, den Generallamellen und in den Haverschen Kanälen, und es kommt zur Ausbildung Looser'scher Umbauzonen in den Rippen und Beckenknochen.

Auch röntgenmorphologisch ist ein Teil dieser Veränderungen durch die unterschiedliche Strahlenabsorption der verschieden mineralisierten Gewebe sichtbar.

Die Abb. 1, das Röntgenbild eines aus Privathand stammenden, zirka drei Jahre alten, männlichen Pavians(Papio spec.) ist hierfür beispielhaft. Das gesamte Skelett erscheint porös und verwaschen. Die Epi- und Metaphysen sind erheblich aufgetrieben. An den stark verbreiterten Epiphysenfugen scheinen einzelne Trabekel in den freien Raum hervorzuragen. Die Ränder der Epiphysenfugen sind demzufolge unterbrochen und ausgefranst. An den Femurköpfen haben sich die Epiphysen gelöst. Die Hüftgelenkspfannen zeigen Destruktionen und das knöcherne Becken Verformungen. Die Kompakta zeichnet sich nur unscharf ab oder scheint ganz zu fehlen. Ihr sonst homogenes, deutliches und scharf begrenztes Aussehen ist durch Längslamellen zerstört und vom Markraum her zerfressen. Der Markraum ist in den Epiphysen und nach außen stark vergrößert, die Spongiosa weitgehend abgebaut und demzufolge keine Strukturen mehr sichtbar. Die ungenügende Mineralisation des Skeletts, der erweiterte, fast strukturlose Markraum, die spongiöse Kortikalis und die Verformung des Beckens wären bei der Osteomalazie ebenfalls zu erwarten, wie man sie beispielsweise auf der Abb. 4, der Röntgenaufnahme von Femur und Tibia eines zirka neun Monate alten Luchses (Lynx lynx lynx), in charakteristischer Weise erkennen kann. Die schwerwiegenden Umbaustörungen und Destruktionen in den Zentren des Längenwachstums lassen diese Osteopathie beim Pavian jedoch eindeutig als Rachitis diagnostizieren. Die für Rachitis typischen Verbiegungen der langen Röhrenknochen sind, wohl wegen der statischen Skelettbelastung meist bei Affen, wenig deutlich ausgebildet. Die als Rosenkranz bezeichneten knorpligen Auftreibungen der distalen knöchernen Rippenenden waren vorhanden.

Die Abb. 2a - d zeigen Arm-, Bein- und Schädelskelettaufnahmen eines einjährigen männlichen Orang-Utans(Pongo pygmaeus). Wegen der äußerst ungenügenden Mineralisation ist das Röntgenbild des Skeletts von geringer Dichte. An fast allen Röhrenknochen springen Grünholz- und Impressionsfrakturen ins Auge, bei denen infolge geringer Kallusbildung die Bruchlinien noch deutlich sichtbar sind.
Die wenig deutliche Kompakta ist durch Längslamellen von poröser Struktur. Das Periost ist, wie besonders deutlich an den Unterarm- und Oberschenkelknochen sichtbar wird, erheblich verdickt. Die Spongiosa ist rarefiziert und zeigt in den distalen Femur- und Humerus- sowie den proximalen Radiusabschnitten erbsen- bis bohnengroße Abbaubezirke. Die Metaphysen der

Röhrenknochen haben proximal und distal einen lockeren, fransigen Abschluß, der morphologisch wohl als ein Gewirr von Knorpelzellsäulen, unregelmäßigen Marksprossen und osteoiden Spongiosabälkchen zu betrachten ist.
Das Brustskelett zeigt ebenfalls eine Vielzahl von Grünholz-Rippenfrakturen mit unterschiedlicher Kallusbildung und Auftreibungen der distalen knöchernen Rippenenden.
Das Röntgenbild des Schädelskeletts ist wegen der geringen Mineralisation von wolkigem Aussehen. Von den Zähnen zeichnen sich nur die Schmelzleisten deutlich ab. Die Unterkieferäste sind verdickt und weisen besonders in der Pars incisiva stark aufgelockerte Spongiosabezirke auf. Die Kompakta ist am Unterkiefer papierdünn bzw. nicht zu erkennen.
Die röntgenmorphologische Differenzierung dieser Osteopathie des Orang-Utans ist, insbesondere wegen der Unreife des Skeletts und ungenügender Vergleichsmöglichkeiten, schwierig.
Bei einer Störung der Osteogenese, wie der bei Hunden bekannten Osteogenesis imperfecta, würde die hypoplastische Knochengewebsbildung im Vordergrund stehen (T h e i l e , 1962). Die Röhrenknochen wären insgesamt zart und durchscheinend und wegen mangelhafter endostaler und periostaler Knochenbildung von geringer Dichte und Stärke. Die Kompakta müßte, wie im vorliegenden Fall, sehr dünn sein und die Spongiosa nur eine geringe oder keine interne Struktur aufweisen. Die Epiphysen und Epiphysenfugen würden keine Veränderungen erkennen lassen.
Vergleicht man die vorliegende Skelettaufnahme mit der gleichaltriger Orang-Utans, zeigt sich in der Knochenmasse kein deutlicher Unterschied. Die breiten periostalen Auflagerungen, insbesondere am Unterarm und Oberschenkel, die Dicke der Kompakta und der Röhrenknochen insgesamt, sowie die Auftreibungen der Unterkieferäste sprechen im vorliegenden Fall auch gegen eine verminderte Knochengewebsbildung.
Das Krankheitsbild der Osteodystrophia fibrosa - sie ist differentialdiagnostisch ebenfalls auszuschließen - äußert sich morphologisch in einem überstürzten, häufig lakunären und tunnellierenden Abbau des Knochengewebes, wobei der Körper versucht, durch verstärkte Neubildung osteoiden Gewebes, welches schlecht mineralisiert, eine Verfestigung des Skeletts zu erreichen (R e n k und D ä m m r i c h , 1969).
Häufig erkranken die Gesichtsknochen und die Schulterblätter. An ihnen kommt es zu blasigen Auftreibungen von zystenähnlicher Struktur, die meist bindegewebig ausgefüllt sind. Manchmal treten lakunäre Einschmelzungen, wie beim Hund bekannt, auch in der Kompakta auf (C h r i s t o p h , 1973). Die Kompakta ist durch osteoklastischen Abbau vom Peri- und Endost her meist verdünnt. P o n o m a r k o v (1971) beschreibt eine Osteodysplasia fibrosa am Unterkiefer bei einem zweijährigen Orang-Utan, die jedoch den Unterkieferveränderungen unseres Orang-Utans gleicht.
Das Röntgenbild der Osteodystrophia fibrosa ist, wie auch bei den übrigen Skeletterkrankungen mit Mineralisationsstörungen, von geringer Dichte. Es fallen besonders die zystenähnlichen Gebilde, auch sogenannte Pseudotumoren, in der Spongiosa auf, wie sie in den Abb. 3a-c bei Saiga-Antilopen (Saiga tatarica) zu sehen sind, bei unserem Orang-Utan jedoch fehlen. Auch blasige Auftreibungen der verdünnten Kortikalis liegen bei diesem Patienten nicht vor. Die schwammigen Umfangsvermehrungen der Unterkieferäste des Orang-Utans lassen keine für Osteodystrophie typischen Strukturen erkennen, und wir möchten sie als rachitisch bedingte Umbauzonen mit verstärkter Neubildung osteoiden, nicht mineralisierten Knochengewebes betrachten und damit diese Osteopathie insgesamt als eine rachitische Erkrankung ansehen.

Die Abb. 3a - c zeigen Röntgenaufnahmen von zirka einjährigen Saiga-Antilopen unserer Quarantänestation. Die schwache Skelettzeichnung läßt auf geringe Mineralisation schließen. Im dorso-ventralen Strahlengang dominieren am Schädelskelett in der Mitte der Pars molaris beginnende und sich aboral ausbreitende, zirka enteneigroße, blasige Auftreibungen, die den Unterkiefer halbkugelig nach lateral und in das Spatium mandibulae vorwölben. Im latero-lateralen Strahlengang sind diese zystischen, an Tumore erinnernden Gebilde in der Spongiosa des Corpus mandibulae und der Pars incisiva des Unterkiefers sichtbar. Die Kortikalis ist papierdünn und scheint besonders über den blasig aufgetriebenen Bezirken völlig zu fehlen.

An den Röhrenknochen haben wir röntgenologisch keine Befunde erheben können. Die mangelhafte Mineralisierung des Skeletts, die auch von der Ziege bekannten blasigen und zystenähnlichen Auftreibungen der Unterkieferäste und die fehlenden röntgenologischen Befunde an den Röhrenknochen sind so eindeutig, daß sich röntgenmorphologisch die Diagnose Osteodystrophia fibrosa stellen läßt.

Diskussion:

Bei kritischer Einschätzung der vorliegenden Ergebnisse lassen sich folgende Verallgemeinerungen treffen:
Die röntgenmorphologische Differenzierung von Osteopathien ist am lebenden Zootier ein unentbehrliches diagnostisches Verfahren. In fortgeschrittenen Erkrankungsfällen sind charakteristische und teilweise pathognostische Skelettveränderungen ausgebildet, die für die häufigsten Skeletterkrankungen eine gesicherte Diagnosestellung gestatten. Die röntgenologische Untersuchung bietet am lebenden Tier außerdem die einzigste Möglichkeit, das Ausmaß der Skelettveränderungen sicher und umfassend zu erkennen.
Im Anfangsstadium von Osteopathien können die charakteristischen, primären Veränderungen durch eine Vielzahl sekundärer Reaktionen überdeckt sein. Die röntgenmorphologische Deutung ist dann ohne Anamnese, insbesondere Kenntnisse über das Alter des Tieres, die Dauer der Erkrankung, die statische Beanspruchung des Skeletts sowie die klinischen und biochemischen Befunde nicht möglich.
Eine Verfeinerung der röntgenologischen Untersuchungsmethoden ist anzustreben, aber aus tiergärtnerischen und röntgentechnisch-organisatorischen Gründen schwierig. Um etwa Ergebnisse von Dichtebestimmungen (G r o ß m a n n , 1973) von Zootierknochen auswerten zu können, wäre eine lückenlose röntgenologische Dokumentation aller Entwicklungsphasen aller Zootiere und eine größere Zahl von Dichtebestimmungen an Knochen klinisch gesunder Tiere für Vergleichszwecke Voraussetzung.

Zusammenfassung:

Charakteristische Röntgenbefunde einiger klinisch manifester Osteopathien bei Zoosäugetieren

In den letzten Jahren wurden im Tierpark Berlin röntgenologisch bei 50 Tieren primär Osteopathien ermittelt. Am häufigsten waren daran mit jeweils 20 % die Affen und Raubkatzen beteiligt. Die röntgenmorphologische Differenzierung ergab in 80 % der Fälle Rachitis bzw. Osteomalazie. Anhand von Röntgenbildern werden die charakteristischen Merkmale der Rachitis, Osteomalazie, Osteodystrophia fibrosa und juvenilen Osteoporosen diskutiert.

Summary:

Characteristic X-Ray Findings of some Clinically Manifest Cases of Osteopathy in Zoo Mammals

Primary osteopathy was radiologically recorded from 50 animals in Tierpark Berlin in recent years. Monkeys and cats of prey were most strongly affected, each species by the order of 20 per cent. Radiomorphological differentiation showed that 80 per cent of all cases were rickets and osteomalacia. The characteristic signs of rickets, osteomalacia, fibrous osteodystrophy, and juvenile osteoporosis are discussed.

Résumé:

Données radiologiques caractéristiques de quelques osteopathies cliniques chez des mammifères au Zoo

Au courant des dernières années, des ostéopathies primaires ont été mises en évidence chez 50 animaux par radiologie au Zoo de Berlin. Singes et félins ont fourni 20 % des animaux atteints. Dans 80 % des cas la différenciation morpho-radiologique a mis en évidence le rachitisme ou l'osteomalacie. Des clichés radiologiques permettent la présentation et la discussion du rachitisme, de l'osteomalacie, de l'osteodystrophia fibrosa et des osteoporoses juvéniles.

Für die Anfertigung der Röntgenaufnahmen danke ich Frau Vet.Ing. Helga P i t s c h k e .

Характерные рентгеновские результаты некоторых клинически обнаруженных остеопатидов у млекопитающих зоологических садов.

В последние годы в зоопарке города Берлина у 50 животных выявлены рентгелогически первичные остеопатиды. В основном поражения наблюдались у обезьян /20%/ и хищных кошачьих. Рентгено-морфологическая дифференцировка показала, что в 80% случаевобнаружен рахит или остеомалация. На основе рентгеновских снимков обсуждаются характерные признаки рахита,

Literatur:

CHRISTOPH, H.-J. (1973): Klinik der Hundekrankheiten. Jena: Gustav Fischer.

DÄMMRICH, K. (1968): Osteomalazie bei Hund und Katze. Dtsch. Tierärztl. Wschr. 75, 64-70.

DÄMMRICH, K. (1970): Zur formellen Pathogenese der Systemerkrankungen des Skeletts bei Tieren. Berl. Münch. Tierärztl. Wschr. 83, 106-112.

GROSSMANN, I. (1973): Die verminderte Knochendichte im Röntgenbild. Berlin: Diss.

LINZBACH, A. J. (1955): zit. bei DÄMMRICH, K. (1970)

MÜHLBACH, P. (1972): Über die Wertigkeit spezieller Laborparameter in der Diagnostik von Erkrankungen des Skelettsystems in verschiedenen Lebensaltern sowie tierexperimentelle Untersuchungen zur Beeinflussung des Mesenchymstoffwechsels. Berlin: Diss.

PONOMARKOV, W. und A. KHUTORJANSKI (1971): Fibrous osteodysplasia of the maxilla of the pongo pygmaeus. Verhandlungsber. XIII. Internat. Symp. Erkrankungen Zootiere, Helsinki, 41.

PRIBOTH, W. (1966): Zur Methode der röntgenmorphologisch-photometrischen Bestimmung des Aschegehaltes beim Rind. Zbl. Vet.-Med. A 13, 628-644.

RENK, W. und K. DÄMMRICH (1969): Osteodystrophia fibrosa generalisata bei erwachsenen Tieren. Berl. Münch. Tierärztl. Wschr. 82, 67-70.

THEILE, H. (1962): Osteogenesis imperfecta bei Hund und Katze. Mh. Vet. Med. 17, 901-905.

Anschrift des Verfassers: VR Dr. med. vet. W.-J. W u n d e r s e e,
DDR 1136 Berlin, Am Tierpark 125 (DDR)

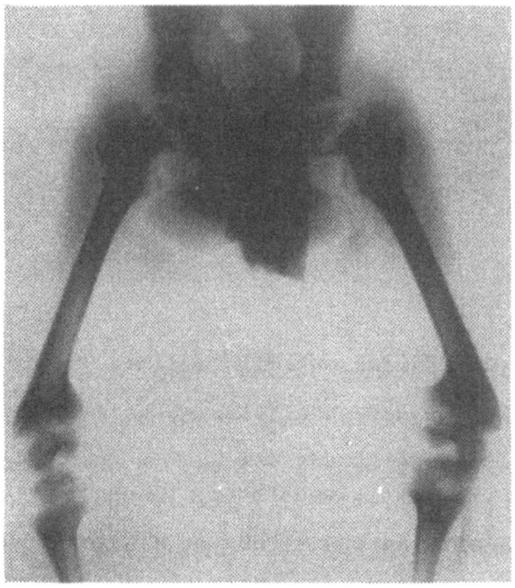

Abb. 1: 1,o Pavian, 3jährig, Hinterextremitäten
- ventro-dorsaler Strahlengang -

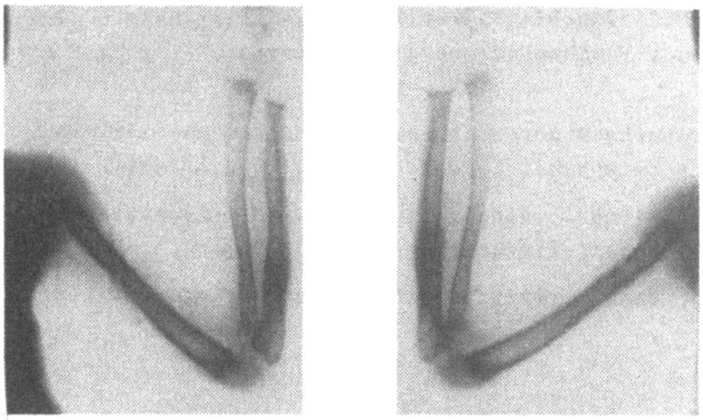

a) b)

Abb. 2: 1,0 Orang-Utan 1jährig
a) linke Vorderextremität
b) rechte Vorderextremität
- beide Aufnahmen ventro-dorsaler Strahlengang -

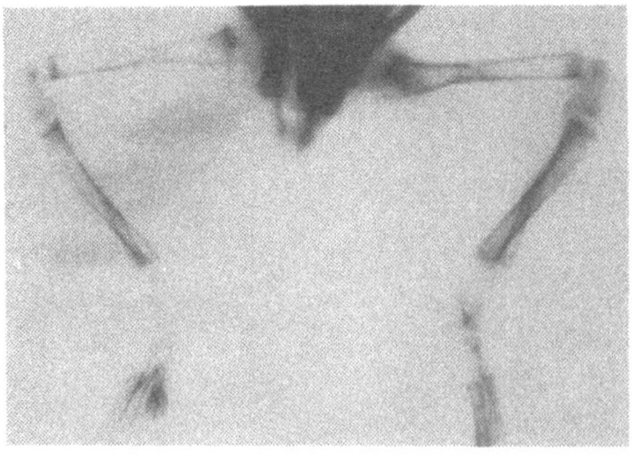

Abb. 2 c : Dasselbe Tier, Hinterextremitäten
- ventro-dorsaler Strahlengang -

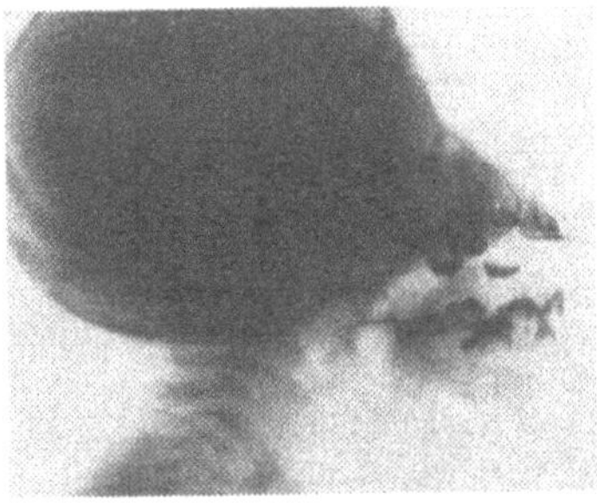

Abb. 2 d: Dasselbe Tier, Schädel, - latero-lateraler Strahlengang -

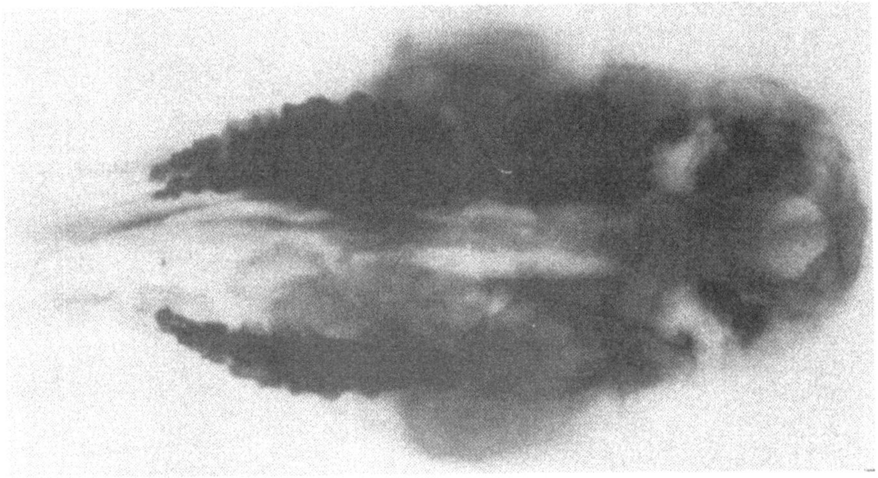

Abb. 3 a: 0,1 Saiga-Antilope, ca. 1jährig, Schädel, -dorso-ventraler Strahlengang -

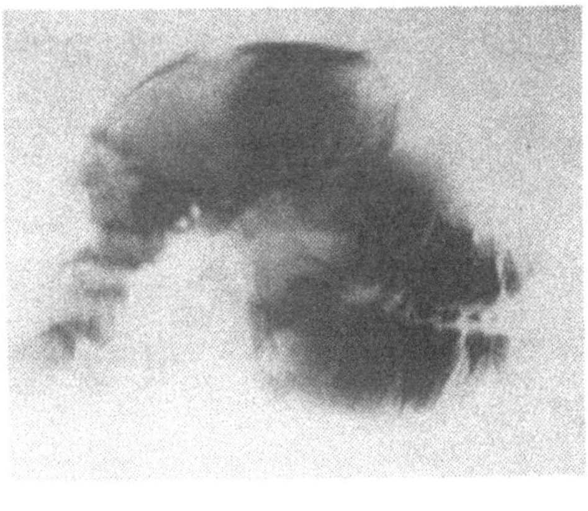

Abb. 3 b: Dasselbe Tier, Schädel, - latero-lateraler Strahlengang -

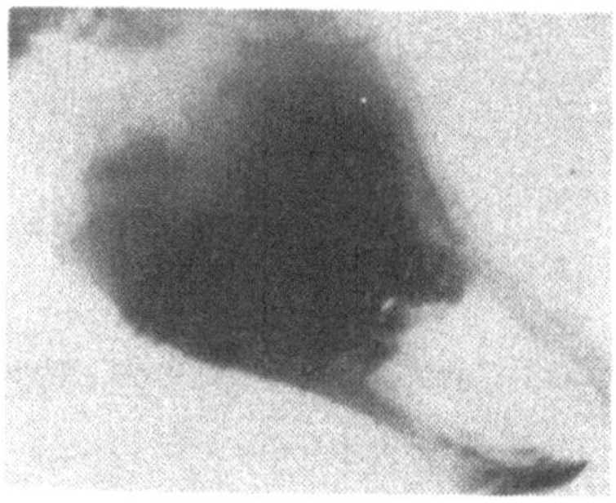

Abb. 3 c: 1,o Saiga-Antilope, ca. 1jährig, Schädel,
-latro-lateraler Strahlengang -

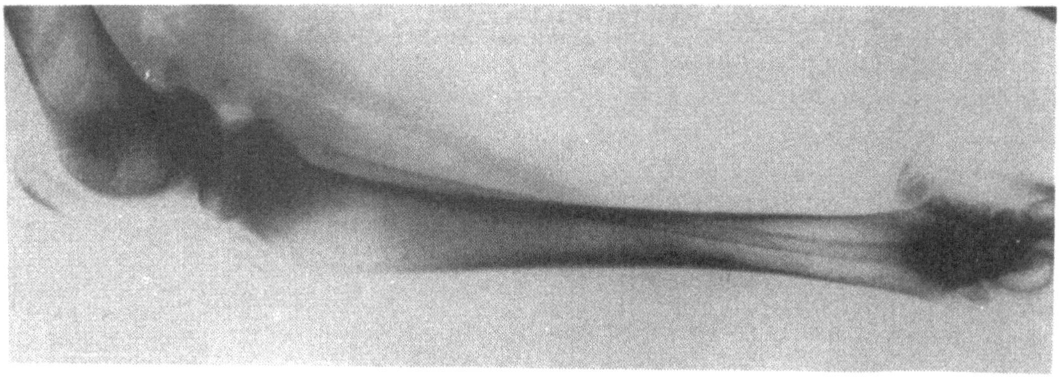

Abb. 4: 1,o Luchs, ca. 9 Monate alt, rechte Hinterextremität,
-latero-lateraler Strahlengang-

Aus der Klinik für Kleine Haustiere, Rotterdam, und der Abteilung für Erkrankungen besonderer Tiere der Veterinärmedizinischen Fakultät der Universität Utrecht

RÖNTGEN-ANATOMISCHE STUDIEN AN DER TUBEROSITAS TIBIAE DER BEUTELTIERE

Von J. C. Peters, P. Zwart und J. H. Lambers

Ein westlicher Wallaruh (Macropus robustus), der 25 Monate zuvor als erwachsenes Weibchen aus Sydney, Australien, importiert worden war, wurde uns als Patient vorgestellt. Das Tier soll längere Zeit Steifheit gezeigt haben. Beim langsamen Gang war nur eine stärkere Krümmung der Krallen an den Hinterbeinen zu bemerken. Das Tier sprang nicht sehr hoch und glitt bei Anstrengung nach der Seite aus. Das Röntgenbild der Rücken- und Lendenwirbel zeigte keine Besonderheiten. Die Kniegelenke dagegen fielen durch ihren anatomischen Bau auf. Erstens wurde das Fehlen einer knöchernen Patella bemerkt. Zweitens war zwischen der Tuberositas tibiae und dem kaudalen Teil der Epiphysis tibiae eine deutliche, breite vertikale Epiphysenlinie sichtbar. Am auffallendsten war drittens ein breiter horizontaler Spalt zwischen der Tuberositas und der Crista tibiae. Der hakenförmig nach unten gerichtete kraniale Abschnitt der Tuberositas gab diesem Spalt die charakteristische Form eines geöffneten Raubvogelschnabels. Die vollkommene Symmetrie und das Fehlen von entzündlichen Veränderungen veranlaßte uns, ergänzende Untersuchungen anzustellen, um abzuklären, ob ein pathologisches Geschehen vorlag oder nicht. In der vorliegenden Arbeit soll daher über Röntgenbefunde der proximalen Tibia sowie über ergänzende Literaturangaben und anatomische Beobachtungen berichtet werden.

Material und Methode

Von folgenden lebenden Beuteltieren aus dem Zoo Blijdorp Rotterdam wurden Röntgenaufnahmen angefertigt:

- 3 Wallaruhs (Macropus robustus) (2,1)
- 2 Dama Wallabys (Wallabia eugenii)(1,1)
- 1 Baumkänguruh (Dendrolagus matschiei) (0,1)
- 1 Fuchskusu (Trichosurus vulpecula) (0,1)

Ferner wurde auch ein Nagetier röntgenologisch und anatomisch untersucht. Wegen der mit Beuteltieren vergleichbaren Art der Fortbewegung wurde ein männlicher Springhase (Pedetes capensis) ausgewählt. Die Röntgenuntersuchungen wurden in der Fachgruppe Radiologie (Leiter: C. C. van de Watering) durchgeführt. Außerdem wurde der anatomische Bau der proximalen Tibia zusätzlich bei 33 Tieren aus der Sammlung des Zoologischen Museums Amsterdam sowie des Naturhistorischen Museums Leiden untersucht. Schließlich konnten an drei Tieren aus dem Sektionsmaterial anatomische Studien durchgeführt werden:

- 1 Rotes Riesenkänguruh (Macropus rufus) (Abb. 2)
- 1 Parma Wallaby (Wallabia parma) (Abb. 3)
- 1 Rattenkänguruh (Potorous tridactylus)

Untersuchungsergebnisse:

Röntgenuntersuchungen:

Wallaruh (M. robustus), Jungtier, etwa sieben Monate alt, männlich, freiliegende Tuberositas tibiae. Der horizontale Spalt ist auffallend breit und nach vorn divergierend. Der Haken ist nur leicht angedeutet (Abb. 3). Vier Monate später ist die vertikale Epiphyse fast ganz verschwunden, der horizontale Spalt dagegen stark verbreitert, der Haken nicht weiter ausgebildet (Abb. 4). Zwei Wallaruhs (1,1), beide erwachsen, zeigen das typische in der Einleitung beschriebene Bild (Abb. 1 und 5). Rotes Riesenkänguruh (M. rufus), erwachsenes Tier. Kein wesentlicher Unterschied zu den beiden erwachsenen Wallaruhs (Abb.2). Dama Wallaby (W. eugenii), Jungtier, etwa 7 1/2 Monate alt, der breite horizontale Spalt verläuft etwas schräg nach vorn (Abb. 6). Vier Monate später gleiches Bild (Abb. 7).

Dama Wallaby (W. eugenii), erwachsen, sechs Monate zuvor im Zoo eingetroffen. Die typische Form des horizontalen Spalts ist weniger ausgeprägt, der Verlauf schräg nach unten läßt den typischen Haken der Tuberositas noch deutlich erkennen (Abb. 8). Rattenkänguruh (P. tridactylus). Bei diesem kleinen Tier verläuft der Spalt stark schräg nach unten und bildet einen feinen Haken. Beim Baumkänguruh (D. matschiei) ist zwischen Tuberositas und Crista tibiae nur ein kurzer, schräg nach vorn und unten verlaufender Spalt vorhanden, noch deutlich zu erkennen ist die Form eines Hakens. Beim Fuchskusu (T. vulpecula) fehlt dagegen auch er. Der Springhase, ein Nagetier aus Afrika, zeigt jedoch ein ähnliches Bild wie der Dama Wallaby (W. eugenii) (Abb. 11).

Anatomische Untersuchungen:

Beim Parma Wallaby, beim Wallaruh und beim Roten Riesenkänguruh konnten im kranio-kaudalen Längsschnitt der Tibia folgende makroskopische Befunde erhoben werden: der Spalt zwischen Tuberositas und Crista tibiae ist mit faserigem Bindegewebe ausgefüllt, die vertikale Epiphysärlinie dagegen enthält bläuliches, hyalines, homogenes Knorpelgewebe. Diese Befunde konnten durch histologische Untersuchung bestätigt werden. Die Bindegewebsfasern im Spalt gehen unmittelbar in das Fasergerüst des angrenzenden Knochens über.
Das Skelettmaterial der Tiere aus den Museen war teilweise noch nach der alten Nomenklatur beschriftet. Sie wurde nach Möglichkeit an G r z i m e k (1968) angepaßt. Die Befunde sind in Tabelle 1 dargestellt.

Diskussion

Literaturangaben über die Anatomie der proximalen Tibia bei Beuteltieren sind äußerst spärlich. O w e n (1874) beschreibt das Bild der Tibia eines Roten Riesenkänguruhs. Es weist auf den auch in unseren Röntgenbildern erkennbaren horizontalen Spalt hin. Der Text beschränkt sich auf eine kurze Bemerkung: "Das proximale Ende der Crista tibiae wird gebildet von einer Tuberositas tibiae, die beim Känguruh lange ihren epiphysären Charakter behält". B r o n n (1900) beobachtete beim Bennetkänguruh kranial von der proximalen Epiphyse einen separaten Verknöcherungskern, der über die Crista tibiae ein freiliegendes Beinstück bildet. Eine knöcherne Kniescheibe fehlt nach W e i d e r s h e i m (1907) öfter bei Beuteltieren. Andere Autoren (B a d o u x , 1965; G a m b a r a y a n (1974) befassen sich zwar mit dem charakteristischen bipedalen Fortbewegungsmodus der Marsupialia, gehen aber nicht näher auf den eigenartigen anatomischen Bau ein. Dies ist um so merkwürdiger als das Kniegelenk beim Springen erheblichen Kräften ausgesetzt ist. Eigentümlich sind in dieser Hinsicht auch die großen individuellen Unterschiede. Die Entwicklung des horizontalen Spalts wird wahrscheinlich entscheidend durch das bipedale Springen bestimmt, sie fehlt beispielsweise bei den nichtspringenden Arten wie Baumkänguruh und Fuchskusu. Die Korrelation zwischen dem charakteristischen anatomischen Bau und der Motorik ist wahrscheinlich am vorhandenen Material nicht sicher zu beweisen. Weitere Studien über die an der Tuberositas und Crista tibiae auftretenden Kräfte und deren Umsetzung sind notwendig.

Zusammenfassung:

Röntgen-anatomische Studien an der Tuberositas tibiae der Beuteltiere

Die Röntgenbilder des Kniegelenkes bei verschiedenen Arten von Beuteltieren zeigen beim erwachsenen Individuum eine große Variation im Bau der Tuberositas tibiae und der Abgrenzung von der Crista tibiae. Im histologischen Bild ist deutlich nachweisbar, daß keine späte Verknöcherung der Epiphysenlinie vorliegt. Literaturangaben und Studien an Skeletten aus zwei Museen unterstützen diese Ansicht. Eine Korrelation zwischen anatomischer Struktur und Motorik ist anzunehmen, kann jedoch nicht sicher bewiesen werden.

Wir danken den Herren Dr. P. J. H. v a n B r e e , Zoologisches Museum Amsterdam, und Dr. J. S c h o u t e n , Naturhistorisches Museum Leiden, sehr für die Überlassung ihrer Sammlungen. Den Herren E. d e G r a a f , A. C. v a n O s und A. v a n d e r W o u d e danken wir für die Anfertigung der Röntgenbilder und Diapositive. Den Mitarbeitern der Fachgruppe Radiologie danken wir für ihre Hilfe. Herrn Dr. H. J. H ä n i danken wir für seine Hilfe bei der Textkorrektur.

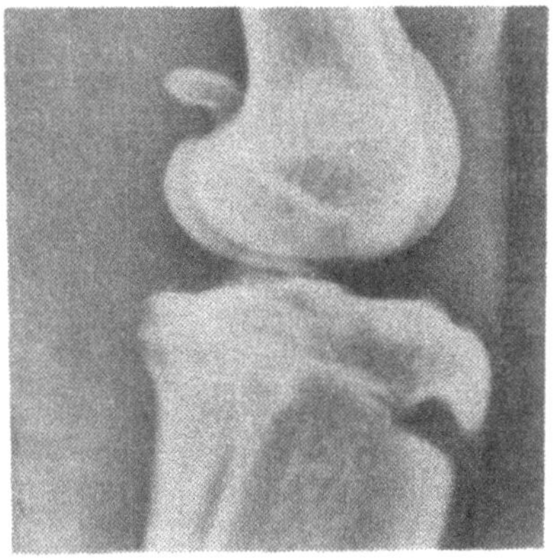

Abb.1: 0,1 Macropus robustus
erwachsen
(Aufnahme Peters)

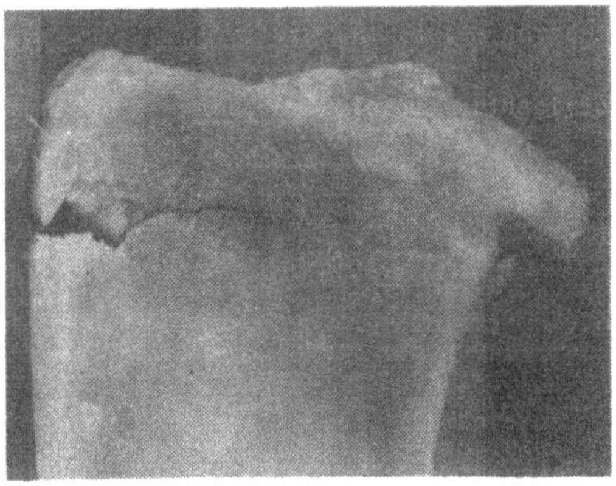

Abb. 2: 1,0 Macropus rufus
erwachsen
(Makrofoto Dr. Zwart)

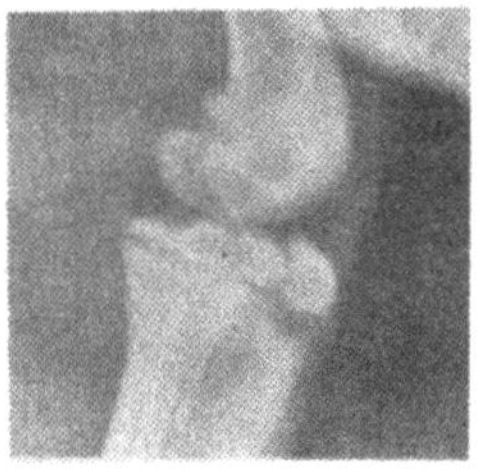

Abb.3: 1,0 Macropus robustus
7 Monate
(Aufnahme Peters)

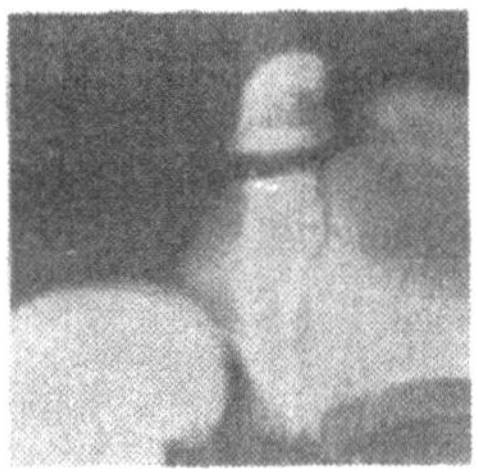

Abb. 4: 1,0 Macropus robustus
11 Monate
(Aufnahme Vet.Rö.)

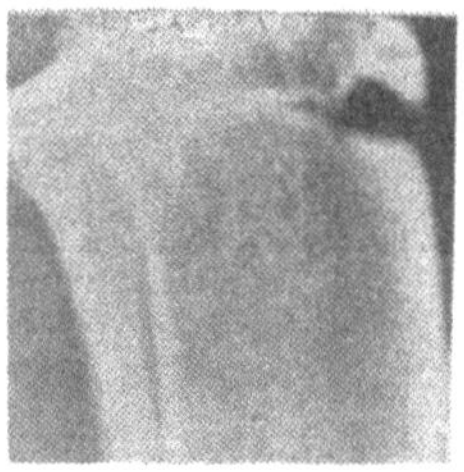

Abb.5: 1,0 Macropus
robustus
erwachsen
(Aufnahme Peters)

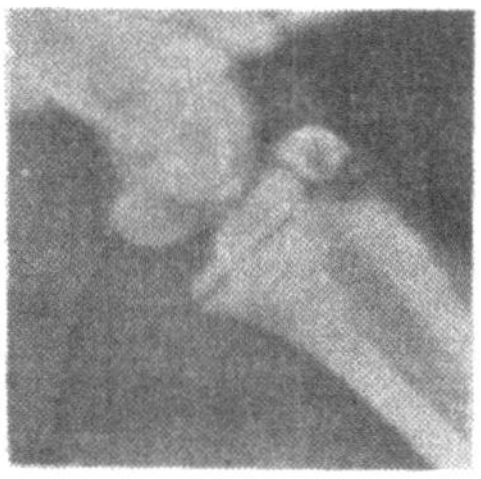

Abb.6: 1,0 Protemnodon
eugenii, 7 Monate
(Aufnahme Peters)

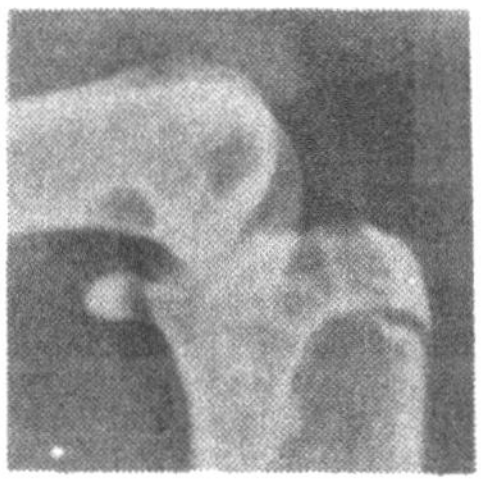

Abb. 7: 0,1 Protemnodon
eugenii, erwachsen
(Aufnahme Peters)

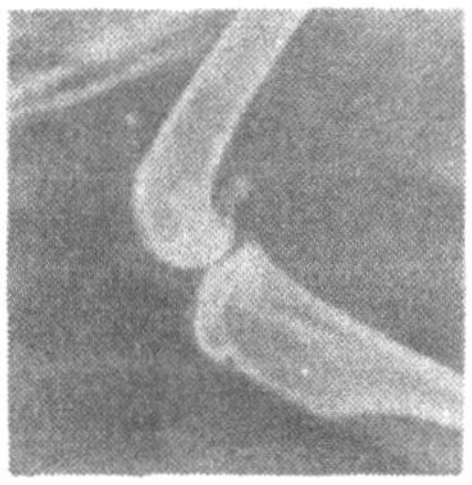

Abb. 8: Potorous tridactylus
erwachsen
(Aufnahme Vet.Rö.)

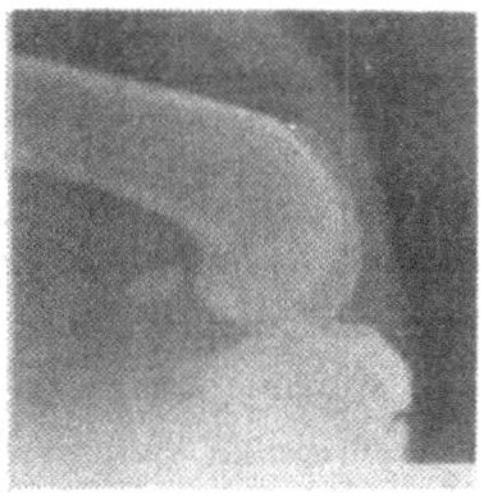

Abb.9: 0,1 Densrolagus
Matschiei
erwachsen
(Aufnahme Peters)

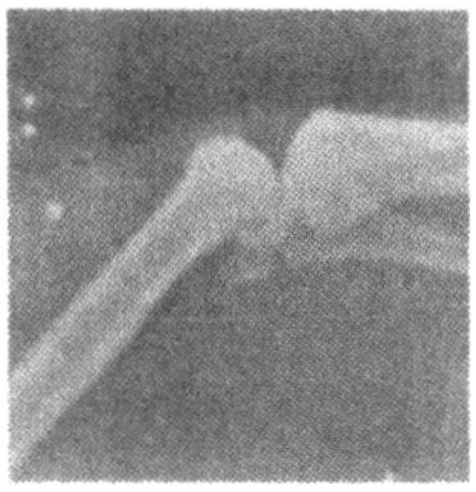

Abb.10: 0,1 Trichosurus
vulpecula,
erwachsen
(Aufnahme Peters)

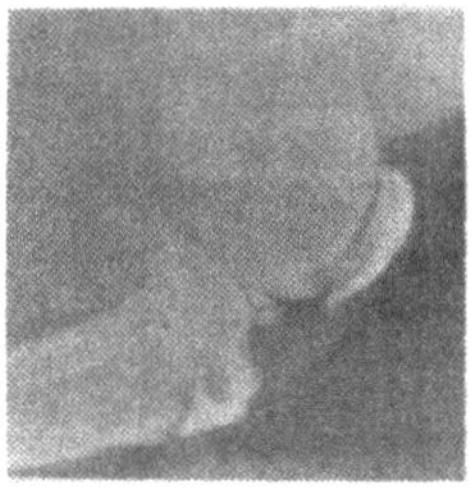

Abb.11: 1,0 Pedetes capensis
erwachsen
(Aufnahme Peters)

<u>Tabelle 1:</u> Bau des Spalts zwischen Tuberositas und Crista tibiae und der vertikalen Epiphysärlinie zwischen Tuberositas und Epiphysis tibiae

Zahl der Tiere	Tierart	Spalt groß	Spalt klein	kein Spalt	vertikale Epiphysen-linie	Tuberositas tibiae freiliegend
1	Potorous tridactylus			+		
1	Petrogale penicillata	±			+	±
1	P. xanthopus	±			+	±
4	Dendrolagus ursinus inustus	±			+	±
2	D. ursinus			+		
1	D. ursinus				+	
1	Dorcopsis lorenzii	±			+	±
1	D. lorenzii			+		
1	D. veterum	±			+	±
1	D. veterum			+		
1	Wallabia agilis		+			
2	W. agilis	±			+	±
2	W. parma	+				
1	W. rufogrisea			+		
1	W. rufogrisea		+			
1	Macropus ullabatus	+				
1	M. browni	±			+	±
1	Macrotis lagotis	+				
2	Macropus gigantea major			+		
1	M. gigantea major		+			
1	M. gigantea	+				
1	M. gigantea		+			
2	M. gigantea			+		
2	M. rufus			+		

<u>Summary:</u>

<u>Radiologico-Anatomic Studies into Tuberosity of Tibia of Marsupial</u>

Radiographs taken of the knee-joint of various species of adult marsupials exhibited great variation in the structure of the tuberosity of the tibia as well as in its delimitation from the tibial crista. No delayed ossification of the epiphyseal line took place, as clearly established by histological examination. This view has been supported by literature data as well as by studies conducted into skeletons from two museums. Some correlation is assumed to exist between anatomic structure and motoricity, but this assumption cannot be confirmed with certainty.

Résumé:

Etudes anatomo-radiologiques de la Tuberositas tibiae des Marsupiaux

Les radios de l'articulation du genou chez différentés espèces de Marsupiaux montrent chez l'adulte une grande variation dans la structure de la tuberosité tibiale et dans la séparation de la Crista tibiae. L'image histologique montre clairement qu'il n'y a pas d'ossification tardive de la ligne épiphysaire. Des données bibliographiques et des études des squelettes de deux musées corroborent ces constatations. On peut admettre, sans pouvoir le prouver avec certitude, une corrélation entre la structure anatomique et l'action mécanique.

Рентгено-анатомические исследования Tuberositas tibiae у сумчатых.

Рентгеновские снимки коленных суставов сумчатых показывают у взрослых индивидуумов большое разнообразие в строении Tuberositas tibiae и отграничении от Crista tibiae .В гистологических исследованиях ясно видно отсутствие окостенения Эпифизной линии. Литературные данные и изучение скелетов подтверждают эти результаты. Можно предположить корреляцию между анатомической структурой и моторикой, , но данное предположение еще не полностью доказано.

Literatur:

BADOUX, D. M. (1965): Some notes on the functional anatomy of Macropus giganteus Zimm. with general remarks on the mechanics of bipedal leaping. Acta Anat.62,416-433.

BRONN, H. G. (1900): Klassen und Ordnungen des Tierreiches. Band 6, Leipzig: Winter.

GAMBARAYAN, P. P. (1974): How mammals run. New York: Wiley & Sons.

GRZIMEK, B. (1968): Tierleben 10, Säugetiere I. Amsterdam 1973, Spektrum, (holländische Übersetzung).

OWEN, R. (1874): On the osteology of the marsupialia. Trans. Zool. Soc. London.

WIEDERSHEIM, R. (1907): Einführung in die vergleichende Anatomie der Wirbeltiere. Jena: Fischer.

Anschrift der Verfasser: Joh. C. P e t e r s ,
Walenburgerweg 51
Rotterdam 4 (Niederlande)

From the Zoological Garden Basle (Director: Prof. Dr. E. M. L a n g) and the Department of Vitamin and Nutritional Research, Hoffmann-La Roche & Co Ltd., Basle

MALFORMATION OF BONES IN YOUNG WOOLLY MONKEY - CHALLENGE TO DETERMINE VITAMIN C PLASMA AND VITAMIN D SERUM LEVELS OF CRAB-EATING MACAQUES (MACACA FASCICULARIS) KEPT IN A ZOO

By D. W. F ö l s c h , A. B. H a n c k and H. W e i s e r

Although generalized diseases of the skeleton are numerous in zoo animals, in spite of balanced diet (W a c k e r n a g e l , 1960) and diagnostic facilities which have developed to high standards, successful treatment very often is difficult. This will be shown by the following example of an ill woolly monkey who challenged us to determine the levels of vitamin C and vitamin D in a group of crab-eating macaques.

0.1 woolly monkey "Rike" was born on Nov. 5th, 1961, in the Basle Zoo. Her parents had already given birth to other offsprings living in the same group. Rike was brought up by her parents in a sound social atmosphere.

In autumn 1970, relative inactivity was observed an abnormal walking, propping on her carpal bones. The hands were bent outward laterally; the mouth was kept open constantly and the area of mouth and nose was protruding (Fig. 1). She obviously could not use her hands properly. A radiograph taken Dec. 1970 (Fig. 2a, b) showed marked alterations which indicated Morbus Möller-Barlow as well as an hyperparathyreoidism. The metabolism was analysed in January 1971 by the Med.- Univ.-Klinik, Bürgerspital Basel, Stoffwechselabteilung. Their results were the following:

Table 1:	Normal level for adult human beings	Results: Rike	Results: Nancy
Serum Ca mg/100 ml	9.7 - 11.0 (11.5)	9.9	13.5
Mg mg/100 ml	1.85- 2.15	2.71	3.49
P mg/100 ml	2.5 - 4.0	4.8	9.1
Alkaline phosphatase			
I.U., acc. to Bessey_Lowry	♂ 10-45, ♀ 12-30	656.7	375.6
(:10= Bod.U.)			
Uric acid	24 - 38 mg%	17.8	14.3
Urine		210 ml	55 ml
Ca		4.1	2.5
Mg		3.4	3.2
P		8.8	31.3
Creatinine		23.1	48.3

"The ill animal showed massive increase of phosphatase which fits in with the alteration of the skeleton. The other chemical findings were not obviously abnormal, especially not indicating hyperparathyreoidism. The serum of the control animal showed increased levels of Ca, Mg and P, probably caused artificially through haemolysis of the serum sample. The urine data of the two animals were not significantly different; particularly, was there no increase in secreted phosphatase of Rike, as expected in comparison with Nancy, the control animal. In consideration of these facts rickets with heavy secondary hyperparathyreoidism was diagnosed. The proposal for treatment is vitamin D."

In December 1970 we started therapy with 250-500 mg vitamin C (Redoxon, Hoffmann-La Roche) applied orally and parenterally together with multivitamins (Vitaminettes, Hoffmann-La Roche) and Cortineurin (Nordmark). From January to April 1971 Rike was taken away from her group and looked after in the home of the keeper and his wife. Medical treatment and special diet by his foster-parents and the veterinarian were ideally combined. During

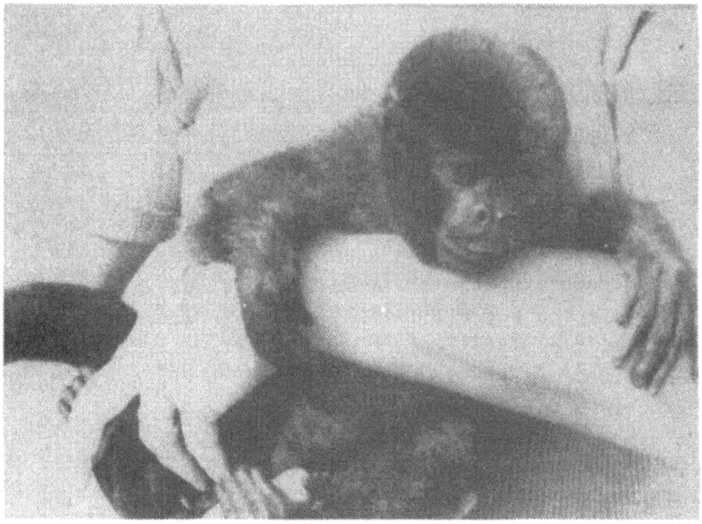

Fig. 1

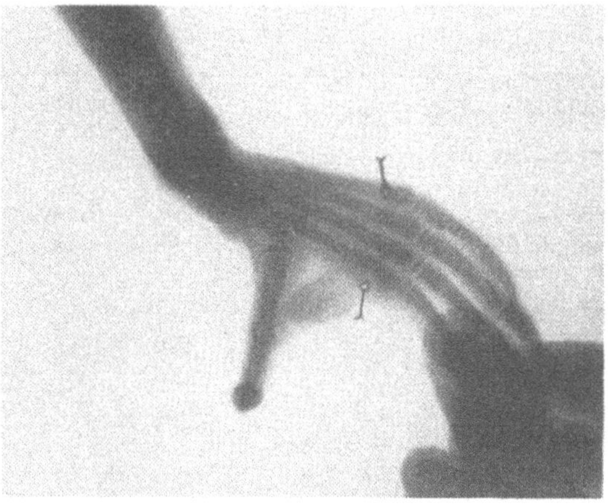

Fig. 2a

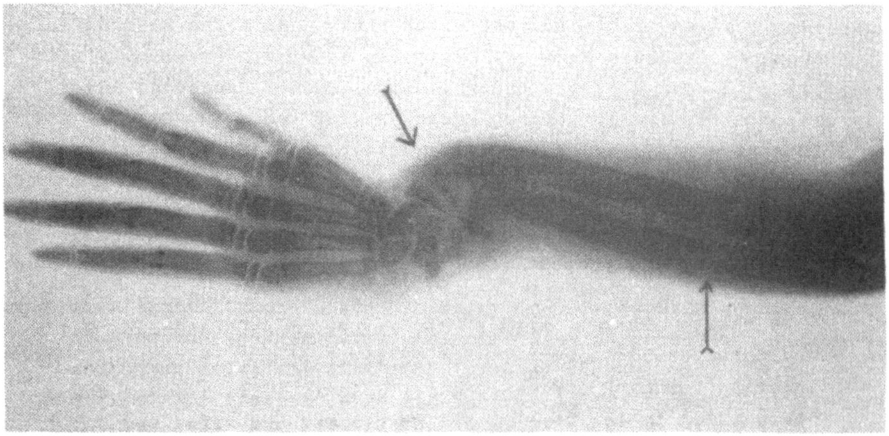

Fig. 2b

this time the teeth broke through without difficulty. In April 1971 Rike was able to take pieces in her hands, she could climb up chairs and bookshelves. From the behavioural point of view she was again healthy enough to be put back into the familiar group of woolly monkeys.
The generalized disease of the skeleton described by the example of the woolly monkey "Rike" was not a particular case. It is our responsibility to gain much more basic information of the animals we are concerned with. An opportunity was provided to determine the levels of vitamin C and vitamin D of a large although heterogeneous group, and not only sporadically from one or another animal, when the colony of crab-eating macaques in the Basle zoo had to be reduced.

Material and Method

The primate rock and the adjacent house at the Basle Zoological Gardens are populated by over 60 crab-eating macaques. The rock is outside in the open air and the house has a glass sliding roof with the broad side on the southeast so that the animals are exposed to sunlight both outdoors and in the house when the sliding roof is open.

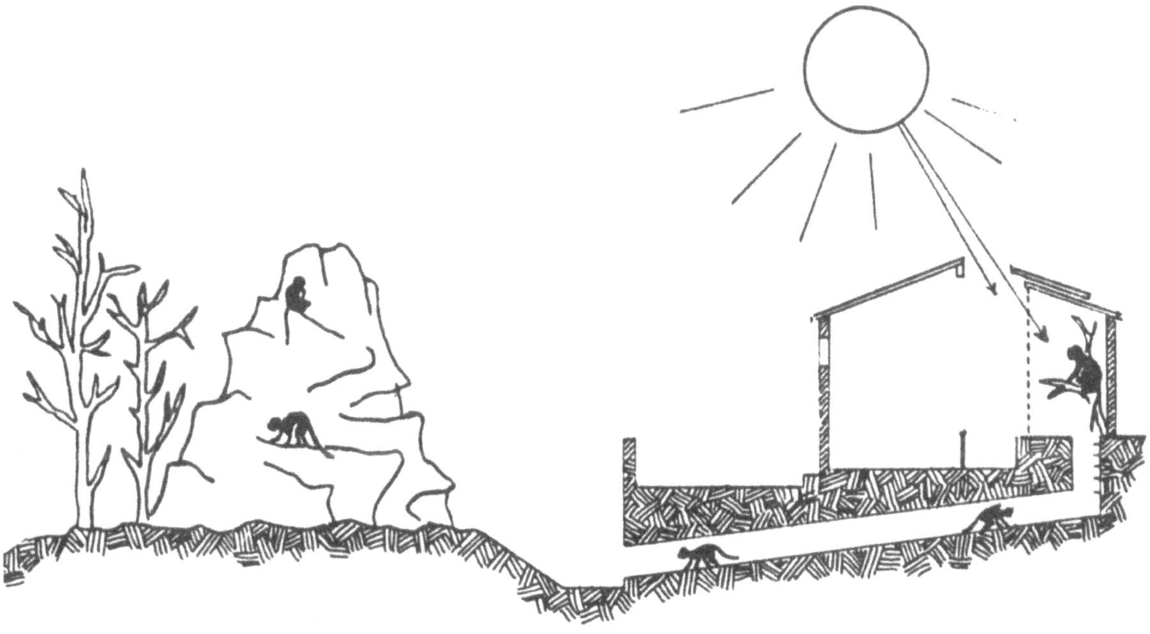

Fig 3: The primate rock and the adjacent house with glass sliding roof for crab-eating macaques.

Meals are provided three times daily. They are copious and change every day. The animals are given cakes ("monkey cakes"), dog biscuits, poultry and ruminant pellets of different shapes, colours, and flavours, and meat (beef, pork or horsemeat). Fruit (bananas, apples, etc.) and vegetables (carrots, lettuce) are also provided daily. Milk diluted with water is supplied for drinking.

Dominance fights among adult and subadult males resulting from the restricted space of the cage (A n g s t , 1975), led to many injuries and rendered several operations necessary. This was why, out of the 98 animals, 30 selected individuals of various ages and both sexes were caught and removed to restore an adequate group structure.

The 30 animals were placed in quarantine from 27. 2. 1971 to July 1971 in a room having only artificial illumination in the new monkey house at the Basle Zoo. Blood samples were taken from eleven males and ten females, mainly from the leg (small saphenous vein), using the technique described by F o e l s c h and S o m a z z i (1973). This was carried out in February when operations had to be performed on the animals and in July shortly before the crab-eating macaques were sold. The blood samples of 7. 7. 1971 were taken in the morning, and the animals had received no food on that day and so were fasting. The blood was drawn into a dry syringe without anticoagulant and centrifuged on the spot.

Then 0.5 ml of each plasma sample was stabilized by adding it to 4.5 ml 5 % metaphosphoric acid. This was deep-frozen together with the remaining plasma.

Ascorbic acid was determined, using the method of L e u t s c h and W e e k s (1965) as modified by B r u b a c h e r and V u i l l e u m i e r (1974). Vitamin D was determined using the curative growth test in rats (H o n j o et al., 1969).

Results:

Ascorbic acid concentrations in the plasma:
Blood samples of 25. 2. 1971
Male

1. 1.70 mg vitamin C/100 ml plasma[+]
2. 1.70 mg vitamin C/100 ml plasma[+]
3. 1.30 mg vitamin C/100 ml plasma
4. 1.13 mg vitamin C/100 ml plasma

Mean: 1.46 mg vitamin C/100 ml plasma
Max.: 1.70 mg vitamin C/100 ml plasma
Min.: 1.13 mg vitamin C/100 ml plasma

Blood samples of 7. 7. 1971
Male

1. 1.53 mg vitamin C/100 ml plasma
2. 1.25 mg vitamin C/100 ml plasma
8. 1.27 mg vitamin C/100 ml plasma
10. 1.44 mg vitamin C/100 ml plasma
13. 1.32 mg vitamin C/100 ml plasma
14. 1.53 mg vitamin C/100 ml plasma
16. 1.25 mg vitamin C/100 ml plasma
19. 1.36 mg vitamin C/100 ml plasma
21. 1.54 mg vitamin C/100 ml plasma

Mean: 1.39 mg vitamin C/100 ml plasma
Max.: 1.54 mg vitamin C/100 ml plasma
Min.: 1.25 mg vitamin C/100 ml plasma

[+] = Blood taken under anesthesia

Blood sample of 25. 2. 1971
Female

1.	0.74	mg vitamin C/100 ml plasma

Blood sample of 7. 7. 1971
Female

3.	1.12	mg vitamin C/100 ml plasma
4.	1.37	mg vitamin C/100 ml plasma
5.	1.12	mg vitamin C/100 ml plasma
7.	1.80	mg vitamin C/100 ml plasma
9.	1.73	mg vitamin C/100 ml plasma
11.	0.97	mg vitamin C/100 ml plasma
12.	1.34	mg vitamin C/100 ml plasma
15.	1.30	mg vitamin C/100 ml plasma
18.	0.99	mg vitamin C/100 ml plasma
Mean:	1.30	mg vitamin C/100 ml plasma
Max.:	1.80	mg vitamin C/100 ml plasma
Min.:	0.97	mg vitamin C/100 ml plasma

Vitamin D determinations were made using the blood samples taken on 7. 7. 1971
Male

8.	380	I. U. vitamin D/litre serum
10.	500	" "
13.	620	" "
14.	1690	" "
16.	380	" "
17.	1690	" "
19.	500	" "
21.	740	" "
Mean:	812.5	" "
Max.:	1690	" "
Min.:	380	" "

Female

3.	740	" "
4.	740	" "
7.	970	" "
12.	740	" "
15.	1210	" "
Mean:	880	" "
Max.:	1210	" "
Min.:	740	" "

Discussion

The male and female crab-eating macaques from which blood samples were taken were from a colony that can be regarded as healthy. There have been no infectious diseases, parasitic diseases or malformations over the last few years. Death in young animals shortly after birth was due to injury caused by dominant males (A n g s t , 1976). The plasma levels of vitamin C, therefore, can be considered to be representative, except for that of the old female (No.1) which died shortly after the operation.

The animals had been kept in a room without daylight for 17 weeks, before the second blood sample was taken, which was used for the vitamin C and D determination. The vitamin D serum levels found may in this case be lower than normal levels, since the animals had been isolated from sunlight for 17 weeks.

Summary:

Malformation of Bones in Young Woolly Monkey - Challenge to Determine Vitamin C Plasma and Vitamin D Serum Levels of Crab-Eating Macaques (Macaca fascicularis) kept in a Zoo

A generalised bone disease (possibly Morbus Möller-Barlow) and the treatment of a young woolly monkey are described. In the following the plasma levels of vitamin C (min. 0.97 mg, max. 1.80 mg, mean 1.40 mg/100 ml plasma) and the serum levels of vitamin D (min. 380 I.U., max. 1690 I.U., mean 840 I.U./litre serum) of 21 crab-eating macaques (Macaca fascicularis) were carried out.

Zusammenfassung:

Knochendeformationen bei jungen Wollaffen - Anlaß für eine Bestimmung des Vitamin C-Plasmaspiegels und des Vitamin D-Serumspiegels bei im Zoo gehaltenen Javaner-Affen (Macaca fascicularis)

Die generalisierte Knochenkrankheit (ähnlich Morbus Möller-Barlow) eines jungen Wollaffen und deren Behandlung werden beschrieben. In der Folge wird der Vitamin C Plasma-Spiegel (min. 0,97 mg, max. 1.80 mg, Mittelwert 1,40 mg/100 ml Plasma) und der Vitamin D-Plasmaspiegel (min. 380 I.E., max. 1690 I.E., Mittelwert 840 I.E./Liter Serum) von 21 Javaner-Affen (Macaca fascicularis) erhoben.

Résumé:

Déformation des os chez de jeunes singes (Lagothriche spec.) et détermination du niveau à plasma de vitamine C et du niveau à sérum de vitamine D chez des macaques de Java (Macaca fascicularis)

Exposé décrivant la généralisation d'une maladie des os (analogue à Morbus Möller-Barlow) chez un jeune singe Lagothriche spec. Détermination du niveau à plasma de vitamine C (min. 0,97 mg, max. 1,80 mg, valeur moyenne 1,40 mg/100 ml de plasma) et du niveau à plasma de vitamine D (min. 380 u. i./litre de sérum) de 21 macaques de Java (Macaca fascicularis).

Деформация костей у молодых волосатых обезьян - причина определения уровня витамина С в плазме и Витамина Д в сыворотке крови у содержащихся в зоопарке явайских обезьян.

Выявлено и описано костное заболевание , похожее на Морбус Меллр- Барлова у молодых волосатых обезьян. В результате чего при лечении был повышен уровень витамина С в плазме /мин. 0,97 мг.,максимум-I,80 мг. , в среднем I.40мг/I00 мл плазмы/ и витамина Д / мин. 380 IE максимум I690 I.E., в среднем 840 I.E./Литер сыворотки. Лечение проводилось на 2I явайской обезьяне.

Literature:

ANGST, W. (1975): Basic Data and Concepts on the Social Organisation of Macaca fascicularis. Primate Behaviour, 4, New York: L. A. Rosenblum ed., Academic Press.

ANGST, W. (1976): Personal communication.

BRUBACHER, G. and J. P. VUILLEUMIER (1974): Vitamin C; in Clinical Biochemistry: Principles and Methods, 989-997. Ed. H. Ch. Curtins, M. Roth. Berlin-New York: Gruyter & Co.

DEUTSCH, M. J. and C. E. WEEKS (1965): Microfluorometric Assay for Vitamin C. J. A. O. A. C. 48, 1248.

FÖLSCH, D. W. and E. SOMAZZI (1973): Convenient sites for Venipuncture in Smaller Primates. J. med. Prim. 2, 44-49.

HONJO, S., TAKASAKA, M., FUJIWARA, T., IMAIZUMI, K. and H. OGAWA (1969): Shigellosis in Cynomolgus Monkeys (Macaca Irus). VII. Experimental Production of Dysentery With a Relatively Small Dose of Shigella Flexneri 2a in Ascorbic Acid Deficient Monkeys. Japan. J. Med. Sci. Biol. 22, 149-162.

WACKERNAGEL, H. (1960): Moderne Fütterungsmethoden der Wildtiere in Zoologischen Gärten. II. Internat. Symp. Erkrankungen Zootiere, Warschau, 37-55.

Address of authors: Dr. med. vet. D. W. Fölsch,
Kellen 487
CH-8433 Weiach (Schweiz)

Acknowledgements:

Our thanks are due to Dr. J. P. Vuillemier of F. Hoffmann-La Roche & Co.Ltd., Basle, for carrying out the vitamin C plasma level determinations.

Aus der Klinik für kleine Haustiere von Groß-Berlin (Direktor: VR Dr. H.-G. F i n k), Ambulanz für Exoten, Wild- und Zirkustiere (Leiter: Dr. habil. A. K u n t z e) und dem Bezirksinstitut für Veterinärwesen von Groß-Berlin (Direktor: Dr. E. G u d a t)

WEITERE HÄMATOLOGISCHE UND CHEMISCHE BEFUNDE (Ca, P, Mg, Na, K, BLUTZUCKER, FERMENTE) BEI KRANKEN UND GESUNDEN GROSSKATZEN (LÖWE, TIGER, LEOPARD, PUMA)

Von A. K u n t z e und P. H u n s d o r f f

Die moderne klinische Diagnostik ist ohne Laboruntersuchungen nicht mehr denkbar. An die Stelle der früher (wo nach S c h r o e d e r (1976) "der Tierarzt zu spät zur klinischen Untersuchung und zu früh zur Sektion gerufen wurde") meist nur per Distanz erwogenen Vermutungsdiagnose tritt im Zeitalter des immobilisierten Zootierpatienten in zunehmendem Maße die gründliche, wissenschaftlich fundierte Diagnose. Der grundsätzlichen Forderung E u l e n b e r g e r s (1973) Rechnung tragend, daß die "Aufklärung primärer und sekundärer Störungen im Stoffwechselgeschehen ..... die Kenntnis physiologischer Parameter, ihrer Grenzen und ihrer Regulation" erfordert, waren wir bemüht, möglichst viele biochemische Einzelwerte aus den im Rahmen unseres Gesundheitsüberwachungsprogramms anfallenden Großkatzenblutproben zu erarbeiten. Da die meisten Proben von den gleichen Tieren stammten, über die im vergangenen Jahr berichtet worden war (K u n t z e und H u n s d o r f f , 1976), bot sich zwangsläufig die Möglichkeit, vergleichend den Rahmen der physiologischen Streuungsbreite sicherer zu erfassen.

Eigene Untersuchungen:

Alle Blutproben wurden aus der V. saphena von mit Vetalar-Rompun betäubten oder teilimmobilisierten Großkatzen entnommen (K u n t z e , 1977).

Tabelle 1: Das Hämogramm adulter Bengaltiger (P. tigris tigris)

	Eigene Untersuchungen	SOIFER (1970)
Anzahl	25,2	6
Erythrozyten (Mill/ccm)	2,45 - 6,43	
meist	3 - 6	6 - 8
Leukozyten (1000 /ccm	3,4 - 16,9	10 - 15
meist	7 - 14	
Basophile	0	0
Eosinophile	1 - 4 (1mal 15 !)	2
Stabkernige	0 - 9	nicht aufgeführt
meist	2 - 3	
Segmentkernige	44 - 70	63
Lymphozyten	26 - 54	30
Monozyten	0 - 3	5
meist	2	

Die Streuungsbreite der Erythrozytenwerte hält sich im Rahmen unserer vorjährigen Befunde, erreicht jedoch nur bei den Maxima die von S o i f e r (1970) in den USA erhobenen Mittelwerte. Angaben über die Art der Blutgewinnung (Narkose oder mechanische Immobilisation?) sind nicht zu entnehmen. C h r i s t o p h (1963) wertet erhöhte Erythrozytenbefunde als Folge vorangegangener Belastungen (Aufregung, Arbeit). Andererseits rangieren die Leukozytenzahlen unserer Tiger im Rahmen der amerikanischen Normalwerte. Das trifft, mit Ausnahme der Monozyten, auch für das Differentialblutbild zu. Bei allen gesunden Tigern unseres

Materials wurden nie mehr als drei Monozyten gefunden. Die bei einem Tiger nachgewiesene Eosinophilie (15!) war auf Endoparasitenbefall zurückzuführen.

Tabelle 2: Hämogramm adulter Löwen (P. leo)

	Eigene Untersuchungen	SOIFER (1970)
Anzahl	10	12
Erythrozyten (Mill./cem) meist	4,72 - 8,0 5 - 6	7 - 8
Leukozyten (1000 /cem) meist	6,3 - 14,8 8 - 12	8 - 12
Basophile	0	0
Eosinophile meist	2 - 10 2	2
Stabkernige meist	1 - 7 2	nicht aufgeführt
Segmentkernige	54 - 65	63
Lymphozyten	20 - 44	30
Monozyten meist	0 - 5 2	5

Das Blutbild des Löwen ist von allen Großkatzenarten am besten erforscht. Die weitgehende Ähnlichkeit mit den in unserer vorjährigen Arbeit gegenübergestellten Werten verschiedenster Untersucher erübrigt weitschweifige Erklärungen. Eine Ausnahme bilden lediglich die Monozyten. Da wir nur ein einziges Mal bei einem Löwen fünf Monozyten nachweisen konnten, können wir uns nicht entschließen, mehr als drei Monozyten beim Löwen als physiologisch anzuerkennen. Das gilt in gleichem Maße auch für die Leoparden (Tabelle 3), wo lediglich vereinzelt oder bei chronisch kranken Individuen mehr als drei Monozyten gezählt wurden.

Tabelle 3: Hämogramm adulter Leoparden (P. pardus)

	Eigene Untersuchungen	SOIFER (1970)
Anzahl	16,1	4
Erythrozyten (Mill./cem) meist	1,78 - 5,67 4 - 5	6 - 8
Leukozyten (1000/cem) meist	1,5 - 16,9 7 - 11	8 - 13
Basophile	0	0
Eosinophile meist	1 - 6 2 - 3	2
Stabkernige meist	2 - 10 3 - 4	nicht ausgewiesen
Segmentkernige meist	45 - 67 50 - 60	63
Lymphozyten meist	30 - 46 30 - 38	30
Monozyten meist	1 - 4 2	5

Die im Vergleich zu C o n r a d (1958) erheblichen Differenzen im Leuko- und Erythrogramm bei Pumas (Tabelle 4) demonstrieren sinnfällig den Vorteil moderner Immobilisationsverfahren. Die der damals üblichen (intravenösen!) Betäubung der Großkatzen vorausgehenden Manipulationen und Zwangsmaßnahmen waren ein erheblicher Streß für den Organismus, der als reaktive Leuko- bzw. Erythrozytose zum Ausdruck kam. Die bei unseren Patienten nachweisbare Lymphozytose ist mit hoher Wahrscheinlichkeit als Xylazinfolge aufzufassen: S a g n e r et al. (1969) erklären die Rompunwirkung als Folge zentraler und peripherer Sympathikushemmung, die nach M ü l l e r et al. (1969) als ausgeprägte Vagushypertonie zum Ausdruck kommt. S p ö r r i und S t ü n z i (1969) sehen relative Lymphozytosen als Folgen parasympathikotoner Zustände an.

Tabelle 4: Hämogramm adulter Pumas (P. concolor)

	Eigene Untersuchungen	CONRAD (1958)
Anzahl	6	18
Erythrozyten (Mill./ccm)	4,42 - 5,32	6,7 - 10,8
meist	um 5,0	
Leukozyten (1000/ccm)	2,8 - 5,3	7,3 - 20,6
meist	3,5 - 4,5	(12,4)
Basophile	0 - 1	0
Eosinophile	1 - 3	0,75 - 4,5
meist	2	(2)
Stabkernige	1 - 10	0,5 - 4
meist	2 - 3	(2)
Segmentkernige	21 - 48	32 - 61
meist	30 - 40	(48,5)
Lymphozyten	51 - 70	34 - 64
meist	50 - 60	(47)
Monozyten	0 - 4	0 - 2
meist	2	(0,4)

Im übrigen weist das Differentialblutbild nur unwesentliche Abweichungen auf, die als natürliche Schwankungen anzusehen sind.
Im vergangenen Jahr wurden die spärlichen Hinweise in der Literatur im Vergleich mit unseren Ergebnissen als mögliche Serumelektrolytnormalwerte diskutiert (K u n t z e und H u n s d o r f f , 1976). Wir waren uns bewußt, daß unsere Befunde nicht als definitiv oder unumstößlich anzusehen waren. Die jetzt ermittelten Ergebnisse wurden hierzu in Vergleich gesetzt (Tabelle 5) und lassen scheinbar generelle Abweichungen nicht erkennen, da Maximal- und Minimalwerte nur unwesentliche Abweichungen aufweisen. Tatsächlich wurden jedoch bei allen pränarkotisch ruhigen Tieren, die ohne zusätzliche mechanische Zwangsmaßnahmen punktiert werden konnten, um 1,0 - 1,5 mg% niedrigere Kalziumwerte festgestellt. Mehr als 12,5 mg% wurden nur bei erregten oder kranken Individuen registriert. In keinem Fall wurden jedoch die wesentlich niedrigeren Werte der Hauskatze (6,6 - 9,9 mg% - C h r i s t o p h und M e y e r , 1970) erreicht, so daß der Meinung von G a s s (1976), daß Haus- und Großkatzenlaborwerte annähernd gleich seien, nicht zugestimmt werden kann. Ob und inwieweit hierfür Narkoseeinflüsse verantwortlich zu machen sind, bleibt spekulativ.
P- und K-Befunde halten sich dagegen durchaus im Rahmen der von Hauskatzen bekannten Normalwerte (P 4,5 - 8,1 mg%; K 16 - 22 mg%). Die diesjährigen Mg-Werte unserer Patienten liegen größtenteils niedriger als bei der Hauskatze (2,1 - 3,2 mg% - C h r i s t o p h und M e y e r , 1970), fügen sich jetzt jedoch absolut in den von E l z e et al. (1974) skizzierten Rahmen. Gleichzeitig bestätigt sich unsere vorjährige Vermutung, wonach die Hypomagnesämien (unter 1,0 mg%) narkosebedingt waren.
Das ständige Bestreben des Organismus, den Natriumspiegel in engen Schwankungsgrenzen zu halten (P o t e l , 1969), wurde definitiv auch für Großkatzen bestätigt. Die bei zwei Tigern registrierten Werte unter 310 mg% waren krankheitsbedingt. 295 mg% Natrium wurden bei einem 10jährigen Sibirischen Tiger (P. tigris longipilis) diagnostiziert, der anschließend wegen chronischer "Tigerkrankheit" euthanasiert wurde.
Ständiges Erbrechen und daraus resultierende Exsikkose infolge schwerster Nebennierenschädigung verursachten Hyponaträmie (und Hypochlorämie). Bei dem Bengaltiger "Ceylon", der nach einer Beißerei größere Blutmengen verloren hatte, wurden nur 300 mg% Na festgestellt, während das Erythrogramm (4,41 Mill./ccm) scheinbar Normalwerte signalisierte. Die außer-

gewöhnliche Streßwirkung des Traumas wurde bei diesem Patienten gleichzeitig auch am signifikant erhöhtem Glukoseblutspiegel (193,3 mg%) verdeutlicht. Im übrigen wurden nur bei den Großkatzen mehr als 95 mg% Blutzucker festgestellt, die sich vor der Anästhetikainjektion deutlich erregt oder gewehrt hatten.

Tabelle 5: Mineralstoff-, Blutzucker-, Phosphatase- und Kreatininphosphokinasewerte bei gesunden und kranken Großkatzen

Jahr	Tierart (Anzahl)	P (mg%)	Ca (mg%)	Mg (mg%)	Na (mg%)	K (mg%)	Glukose (mg%)	CPK (E/1)	AP (KAE)
1976	P.tigris (10,1)	4,3-8,4	10,8-14,6	0,87-1,67	280-345	15,8-18,8	-	-	-
1977	(16,1)	5,1-8,5	10,7-14,4	1,5-2,7	295-355	18,5-23	54,4-94,4 (einmal 193,3!)	21,5-90,0	1,8-25,2
	meist	6-7	11-12,5	2	335	21			
1976	P.leo (5,0)	5,45-7,8	14,2-15,2	0,73-1,46	327-342	17,6-18,4	-	-	-
1977	(7,0)	6,55-8,85	10,2-12,8	1,6-2,5	320-350	18,5-22	52,7-91,4 (3mal 108-133)	13-40	2,7-28,2
	meist	7-8	11-12	2	335	21		40	
1977	P.leo x P.tigris (1,1)	5,52 7,45	10,9 11,8	1,52 2,50	310 315	19	82,8 85,7	45 109	6,4 8,8
1976	P.pardus (10,1)	5,7-9,6	11,0-14,2	0,8-2,0	315-360	17,6-18,3	-	-	-
1977	(10,1)	4,13-6,49	10,0-12,4	0,97-2,06	310-345	19,0-21,0	50,3-94,5	15-83	1,1-13,2
1976	P.concolor (3,1)	7,95-8,5	11,9-12,9	1,0-2,4	-	-	-	-	-
1977	(2,0)	4,96-5,44	10,4-11,6	1,36-1,75	335-345	20,5-20,5	124,8-136,6	33-54	9,6-11,4

P o t e l (1969) rechnet die alkalischen Phosphate zu den Fermenten, die bei verschiedenen Erkrankungen (Gallenwegs-, Leber-, Parenchymerkrankungen, Wachstumsstörungen) der Haustiere bedeutsam sind. Bei der Hauskatze wurden nach C h r i s t o p h und M e y e r (1970) 0 - 17,7 King-Armstrong-Einheiten (KAE) als Normalwerte angesehen. D i n n e s und H e n r i c k s o n (1970) diagnostizierten bei leberkranken Geparden 1 - 66 KAE. Aus der uns zugänglichen Literatur waren Hinweise auf Kreatininphosphokinasewerte (CPK) bei Hauskatzen nicht zu entnehmen. Beim Menschen werden nach H e i n r i c h (1976) bis 90 E/l als normal angesehen. Die bis jetzt von uns ermittelten Fermentwerte berechtigen nicht zu verbindlichen Aussagen und werden nur der Vollständigkeit halber und zur Anregung anderer Untersucher mitgeteilt.

Zusammenfassung:

Weitere hämatologische und chemische Befunde (Ca, P, Mg, Na, K, Blutzucker, Fermente) bei kranken und gesunden Großkatzen (Löwe, Tiger, Leopard, Puma)

Weitere hämatologische Befunde (Erythro- und Leukogramm) von kranken und klinisch gesunden Großkatzen (P. leo, P. tigris, P. tigris longipilis, P. leo x P. tigris, P. pardus, P.concolor) werden mitgeteilt. Die Serumelektrolytwerte (P, Ca, Mg, Na, K, Glukose, CPK, AP) werden diskutiert.

Summary:

More Haematological and Chemical Findings (Ca, P, Mg, Na, K, Blood Sugar, Ferments) obtained from Ill and Intact Felids (Lion, Tiger, Leopard, Puma)

Communicated are additional haematological findings recorded erythrographically and leucographically from pathologically affected and clinically intact felidae (P. leo, P. tigris, P. tigris longipilis, P. leo x P. tigris, P. pardus, P. concolor). The serum electrolyte values are discussed (P. Ca. Mg, Na, K, glucose, CPK, AP).

Résumé:

Données hématologiques et chimiques (Ca, P, Mg, Na, K, glucose, ferments) chez de grands félins malades et sains (lion, tigre, panthère, puma)

De nouvelles données hématologiques (Erythro- et Leucogramme) concernant des grands félins sains ou malades (P. leo, P. tigris, P. tigris Longipilis, P. leo x P. tigris, P. pardus, P. concolor) sont présentées. Les valeurs des Electrolytes du serum (P, Ca, Mg, Na, K, glucose, CPK, AP) sont discutées.

Некоторые гематологические и химические результаты исследований (Ca,P,Mg, a, K, сахара крови, ферменты у здоровых и больных кошачьих(львов, тигров, леопардов, пум).

Собраны гематологические данные (Эритро-и лейкограммы) больных и клинически здоровых кошачьих. Обсуждается электролитный состав сыворотки крови.

Literatur:

CHRISTOPH, H.-J. (1963): Die bisherigen Kenntnisse über das Blutbild.Fortbildungslehrgang für Zootierärzte der DDR, Berlin, 1-11.

CHRISTOPH, H.-J. und H. MEYER (1970): Klinisches Laboratorium. Leipzig: S. Hirzel.

CONRAD, W. (1958): Ein Beitrag zur Hämatologie der Großkatzen, durchgeführt an Pumas (Felis [Puma] JARDINE 1834) Leipzig: Vet.med. Diss.

DINNES, M. R. and R. HENRICKSON (1970): Liver disease in cheetahs: A preliminary report. Proc. Am. Ass. Zoo Vet., 110-122.

ELZE, K., EULENBERGER, K., SEIFERT, S., SCHÜPPEL, K.-F. und U. SCHNURRBUSCH (1974): Auswertung der Krankengeschichten (1958-1973) des Zoos Leipzig. Verhandlungsber. XVI. Internat. Symp. Erkrankungen Zootiere, Erfurt, 5-18.

EULENBERGER, K. (1973): Untersuchungen zur Hämatologie (Vitamin A-Serumgehalt und Hämogramm) und Klinik von Vitaminmangelerkrankungen bei Sibirischen Tigern, Löwen und anderen Feliden des Leipziger Zoologischen Gartens. Leipzig: Vet.med.Diss.

HEINRICH, H.-G. (1976): pers. Mitteilung.

KLEINSORGE, A., BRANDENBURG, C. und H. BRUMMER (1976): Untersuchungen über den Einfluß von Zwangsmaßnahmen auf Blutparameter bei der Katze. Berl. Münch. Tierärztl. Wschr. 89, 358-360.

KLÖS, H.-G. und E. M. LANG (1976): Zootierkrankheiten. Berlin-Hamburg: Parey.

KUNTZE, A. (1977): Kritische Analyse der Erfahrungen mit Ketamin-Xylazin bei der Immobilisation oder Narkose von Großkatzen. Verhandlungsber. XIX. Internat. Symp. Erkrankungen Zootiere, Poznań (in Druck).

KUNTZE, A. und P. HUNSDORFF (1976): Hämatologische Befunde und Serumelektrolytwerte (Na, K, Ca, Mg, P) bei kranken und gesunden Großkatzen (Löwe, Tiger, Leopard, Puma). Verhandlungsber. XVIII. Internat. Symp. Erkrankungen Zootiere, Innsbruck, 353-359.

MÜLLER, A., WEIBEL, K. und R. FURUKAWA (1969): Rompun als Sedativum bei der Katze. Berl. Münch. Tierärztl.Wschr. 82, 396-397.

POTEL, K. (1969): Lehrbuch der Pathologischen Physiologie der Haustiere. Jena: Fischer.

SAGNER, G., HOFFMEISTER, F. und G. HAAS (1969): Pharmakologische Grundlagen eines neuartigen Präparates für die Analgesie, Sedation und Relaxation in der Veterinärmedizin. (Bay Va 1470). Vet.Med.Nachr., 240-242.

SCHROEDER, C. R. (1976): Zoo Medicine Yesterday and Today. J. Am. Vet. Med. Ass. 169, 61-69.

SOIFER, F. (1970): Report of Physiological Normals Committee. Proc. Am. Ass. Zoo Vet., 120-122.

SPÖRRI, H. und H. STÜNZI (1969): Pathophysiologie der Haustiere. Berlin-Hamburg: Parey.

Anschrift der Verfasser: Dr. habil. A. K u n t z e ,
DDR-1157 Berlin, Robert-Siewert-Str. 34 (DDR)

Aus dem Zoologischen Garten Berlin (Direktor: Prof. Dr. H.-G. K l ö s) und dem Institut für Veterinär-Pathologie der Universität Berlin-Dahlem

ATROPHIERENDE GASTRITIS MIT INTESTINALER METAPLASIE BEI EINEM SIBIRISCHEN TIGER (PANTHERA TIGRIS ALTAICA) - EIN KASUISTISCHER BEITRAG ZUM PROBLEM DER SOGENANNTEN TIGERKRANKHEIT+

Von D. J a r o f k e , K. D ä m m r i c h und H.-G. K l ö s

Die klinische Symptomatik der sogenannten Tigerkrankheit wird von chronischen Verdauungsstörungen geprägt, ohne daß bisher im Bereich des Verdauungsapparates ein entsprechendes morphologisches Substrat nachgewiesen werden konnte. In der Pathogenese sind als Ursachen eine chronische Nebennierenrindeninsuffizienz (B r a c k und K l ö p p e l , 1964) festgestellt oder funktionelle Störungen im Hypothalamus-Adenohypophyse-Nebennierensystem (E l z e et al., 1974) vermutet worden. Wir halten daher unsere Befunde an einem Sibirischen Tiger des Zoologischen Gartens Berlin für mitteilenswert, bei dem als Ursache chronischer, unter dem Bild der sogenannten Tigerkrankheit verlaufender Verdauungsstörungen eine atrophierende Gastritis festgestellt wurde.

Am 15. Mai 1972 trafen 1,2 Sibirische Tiger aus einem anderen Zoologischen Garten in Berlin ein. Es handelte sich bei dem männlichen Tiger um ein 29 Monate altes und 157 kg schweres Tier. Die beiden weiblichen Tiere waren 11 Monate alt und wogen 74 und 52 kg. Während das männliche und das anfangs schwerere weibliche Tier bisher ohne Erkrankungen in unserem Garten leben, wies das andere weibliche Tier von Anfang an Anzeichen des Kümmerns auf. Bei diesem Tier wurde nach der Ankunft im Kot massenhaft Toxascaris leonina festgestellt. Eine Wurmkur mit Conourat[R] und später mit Telmin[R] führte zur Wurmfreiheit. Die Gewichtsdifferenz wurde jedoch nicht aufgeholt, und das Haarkleid blieb struppig und glanzlos.

Etwa 2 1/2 Monate nach dem Eintreffen beobachteten wir bei der Tigerin erstmals Erbrechen und Durchfall. In dem übelriechenden grauen Kot befanden sich unverdaute Fleischstücken. Der Harn verfärbte sich und war zeitweise dunkelbraun mit feingriesigen Bestandteilen. Zunächst nahmen wir eine Störung der Verdauung an und stellten die Fütterung um. Die Verfütterung von sehnenfreiem, im Wolf zerkleinerten Muskelfleisch und von frischtoten Kaninchen zeigte nur einen vorübergehenden Erfolg. Auch die Unterstützung der Verdauungsvorgänge durch Gaben eines Magenenzympräparates in Form von Dragees (Enzynorm[R]) über einen längeren Zeitraum erbrachte keine Besserung. Die Tigerin magerte weiterhin stark ab.
In dem folgenden, fünf Monate andauernden progressiven Schub des Krankheitsbildes wurden Antibiotika in wechselnden Kombinationen, Sulfonamide, Vitamine und Cortison eingesetzt. Nach der Antibiotika-Cortison-Applikation besserte sich das Krankheitsbild für kurze Zeit, danach setzten die Symptome der Verdauungsstörung erneut ein.
Mit Beginn der wärmeren Jahreszeit zeigte sich eine deutliche Besserung, die etwa fünf Monate bis August 1973 anhielt. Nur das Winterfell wurde später als bei den anderen Tigern gewechselt. Danach setzte wieder Erbrechen und später Durchfall mit unverdauten Bestandteilen im Kot ein. Die Behandlung mit Antibiotika und Cortison zeigte nur eine wenige Tage anhaltende Besserung der Verdauungsvorgänge.
Trotz Fortsetzung der Behandlung verschlechterte sich in den folgenden sieben Monaten der Zustand des Tieres unter starker Abmagerung. In diesem Zustand und stark exsikkotisch wurde die Tigerin dankenswerterweise von der Klinik für kleine Haustiere untersucht. Lediglich die hämatologische Untersuchung ergab im Vergleich zur gleichaltrigen Sibirischen Tigerin abweichende, für eine Anämie sprechende Befunde:

+ Herrn Gustav S c h n e e v o i g t , dem langjährigen Mitglied des Aufsichtsrates des Zoologischen Gartens zu Berlin, zur Vollendung seines 80. Lebensjahres gewidmet.

	krankes Tier	Vergleichstier
Erythrozyten	3,98 Mill./mm^3	7,07 Mill./mm^3
Hämoglobin	11,8 g/%	15,0 g/%
Hämatokrit	32 %	47 %
Granulozyten	7300/mm^3	11200/mm^3
Thrombozyten	467000/mm^3	204000/mm^3

Im Knochenmarkspunktat wurde ein mäßig zellreiches und ein Überwiegen der Granulozytopoese zeigendes Zellbild festgestellt. Die Untersuchung der Serumfermente, Serumeiweiße, des Blutzuckers sowie der Anionen und Kationen im Serum ergab keine Unterschiede. Infolge des schlechten Allgemeinzustandes wurde die Tigerin acht Wochen später getötet.

Sektionsbefund

Bei der Sektion des kachektischen und exsikkotischen, etwa 70 kg schweren weiblichen Tigers wurde als Hauptbefund eine atrophierende Gastritis festgestellt. Der 330 g schwere Magen fiel durch seine dünne Wandung auf. Das Schleimhautrelief bestand im Bereich der Kleinen Kurvatur aus etwa 4 mm dicken und 6 mm hohen Längsfalten, die in den Seitenwänden des Magens allmählich flacher wurden, weiter auseinander lagen und schließlich vollständig schwanden, so daß im Bereich der Großen Kurvatur nur noch eine glatte und von zähem Schleim bedeckte Schleimhaut vorhanden war. Bei der histologischen Untersuchung wurde eine Infiltration der gesamten Magenschleimhaut mit Lymphozyten, Plasmazellen und Histiozyten festgestellt, die nach der Großen Kurvatur an Intensität zunahm und hier zu einer Auseinanderdrängung der Drüsenschläuche führte, die darüber hinaus nicht nur an Zahl, sondern auch an Länge abgenommen hatten. Dabei war eine Umwandlung der Fundusdrüsen in kurze trichterförmige Drüsen zu beobachten, in denen die Drüsenzellen dem Oberflächenepithel ähnlich wurden und bis in die tiefen Krypten hinein Schleim sezernierten sowie die Belegzellen vollständig fehlten.
Im Darmkanal bestand lediglich eine subakute katarrhalische Duodenitis, die anderen Darmabschnitte wurden ebenso wie das exo- und endokrine Pankreas (120 g) ohne Veränderungen befunden.
Die 2620 g schwere Leber zeigte eine hochgradige Hämosiderinablagerung in Kupffer'schen Sternzellen, Makrophagen der portalen Felder und Leberzellen. In gleicher Intensität war Hämosiderin auch in den Epithelien der Tubuli contorti der Nieren gespeichert.
Im Knochenmark konnten bei der histologischen Untersuchung eine verstärkte Myelopoese und einzelne erythrozytopoetische Zellherde festgestellt werden, wobei deutlich vermehrt große Zellen vorkamen, die Megaloblasten ähnlich waren. Das Parenchym der Körperlymphknoten wurde ausschließlich von diffus hyperplasierten großen Zellen gebildet, die nicht sicher als Lymphoblasten oder Retikulumzellen identifiziert werden konnten. In der Rindensubstanz konnten weder Lymphfollikel noch Anzeichen einer Lymphopoese nachgewiesen werden.
In Milz, Herz, Lunge und Gehirn bestanden keine Veränderungen. Auch die innersekretorischen Organe, Adenohypophyse, Nebennieren (13/12 g) und Schilddrüsen (8/7 g) waren unauffällig.

Diskussion

Der chronische-rezidivierende Krankheitsverlauf und die durch Erbrechen, Verdauungsstörungen, Exsikkose, Abmagerung und Anämie gekennzeichneten klinischen Symptome des von uns untersuchten Tigers stimmen weitgehend mit den als Tigerkrankheit beschriebenen Symptomen überein. Im Unterschied zu anderen Untersuchern, die als Ursache des Krankheitsbildes eine chronische Nebennierenrinden-Insuffiziens (B r a c k und K l ö p p e l , 1964) feststellten oder Störungen im Hypothalamus-Adenohypophysen-Nebennierenrindensystem annahmen (E l z e et al., 1974), konnten wir bei unserem Tiger als Ursache der Verdauungsstörungen eine chronische atrophische Gastritis feststellen, die so hochgradig ausgeprägt war, daß große Bezirke der Fundusschleimhaut in ihrem Aussehen sich unter Verlust der Haupt- und Belegzellen der Darmschleimhaut annäherten (intestinale Metaplasie).
Über die kausale Pathogenese der chronischen atrophischen Gastritis des Tigers lassen sich nur Vermutungen anstellen. Die aus Lymphozyten, Plasmazellen und Histiozyten bestehenden entzündlichen Infiltrate weisen zusammen mit der Schleimhautatrophie auf ähnliche Befunde

bei Menschen hin, bei denen in Fällen mit atrophischer Gastritis vielfach Antikörper gegen den von den Belegzellen gebildeten Intrinsic-Factor festgestellt worden sind. In diesen Fällen ist die atrophische Gastritis mit ausgedehntem Belegzellenuntergang das Ergebnis einer Autoimmunkrankheit. Bei dem untersuchten Tiger kann das Vorliegen einer derartigen Autoimmunkrankheit aus dem Charakter der Gastritis nur vermutet, aber letztlich nicht bewiesen werden.

Neben den Verdauungsstörungen auf Grund der Gastritis ist bei dem Tiger eine Anämie aufgetreten, in deren Pathogenese wir einen Zusammenhang mit dem Schwund der Belegzellen in der Magenschleimhaut sehen. Das Vitamin B_{12} als Extrinsic-Factor wird im Magen an den von den Belegzellen gebildeten Intrinsic-Factor gebunden. Der entstehende Komplex verhindert die Zerstörung des B_{12} durch die Darmbakterien bis zu seiner Resorption im Ileum, hier begünstigt die Komplexbildung weiterhin die Resorption des B_{12}. Beim Menschen wird dementsprechend bei atrophischer Gastritis ein Vitamin B_{12}-Mangel manifest, der zur (perniziösen) Anämie führt. Die Annahme einer verminderten Intrinsic-Factor-Synthese mit Beeinträchtigung der Utilisation des Vitamin B_{12} als Ursache der Anämie bei dem Tiger wird noch durch eine Reihe anderer Befunde unterstützt. Im Knochenmark dominiert die Myelopoese über die reduzierte Erythrozytopoese, wobei die als Megaloblasten interpretierten großen Zellen auf eine Störung der Erythrozytopoese hinweisen. Die B_{12}-Mangelanämie ist aber nicht nur eine aplastische, sondern auch eine hämolytische Anämie, da die verzögert in das periphere Blut abgegebenen Erythrozyten (Megalozyten) außerordentlich hinfällig sind und rasch zerfallen. Einer hämolytischen Anämie entsprechende Hämosiderinablagerungen liegen in Niere und Leber vor, wobei der zeitweise dunkelbraunrot verfärbte Harn als Hinweis auf eine Hämoglobinurie angesehen werden kann. Das Fehlen des Ikterus der hämolytischen Anämie zum Zeitpunkt der Sektion wird darauf zurückgeführt, daß die Tötung zwischen zwei akuten Schüben im stationären Intervall erfolgte. Dementsprechend sind auch die bis auf die Anämie negativen Ergebnisse der einmaligen hämatologischen Untersuchung kurz vor der Tötung zu bewerten.

Zusammenfassung:

Atrophierende Gastritis mit intestinaler Metaplasie bei einem Sibirischen Tiger (Panthera tigris altaica) - ein kasuistischer Beitrag zum Problem der sogenannten Tigerkrankheit

Ein fünf Jahre alter weiblicher Sibirischer Tiger war über zwei Jahre an den Symptomen einer chronischen Verdauungsstörung erkrankt, die in ihrer Symptomatik der sogenannten Tigerkrankheit ähnlich war. Die Sektion ergab als Ursache der chronischen Verdauungsstörungen eine atrophierende Gastritis mit intestinaler Metaplasie der Schleimhaut. Für die begleitende Anämie wird als Ursache ein endogener Vitamin B_{12}-Mangel infolge des Belegzellenuntergangs in der Magenschleimhaut angesehen.

Summary:

Atrophic Gastritis with Intestinal Metaplasia in Siberian Tiger (Panthera tigris altaica) - Case History with Relevance to "Tiger Disease"

A female Siberian tiger, aged five years, suffered from symptoms of a chronic digestive disorder over two years. The signs were similar to those of what is generally called the tiger disease. Atrophic gastritis in conjunction with intestianl metaplasia of the mucous membrane had been the real cause, as established by post-mortem checkup. Accompanying anaemia was attributed to endogenous vitamin B_{12} deficit due to the disappearance of the delomorphous cells in the gastric mucous membrane.

Résumé:

Gastrite atrophiante avec Metaplasie intestinale chez un Tigre de Sibérie (Panthera tigris altaica). Un apport casuistique à la "maladie des tigres"

Un tigre de Sibérie, femelle âgée de 5 ans, était atteint pendant plusde 2 ans de troubles digestifs chroniques ressemblant dans leurs symptômes à la "maladie des tigres". L'autopsie a révélé comme cause une gastrite atrophiante avec métaplasie de la muqueuse de l'intestin. L'anémie concomittente a été mise sur le compte d'une carence en vit. B12 consécutive à la disparition des cellules de revêtement de la muqueuse de l'estomac.

Проблема так называемой тигровой болези, выраженной аторофирующим гастритом с интестинальной метаплазией у сибирского тигра.

Тигрица пяти лет в течение двух лет страдала хроническим нарушением пищеварения, похожим по своим симптомам на так называемую тигровую болезнь. При секционных исследованиях в качестве причины хронического нарушения пищеварения выявлен атрофирующий гастрит с интестинальной метаплазией слизистых оболочек. Причиной анемии являлся эндогенный недостаток витамина B_{12}, разрушением покровных клеток слизистых оболочек желудка.

Literatur:

BRACK, M. und G. KLÖPPEL (1964): Chronische Nebennierenrindeninsuffizienz bei einem Thailand-Tiger. Tijdschr. Diergeneeskd. 89, Suppl. I, 97-101.

ELZE, K., EULENBERGER, K., SEIFERT, S., KRONBERGER, H., SCHÜPPEL, K. F. und U. SCHNURRBUSCH (1974): Auswertung der Krankengeschichten der Felidenpatienten (1958-1973) des Zoos Leipzig. Verhandlungsber. XVI. Internat. Symp. Erkrankungen Zootiere, Erfurt, 5-18.

Anschrift der Verfasser: Dr. D. J a r o f k e ,
Hardenbergplatz 8
1000 Berlin (West) 30

Aus der Sektion Tierproduktion und Veterinärmedizin der Karl-Marx-Universität Leipzig, Fachgruppe Reproduktion landwirtschaftlicher Nutztiere (Leiter: OVR Prof. Dr. sc. med.vet. K. Wohanka) und dem Zoologischen Garten Leipzig (Direktor: Dr. S. Seifert)

MÖGLICHKEITEN ZUR MEDIKAMENTELLEN BEEINFLUSSUNG DER GEBURT BEI ZOOTIEREN

Von K. Eulenberger, K. Elze und S. Seifert

1. Einleitung

Über geburtshilfliche Maßnahmen bei Zootieren wurde sowohl zusammenfassend als auch Einzelfälle betreffend schon verschiedentlich berichtet (Kuntze, 1967; Richter, 1966 u. a.). In der Mehrzahl der Fälle handelte es sich dabei um spezielle Maßnahmen zur Beendigung einer pathologischen Geburt mittels chirurgischer Maßnahmen (Fetotomie, Sectio caesarea) unter Berücksichtigung der Spezifitäten der jeweiligen Tierart. Damit erschöpfen sich jedoch keinesfalls die Möglichkeiten zur Beeinflussung des Geburtsverlaufs bei Zootieren. Vor allem ein abwartendes Verhalten beim Einleiten geburtshilflicher Maßnahmen kann im Hinblick auf die Zielstellung, Mutter und Jungtier am Leben und weiter fortpflanzungsfähig zu halten, bei dem derzeitigen Erkenntnisbild zur Physiologie und Pathologie der Geburt nicht als gerechtfertigt angesehen werden. Dieser Sachverhalt wird ferner dadurch unterstützt, daß der Geburtsbeginn unbemerkt bleiben kann und eine Verzögerung oder gar ein Stehenbleiben des Geburtsvorganges vielfach sogar mit einem Ausbleiben bzw. Verschwinden der typischen Geburtssymptome einhergeht. Das bedeutet, daß allein der geringste Verdacht auf eine Schwergeburt bzw. eine pathologische Geburt eine rasche Intervention rechtfertigt.

Im folgenden sollen anhand der neuesten Erkenntnisse zur neurohormonalen Regulation des Geburtsverlaufs Möglichkeiten einer rechtzeitigen Intervention zur medikamentellen Unterstützung des Geburtsverlaufs aufgezeigt werden.

2. Neurohormonale Regulation der Geburt

Durch die in den letzten zehn Jahren erfolgte Weiterentwicklung empfindlicher Hormonbestimmungsmethoden sowie das gezielte Eingreifen in die Regulationsvorgänge der Geburt mittels exogener Hormonzufuhr gelang es, Einblick in die neuroendokrine Steuerung der Geburt zu erhalten. Trotz zum Teil erheblicher tierartlicher Unterschiede bestehen dabei so viele Gemeinsamkeiten, daß es gerechtfertigt erscheint, die prinzipiellen Regulationsmechanismen auch auf die Mehrzahl der in zoologischen Gärten gehaltenen Säugetiere zu übertragen. Neue Kenntnisse über wildtierspezifische, qualitative, vor allem aber quantitative Unterschiede werden vorrangig exiuvantibus durch Wertung des Effekts eines indikationsgerechten Hormoneinsatzes zu erhalten sein, Hormonbestimmungen im geburtsnahen Zeitraum seltenen Ausnahmen vorbehalten bleiben. Es kann nicht Aufgabe dieser Arbeit sein, das umfassende Schrifttum der letzten Jahre zu dieser Problematik im einzelnen zu referieren.

Es soll statt dessen auf die zusammenfassenden Arbeiten von Findley (1972) für den Menschen, Slebodzinski (1975) für die Haustiere insgesamt, von Aghte (1973) für Rind, Schaf und Ziege, Molokwu und Wagner (1973) für das Hausschwein und hinsichtlich des klinischen Verlaufs der Geburt bei Haus- und Zootieren auf die zusammenfassende Darstellung von Rüsse (1965), Richter (1966) und Naaktgeboren und Slijper (1970) hingewiesen werden.

In Abbildung 1 ist der gegenwärtige Erkenntnisstand zur neuroendokrinen Regulation der Geburt schematisch dargestellt. Im Gegensatz zu früheren Meinungen, nach denen der Eintritt in die Geburt von Alterungserscheinungen der Plazenta ausgehen sollte, hat sich heute allgemein die Meinung durchgesetzt, daß die Differenzierungsvorgänge im ZNS des Fetus einen solchen Reifungsgrad erreichen, der zur Aktivierung des Hypothalamus-Hypophysen-Nebennierensystems führt. Vorrangig ist es die zunehmende ACTH-Sekretion im HVL, die beim Fetus heute als erster nachweisbarer Schritt des Geburtsbeginns bekannt ist. Die dadurch in der NNR des Fetus stimulierte Produktion von Glukokortikoiden veränderte daraufhin gravierend das graviditätsspezifische Hormonmuster, besonders aber das Progesteron-Östrogenverhältnis. Während die plazentäre Östrogenproduktion, die durch Bereitstellung von C_{19}-Steroiden aus der fetalen NNR unterstützt wird, bis kurz vor dem klinisch sichtbaren Geburtsbeginn stetig zunimmt, kommt es, einige Tage post partum beginnend, zu starkem Progesteronabfall. Bei einem tierartlich unterschiedlichen unteren Grenzwert des Blutprogesteronspiegels ist der wehenhemmende Progesteronblock nicht mehr wirksam, der östrogensensibilisierte Uterus beginnt sich zu kontrahieren. In dieser ersten Phase der Geburt (Ende Vorbereitungsstadium, Eröffnungsphase der eigentlichen Geburt) ist dem kontraktionsfördernden Effekt der Prostaglandine (PG), insbesondere des PG $F_{2\alpha}$, die Hauptwirkung beizumessen. Die PG werden (von den Glukokortikoiden und Östrogenen gefördert) in den maternalen Teilen der Plazenta gebildet. Unter ihrem Einfluß kommt es bei einigen Tierarten (Rind, Ziege) zum sofortigen präpartalen Progesteronabfall, indem durch Drosselung der Blutzufuhr die Regression des Corpus luteum eingeleitet und damit die Progesteron-Synthese eingeschränkt wird. Gleichzeitig ist jedoch eine direkte wehenanregende Wirkung des PG $F_{2\alpha}$ nachgewiesen worden und vorrangig bei diesen Tierarten anzunehmen, bei denen das Progesteron am Ende der Gravidität ausschließlich plazentären Ursprungs ist und bei denen ein Progesteronabfall durch PG nicht provoziert werden konnte (Schaf). Die beginnende Wehentätigkeit und die damit verbundenen mechanischen und nervalen Impulse, möglicherweise auch unter direkter Stimulation durch die PG, veranlassen die Ausschüttung des Oxytozins aus dem HVL, die unter der Geburt durch verschiedene Faktoren (Uterus- und Zervixdehnung, Bauchpresse) ständig reflektorisch angeregt wird und in der Austreibungsphase ihren Höhepunkt erreicht.

Für einen ungestörten Geburtsverlauf ist ferner das Relaxin als bedeutungsvoll einzuschätzen. Als Syntheseorte gelten - tierartlich unterschiedlich - Ovar, Uterus und Plazenta. Die Hauptwirkung dieses Hormons ist auf die Relaxation der Gelenke des Beckens einschließlich der Schambeinfuge gerichtet; gleichzeitig sorgt es für die Erschlaffung des weichen Geburtsweges. Allerdings ist dieses komplexe Phänomen der Erweichung und Lockerung der Geschlechtsorgane unter der Geburt und unter Berücksichtigung der synergistischen Wirkung anderer Hormone (im besonderen der Östrogene) und durch wohlabgestimmte Wechselwirkung sympathikotoner und parasympathikotoner Reize zu verstehen.

Wenn auch bisher vorrangig die endokrinen Vorgänge der Geburt besprochen wurden, so ist der Steuerungsfunktion des vegetativen NS für den Geburtsverlauf mindestens ebensolche Bedeutung beizumessen.

Da Wildtiere - klinisch vielfach bestätigt - als vegetativ reaktiver einzuschätzen sind, sollte dieser Seite der Regulation der Geburt besondere Beachtung geschenkt werden. Es ist bekannt, daß dem eigentlichen Beginn der Geburt am Ende des Vorbereitungsstadiums bis zum Beginn der Eröffnungsphase nochmals eine Erschlaffung des Myometriums vorangeht, die als eine sympathikotonische Wirkung angesehen wird. Tatsächlich wurde für verschiedene Tierarten unter dem Einfluß der Glukokortikoide eine verstärkte Methylierung des Noradrenalins zum Adrenalin am Ende der Gravidität nachgewiesen. Mit der Senkung des Membranpotentials unter dem Einfluß der PG und des Oxytozins kommt es jedoch zum allmählichen Überwiegen der parasympathikotonischen Wirkung und der für die Aufbereitung des Geburtsweges und die Austreibung der Frucht notwendigen intensiven Wehentätigkeit. Eine Unterbrechung des Geburtsvorganges bedeutet somit ein Verharren oder eine Rückkehr auf überwiegend sympathikotonischen Status. Gerade bei Wildtieren ist dieser vegetativen Adaptionsfähigkeit ohne Zweifel eine hohe Bedeutung als Schutzmechanismus für Mutter und Frucht gegenüber verschiedensten Stressoren beizumessen.

Andererseits müssen wir uns bewußt sein, daß sich durch ein längeres Sistieren des Geburtsvorganges die Chancen einer ungestörten Beendigung der Geburt erheblich verringern. Die Folgen eines Überwiegens sympathikotoner Reize sind (R ü s s e , 1965):

- primäre Wehenschwäche
- Verzögerung der Zervixöffnung (auf atonischer Basis)
- Nichterkennen der Geburt bis zum Einsetzen der Bauchpresse.

Für den weiteren Geburtsverlauf ergeben sich folgende Möglichkeiten:

- Sturzgeburt bei doch noch einsetzender voller parasympathikotoner Wirkung
- bei rechtzeitig stattfindender Geburtshilfeleistung Extraktion der häufig noch vor dem Beckeneingang liegenden Frucht
- Möglichkeit der verschleppten Geburt.

Auch vegetative Dysregulationen des Geburtsverlaufs durch ein Überwiegen parasympathikotener Reize dürften besonders beim Wildtier, z. B. bei Equiden, Hirschen etc., gelegentlich vorkommen.
Das Überwiegen parasympathikotoner Reize führt zu:
- Störung der passiven Eröffnung des inneren Muttermundes
- frühem Einsetzen überstarker Wehen
- ungenügender Eröffnung der Zervix auf spastischer Basis und damit auch zu
- verlängerter Aufweitungsphase.

Im Einzelfall wird es jedoch vielfach nicht oder nur bedingt möglich sein, die Primärursache pathologischer Geburten rein klinisch zu ermitteln. Neben den häufig nur anamnestisch abzuklärenden vegetativen Dysregulationen dürften hormonale Imbalanzen bei der Genese funktionell bedingter Geburtsstörungen die größte Rolle spielen, die in der Mehrzahl primär auf Störungen im Gesamtstoffwechsel zurückgeführt werden müssen. Dabei sind die Folgen von Stoffwechselstörungen nicht nur in einer verminderten Synthese vor allem der Steroidhormone zu sehen. Je nachdem, ob Störungen im Energiestoffwechsel, im Metabolismus der Mineralstoffe (Kalium, Natrium, Kalzium, Magnesium, Phosphor) oder im Säure-Basen-Haushalt vorliegen, wird vor allem die Wirksamkeit der Hormone für das Ingangsetzen und die Aufrechterhaltung der Wehentätigkeit, der biochemischen Vorbereitung der Geburtswege etc. eingeschränkt oder gänzlich in Frage gestellt.

Erste bestätigende Untersuchungsbefunde wurden in jüngster Vergangenheit publiziert. So konnten Holm und Galligan (1966) und Aghte und Horst (1972) erheblich erniedrigten Östrogengehalt im Blut bzw. Blut und Harn bei Rindern mit verlängerter Gestation nachweisen. Osinga (1976) sieht einen relativ niedrigeren Harnöstrogenspiegel als Prädisposition für pathologische Geburten, besonders bei Färsenkühen. Darüber hinaus gibt es in der neueren Literatur auf Grund experimenteller Untersuchungen Hinweise dafür, daß besonders Tiere in Mastkondition zu hormonalen Imbalanzen neigen. Solche Tiere erreichten den geburtsspezifischen Östrogenpeak - zum Teil auf niedrigerem Niveau - im Vergleich zu anderen Tieren erst 1 Tag später unmittelbar vor Geburtsbeginn (Mather et al., 1974). Daraus kann ohne Zweifel eine Disposition zu pathologischen Geburten infolge einer nur ungenügenden Vorbereitung des Myometriums (unzureichende Energiepotenz, ungenügende Voraussetzungen für die Aktivierung des kontraktilen Systems) und des weichen Geburtsweges abgeleitet werden.

Auch erniedrigte oder überhöhte Progesteronblutspiegelwerte vor der Geburt werden als Zeichen insuffizienter neurohormonaler Regulation im peripartalen Zeitraum gewertet, die sich vorrangig jedoch erst in Nachgeburtsverhaltungen klinisch manifestieren sollen (Gustafsson et al., 1972; Matas, 1976 u. a.). Dazu muß angenommen werden, daß nicht die abweichenden Progesteronwerte eigenständig mit den beobachteten Ausfallserscheinungen identifiziert werden dürfen, sondern daß die dadurch in ihrer Komplexizität gestörte hormonale Regulation insgesamt, besonders aber das auf diese Weise sich nicht zeitgerecht einstellende Progesteron-Östrogenverhältnis verantwortlich gemacht werden muß.

3. Hormonelle Einleitung der Geburt

Für die Anwendung der hormonellen Beeinflussung des Geburtstermins bei Zootieren gibt es im wesentlichen zwei Indikationen:
- rein medizinische Indikationen, wie bei Störungen der Gravidität (Eihautwassersucht, "Trächtigkeitstoxikose"), bei ersten Anzeichen einer pathologisch verlängerten Tragezeit, Allgemeinerkrankungen des Muttertieres etc.
- zur besseren Überwachung des Geburtsvorganges.

In welchem Umfange die Anwendung der Geburtsinduktion bei Zootieren Bedeutung erlangen wird, hängt von der weiteren Entwicklung der Zucht von Wildtieren in Zoos, Tier- und Nationalparks in den nächsten Jahrzehnten ab.

Im folgenden sollen - für einzelne Tierarten getrennt - die derzeitig akzeptablen Methoden der hormonellen Geburtsinduktion besprochen werden. Dabei wird es als naheliegend angesehen, daß vor allem ihr Übertragen auf Tierarten mit ähnlichen morphologischen und funktionellen Voraussetzungen gerechtfertigt ist; auf eine diesbezügliche, detailliertere Besprechung wird an dieser Stelle verzichtet.

Bisher finden zur Geburtsinduktion vorwiegend folgende Hormone allein oder in Kombination Anwendung:
- synthetische Kortikosteroide
- Östrogene bzw. Stilbene
- Oxytozin
- Prostaglandin (PG) F2α

Von den Kortikoiden sind es vor allem das Dexamethason (9α-fluoro-16α-methylprednisolon), das Flumethason (6α-9α-difluoro-16α-methylprednisolon) und die Depotform Dexamethasontrimethylazetat.
Auch das Prednisolon in mehrtägigen Applikationen wurde verschiedentlich angewandt.
Nach Verabreichung der Kortikosteroide zeigt sich die geburtsspezifische Einstellung des Progesteron-Östrogenverhältnisses, gleichzeitig jedoch ein zeitweiliger Abfall des mütterlichen Kortisolblutspiegels, der nur über eine negative Feedbackwirkung zum ACTH erklärt werden kann und auch bei Spontangeburten um den 270. Trächtigkeitstag beim Rind beobachtet wurde. Die fetalen Kortisolblutwerte dagegen lagen zum gleichen Zeitpunkt in achtmal höherer Konzentration vor (H o f f m a n n , 1976).
Neben der in den Regelkreis eingreifenden Wirkung ist auch eine Direktwirkung der Nebennierenrindenhormone am Myometrium durchaus möglich, die vor allem über eine Beeinflussung des Mineral- und Wasserhaushalts erklärt werden kann.
Sowohl den Östrogenen und Stilbenen als auch dem Oxytozin kann eine direkt geburtsauslösende Wirkung nicht zugesprochen werden. Sie greifen im wesentlichen am Erfolgsorgan selbst an, bedürfen jedoch vorbereitender Wirkungen anderer Hormone. Zur Einstellung weitgehend physiologischer Verhältnisse im Rahmen der artefiziellen Geburtsinduktion ist ihre unterstützende Wirkung bei einigen Tierarten jedoch von großer Bedeutung.

PG F2α führt durch seine luteolytische Wirkung zu einem alsbaldigen Abfall des Progesteronblutspiegels, zumindest bei Tieren, deren Corpus luteum am Ende der Gravidität noch aktiv ist. Aber auch bei der Stute konnte nach PG F2α-Applikation der Abfall des Progesteronblutspiegels nachgewiesen werden (v. N i e k e r k und M o r g e n t h a l , 1976). Die Dynamik der Östrogene im Blutplasma dagegen bleibt unbeeinflußt (G u s t a f s s o n et al., 1976).

Über die besprochenen Hormone hinaus fanden auch verschiedentlich Gestagene im geburtsnahen Zeitraum Anwendung, die - tierartlich unterschiedlich - eine geburtsverzögernde Wirkung zeigten. Gleichzeitig spricht man ihnen eine die Nachgeburtslösung begünstigende Wirkung zu.

In Tabelle 1 sind die aus der Literatur bekannt gewordenen Verfahren zur hormonellen Geburtsinduktion bei Pferd, Schwein, Rind, Schaf und Ziege dargestellt. Es wurden nur solche Verfahren berücksichtigt, die sowohl einen hohen Induktionserfolg als auch ungestörten Geburts- und Puerperalverlauf ausweisen.

Pferd:

Die Anwendung von Dexamethason, selbst in Kombination mit Oxytozin, führte zwar zur Geburtseinleitung, ging jedoch mit Beeinträchtigung der Vitalität der Fohlen und vor allem mit Nachgeburtsverhaltungen einher, so daß ihre Anwendung nicht empfohlen werden kann. Da auch der intravenöse Oxytozindauertropf, bei Hauspferden zur Geburtseinleitung erfolgreich, bei Wildequiden keine Anwendung erfahren kann, ist derzeitig nur das von V a n N i e - k e r k und M o r g e n t h a l (1976) empfohlene Kombinationsverfahren (Tabelle 1) als geeignet einzuschätzen. Dabei erscheint es durchaus möglich, das Stilben durch ein Östrogenpräparat voll zu ersetzen.
Selbst eine Kombination von Östrogen und Oxytozin ist nach G u s t a f s s o n (1975) wirksam.

Schwein:

Beim Schwein kann sowohl das Dexamethason als auch PG F2α besonders ab 112. Trächtigkeits-

Tabelle 1: Derzeitig empfehlenswerte Verfahren der hormonellen Geburtsinduktion beim Tier (Literaturzusammenstellung)

Tierart	Hormonpräparate, Dosierung und Applikationsverfahren	Trächtigkeitstage bis Applikation (d)	Dauer bis Geburtsbeginn in Stunden (h)	Geburtsverlauf	Lebensfähigkeit der Neugeborenen	Puerperalverlauf und Fruchtbarkeit post partum	Autoren
Pferd	Flumethason 10 - 15 mg + Stieböstrol 30 mg + 24^h danach Prostaglandin (PG) $F_{2\alpha}$ 10 mg	326 - 335 d	3^h nach PG $F_{2\alpha}$	ungestört	erhalten	ungestört	Van NIEKERK und MORGENTHAL (1976)
Schwein	Dexamethason 200 mg i.m.	112 d	48^h	ungestört	erhalten	ungestört	HÜHN et al. (1976)
	PG $F_{2\alpha}$ (7,5) 10-12,5 mg i.m.	112 d bzw. 110 - 114 d	$\bar{x} = 30^h$ bzw. 25^h	ungestört	erhalten	sogar günstige Beeinflussung des Puerperalverlaufs	HÜHN et al.(1976) EINARSSON et al. (1975)
Rind	Dexamethason-TMA 30 mg i.m.	240 - 252 d	$\bar{x}$ = 24 d	ungestört	etwas infektanfäller, 7 kg geringere Geburtsmasse	ungestört	BAILEJ et al.(1973)
	Dexamethason 20 mg + Östradiolbenzoat 6 mg	266 - 272 d	38 - 69^h	ungestört	erhalten	ungestört	GARVERICK et al. (1974)
	PG $F_{2\alpha}$ 12,5 - 25 mg i.m. i.v.	263 - 276 d	38 - 72^h	ungestört	erhalten	ungestört Ret.sec. möglich	LAUDERDALE (1975) BRAND et al.(1975) VUJOSEVIĆ et al. (1976)
Ziege	PG $F_{2\alpha}$ 2 x 10 mg i. m. Abstand von 12^h	späte Gravidität	$\bar{x} = 30{,}8 \pm 0{,}3^h$	30 Min.nach Beginn Bauchpresse beendet	erhalten		UMO u. FITZ-PATRICK (1976)
Schaf	Dexamethason 8 - 10 mg i.m.	142 - 144 d	24 - 48^h	ungestört	erhalten	ungestört	BOSC (1972)

tag Anwendung finden. Bei der Möglichkeit, zwischen beiden Hormonen wählen zu können, ist dem PG der Vorzugzu geben, da der Geburtsbeginn schneller erfolgt. Außerdem scheint die PG-induzierte Geburt gleichzeitig den Puerperalverlauf günstig zu beeinflussen, wie die Senkung des Anteils an puerperaler Septikämie erkrankter Sauen in den Versuchen von E i n e r s s o n et al., (1975) ergab.
Nach G u s t a f s s o n (1975) kann die Geburt beim Schwein auch mit einer Östrogen-Oxytozin-Kombination ausgelöst werden.

Rind:

Am problematischsten ist nach wie vor die hormonelle Geburtsinduktion beim Rind. Dexamethason oder Flumethason in alleiniger Anwendung führen bei einem hohen Prozentsatz der Tiere zu Retentio secundinarum, auch die Lebensfähigkeit der Kälber ist vielfach beeinträchtigt. Über die kombinierte Behandlung mit Östradiolbenzoat sind die Ergebnisse widersprüchlich. Die sehr günstigen von G a r v e r i c k et al., (1974) konnten durch andere Untersucher nicht bestätigt werden. Selbst nach Anwendung von PG F2α traten im Vergleich zu den Kontrollen in höherem Maße Nachgeburtsverhaltungen auf, die ohne Zweifel auf die spezifischen Plazentationsverhältnisse des Rindes zurückzuführen sind. Die Anwendung des prolongiert wirkenden Dexamethasontrimethylazetats beim Zootier scheidet wegen des langen Intervalls zwischen Applikation und Geburtsbeginn (24 Tage) weitgehend aus.

Ziege:

Auch bei der Ziege sind die Glukokortikoide zur Geburtsinduktion nicht geeignet. Allerdings dürften bei dieser Tierart noch nicht alle Möglichkeiten geprüft worden sein. Neben der Anwendung von PG F2α sollte auch mit einer Östrogen-Oxytozin-Kombination zum Ziele zu kommen sein (G u s t a f s s o n , 1975).

Schaf:

Beim Schaf scheint die kortikoid-induzierte Geburt den physiologischen Verhältnissen am nächsten zu kommen.
Darüber hinaus ist die Geburt sicherlich auch mit Prostaglandinen und Östrogen-Oxytozin-Kombinationen erfolgreich einzuleiten.

4. Medikamentelle Unterstützung des Geburtsverlaufs bei pathologischen Geburten

Für geburtshilfliche Maßnahmen bei bereits begonnener Geburt, deren Stillstand zu befürchten ist, stehen derzeitig zwei Möglichkeiten einer medikamentellen Unterstützung zur Verfügung:
- Oxytozinpräparate
- Spasmolytika bzw. Spasmoanalgetika.

Oxytozinpräparate sollten besonders bei primärer oder sekundärer Wehenschwäche Anwendung finden, wobei als unbedingte Voraussetzung eine bereits begonnene Eröffnungsphase vorliegen sollte. Je nach Tierart sollten 10 bis 15 IE Oxytozin bei intramuskulärer und 5 bis 25 IE bei intravenöser Applikation eingesetzt werden. In den letzten Jahren haben auch die Spasmolytika in der tierärztlichen Geburtshilfe an Bedeutung gewonnen. Insbesondere das Spasmalgan (Diphenyläthylbutoxyessigsäuredimethylaminoäthylesterhydrochlorid). Aber auch mit Spasmonal konnten wir bei Rindern recht gute Erfahrungen sammeln.
Neben der Dilatation des weichen Geburtsweges (Relaxinwirkung) scheint zumindest dem Spasmalgan bei offensichtlich sistierender Wehentätigkeit eine wehenanregende Wirkung zuzusprechen sein, wofür möglicherweise die analgetische Komponente verantwortlich zeichnet.

5. Geburtsstörungen und ihre Behandlung bei Tieren des Leipziger Zoologischen Gartens

Wie aus Tabelle 2 hervorgeht, wurden im Verlaufe der letzten elf Jahre im Leipziger Zoo 29 pathologische Geburten registriert. Ein Orang-Utan (Pongo pygmaeus) war daran dreimal, ein Zwergzebu (Bos taurus var. dom.) zweimal beteiligt, so daß lediglich 26 Muttertiere von Geburtsstörungen betroffen waren.
Damit werden im wesentlichen die von R i c h t e r (1966) für die Jahre 1961 bis 1965

ebenfalls im Leipziger Zoo ermittelten Zahlen bestätigt.

Von Bedeutung erscheint, daß neben den Rhesusaffen (Macaca mulatta) insbesondere bei Löwen (Panthera leo) und Tigern (Panthera tigris altaica) sowie den verschiedensten Wiederkäuerarten Geburtsstörungen auftraten. Dabei mögen bei letzteren die bekanntermaßen ungünstigeren morphologischen Verhältnisse des knöchernen Geburtsweges als erster Kausalfaktor zu nennen sein, der vorrangig zu reinen Störungen der Geburtsmechanik führt.
Die bei Zwergzebu (Bos indicus) und Buntbock (Damaliscus dorcas) abzuleitenden genealogischen Beziehungen erhärten eine solche Interpretation.
Dagegen sprechen die klinischen Befunde bei einem Teil der Rhesusaffen, Großkatzen, Equiden und auch einzelnen Wiederkäuern, wie Jersey-Rind, Moschusochse (Ovibus moschatus) für primäre funktionelle Störungen, die in engem Zusammenhang mit anderen Grundkrankheiten, insbesondere Stoffwechselerkrankungen bzw. Indigestionen, gesehen werden müssen. Bei den Großkatzen scheint dabei gleichzeitig das Auftreten hoher Wurfgrößen korreliert zu sein, für deren Austreibung die Wehenkraft gelegentlich nicht ausreicht, das heißt, daß trotz der Handhabung einer speziellen Graviditätsfürsorge (E l z e et al., 1970) die Voraussetzungen zur Bewältigung extremer Belastungen nicht immer optimal geschaffen werden konnten. Für die bei Jersey-Rind und Moschusochse diagnostizierte primäre Wehenschwäche - Geburtsweg sowie Lage, Stellung und Haltung der Feten entsprachen optimalen Verhältnissen - müssen ungenügende geburtsvorbereitende endogene Bedingungen verantwortlich gemacht werden. Das Jersey-Rind litt an einer Indigestion (Inappetenz, Durchfall, Tendenz zum Festliegen), deren Folgen auch noch einige Tage post partum zu klinisch manifester Stoffwechselerkrankung führte. Unklar bleibt die Genese der verschleppten Geburt beim Moschusochsen. Das Muttertier hatte in den vergangenen Jahren bereits drei Jungtiere ohne jegliche Komplikation geboren. Ein Geburtsbeginn war nach Aussagen der Pfleger nicht erkennbar.
Da die Frucht noch nicht in den knöchernen Geburtsweg eingetreten und in beidseitiger Ellenbogenbeugehaltung noch relativ weit vor dem Beckeneingang lag, kann eine bedeutende Wehentätigkeit ausgeschlossen werden. Möglicherweise sind die Ursachen der primären Wehenschwäche in einer azidotischen Stoffwechsellage zu suchen, zumal der pathologisch-anatomische Befund lediglich ein Herz-Kreislaufversagen als Todesursache ergab, welches auf die schwere uterogene Intoxikation zurückgeführt werden muß.
Die rein funktionell begründeten Geburtsstörungen müssen einmal mit endogenen Faktoren erklärt werden, die über ungenügende Stoffwechselleistungen zu Imbalanzen oder Mangelsituationen im Hormonhaushalt führen. Andererseits können sie auch Ausdruck vegetativer Störungen sein, die das zeitgerechte Umschalten von der sympathikotonischen in die parasympathikotonische Phase verhindern.
Daß für einen ungestörten Geburtsverlauf diesem Aspekt besonders bei Wildtieren durch weitgehendes Ausschalten störender exogener Reize besondere Bedeutung beigemessen wird und er als ein Schwerpunkt in der Graviditätsfürsorge bei Zootieren gilt, hat sich in der Tiergärtnerei bekanntermaßen seit langem bewährt. Ohne Zweifel können trotz aller Vorsorge vegetative Störungen der Geburt bei Haus- und Wildtieren auf Grund endo- und exogener Reizeinwirkungen nicht gänzlich vermieden werden.
Bei den von uns vorgestellten pathologischen Geburten gilt das sowohl für einen Teil der relativ zahlreichen Fälle primärer Wehenlosigkeit bzw. -schwäche als auch den Fällen, in denen Sturzgeburten (Ponys) oder Spontanverletzungen des Geburtsweges (Damhirsch, Dama dama) als Folge überstarker Wehentätigkeit gewertet werden müssen.

Entsprechend den zwei Hauptursachenkomplexen muß zur Senkung der geburtsbedingten Verluste in zweierlei Richtung vorgegangen werden:

1. bei vorwiegend geburtsmechanischen Störungen
   - züchterische Maßnahmen, insbesondere Selektion von Muttertieren mit zu engem knöchernen Becken oder Suche nach geeigneteren Paarungspartnern
   - medikamentell unterstützendes Vorgehen bei Geburtshilfeleistungen mit Oxytozin und/oder Spasmoanalgetika.

2. bei vorwiegend funktionell bedingten Störungen infolge anderer Grundkrankheiten
   - Verbesserung der Graviditätsfürsorge

<u>Tabelle 2:</u>

Tierart	Klinische Diagnose am Muttertier	Klinische Diagnose am Fetus	geburtshilfliche Maßnahmen	spezielle geburtshilfliche medikamentelle Maßnahmen	Bemerkungen
Orang-Utan (dreimal dasselbe Tier)	zu enges Becken	Steißlage tot o.b.B. tot o.b.B. tot	Extraktion Fetotomie Sectio caesarea		
Rhesusaffe	verschleppte Geburt (prim. Wehenschwäche)	emphysematöse Frucht	Extraktion		Exitus letalis kurze Stunden p.p.
	Geburtsstockung infolge primärer Wehenschwäche	frischtote Frucht	Extraktion		
	zu enges Becken, ungenügende Geburtsvorbereitung	emphysematöse Frucht	Sectio caesarea		Kreislaufkollaps, Intoxikation
	zu enges Becken, ungenügende Geburtsvorbereitung	Frucht tot	Extraktion		
Löwe "Oda"	verschleppte Geburt nach Spontangeb.von 3,1 lebenden Früchten m.leicht.Beeinträchtig.d.Allgemeinbefindens	3,1 lebend 1 maseriert	Spontangeburten	Leberschontherapie	
"Kanina"	verschleppte Erstlingsgeburt infolge sekundärer Wehenschwäche	3 frischtot 1 emphysematös	Spontangeburten Sectio caesarea		(Nahtdehiszenz)
Sib.Tiger "Sichota"	verschleppte Geburt infolge Wehenschwäche	1 lebend 2 maseriert	Spontangeburt Sectio caesarea		Exitus letalis infolge Herz-Kreislaufversagens unter der Geburt
"Sungari"	verschleppte Geburt infolge prim.Wehenschwäche	1 lebende, 2 frischtote Früchte; 1 emphysematöse Frucht in HEL, OS, bds. Hüftgelenksbeugehaltung	Spontangeburt Haltungskorrektur,Extraktion	Gleitmittel i.vag. 20 I.E.Glanduphen i.v.nach Einzug der Frucht in knöchernen Geburtsweg	
Shetländpony "Pella"	Geburtsstockung	Haltungsanomalie (Kopf-Brusthaltung, Ellenbogenbeugehaltung links) frischtot	Haltungskorrektur Extraktion		
	zweimal Sturzgeburt	in Eihüllen p.p. erstickt			
Grevy-Zebra	seit 4 Tagen Inappetenz, kein Kotabsatz; leichte Koliksymptome, Überschreiten d.errechneten Geburtstermins; nach Einleitung d.Geburt keine Wehentätigkeit	o.b.B.	keine	100 mg Deltacortril 50 mg Östradiolbensoat + 5 mg Östradiolvalerianat	höchstgradige,großtropfige,fettige Leberdegeneration; blutige Infarzierung mit Nekrose einer Nebenniere;vermehrt Kot normaler Konsistens in Dilatatio gastroidea
Guanako	verschleppte Geburt	Haltungsanomalie (Schulter-Ellenbogenbeugehaltung rechts) tot	Haltungskorrektur, Extraktion		Retentio secundinarum
Maral	Geburtsstockung	Stellungsanomalie (HEL, US,gestreckte Haltung) lebt	Stellungskorrektur, Extraktion		

Damhirsch	Geburtsstockung	Stellungsanomalie (HEL, US, gestreckte Haltung) tot	Stellungskorrektur, Extraktion		
	Geburtsstockung infolge Perforation der Vagina	lebend, mit Kopf u.re. VE in Perinaeum vorgedrungen	Entwicklung der Frucht per vias naturales; Wundtoilette		
Zwergzebu "Penelope"	Geburtsstockung - zu enges Becken	relativ zu groß (VEL, OS, Ellenbogenbeugehaltung bds.) frischtot	Teilfetotomie, Extraktion		
"Helma" (Tochter von P.)	Geburtsstockung - zu enges Becken	relativ zu groß, sekundäre Haltungsanomalie (VEL, OS, Kopfseithaltung) frischtot	Fetotomie	50,0 Spasmonal i.v.	Erstlingsgeburt
	"	"	Fetotomie		
Jerseyrind	primäre Wehenschwäche Indigestion (Primärursache?)	noch in Bauchhöhle liegend, sek. Stellungsanomalie (VEL, US, Ellenbogenbeugehaltung bds.)	Stellungskorrektur, Extraktion		
Buntbock "Emmi"	Sekundäre Wehenschwäche	Kopfmißbildung, sekundäre Haltungsanomalie (VEL, OS, Kopfverdrehung um 180°), frischtot	Haltungskorrektur Extraktion		Hydrocephalus internus d.Frucht pathol.-anatomisch bestätigt
"Elke" (Tochter von "Emmi")	(sekundäre) Wehenschwäche	sekundäre Haltungsanomalie (Ellenbogenbeugehaltung bds.), frischtot	Haltungskorrektur, Extraktion		Erstlingsgeburt
"Bärbel"		Haltungsanomalie (Ellenbogenbeugehaltung) frischtot	Haltungskorrektur, Extraktion		
Zwergziege	o.b.B.	männerfaustgroße Schilddrüsenmißbildung, frischtot	Fetotomie		
	zu enges knöchernes Becken	relativ zu große Frucht, lebend	Sectio caesarea		Erstlingsgeburt
Moschusochse	primäre Wehenschwäche; hochgradige Brüchigkeit u.Trockenheit des weichen Geburtsweges	hochgradig emphysematöse Frucht	Sectio caesarea		3 Std.p.p. Exitus letalis, infolge Herz-Kreislaufversagens infolge hochgradiger uterogener Intoxikation

- Einleiten von Maßnahmen, die in den neurohormonalen Regelkreis substituierend eingreifen.

Die Sicherung einer möglichst hohen Effektivität letztgenannter Maßnahmen erfordert jedoch gleichzeitig sichere anamnestische und spezielle geburtshilflich-diagnostische Erhebungen sowie gleichermaßen das Bewußtsein, aus medizinischen Gründen eine Geburt induzieren bzw. eine solche bereits in der Eröffnungsphase stehenbleibende medikamentell unterstützen zu können, ohne Leben von Muttertier und Frucht zu gefährden.
Daß hierbei ein Abwarten in höherem Maße das Leben zumindest der Feten gefährden muß, zeigen besonders die verschleppten Geburten bei den Großkatzen. Ein Einsatz wehenanregender Mittel, wie Oxytozin oder Prostaglandinen, sollte deshalb beim ersten Verdacht einer noch nicht beendeten Geburt mit aller Konsequenz vorgenommen werden, zumal sich auch eine post partum erfolgende Anregung der Uterusmotilität nur günstig auf die puerperalen Rückbildungsprozesse auswirken kann. Besteht Hoffnung auf eine spontane Beendigung der Geburt, sollte dabei den Prostaglandinen der Vorzug gegeben werden, deren Wirkung hinsichtlich einer ungestörten Geburtsmechanik günstiger einzuschätzen ist. Sind bereits manuelle geburtshilfliche Maßnahmen eingeleitet und die freie Passierbarkeit des Geburtsweges gesichert, sollte eine intravenöse Oxytozinapplikation das Mittel der Wahl sein. Dabei hatten die 20 IE, die bei der Tigerin "Sungari (Tabelle 2) zum Einsatz kamen, einen solchen Effekt, daß auch die Hälfte der Dosis als ausreichend erachtet werden kann. Vorangegangene i. m.-Applikationen waren dagegen ohne sichtbare Wirkung geblieben.
Die aus medizinischer Indikation - zur Kausalität der Grundkrankheit soll hier nicht Stellung genommen werden - vorgenommene Geburtseinleitung beim Grevy-Zebra (Equus grevyi) kann insofern als erfolgreich eingeschätzt werden, als eine vollständige Eröffnung des Geburtsweges und ein physiologisches Einstellen der Frucht erfolgt waren. Die mit der Grundkrankheit im ätiologischen Zusammenhang zu sehende Wehenlosigkeit des Tieres ist letztendlich allein für die nicht erfolgte Austreibung der Frucht verantwortlich zu machen. Die Applikation eines Oxytozinpräparates war nach dem Versuch spezieller diagnostischer Untersuchungen geplant, das Muttertier jedoch in der Nacht zuvor verendet.

6. 0 Schlußfolgerungen:

- Nach wie vor sind Geburtsstörungen bei Zootieren relativ seltene Ereignisse (bei zwei bis drei Prozent aller Geburten). Sie stellen jedoch bei einigen Tierarten (Affen, Großkatzen, verschiedenen Wiederkäuerarten) erhebliche Risikofaktoren für das Leben von Muttertier und Nachzucht dar.

- Ursächlich sind für das Auftreten von pathologischen Geburten zwei Hauptfaktorenkomplexe verantwortlich zu machen:
  - Behinderung der Geburtsmechanik durch Mißverhältnisse in den Proportionen zwischen mütterlichem Geburtsweg und der Größe des Fetus
  - rein funktionelle Störungen, bedingt durch primäre endogene und/oder exogene vegetative Reize

- Zur Senkung der Verluste infolge pathologischer Geburten bestehen auf der Grundlage der genannten Kausalkomplexe folgende Möglichkeiten
  - ständige Vervollkommnung der Maßnahmen einer wirksamen Graviditätsfürsorge einschließlich einer tierartenspezifischen Ernährung
  - bei genealogisch zu pathologischen Geburten disponierten Tieren Ergreifen züchterischer Maßnahmen (geeignete Anpaarung, Selektion) bzw. Einleiten methaphylaktischer Maßnahmen (vorzeitige Geburtsinduktion und/oder intensive Geburtskontrolle)
  - artefizielle (hormonelle) Einleitung der Geburt bei Störungen in der Spätgravidität
  - Durchführung geburtsinduzierender Maßnahmen bei geringstem Verdacht auf Bestehen einer pathologischen Geburt
  - Unterstützung geburtshilflicher Maßnahmen durch Spasmoanalgetika und/oder Oxytozin

- Die hormonelle Geburtsinduktion beim Tier kann als eine wertvolle Bereicherung der Maßnahmen zur Erhöhung der Aufzuchtraten bzw. der Senkung der Verluste bei Zootieren eingeschätzt werden. Sie hat entsprechend dem aktuellen Erkenntnisstand tierartenspezifisch zu erfolgen. Derzeitig ist die Anwendung von Prostaglandinen sowie synthetischen

Schematische Darstellung des physiologischen Geburtenverlaufs

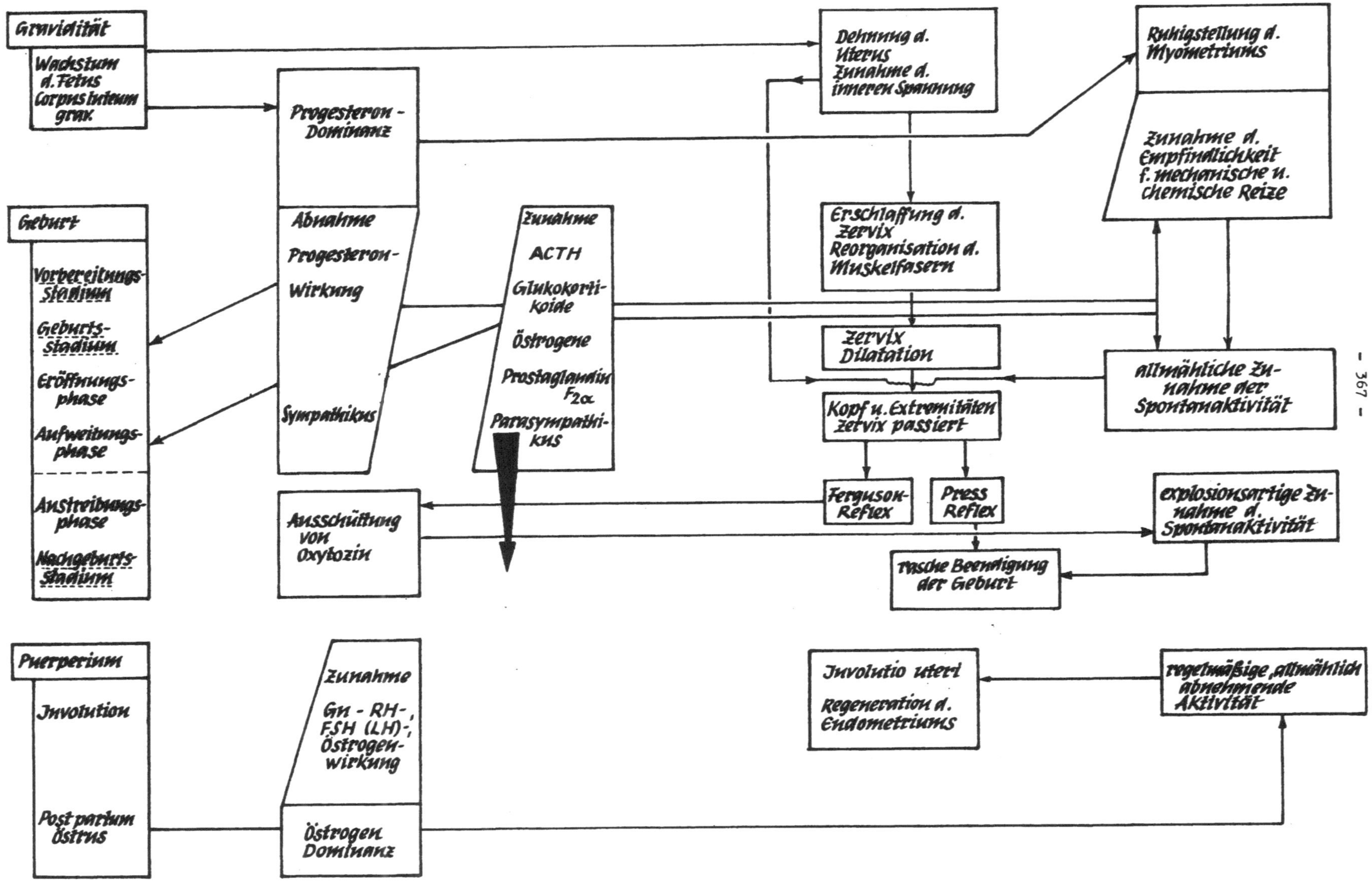

Glukokortikoiden in Kombination mit anderen Hormonen (Östrogene, Oxytozin) auch bei Zootieren als am sichersten einzuschätzen.

Zusammenfassung:

Möglichkeiten zur medikamentellen Beeinflussung der Geburt bei Zootieren

Es werden der derzeitige Erkenntnisstand zur neuroendokrinen Regulation der Geburt beim Tier dargelegt und besonders die Verfahren aufgezeigt, die zur hormonalen Geburtsinduktion empfehlen werden können. Anhand der von 1965 bis 1976 bei Tieren des Leipziger Zoos vorgekommenen Geburtsstörungen werden Indikationen zur medikamentellen Geburtsbeeinflussung beim Zootier diskutiert.

Summary:

Possibilities for Medicamentous Control of Parturition of Zoo Animals

An account is given of present knowledge regarding neuro-endocrine regulation of parturition in animals, with particular reference beind made to procedures which can be recommended for hormonal induction of birth. Indications are discussed for medicamentous control of parturition in zoo animals, against the background of parturition desorders that occurred in animals of the Leipzig Zoo, between 1965 and 1976.

Résumé:

Possibilités pour influencer la parturition chez les animaux de zoo

Est exposé le niveau des connaissances actuelles dans le domaine de la régulation neuroendocrinienne du part chez l'animal, en particulier les méthodes pouvant être recommandées pour l'induction hormonale de la parturition. En partant d'accouchements dystociques chez les animaux du jardin zoologique de Leipzig de 1965 à 1976, des indications pour influencer la parturition par voie médicamenteuse sont présentées.

Возможности медикаментозного влияния на роды в зоопарках.

С учетом новейших научных данных, дается информация о нейрогуморальной регуляции родов у животныхДаются показания на основании анализа случаев тяжелых родов в Лейпцигском зоопарке, в 1965-1976 годах для медикаментозного регулирования течения родов у диких животных.

Literatur:

AGHTE, O. (1973): Sammelreferat: Die endokrine Regulation der Geburt bei Rind, Schaf und Ziege. Dtsch.Tierärztl.Wschr. 80, 64-68.

AGHTE, O. und H. J. HORST (1972): Einen Monat verlängerte Tragezeit bei einer schwarzbunten Kuh mit herabgesetzten Blutöstrogenwerten. Dtsch.Tierärztl.Wschr. 79, 416-419.

BAILEY, L. F., McLENNAN, M. W., McLEAN, D. M., HARTFORD, P. R., and G. L. MUNRO (1973): The use of dexamethasone trimethylazetate to advance parturition in dairy cows. Austral. Vet. J. 49, 567-573.

BOSC, M. J. (1972): The induction and synchronisation of lambing with the aid of dexamethasone. J. Reprod. Fert. 28, 347-357.

BRAND, A., DE BOIS, C. H. W., KOMMERIJ, R. and M. P. DE JONG (1975): Induction of abortion in cattle with prostaglandin F2α and oestradiol valerate. Tijdschr. Diergeneesk. 100, 432-435.

EINARSSON, S. B., GUSTAFSSON, B. and K. LARSSON (1975): Prostaglandin induced parturition in swine some aspects on prevention of the MMA (metritis, mastitis, agalactia) syndrome. Nord. Veter.-Med. 27, 429-436.

ELZE, K., SEIFERT, S., KRONBERGER, H. und W. EHRENTRAUT (1970): Planmäßige Prophylaxe in der Felidenaufzucht. Verhandlungsbericht XII. Internat. Symp. Erkrankungen Zootiere, Budapest, 27-34.

FINDLEY, A. L. R. (1972): The control of parturition. Res. in Reprod. 4.

GARVERICK, H. A., DAY, B. N., MATHER, E. C., GOMEZ, L. and G. B. THOMPSON (1974): Use of estrogen with dexamethasone for inducing parturition in beef cattle. J. Anim. Sci. 38, 584-590.

GUSTAFSSON, B. (1975): Metoder att framkalla abort och förlossning hos större husdjur. Svensk Veter.-Tidn. 27, 187-191.

GUSTAFSSON, B., EKMAN, L., EDQUIST, L.-E. and J. O. LINDELL (1972): The effect of ovariectomy in bovine on pregnancy parturition, puerperium, and the progesterone levels in blood plasma. Edquist, L.-E. et al. (1972): 7. Internat. Kongr.Tier. Fortpfl. Künstl. Bes. München, Bd. 1, 572-574.

GUSTAFSSON, B., EINARSSON, S., LARSSON, K., and L.-E. EDQUIST (1976): Sequential changes of estrogens and progesterone at prostaglandin-induced parturition in the sow. Am. J. Vet. Res. 37, 1017-1020.

HOFFMANN, B. (1976): Steroidhormone in foetalem Rinderblut während der Endphase der Gravidität. Physiol. Pathol. Fortpfl. Haustiere, Hannover, in Zuchthyg. 11 (1976), 81 (Autorreferat).

HOLM, L. W. and S. J. GALLIGAN (1966): Estrogens in the peripheral plasma of cows during normal and prolonged gestations. Am. J. Obst. % Gynec. 95, 887-891.

HÜHN, U., HÜHN, R. and I. KÖNIG (1976): Synchronization of parturition in pigs by means of Dexamethason and Prostaglandin F2α. 8. Internat. Congr.Anim.Reprod.and A. I.,Cracow, Vol.III, 369-371.

KUNTZE, A. (1967): Zur Geburtshilfe bei Zootieren. Fortpfl. Bes. Aufzucht Haust. 3,104-117.

LAUDERDALE, J. W. (1975): The use of prostaglandins in cattle. Ann.Biol.Animale,Biochim., Biophys. 15, 419-425.

MATAS, V. D. (1976): Untersuchungen über die medikamentelle Geburtsauslösung beim Rind unter Berücksichtigung des Progesteronblutspiegels sowie des Nachgeburtsabganges. Hannover: Vet.med. Diss.

MATHER, E. C., GARVERICK, H. A., McBURNEY, R. E., SCHMITT, D. L., and B. N. DAY (1974): Plasma estradiol in Holstein and beef cows during the periparturient period. J. Dairy Sci. 57, 1090-1092.

MOLOKWU, E. C. J. and W. C. WAGNER (1973): Endocrine physiology of the puerperal sow. J. Anim. Sci. 36, 1158-1163.

NAACKTGEBOREN, C.,und E. J. SLIJPER (1970): Biologie der Geburt. Hamburg-Berlin: Parey.

NIEKERK,VAN, C. H. and J. C. MORGENTHAL (1976): Plasma progesterone and oestrogen concentrations during induction of parturition in mares with flumethasone and prostaglandin. 8. Internat. Congr. Anim. Reprod. and A. I., Cracow, Vol.III, 386-389.

OSINGA, A. (1976): Differences in the level of urinary oestrogens in late pregnancy between cattle breeds and breedcrosses. 8. Internat. Congr. Anim. Reprod. and A. I., Cracow, 390-393.

RICHTER, G. (1966): Vergleichende Betrachtungen über den physiologischen und pathologischen Geburtsablauf einiger Haus- und Zootiere unter besonderer Berücksichtigung der Ungulaten, Feliden und Primaten. Leipzig: Vet.med.Diss.

RÜSSE, M. (1965): Der Geburtsablauf beim Rind - Eine Betrachtung des funktionellen Geschehens bei der Normalgeburt. Arch. exp. Vet. med. 19, 763-870.

SLEBODZINSKI, A. (1975): Gravidität, Geburt und Neugeborenes. In: F. Döcke: Veterinärmedizinische Endokrinologie. Jena: Fischer.

UMO, I. and R. J. FITZPATRICK (1976): Induction of parturition in goats with prostaglandin F 2α. 8. Internat. Congr. Anim. Reprod. and A. I., Cracow, Vol.III, 411-413.

VUJOSEVIĆ, J., JOVANOVIĆ, M. and D. KUZMANOV (1976): The white blood picture in cows during induced parturition by prostaglandin F2α. 8. Internat. Congr. Anim. Reprod. and A. I., Cracow, Vol.III, 414-417.

Anschrift der Verfasser: Dr. med. vet. K. E u l e n b e r g e r ,
DDR 701 Leipzig,
Marg.-Blank-Str. 8 (DDR)

Aus dem Bezirksinstitut für Veterinärwesen Rostock (Direktor: OVR Dr. med. vet. W. Ehrentraut) und dem Zoologischen Garten Rostock (Direktor: Dr. rer. nat. D. Schwarz)

BEITRAG ZUR GEBURTSHILFE BEI ZOOTIEREN

Von Dagmar Ritscher, Karin Linke, Chr. Garlt und K. Schröder

Zu den Aufgaben der zoologischen Gärten gehört im steigenden Maße die Erhaltung und Vermehrung von Wildtieren, die in ihrer natürlichen Umwelt vom Aussterben bedroht sind. Tiergärtner und Tierärzte befaßten sich in der Vergangenheit vordringlich damit, das Leben seltener und schwierig zu haltender Individuen verschiedener Tierarten in unseren Zoos überhaupt zu ermöglichen und lange währen zu lassen. Heute wird darüber hinaus gefordert, durch optimale Zuchtergebnisse die Erhaltung bestimmter Tierarten zu gewährleisten, deren Weiterleben in freier Wildbahn gefährdet ist. Diese Anforderung bringt eine Fülle von Problemen mit sich. Einigen Spezies können optimale Umweltbedingungen nicht oder nur lükkenhaft geboten werden. Darüber hinaus fehlen oftmals fundierte Kenntnisse über die Fortpflanzung von bestimmten Wildtieren.
Wir glauben uns daher berechtigt, mit der Beschreibung einiger gewiß nicht spektakulärer Fälle von Komplikationen bei der Geburt von Zootieren einen kleinen Beitrag zu der aktuellen Problematik zu leisten. Vor allem möchten wir zum Nachdenken und zum Austausch über die aufgeworfenen Fragen anregen. Es scheint uns noch ein weiter Weg bis zur routinemäßigen Anwendung moderner Biotechnik zur Sicherung, Stabilisierung und Steuerung der Fortpflanzung bei Zootieren, deren Möglichkeiten Elze und Eulenberger (1976) im Vorjahre dargestellt haben. Fehlen einerseits beim Wildtier Domestikationsmerkmale, die Schwergeburten bei einigen unserer Haustierrassen begünstigen (Naaktgeboren und Slijper, 1970), so kann häufig bei Zootieren auf Grund ihrer Seltenheit keinerlei Zuchtauswahl getrieben werden. Es muß versucht werden, jedes weibliche Tier zur Fortpflanzung zu bringen, ohne Rücksicht darauf, ob es in bezug auf Anatomie, Alter und Gesundheitszustand allen Anforderungen entspricht. Die natürliche Selektion entfällt ebenso wie die Selektion nach Leistungskriterien durch den Menschen. Mutationen und durch Inzucht bedingte ungünstige Genkombinationen können sich verbreiten. Lebensschwäche der Neugeborenen und Faktoren, die die Geburt beeinträchtigen, werden häufig wirkungsvoll durch tierärztliche und tierpflegerische Maßnahmen bekämpft. Die betroffenen Individuen können sich so weiter vermehren.

Erschwerend wirkt sich aus, daß gerade bei seltenen Tierarten nicht immer alle anatomischen und physiologischen Parameter bekannt sind, die erst eine fundierte Beurteilung der Zuchttauglichkeit eines Tieres erlauben. Unkenntnis der Besonderheit des Geburtsvorganges bei einigen Spezies kompliziert die Entscheidung, ob überhaupt eine Schwergeburt vorliegt, die zu einer geburtshilflichen Untersuchung berechtigt (Kuntze, 1966). In den meisten Fällen ist es gerade schwierig, zur Zeit des Östrus und des Partus an scheue oder bösartige Tiere heranzugelangen. Schon die zu einer Untersuchung erforderlichen Maßnahmen können Ursache für eine Komplikation sein. Im Interesse des Einzeltieres muß sehr oft auf eine Untersuchung verzichtet werden, um den gerade in der Zoopraxis verpflichtenden Grundsatz des: Nihil nocere! nicht zu verletzen. Auch die moderne Technik - Telemetrie, Fernsehelektronik - wird nicht alle diesbezüglichen Probleme lösen können. Eine sorgfältige Dokumentation aller Untersuchungsergebnisse, die bezüglich der Fortpflanzungsbiologie erhalten werden und im einzelnen unwichtig erscheinen, ist deshalb wohl einer der gangbarsten Wege, um in der Geburtshilfe bei Zootieren befriedigendere Ergebnisse zu erzielen.

Kasuistik:

Feliden

Bei den Großkatzen bedingen die anatomischen und physiologischen Verhältnisse (Plazenta endotheliochorialis), daß Geburtsstörungen sich häufig lebensbedrohlich auswirken. Dazu macht sich der Mangel an Kontrollmöglichkeiten erschwerend bemerkbar. Fast immer werden die Patienten mit verschleppten Geburten vorgestellt.

Fall 1: Am 14. Juni 1968 wurde ein Jaguar (Panthera onca) mit gestörtem Allgemeinbefinden gemeldet, der sich seit zwei Tagen in der Geburt befinden sollte. Blutspuren im Käfig deuteten darauf hin. Vermutlich war bereits ein Welpe geworfen und aufgefressen worden. Die Körpertemperatur des Muttertieres betrug 38,0°C. Durch die vaginale und die röntgenologische Kontrolle wurde ein bereits im Becken eingetretener Fetus in Vorderendlage, unterer Stellung und Schulterbeugehaltung festgestellt. Da er sich weder digital noch instrumentell per vias naturales entwickeln ließ, war eine Sectio caesarea indiziert. Das Muttertier hatte zwar noch Futter aufgenommen, erschien jedoch schon recht apathisch. Der Schnitt wurde in der Medianlinie ausgeführt. Die Frucht war bereits emphysematös. Nach gelungener Operation wurde der Jaguar mit Antibiotika versorgt. Am folgenden Tag stieg die Körpertemperatur auf 39,3°C. Am dritten Tage post operationem besserte sich das Allgemeinbefinden erheblich, so daß weitere Untersuchungen ohne großen Aufwand nicht möglich waren und deshalb unterblieben. Am 24. Juni 1968 wurden die Fäden gezogen. Die Wunde war gut verheilt, das Tier konnte aus der Behandlung entlassen werden. Da bald darauf die gesamte Jaguargruppe verkauft wurde, kann über weitere Zuchtverwendung nichts ausgesagt werden. Die Ursache der Schwergeburt konnte nicht ermittelt werden. Da der verweste Fetus nicht gewogen wurde, lassen sich hinsichtlich der Größenrelation keine Rückschlüsse ziehen. Die Schulterbeugehaltung dürfte bei den multiparen Raubkatzen kein unüberwindliches Geburtshindernis darstellen. An eine primäre oder sekundäre Wehenschwäche ist zu denken. Das Jaguarweibchen hatte bereits fünf normale Geburten im Zoo Rostock.

Fall 2: Am 16. November 1972 wurde ein sechsjähriger weiblicher Leopard (Panthera pardus) in hinfälligem Zustand vorgestellt. Er sollte am Montag zwei tote Welpen geboren haben, einer davon war aufgefressen worden. Eine weitere, schon emphysematöse Frucht hing aus der Scheide und konnte unter Combeleneinwirkung extrahiert werden. Die danach durchgeführte Röntgenkontrolle ließ noch eine vierte Frucht erkennen. Eine Sectio caesarea mit Schnittführung in der Medianlinie wurde durchgeführt. Die vierte Frucht war ebenfalls emphysematös. Die Patientin erhielt lokal und parenteral Antibiotika. Am vierten Tag post operationem nahm die Leopardin erstmalig ihre volle Futterportion auf. Am achten Tag wurden die Fäden gezogen. Am darauffolgenden Tag war die Naht dehiszent. Eingeweide hingen aus dem Abdomen. Das Tier war nachgewiesenermaßen in Erregungszustände versetzt worden (Durchführung von Schweißarbeiten in der Nähe des Käfigs). Das hatte wahrscheinlich den Platzbauch zur Folge. Das Tier wurde in die Klinik transportiert. Die Leopardin wurde relaparotomiert. In der darauffolgenden Nacht starb das Tier. Der Sektionsbefund ergab Verletzungen an der Wundnaht, Blutkoagula in der Wunde, ein Hämoperitoneum, Verklebungen der Darmschlingen mit dem Netz und eine atrophierende Leberzirrhose. Todesursache war eine Verblutung in die Bauchhöhle.

Da der aus der Scheide hängende Fetus ohne große Mühe zu extrahieren war, obwohl es sich bereits um eine aufgegaste Frucht handelte, kann ein mechanisches Geburtshindernis ausgeschlossen werden. Ursache der Schwergeburt war hier eine Wehenschwäche.

Fall 3: Am 5. Mai 1975 wurde die Tigerin "Daisy" (Panthera tigris), sechs Jahre alt, wegen Geburtsschwierigkeiten vorgestellt. Ihre erste Geburt war ohne Komplikationen verlaufen. In diesem Jahr war erstmalig ein neuerworbener Tiger als Zuchtpartner eingesetzt worden. Die Tigerin sollte bereits am Vortag schwache Wehen gezeigt haben. Das Tier war schwerkrank, es ließ sich in einer Schleuse mit Brettern einengen und ohne Sedierung untersuchen. In der Umgebung des Tieres verbreitete sich ein übler Geruch. In der Scheide ließen sich Teile einer emphysematösen Frucht tasten. Der Rumpf des Fetus war ballonartig und saß fest eingekeilt in den Geburtswegen. Die Vaginalschleimhaut war kräftig rot gefärbt und sulzig, dennoch ließ sich der Geburtsweg manuell etwas weiten. Ein Kaiserschnitt

schien dem schwerkranken Muttertier nicht zumutbar und hätte die Entfernung der eingekeilten Frucht wohl auch nicht besser ermöglicht als per vias naturales. So wurden drei emphysematöse Feten mit Ferkelgeburtsketten nach Einbringen von Fruchtwasserersatz in mühevoller Kleinarbeit extrahiert. Danach wurde eine Röntgenkontrolle durchgeführt, die einen Leerbefund ergab. Das Muttertier wurde mit Antibiotika, Glukoseinfusionen und Kreislaufmitteln versorgt, starb jedoch in der folgenden Nacht.
Durch die Sektion wurde eine Septikämie als Todesursache festgestellt. Die Geburtswege waren unverletzt.
Die Feten erschienen ungewöhnlich groß, das Gewicht des einen betrug 1900 g. Es ist möglich, daß es sich hier um absolut oder relativ zu große Früchte als Ursache der Schwergeburt handelte. Ein Fetus soll bereits 6 - 12 Stunden nach dem Absterben emphysematös werden können (B e n e s c h , 1957). Nach 24 Stunden kann die Gasentwicklung hohe Grade erreichen (R i c h t e r und G ö t z e , 1960). Aus dem Zustand der Feten und des Muttertieres ergibt sich mit hoher Wahrscheinlichkeit, daß die ersten Geburtsanzeichen mindestens 24 Stunden vor der Untersuchung vorhanden gewesen sein müssen. Die Wochenendvertretung des Reviertierpflegers hatte die offensichtlich nicht bemerkt oder falsch gedeutet.

Fall 4: Am 24. Mai 1976 wurde aus einem Heimattierpark die 21 Monate alte Löwin (Panthera leo) "Jessy" zum Kaiserschnitt in die Tierklinik Rostock überwiesen. Sie sollte bereits ein oder zwei Tage in der Geburt sein und ein totes Junges geboren haben. Das Tier stand unter Vetalareinwirkung und wies nur eine geringe Beeinträchtigung des Allgemeinbefindens auf. Nach der Neuroleptanalgesie konnte vaginal ein Fetus in Hinterendlage getastet werden, der bereits ins Becken eingetreten war. Er fühlte sich sehr schlaff an und wies keine Lebenszeichen auf. Die weichen Geburtswege waren elastisch und knapp für eine Hand passierbar. Nach Einbringen von Fruchtwasserersatz wurden mittels Ferkelgeburtsketten zwei tote Welpen extrahiert.
Die danach durchgeführte Röntgenkontrolle ergab einen Leerbefund. Die Löwin erhielt eine Glukoseinfusion, vaginal und intramuskulär Antibiotika. Die Neuroleptanalgesie hielt etwa 12 Stunden an. Nach weiteren 24 Stunden nahm das Tier, das sehr munter war, Futter auf. Die Entlassung aus der Tierklinik schien vertretbar, das Tier blieb noch einige Tage im Rostocker Zoo zur Beobachtung.
Da weder an den Feten noch an den Geburtswegen Anomalien festzustellen waren, hatte hier sicher eine Wehenschwäche vorgelegen. Löwinnen sollten erst im dritten Lebensjahr zur Zucht herangezogen werden (P u s c h m a n n , 1975; G r z i m e k , 1972), möglicherweise war die frühzeitige Paarung Ursache der Schwergeburt. Eine gleichaltrige Löwin aus demselben Heimattierpark war schon dort während einer Schwergeburt gestorben.

Fall 5: Am 30. Juli 1976 wurde am Abend eine siebenjährige Tigerin vorgestellt, die am Morgen mit zwei Jungen vorgefunden worden war, von denen eines lebte. Bei Kontrollen wurden keine Wehen festgestellt. Nach Meinung der Tierpfleger machte das Tier den Eindruck, als sei die Geburt noch nicht abgeschlossen. Da verständlicherweise die Tigerin beim Erscheinen des Tierarztes sofort in aggressive Stimmung geriet und ihre beiden Jungen verteidigte, war es unmöglich, die Situation real einzuschätzen und eine Beeinträchtigung des Allgemeinbefindens festzustellen. Nach langem Bemühen gelang es schließlich, beide Jungen dem Muttertier wegzunehmen und es allmählich zum Betreten des Nachbarkäfigs und der sich daran anschließenden Schleuse zu veranlassen. Der Wochenstubenkäfig erlaubte nicht das Fixieren des Tieres. Um das geringste Risiko zu wählen und das Tier zu schonen, wurden ihm in der Schleuse unter ungünstigen Bedingungen 15 IE Oxytocin und Antibiotika appliziert. Am nächsten Tag erschien die Situation unverändert. Die Tigerin wurde mühsam in eine Kiste gebracht. Hier war eine korrekte Injektion von Combelen[R] und Parkesernyl[R] möglich. Bei den folgenden vaginalen Untersuchungen ließ sich eine tote Frucht in Vorderendlage tasten. Mit Fruchtwasserersatz und Ferkelgeburtsketten gelang es, zwei tote Früchte zu extrahieren. Die nachfolgende Röntgenaufnahme in der Tierklinik erbrachte einen Leerbefund. Der Tigerin wurden nochmals Antibiotika verabfolgt. In den folgenden Stunden und am nächsten Tag zeigte das Tier krampfartige Erscheinungen von kurzer Dauer in großen Intervallen. Am darauffolgenden Tage hatte sich das Tier erholt und weist seitdem keine Beeinträchtigung seiner Gesundheit auf.

Die drei toten Jungtiere wogen 1420 g, 1600 g, 1750 g, waren also zum Teil auch übergewichtig. Als Vatertier war hier derselbe Tiger wie im Fall 3 eingesetzt worden. Die Tigerin hatte bereits zwei Würfe ohne Komplikationen gebracht. Die Größe der Welpen ist als Ursache der Schwergeburt in Betracht zu ziehen. Vielleicht hätte ein geburtshilflicher Eingriff am Vorabend noch zwei lebende Früchte erbracht. Es erschien aber durchaus wahrscheinlich, daß die Tigerin in der Nacht schon alle Jungtiere geboren hatte. Würfe von zwei bis drei Früchten sind beim Tiger keine Seltenheit (M a z a k , 1965; P e t s c h , 1968). Sie konnte auch eines oder mehrere aufgefressen haben. Außerdem wies das Muttertier bei der ersten tierärztlichen Adspektion keinerlei krankhafte Symptome auf. Eine Untersuchung wäre nur unter Sedierung möglich gewesen. Deshalb beschränkten wir uns zuerst auf die Applikation von Wehenmitteln und Antibiotika. Nach den doch recht unterschiedlichen Erfahrungen, die bisher beim Kaiserschnitt bei Großkatzen gemacht wurden (Fall 1 und 2, L a n g und B a c h - m a n n , 1956; E l z e et al., 1974; J a c o b und L e b e r , 1974; J a r o f k e und K l ö s , 1974), hätten wir uns auch beim Tasten eines Welpen nicht sofort zur Sectio entschlossen. Außerdem wollten wir vermeiden, die Tigerin innerhalb kurzer Zeit zweimal zu sedieren. Dem lebenden Tigerwelpen sollte die mütterliche Fürsorge erhalten bleiben.

Fall 6: Am 8. Oktober 1973 abortierte eine achtjährige Leopardin zirka einen Monat vor dem errechneten Wurftermin. Das Allgemeinbefinden war nicht gestört. Das Tier hatte ständig guten Appetit. Bei der einwöchigen verstärkten Kontrolle zeigten sich keinerlei Veränderungen im Befinden der Leopardin, und es wurde keine Untersuchung und Behandlung mehr durchgeführt. Am 18. Oktober 1976, einem Montagmorgen, wurde dieselbe Leopardin in apathischem Zustand angetroffen. Sie sollte am 22./23. Oktober werfen. Differentialdiagnostisch wurde an eine Gestose gedacht. Fleisch- und Fellreste im Käfig ließen jedoch eher eine vorzeitige Geburt vermuten. Nach Immobilisation konnte unter verstärktem Zug eine emphysematöse Frucht extrahiert werden. Sie befand sich in Vorderendlage und oberer Stellung. Das Tier wurde im Anschluß an die Geburtshilfe mit Antibiotika versorgt. Bei der abdominalen Palpation konnten weitere Früchte sicher ausgeschlossen werden. Eine Nachbehandlung war nicht erforderlich. Bereits 1970 hatte das Tier zwei tote Junge geboren, 1975 gelang es trotz Amme nicht, die zwei lebend geborenen Jungtiere aufzuziehen. Bei einem davon wurde ein Hydrocephalus festgestellt. Im März 1976 wurde ein kränkliches Jungtier geboren und künstlich aufgezogen. Es hatte ebenfalls einen Hydrocephalus, der aber jetzt nicht mehr zu bemerken ist. Bakteriologische Untersuchungen ergaben negative Ergebnisse. Bei diesem Tier schienen also individuell bedingt besondere hormonelle oder konstitutionelle Faktoren vorzuliegen, die Aborte, Schwergeburten und Lebensschwäche der Neugeborenen verursachen.

Kameliden

Schwierigkeiten gibt es auch bei den Geburten unserer Kameliden. Bei den Lamas ist unseres Erachtens eine häufige Ursache für diese Komplikationen das Verhalten unseres Hengstes. Im Berichtszeitraum wurde eine Herde von durchschnittlich 1,3 Lamas gehalten, der Hengst wurde nicht ausgewechselt. Sobald eine Stute Anzeichen der Geburt erkennen läßt, gerät er in Deckstimmung und unternimmt Begattungsversuche. So werden Beginn und Ablauf der Geburt gestört und Gebärmuttervorfälle provoziert. Weibliche Tiere wurden häufig schon gedeckt, ehe sie die Zuchtreife erlangt hatten.

Fall 7: Am 18. Juni 1966 wurde eine ausgewachsene Lamastute (Lama guanicöe f. glama) vorgestellt, aus deren Scheide die Vordergliedmaßen eines Fetus ragten. Nach Einbringen von Fruchtwasserersatz wurde die Lageberichtigung einer Brustkopfhaltung durchgeführt und eine tote Frucht entwickelt. Am übernächsten Tag lag das Muttertier fest. Die Körpertemperatur betrug 37,6°C. Der Muttermund war knapp für einen Finger passierbar. Außer einer kleinen Läsion am oberen Scheidendach konnte kein krankhafter Befund erhoben werden. Am nächsten Tag wurde das Tier tot aufgefunden. Bei der Sektion ergaben sich keinerlei krankhafte Veränderungen der Geschlechtsorgane. Da geschwürige Labmagenveränderungen und eine verstärkte Vakuolisierung der Nebennierenrindenzellen vorgefunden wurden, mutmaßte man als Todesursache Erschöpfung, bedingt durch die Schwergeburt und das Treiben des Hengstes. Als Ursache der Schwergeburt ist die Lageanomalie des Jungen anzunehmen.

Bei unseren Lamas ist das Absperren des Hengstes aus räumlichen Gründen zur Zeit nicht möglich. Abgesehen von den meist unverträglichen Vikugna-Hengsten (B u c h e r , 1968) sollen bei den Kameliden hochträchtige Tiere in der Herde verbleiben können (P u s c h - m a n n , 1975). Das Verhalten unseres Hengstes scheint also eine Ausnahme zu sein. Nach K r u m b i e g e l (1952) werden Neuweltkamele fast unmittelbar nach der Geburt gedeckt, nach P u s c h m a n n (1975) meist einen Monat p. p. Wir schließen uns der Meinung des letzteren an. Da die Tragezeit 10 - 11 Monate beträgt, würde sich beim Deckakt unmittelbar post partum jährlich eine Verschiebung der Geburtstermine in der freien Wildbahn ergeben.

Fall 8: Am 4. Juli 1967 wurde eine zirka 1 3/4 Jahre alte Lamastute wegen einer Schwergeburt in unsere Klinik eingeliefert. Sie machte einen recht apathischen Eindruck und zeigte kaum Wehen. Vulva und Gesäuge waren nicht ödematisiert. Die Cervix war für drei Finger passierbar. Der Fetus befand sich in Hinterendlage oberer Stellung und Sprunggelenksbeugehaltung und zeigte keine Lebenszeichen, die Fruchtblase war bereits gesprungen. Der Zeitpunkt des Beginnes der Geburt war nicht zu ermitteln. Wegen des schlechten Allgemeinzustandes wurden zur Durchführung einer Schnittentbindung bei dem Lama nur eine Epiduralanästhesie und Schnittlinieninfiltration durchgeführt. Durch linksseitigen Flankenschnitt konnte eine tote Frucht, die bereits Geruchsabweichungen aufwies, entwickelt werden. Das Tier wurde mit Antibiotika lokal und allgemein und Glukoselösung intravenös behandelt. Am nächsten Tag lag das Lama noch, stand jedoch nach einer weiteren Glukoseinfusion auf. Die Körpertemperatur lag in diesen Tagen zwischen 38,2 und 38,8°C, die anfangs hohe Pulsfrequenz von 120/Min. war am vierten Tag p. p. auf 78/Min. abgesunken.
An diesem Tag wurden Nachgeburtsreste entfernt und die Vulva sowie deren Umgebung mit Pedixemulsion benetzt, um etwaigem Madenbefall vorzubeugen. In den nächsten Tagen wurde das Tier wegen starker Fluchtreaktionen nicht mehr näher untersucht. Am zehnten Tag post operationem wurden die Fäden gezogen. Bis auf eine geringfügige Fadeneiterung heilte die Wunde komplikationslos. Das Lama befand sich danach in gutem Allgemeinzustand.

Erwachsen und fortpflanzungsfähig soll das Lama etwa vom dritten Jahr an sein (K r u m - b i e g e l , 1952; P u s c h m a n n , 1975), zur Zucht sollte man zweckmäßig noch ein weiteres Jahr warten (K r u m b i e g e l , 1952). Unser Lama wurde mit 1 3/4 Jahren zum Kaiserschnitt vorgestellt. Das jugendliche Alter des Tieres ist in diesem Falle wohl Ursache der Schwergeburt.

Fall 9: Am 23. April 1971 wurde das fünfjährige Lama "Susi" wegen einer Schwergeburt vorgestellt. Erst nach Berichtigung einer Kopfseithaltung konnte ein lebendes Fohlen geboren werden. Die Nachgeburt wurde belassen, der Uterus antibiotisch versorgt. Einige Stunden später bemerkte man einen totalen Gebärmuttervorfall. Die Lamastute machte bereits einen sehr hinfälligen Eindruck. Die Gebärmutter wurde reponiert, ein Verschluß nach Bühner angelegt. Am nächsten Tage hatte sich der Allgemeinzustand des Tieres verschlechtert. Kreislaufmittel zeigten keine Wirkung, so daß die Tötung angeraten wurde. Auch hier war die Lageanomalie der Frucht Ursache der Schwergeburt. Ungeklärt blieb, ob der Prolapsus uteri durch die notwendige Geburtshilfe oder durch Einwirkung des Hengstes ausgelöst wurde. Letzteres scheint aufgrund unserer Erfahrungen wahrscheinlicher.

Fall 10: Am 18. März 1975 wurde eine alte Lamastute morgens im Gehege mit totalem Prolapsus uteri festliegend vorgefunden. Sie hatte in der Nacht ohne Hilfe ein lebendes Hengstfohlen geboren. Da Bodenfrost bestand, wurde das Tier unter Beachtung der notwendigen Vorsichtsmaßnahmen in die nahe gelegene Tierklinik transportiert. Nach Epiduralanästhesie und Infiltration der Schamlippen erfolgten Reposition des Uterus und Anlegen eines Verschlusses nach Bühner. Das Lama wurde mit Antibiotika, Dextrofusalinfusion und einem zentral angreifenden Analgetikum versorgt und kam zirka eine Stunde nach dem Eingriff wieder zum Stehen. Eine weitere Behandlung machte sich nicht erforderlich. Nach 14 Tagen wurde der Bühnerverschluß entfernt.
Auch hier muß angenommen werden, daß Deckversuche des Hengstes den Prolaps ausgelöst haben.

Fall 11: Am 2. April 1975 wurde bei der Zoovisite eine Trampeltierstute (Camelus ferus f. bactrianus) beobachtet, bei der der Kopf eines lebenden Fohlens zwischen den Schamlippen hervorragte. Das Muttertier erschien unbeeindruckt vom Geburtsgeschehen. Wehen waren nicht festzustellen. Da sich die Situation in den nächsten zwei Stunden nicht änderte, wurde das Tier in die Tierklinik geführt. Das Fohlen befand sich in oberer Stellung und bewegte sich viel. Nach Verbringen der Kamelstute in den Zwangsstand für Pferde gelang es, das Jungtier mit leichter Zughilfe herauszuziehen.
Da bei Altweltkamelgeburten die Vorderbeine vor der Nase erscheinen sollen (P u s c h - m a n n , 1975), bestand hier eine leichte Haltungsanomalie. Jedoch scheint die Wehenschwäche eigentliche Ursache der Schwergeburt gewesen zu sein.

Fall 12: Am 9. Januar 1976 wurde ein Guanako (Lama guanicoe) zur Geburtshilfe vorgestellt. Der Fetus befand sich in Vorderendlage, oberer Stellung und Ellenbogenbeugehaltung beiderseits. Kopf, Hals und Spitzen der Vordergliedmaßen ragten aus der Scheide. Nach Einbringen von Fruchtwasserersatz konnte das Fohlen mit verstärktem Zug extrahiert werden.
Ursache der Schwergeburt war hier wohl die Haltungsanomalie, vielleicht mit einer Wehenschwäche gekoppelt. Zwar konnte früher beobachtet werden, daß auch der Guanakohengst weibliche Tiere wenige Stunden vor der Geburt trieb und zu decken versuchte, in den letzten Jahren wurde er jedoch im geburtsnahen Zeitraum abgesperrt. Nur im dargestellten Fall war im Berichtszeitraum tierärztliches Eingreifen bei einer Guanakogeburt erforderlich.

Primaten

Fall 13: Infolge einer zeitweisen gemeinsamen Haltung einer Wanderu-Äffin (Macaca silenus) mit einer Javaner-Gruppe (Macaca irus) wurde 1965 im Zoologischen Garten Rostock ein weiblicher Wanderu-Bastard (Macaca irus x silenus) geboren. Das Tier entwickelte sich in den ersten Jahren gut. Im Mai 1971 fiel es durch schlechten Appetit und unsicheren Gang auf den Hinterbeinen auf. Nachdem drei Wochen lang täglich zwei Tabletten Calcipot verfüttert wurden, normalisierte sich das Befinden.
Seit 1965 wurde die Wanderu-Bastard-Äffin in einer kleinen Wanderu-Gruppe gehalten. Die ersten Östrusschwellungen im Analbereich konnten 1968 beobachtet werden. In der Nacht zum 21. Februar 1974 warf die Wanderu-Bastard-Äffin ein totes weibliches Jungtier. Das Muttertier mußte zur Behandlung vorgestellt werden, weil es sich einen unvollständigen Dammriß zugezogen hatte. Es wurde allgemein und lokal mit Antibiotika versorgt. Drei Tage nach der Geburt hatte es sich völlig wieder erholt, sechs Tage p. p. war der Dammriß fast völlig verheilt. Da auch das Wanderu-Weibchen dieser Gruppe zwei tote Jungtiere geboren hatte, wurden die Muttertiere am 22. Januar 1975 geröntgt, um zu kontrollieren, ob sie wieder tragend seien, und um sie gegebenenfalls rechtzeitig isolieren zu können. Beide Affen waren tragend. Die Wanderu-Äffin warf am 27. März 1975 ein gesundes Jungtier, das sie ohne Komplikationen aufzog.
Am 29. März 1975 fanden die Pfleger um 7.00 Uhr die Wanderu-Bastard-Äffin mit Wehen und Blutungen vor, am 30. März wurde das Tier in unserer Klinik vorgestellt. Eine zweimalige Injektion von Wehenmitteln hatte keinen Erfolg. Röntgenologisch wurde ein Hydrocephalus festgestellt. An der Frucht waren keinerlei Lebenszeichen spürbar. Daraufhin wurde digital der Schädel zerdrückt und die Frucht extrahiert. Die Äffin wurde mit Antibiotika versorgt. In der Nacht starb die Bastard-Äffin. Der Sektionsbefund ergab eine hochgradige pathologische Fettinfiltration der Leber, die im Zusammenhang mit dem Vorbericht und den übrigen Befunden als Schwangerschaftstoxikose gedeutet wurde. Todesursache war ein Kollaps. Im Uterus und Beckenraum bestanden geringgradige Ödeme und schwache Anzeichen von Durchblutungsstörungen.

Für einen reibungslosen Geburtsablauf ist u. a. das Verhältnis der Größe des Geburtsweges, also der Beckenpassage, zur Größe des Neugeborenen-Schädels entscheidend. Beide Größen sind bei vielen Primaten so stark genähert (H a r m s , 1956; S c h u l t z , 1971), daß das zu Komplikationen bei der Geburt führen kann. In besonders starkem Maße trifft das für Makaken zu. Das hier mit einer Schwergeburt behandelte Makaken-Weibchen war zudem ein Bastard zwischen zwei Makakenarten, die nach F i e d l e r (1956) unterschiedlichen Untergattungen in der Gattung Macaca zugeordnet werden. Der Javaneraffe (Macaca irus) wird zur Untergattung Cynomolgus gezählt, der Wanderu (Macaca silenus) zur Untergattung Silenus (F i e d l e r , 1956).

Z u k o w s k y (1952) beschreibt die Entwicklung von vier Bastarden zwischen einem Wanderu (Macaca silenus) und einer Schweinsäffin (Macaca nemestrina), die von dem gleichen Paar abstammten. Die Bastarde zeigten in unterschiedlichem Maße Probleme in ihrer Entwicklung, die durch Hemmbildungen den Eindruck von Kümmerlingen und cerebralen Störungen hervorriefen und teilweise an die Entwicklungsprobleme unseres Bastards im Jahre 1971 erinnerten. Als Ursache des Zurückbleibens und der cerebralen Störungen wird von Z u k o w s k y der relativ entfernte Verwandtschaftsgrad der Eltern angesehen. Die von ihm erwähnten Tiere haben sich nicht vermehrt. Es ist anzunehmen, daß die Mißbildung des Fetus bei unserem Tier die gleiche Ursache hatte.

Equiden

Da der Zoologische Garten Rostock traditionell eine Araberzucht betreibt, möchten wir hier noch einige geburtshilfliche Komplikationen bei unseren Stuten aufführen.

Fall 14: Am 26. März 1967 wurde die 17jährige Araberstute (Equus przewalskii f. caballus) "Souvenir" abends zur Untersuchung vorgestellt, weil die Pfleger bereits seit drei Tagen vergeblich auf die Geburt warteten. Rektal waren Eigenbewegungen des Fetus nicht auslösbar. Die vaginale Untersuchung ergab eine fingerstarke Cervixerweiterung. Am nächsten Spätnachmittag gebar die Stute ohne Hilfe ein lebendes Fohlen. Die Nachgeburt hing 2 1/2 Stunde nach der Geburt noch so fest, daß die Abnahme wegen starken Pressens abgebrochen werden mußte. Sulfonamiduterusstäbe (R) wurden eingelegt. Weitere 2 1/2 Stunden später wurde die Stute mit einem totalen Prolapsus uteri vorgefunden. Am liegenden Tier gelang nach Epiduralanästhesie die Abnahme der Nachgeburt und die Reposition des Uterus. Eine antibiotische Versorgung der Stute erfolgte. Es kam in der Folge zu keinerlei Komplikationen, die ein weiteres tierärztliches Eingreifen notwendig gemacht hätten. Weitere Geburten verliefen normal.

Als Ursache der Nachgeburtsverhaltung ist eine akute hyperämische Plazentitis anzunehmen, da sich durch den weiteren Verlauf eine Uterusatonie ausschließen läßt.

Fall 15: Am 29. April 1969 wurde die 23 Jahre alte Araberstute "Gauka", die bereits 12 Fohlen geboren hatte, wegen einer Schwergeburt vorgestellt. Die Stute lag fest. Das Fohlen befand sich in Vorderendlage, oberer Stellung und Brustkopfhaltung. Es erfolgten eine Haltungsberichtigung und Extraktion eines lebenden Fohlens mit Zughilfe. Da die Nachgeburt sehr fest saß, wurde der Uterus mit Antibiotika und Sulfonamiden versorgt. Einige Stunden später wurde die Nachgeburt abgenommen. Die Stute erhielt eine Glukoseinfusion und stand mit Hilfe auf. Eine weitere Behandlung machte sich nicht erforderlich.

Hier ist die Haltungsanomalie Ursache der Schwergeburt gewesen. Es ist bekannt. daß nach Schwergeburten häufiger Nachgeburtsverhaltungen auftreten. Das Festliegen der Stute ist nicht nur durch die Strapazen der Geburt, sondern auch durch ihr hohes Alter und labile Kreislaufverhältnisse bedingt gewesen.

Fall 16: Am 12. April 1975 wurde die 14jährige Araberstute "Arabella" vorgestellt. Sie zeigte seit kurzem leichte Wehen und Unruheerscheinungen. Rektal war ein lebendes Fohlen in Vorderendlage vor dem Beckeneingang zu tasten. Die vaginale Untersuchung ergab den Befund eines normalen Eröffnungsstadiums, die Cervix war zirka für zwei Finger passierbar. Die Geburt wurde für die nächsten Stunden vorausgesagt. Bereits nach einer Stunde wurde die Stute wieder vorgestellt. Sie stand ruhig. Zirka 2 m abgerissener Dünndarm hing aus der Scheide, die zweifach perforiert war. Die Stute wurde nach Chloralhydratapplikation abgelegt und in der linken Flanke laparotomiert. Nach Eröffnung der Gebärmutter konnte nur noch ein totes Fohlen entwickelt werden. Es gelang noch, die Uteruswand zu vernähen. Mühsam war das Auffinden des Darmrisses. Während dieser Manipulationen erhielt die Stute eine Dauerinfusion mit Kreislaufmitteln. Bei der Darmnaht starb das Tier.

Derartige Durchtrennungen, die immer eine ungünstige Prognose haben, kommen bei Spontangeburten dadurch zustande, daß der betreffende Darmabschnitt während der Austreibungswehen eingeklemmt wird (B e n e s c h , 1957; H u s k a m p , 1976). Besonders häufig geschieht das bei Hinterendlage, die aber nicht vorlag. Das lange Gekröse bedingt eine große Beweglichkeit des Dünndarmes. Bei unserem Fall ist als Besonderheit zu bemerken, daß das abgerissene Darmende weit aus der Scheide hing und daß das Fohlen noch nicht geboren war. Die heftigen Schmerzen, die durch die Darmzerreißung und die zweifache Scheidenperforation ausgelöst wurden, haben wahrscheinlich jede weitere Wehentätigkeit unterbunden.

Diskussion und Schlußfolgerungen:

Bei einer Analyse der oben geschilderten Fälle wird die Wiederholung einiger Faktoren deutlich. Sie sind als häufige Ursache geburtshilflicher Komplikationen bei Zootieren zu deuten. Erst eine gewisse zeitliche Distanz und die Übersicht über das Krankengut vieler Jahre ermöglichten es, in scheinbar ganz verschieden gelagerten Fällen gemeinsame Ursachen zu erkennen. Da ihre Bedeutung von Tierart zu Tierart wechselt, soll die Reihenfolge kein Maß ihrer Wertigkeit sein.

Eine wichtige Ursache geburtshilflicher Komplikationen sind Abweichungen vom zuchtfähigen Alter. Der Differenz zwischen Geschlechtsreife und Zuchtreife wird bei Zootieren häufig noch zu wenig Beachtung geschenkt (Fall 4 und Fall 8). Es wäre interessant und denkbar, aber schwer zu überprüfen, ob Tiere unter den Bedingungen der Haltung in zoologischen Gärten und ähnlichen Einrichtungen eher geschlechtsreif werden als in der Wildbahn. Die Angaben von F r ä d r i c h (1973), G r z i m e k (1972) und M a z a k (1965) sprechen dafür. Bei lange domestizierten Tieren wird der oft erheblichen zeitlichen Differenz durch strenge Zuchtordnungen und -regeln nicht umsonst Rechnung getragen.

Bei Tieren, die in Herden leben, stehen dem männlichen Tier mehr weibliche Tiere im Zuchtalter zur Verfügung, außerdem können sich die nicht erwachsenen weiblichen Tiere auf Grund der räumlichen Gegebenheiten der vorzeitigen Bedeckung entziehen. Unter den Bedingungen der Zootierhaltung vermag nur eine Isolierung junger weiblicher Tiere diese vorzeitige Zuchtbenutzung zu verhindern. Das bedeutet Beanspruchung zusätzlicher Gehege und Probleme bei der späteren Eingewöhnung des erwachsenen Tieres in die Herde. Deshalb sieht man häufig in der vorzeitigen Zuchtbenutzung das kleinere Übel und nimmt Komplikationen in Kauf (Fall 8). Hingegen gibt es bei einzeln gehaltenen Großkatzen wohl selten einen überzeugenden Grund dafür, sie vor Erreichung des zuchtfähigen Alters zur Fortpflanzung heranzuziehen. Eine Sonderstellung nehmen die in Horden lebenden Primaten ein, bei denen es trotz häufiger Kopulationen nach eingetretener Geschlechtsreife auf Grund anovulatorischer Zyklen meist erst im zuchtreifen Alter zu Geburten kommt (H a r m s , 1956). Auch ein sehr hohes Alter kann für geburtshilfliche Komplikationen prädestinieren. Da auch hier die Isolierung sich meist praktisch verbietet, böte sich eine hormonelle Sterilisierung als Ausweg an (E l z e und E u l e n b e r g e r , 1976).
Negative Umwelteinwirkung, wie z. B. in den Fällen 7, 9, 10 und das aus der sexuellen Übererregbarkeit unseres Lamahengstes resultierende Verhalten, können Anlaß von Geburtsschwierigkeiten sein. Da der ideale Ablauf der Geburt nur bei völlig ausgeglichener vegetativer Reaktionslage möglich ist und die Sympathikusdominanz eine Wehenhemmung bedingt (N a a k t g e b o r e n und S l i j p e r , 1970), läßt sich die bei offensichtlich gesunden Muttertieren diagnostizierte Wehenschwäche (Fall 11, eventuell auch Fall 3 und 5) vielleicht auf beunruhigende Umwelteinflüsse zurückführen.

Aus unterbrochenen können verschleppte Geburten entstehen. Über die Schwierigkeit der Kontrolle wurde einleitend schon einiges gesagt. Dennoch erscheinen in einigen der beschriebenen Fälle (1, 2, 3) nicht alle Möglichkeiten der Beobachtung voll ausgeschöpft worden zu sein. Das Fehlen des vertrauten Pflegers, Fasttage, die keine Schlüsse über den Appetit zulassen, und der Betriebsablauf am Wochenende - Abwesenheit einiger qualifizierter Mitarbeiter, mehr Besucher - machen sich ungünstig bemerkbar. Im geburtsnahen Zeitraum sollte der Pfleger, der das Tier genau kennt und der von ihm gekannt wird, ständig zugegen sein.

Er vermag geringe Abweichungen im Verhalten zu erfassen, und das um so mehr, je öfter er schon Geburten beim gleichen Tier miterlebt hat. Sache des wissenschaftlichen Mitarbeiters ist es, die Pfleger zur Beobachtung und Dokumentation anzuleiten und das so erhaltene Material zu interpretieren. Da beim Zootier die üblichen veterinärmedizinischen Methoden, die Aussagen über Beginn und Ablauf einer Geburt zulassen, häufig nicht anwendbar sind (Thermometrierung, Palpation, vaginale Untersuchung, Endoskopie), muß sich auch der Tierarzt in seinen Entscheidungen oft auf Aussagen der Zoomitarbeiter verlassen. Seine Anwesenheit wie der anderer fremder Personen vermag unter Umständen den Verlauf der Geburt durch Auslösen einer Abwehrhaltung, also einer Sympathikusreizung, zu verändern. Das Verhalten des Tieres kann so beeinflußt werden, daß ein besserer Allgemeinzustand vorgetäuscht wird als tatsächlich vorliegt (Fall 5).

Der Einfluß des Vatertieres auf die Fruchtgröße und damit auf den Ablauf der Geburt ist umstritten (Fall 3 und 5). Es wird berichtet, daß Hündinnen und Stuten, die von Vatertieren wesentlich größerer Rassen gedeckt wurden, keinerlei Geburtsschwierigkeiten hatten. Andererseits ist bekannt, daß der Einsatz bestimmter Vatertiere Anlaß für Schwergeburten war (Richter und Götze, 1960). Auch an Heterosiseffekte ist zu denken. Einen Sonderfall stellt dabei die Bastardierung dar (Fall 13). Es sei dahingestellt, ob Mißbildungen, wie in diesem Falle der Hydrocephalus, damit im Zusammenhang stehen. Da die Rasse- und Artenkreuzungen in Zoo's selten und wohl nur für Sonderfälle der Säugetierforschung angestrebt werden, dürften sie kaum zu den häufigen Ursachen geburtshilflicher Komplikationen zu rechnen sein.

Gravide Tiere sollten eine besondere Fürsorge und Kontrolle von seiten des Tierpflegers, des verantwortlichen wissenschaftlichen Mitarbeiters und des betreuenden Tierarztes erfahren (Elze et al., 1973). Ihre räumliche Unterbringung ist so zu gestalten, daß eine genügende Abschirmung gegen negative Umwelteinflüsse garantiert ist und dem Muttertier ein Gefühl der Geborgenheit gegeben wird. Gleichzeitig muß es aber möglich sein, jederzeit an das Tier heranzugelangen, ohne es im nicht mehr vertretbaren Maße zu belasten. Es ist zu gewährleisten, daß der mit der ständigen Betreuung des Tieres beauftragte Tierpfleger im geburtsnahen Zeitraum anwesend ist. Den Tierpflegern sind spezielle Kenntnisse über die Fortpflanzungsbiologie der von ihm betreuten Tierarten zu vermitteln. Merkmale, die Beginn und Vorbereitung der Geburt und Geburtsstörungen kennzeichnen, sind bekanntzugeben. Um den Tierpflegern die Aufzeichnung ihrer Beobachtungen zu erleichtern, werden Bögen mit konkreter Fragestellung erarbeitet und ihnen übergeben. Im Interesse ethologischer und anderer zoologischer Forschung kann die Fragestellung auch auf die Zeit nach der Geburt und das Verhalten der Jungtiere ausgedehnt werden.

Aus der Dokumentation vieler Einzelbeobachtungen könnte so ein Merkmalskatalog zusammengestellt werden, der Einblicke in die Fortpflanzungsbiologie verschiedener Tierarten gibt. Tierärztliche Entscheidungen würden künftighin erleichtert und therapeutische Bemühungen erfolgreicher.

Ziel der geschilderten gemeinsamen Bemühungen von Tiergärtnern und Tierärzten sollte es sein, auf diesem Wege zur Erhaltung bedrohter Tierarten beizutragen.

Zusammenfassung:

Beitrag zur Geburtshilfe bei Zootieren

Über geburtshilfliche Komplikationen bei 6 Feliden, 6 Kameliden, 1 Primaten und 3 Equiden wird berichtet. Die möglichen Ursachen der Geburtsstörungen werden dargelegt. Schlußfolgerungen zur Verhütung derartiger Vorkommnisse werden gezogen.

Summary:

Obstetrics for Zoo Animals

Obstetric complications are reported with regard to six felid, six camelid, and three equine animals, as well as one primate. Reference is made to possible causes. Conclusions are drawn for future prevention od similar cases.

Résumé:

Contribution à l'obstétrique chez les animaux de zoo

Complication du part chez 6 félidés, 6 camélidés, 1 primate, 3 équidés. Les causes possibles sont discutées et des conclusions sont indiquées concernant la prophylaxie.

Сообщение о помощи при родах у зверей зоопарков.

Сообщается о компликациях, возникших при родах у 6 фелиден, 6 камелиден, I примата и 3 эквиден. Даны возможные причины нарушений, возникших при родах. Сделаны выводы, для предотвращения подобных случаев.

Literatur:

BENESCH, F. (1957): Lehrbuch der tierärztlichen Geburtshilfe und Gynäkologie. München-Berlin-Wien: Urban & Schwarzenberg.

BUCHER, F. (1968): Haltung und Zucht von Vikunjas (Vicugna vicugna) im Züricher Zoo. Zool. Garten (NF) 36, 153-159.

ELZE, K., KRISCHE, G., EULENBERGER, K. und U. SCHNURRBUSCH (1973): Zur Bekämpfung der Neugeborenenerkrankungen bei in Zoos gehaltenen Wiederkäuern. Verhandlungsber. XV. Internat. Symp. Erkrankungen Zootiere, Kolmården, 85-92.

ELZE, K., EULENBERGER, K., SEIFERT, S., KRONBERGER, H., SCHÜPPEL, K.F. und U. SCHNURRBUSCH (1974): Auswertung der Krankengeschichten der Felidenpatienten (1958 - 1973) des Zoos Leipzig. Verhandlungsber. XVI. Internat. Symp. Erkrankungen Zootiere, Erfurt, 5-18.

ELZE, K. und K. EULENBERGER (1976): Zur Fortpflanzungssicherung, -stabilisierung und -steuerung bei Zootieren. Verhandlungsber. XVIII. Internat. Symp. Erkrankungen Zootiere, Innsbruck, 391-399.

FIEDLER, W. (1956): Übersicht über das System der Primaten. In: Hofer, H., Schultz, A.H. und D. Starck: Primatologia. Basel: Karger.

FRÄDRICH, H. und J. (1973): Zooführer Säugetiere. Stuttgart: Fischer.

GRZIMEK, B. (1972): Grzimeks Tierleben, Säugetiere 3. Zürich: Kindler.

HARMS, J. W. (1956a): Schwangerschaft und Geburt. In: Hofer, H., Schultz, A.H. und D. Starck: Primatologia. Basel: Karger.

HARMS, J. W. (1956b): Fortpflanzungsbiologie. In: Hofer, H., Schultz, A.H. und D. Starck: Primatologia. Basel: Karger.

HUSKAMP, B. (1976): Die Kolik der Stute im Zusammenhang mit der Geburt. Prakt.Tierarzt 3, 152-158.

JACOB, K.-J. und L. LEBER (1974): Kaiserschnitt bei einem Leoparden. Verhandlungsber. XVI. Internat. Symp. Erkrankungen Zootiere, Erfurt, 115-116.

JAROFKE, D. und H.-G. KLÖS (1974): Komplikationen bei der Wundheilung nach Sectio caesarea bei einem Indischen Leoparden (Panthera pardus fusca). Verhandlungsber. XVI. Internat. Symp. Erkrankungen Zootiere, Erfurt, 111-113.

KRUMBIEGEL, I. (1952): Lamas. Leipzig: Geest & Portig.

KUNTZE, A. (1966): Zur Geburtshilfe bei Zootieren. VIII. Internat. Symp. Erkrankungen Zootiere, Leipzig, 103-120.

LANG, E. und H. BACHMANN (1956): Kaiserschnitt bei einer Löwin. Schw. Arch. Thlk. 98, 111-115.

LINKE, K. (1952): Javaner-Wanderu-Bastard im Zoo Rostock. Zool. Garten 19, 1952.

MAZAK, V. (1965): Der Tiger. Wittenberg Lutherstadt: Ziemsen.

NAAKTGEBOREN, C. und E. J. SLIJPER (1970): Biologie der Geburt. Hamburg-Berlin: Parey.

PETZSCH, H. (1968): Die Katzen. Leipzig-Jena-Berlin: Urania.

PUSCHMANN, W. (1975): Wildtiere in Menschenhand. Berlin: Deutscher Landwirtschaftsverlag.

RICHTER, J. und R. GÖTZE (1960): Tiergeburtshilfe. Berlin-Hamburg: Parey.

SCHULTZ, A. H. (1971): Die Primaten. Enzyklopädie der Natur 18. Lausanne: Karger.

ZUKOWSKY, L. (1952): Die Wanderu-Schweinsaffen-Mischlinge des Frankfurter Tiergartens. Zool. Garten 19.

Anschrift der Verfasser: Dr. med. vet. Dagmar R i t s c h e r ,
Tierklinik
DDR-25 Rostock, Thierfelderstr. (DDR)

Aus dem Zoologischen Garten Dresden (Direktor: G. B e r g e r)

KÜNSTLICHE AUFZUCHT EINER GIRAFFE NACH SCHWERGEBURT

Von H.-E. S c h n e i d e r

Am 30. 6. 1973 erhielt der Zoologische Garten Dresden eine im September 1972 geborene weibliche Netzgiraffe (Giraffa camelopardalis reticulata), die nach anfänglichen Schwierigkeiten unserem seit 1961 im Garten befindlichen Bullen (geboren etwa 1958) zugesellt werden konnte.

Seit 8. Februar 1975, das weibliche Tier erschien uns noch recht klein, interessierte sich der Bulle zunehmend für sie. Jedoch konnten Deckakte von uns nicht beobachtet werden. Allerdings zwang uns das mit starker Bewegung verbundene Treiben durch den Bullen dazu, die Tiere auch nachts in der Freianlage zu lassen, da in der räumlich sehr beengten Innenstallung, die keine Trennungsmöglichkeit für die Tiere bietet, die Gefahr einer Verletzung bestand. Nach dem 30. April 1976 verschwand die Aktivität des Weibchens, so daß wir mit einer Trächtigkeit rechnen mußten. Anfang des Jahres 1976 wurde diese Vermutung Gewißheit, und am 9. Juli 1976 begann die Geburt. Die Giraffe hatte also mit 31 Monaten konzipiert, nachdem sie bereits drei Monate vorher Brunsterscheinungen gezeigt hatte, die zur sexuellen Aktivierung des Bullen geführt hatten. Die Abstände zwischen den Brunstphasen unseres Weibchens, sichtbar an den häufigen olfaktorischen Kontaktnahmen des Bullen an der Vaginalregion, die zum Ausschachten des Penis und zu Aufreitversuchen führten, waren nicht regelmäßig und wechselten zwischen 12 und 28 Tagen.
Die Trächtigkeit verlief ohne Besonderheiten, wenn man von einer kurzfristigen Wesensänderung mit Einschränkung der Futteraufnahme, häufigem Rückwärtsgehen, reichlichem Kotabsatz und einem vorher nie beobachteten aggressiven Verhalten gegenüber dem Bullen, das am 22. März 1976 auftrat, absieht. Eine Deutung dieser Erscheinung war uns nicht möglich.
Am Morgen des 9. Juli 1976 beobachten wir eine starke Schleimabsonderung aus der leicht offenstehenden Vulva. Gegen 11,30 Uhr tritt der rechte Vorderfuß bis zum Fesselgelenk aus der Vulva aus, 11,50 Uhr der linke. Bis 13,50 Uhr gibt es keinen wesentlichen Fortgang der Geburt. Zu diesem Zeitpunkt beginnt das Austreten des Kopfes. Erst gegen 15,50 Uhr ist der Kopf ganz sichtbar. Die Vorderextremitäten sind zu diesem Zeitpunkt bis zum Karpalgelenk zu sehen. Das Jungtier lebt. Gegen 17,15 Uhr ist der Zustand noch unverändert. Allerdings können wir kein Lebenszeichen an dem Jungtier mehr feststellen. Die Zunge hängt stark gestaut aus der Mundspalte, die Augen sind geschlossen. Wir entschließen uns, trotz des bekannten Risikos, zu einer medikamentellen Ruhigstellung des Muttertieres. Noch während wir uns zu dieser Maßnahme vorbereiten, grätscht das gebärende Tier während einer Preßwehe aus. Die Giraffenkuh liegt nun mit physiologischer Haltung der Vorderextremitäten und des Kopfes, während beide Hinterbeine nach kaudal gestreckt sind. Das Tier ist nicht in der Lage, sich aus dieser Position zu erheben. Ohne Sedierung beginnen wir sofort mit der Extraktion des in normaler Vorderendlage eingekeilten Kalbes. Beide Vorderextremitäten befinden sich in Schulter und Ellenbogengelenksbeugehaltung. Durch Strecken dieser Beugehaltungen können wir den Querschnitt der Frucht im Bereich der Schultergliedmaßen so verringern, daß die Entwicklung der Frucht zunächst bis in die Mitte des Thorax gelingt. Je zwei Personen ziehen dabei wechselweise an den beiden Vorderextremitäten. Das Muttertier verhält sich während dieser Manipulationen vollkommen ruhig. Der beginnende Eintritt der kindlichen Beckengliedmaßen in den knöchernen Geburtsweg setzt unseren Bemühungen zunächst insofern Widerstand entgegen, als sich das kindliche Becken in eine unvollkommene seitliche Stellung nach rechts gedreht hat. Nach ihrer manuellen Korrektur gelingt die vollkommene Extraktion der Frucht unter kräftigem Zug.

Jetzt können wir auch feststellen, daß das Kalb lebt. Nach Durchreißen der Nabelschnur setzt Spontanatmung ein. Die Stauung der aus der Mundspalte heraushängenden Zunge verschwindet innerhalb einer Stunde post partum, die Stauung der Konjunktivalgefäße verliert sich innerhalb der ersten acht Lebenstage.
Unmittelbar nach der Geburt werden größere Mengen Fruchtwasser und Urin abgesetzt. Die manuelle Kontrolle der Geburtswege ergibt keine Besonderheiten. Unsere Bemühungen um das Muttertier haben das Ziel, die Giraffe in eine physiologische Ruhelage zu bringen. Der erste Versuch dazu gelingt, als das Tier während unserer Manipulationen plötzlich mit langgestrecktem Hals und auf dem Stallboden aufliegendem Kopf auf die linke Körperseite fällt und wir dadurch die Hinterextremitäten unter dem Körper versammeln können. Ein unmittelbar darauf folgender Aufstehversuch führt wiederum zum Ausgrätschen in die bereits beschriebene Stellung. Nach längeren Bemühungen gelingt es uns zum zweiten Male, die Giraffenkuh in eine physiologische Ruhelage zu bringen, die sie auch gegen 21,30 Uhr noch innehat. Neben einer antibiotischen Versorgung der Gebärmutter verabreichen wir der Giraffe 12 Mill. IE Sulfastrepdipen wäßrig (VEB Jenapharm, Serumwerk Bernburg), 20,0 ml Coffein, 10,0 ml Ursocard (VEB Serumwerk Bernburg) und 200 mg Prednisolon.
Am Morgen des 10. 7. 1976 gegen 5,30 Uhr steht die Giraffenkuh. Sie bewegt sich sehr vorsichtig und nimmt Futter auf. Die Nachgeburt ist abgegangen, und Kot und Urin werden abgesetzt.

Nach fünf Tagen wurde das Tier wieder dem Bullen zugesellt. Brunstverhalten konnte seit dem 29. Juli 1976 wieder gesehen werden, trat aber nach dem 26. November 1976 nicht mehr auf, so daß mit einer erneuten Trächtigkeit gerechnet werden muß.

Das Jungtier wird, bedingt durch das vorübergehende Festliegen des Muttertieres, von diesem getrennt. Es ist ein Männchen von reichlich 1,80 Höhe und einem Gewicht von 77,5 kg. Bei einem von K r u m b i e g e l (1971) angegebenen durchschnittlichen Normalgewicht von 45 - 60 kg für neugeborene Giraffenkälber dürfte das Gewicht unseres Kalbes außerordentlich hoch sein. Für die Geburtsschwierigkeiten müssen wir die relativ zu große Frucht verantwortlich machen, da die Beugehaltungen im Schulter- und Ellenbogengelenk möglicherweise aus dieser relativen Übergröße resultieren.

Nach einer Stunde, das Kalb war fortlaufend bemüht, sich zu erheben, mußten wir feststellen, daß an beiden Vorderextremitäten eine vermutlich geburtstraumatisch bedingte Radialislähmung vorhanden war. Damit wurde eine künstliche Aufzucht unabhängig vom Zustand des Muttertieres erforderlich. Bereits früher (G e n s c h , 1969) hatten wir versucht, eine Giraffe künstlich aufzuziehen, verloren das Tier aber an einer Polyarthritis.

Die Schwierigkeiten der mutterlosen Aufzucht von Jungtieren liegen heute weniger im Bereich der fehlerhaften Nahrungszusammensetzung als vielmehr in der Verhütung bakterieller Infektionen bei den ungeschützten Jungtieren.

Wir verabreichten daher unserem Jungtier innerhalb der ersten Stunde nach der Geburt 100,0 ml Rinder-Gamma-Globulin (Dessau), 20,0 ml Sulfastrepdipen wäßrig und 10,0 ml Ursovit AD_3E wäßrig. Am Tag der Geburt erhielt das Jungtier keine Nahrung. Wir begannen erst am 10. Juli 1976 mit der Verabreichung von Kolostralmilch vom Rind. Diese Nahrung verabreichten wir drei Tage.

Vom 13. Juli an fütterten wir Normalmilch (2,5 % Fett) mit einem Zusatz von fettreduziertem Milchpulver (12,5 % Fett, 31 % Eiweiß, 50,2 % Kohlehydrate, 4,3 % Salze, 460 cal/100 g), um den Eiweißgehalt auf 6 % zu bringen (K l ö p p e l , 1976). Wir orientierten uns dabei ausschließlich nach dem Eiweißgehalt, ohne auf den Fettgehalt Rücksicht zu nehmen.

Später verwendeten wir an Stelle des fettreduzierten Milchpulvers Magermilchpulver (34 - 39 % Eiweiß, 45 - 51 % Milchzucker, 0,1 - 1 % Fett, 325 - 340 cal/1oo,o g). Die Milch wurde vom ersten Tag an mit frisch gewonnenem Zitronensaft gesäuert.

Die verabreichte Milchmenge betrug am ersten Tag 1500 ml und wurde auf sechs Mahlzeiten verteilt. Die weiteren Steigerungen sind aus der Tabelle ersichtlich.

11. Juli 1976	2100 ml
13. Juli 1976	3000 ml
15. Juli 1976	3300 ml
18. Juli 1976	3900 ml
21. Juli 1976	5000 ml
24. Juli 1976	5600 ml
30. Juli 1976	6000 ml
13. August 1976	7000 ml.

Vom 22. Juli 1976 an verabreichten wir zusätzlich zweimal täglich einen Eßlöffel Travidyn (Vit. A 44000 IE; D_3 8000 IE; B_1 0,02 g; C 0,30 g; Malzextrakt 40,0 g; Saccharose 40,0 g in 100,0 ml) und 20000 IE Vitamin A in öliger Form über die Milch, außerdem 30,0 g Afarom (VEB Chemisch-Pharmazeutisches Werk Oschersleben), ein handelsübliches Mineralstoffgemisch.

Wir waren bemüht, das Jungtier frühzeitig an die Aufnahme von Rauhfutter zu gewöhnen. Mit acht Tagen begann es,an Weidenblättern herumzukauen, die von da an regelmäßig angeboten wurden. Im Alter von 26 Tagen wurde Heu aufgenommen. Allmählich probierte das Tier auch andere Futtermittel wie Haferflocken, Knäckebrot, Zwieback, Äpfel und Möhren. Vom 29. September an, im Alter von 82 Tagen, nahm der kleine Giraffenbulle täglich eine angemessene Portion Kraftfutter und Gemüse auf.
Die erste Wasseraufnahme beobachteten wir am 21. August 1976. Von Ende September an wurden regelmäßig auch größere Mengen Wasser aufgenommen.

Die angeordneten strengen Maßnahmen, die Sauberkeit der Tränkgerätschaften und Hände der Pfleger betreffend, die wir durch Tupferabstriche kontrollierten, wurden von unseren Tierpflegern außerordentlich ernst genommen. Zusätzlich entnahmen wir Tupferproben aus dem Enddarm des Giraffenkalbes und von den Wänden und dem Boden seiner Stallbox. Dabei gefundene Kolistämme wurden auf ihre Empfindlichkeit gegen Antibiotika, Sulfonamide und andere Chemotherapeutika getestet, um im Krankheitsfall ohne Verzögerung eine einigermaßen wirksame Therapie vornehmen zu können. Wir fanden zwar toxische Kolistämme, waren aber nie zur Behandlung einer enteralen Erkrankung gezwungen.

Die Verabreichung der Milch erfolgte zunächst mit Flasche und handelsüblichen langen Gummisaugern. Wegen der Gefahr des Abziehens und Verschluckens des Gummisaugers gewöhnten wir das Tier nach 21 Tagen, allerdings mit sehr viel Mühe, daran, die Milch aus einer Schüssel aufzunehmen.

Kompliziert wurde die Aufzucht durch die bestehende beiderseitige Radialislähmung, die ein selbständiges Stehen des Tieres zunächst unmöglich machte. Dadurch kam es auch wiederholt zu Störungen des Kotabsatzes, die durch Klysmen behoben werden konnten. Den Boden des Innenstalles polsterten wir, so daß er sowohl rutschfest als auch elastisch genug war, um Dekubitusstellen weitestgehend zu vermeiden.

Die Pfleger erhielten die Aufgabe, das Tier mehrmals am Tag aufzustellen und die Gelenke so zu fixieren, daß die Wirkung des fehlenden Muskeltonus simuliert wurde. Zweimal täglich wurden die Vorderextremitäten vom Schulterblatt bis zum Karpalgelenk mit Kampferspiritus (10 %) massiert. Dazu kamen regelmäßige Bewegungsübungen. Bis zum 17. Juli war nur eine geringe Besserung der aktiven Beweglichkeit der Vorderextremitäten festzustellen. Zu diesem Zeitpunkt verliefen auch Sensibilitätsprüfungen durch Nadelstiche im distalen Bereich der Vorderextremitäten sowie Kompressionen der Hufe mit der Hand negativ.

Am 21. Juli 1976 injizierten wir 150 mg Turinabol Depot (Anabolikum des VEB Jenapharm) und 5,0 ml Ursoselevit (VEB Jenapharm, Serumwerk Bernburg). Eine Wiederholung der Ursoselevit-Injektion erfolgte nach 14 Tagen. Nach Anlegen einer Plasteschiene zur mechanischen Stabilisierung zunächst der linken Extremität kam es zu einem deutlichen Abwehrverhalten gegenüber dieser Stützvorrichtung. Aktive Bewegungsversuche wurden eingestellt und erst nach Entfernung des Verbandes wieder aufgenommen. Nach dem 26. Juli 1976, 17 Tage post partum, kam es zu einer deutlichen Besserung zunächst der aktiven Beweglichkeit der rechten Vorderextremität, etwas später auch der des linken Beines.

Das Tier wurde vom dritten Lebenstag an, unterstützt durch zwei Tierpfleger, regelmäßig in ein Außengehege mit Sandboden gebracht und hier mit vielen Hilfen durch unsere Pfleger bewegt. Bei allmählicher, aber ständiger Besserung des Zustandes konnten wir das Tier vom 6. August 1976 an ohne Unterstützung im Außengehege laufen lassen. Das Tier galoppierte zu diesem Zeitpunkt minutenlang ohne jede Behinderung. Nach längerer Bewegung kam es gelegentlich zum Stolpern mit Hyperflexion der Fessel- und Krongelenke. Nach weiteren acht Tagen bewegte sich das Giraffenkalb völlig normal.+

Zusammenfassung:

Künstliche Aufzucht einer Giraffe nach Schwergeburt

In dem Referat wird eine Schwergeburt bei einer Netzgiraffe (Giraffa camelopardalis reticulata) und die mutterlose Aufzucht des Jungtieres geschildert.

Summary:

Artificial Raising of Giraffe after Complicated Birth

Reported in this paper is the complicated birth of a giraffe (Giraffa camelopardalis reticulata) and its motherless rearing.

Résumé:

Elevage artificiel d'une giraffe après accouchement difficile

L'accouchement dystocique chez une giraffe réticulée (Giraffa camelopardalis reticulata) est suivi de l'élevage artificiel du produit.

Исскуственное разведение жирафы после трудных родов.

В работе сообщается о трудных родах сетчатой жирафы и о выращивании детеныша без матери.

Literatur:

GENSCH, W. (1969): Versuch der künstlichen Aufzucht einer Giraffe. Zool. Gart. Bd.37, Heft 4-5, 231-242.

KLÖPPEL, G. (1976): In KLÖS, H.-G. und E. M. LANG: Zootierkrankheiten. Berlin und Hamburg: Parey.

KRUMBIEGEL, I. (1971): Die Giraffe. Die neue Brehm-Bücherei 428. Wittenberg-Lutherstadt: Ziemsen.

Anschrift des Verfassers: Dr. med. vet. Heinz-Eberhard Schneider,
Zoologischer Garten Dresden,
DDR-8020 Dresden, Tiergartenstr. 1 (DDR)

+An dieser Stelle muß allen beteiligten Tierpflegern, besonders aber dem Revierzootierpfleger Hannes Hacker, ein herzliches Dankeschön für die große Mühe und Geduld ausgesprochen werden, mit der unser Patient während dieser Zeit umsorgt wurde.

Aus dem Zoologischen Park Poznań (Direktor: Dr. A. T a b o r s k i) und dem Städtischen Veterinärdienst Poznań (Direktor: Dr. J. K o z ł o w s k i)

KAISERSCHNITT BEI EINEM FLECKENMUSANG (PARADOXURUS HERMAPHRODITUS)

Von E. L a s k o w s k i

Die Durchführung von Kaiserschnitten bei Haus- und Nutztieren ist nach der Einführung der Antibiotika eine häufig praktizierte Methode, Geburtsschwierigkeiten zu überwinden. Oft ist es der einzige Weg, das Leben der Mutter und des Jungtieres zu retten. Auch bei Tieren, die in zoologischen Gärten gehalten werden, wird der Kaiserschnitt heute in vielen Fällen angewandt, wobei die Erfolgschancen durchaus positiv einzuschätzen sind. Die Vielzahl der in Frage kommenden verschiedenen Tierarten macht es jedoch oftmals unmöglich, für seltener gehaltene Tierarten Erfahrungswerte auszunutzen. Deswegen scheint es uns gerechtfertigt, kurz über einen Kaiserschnitt bei einem Fleckenmusang (Paradoxurus hermaphroditus) zu berichten.

Fleckenmusangs hören zu den Tieren, die sich selten in zoologischen Gärten fortpflanzen. Im neuen Zoopark Poznań wurde bei einem Fleckenmusang am 25. September 1976 ein Foetus in der Scheide des Muttertieres entdeckt. Das Tier wurde eingefangen, und bei der Untersuchung zeigte sich, daß die Hinterextremitäten und das Becken des Foetus aus der Scheide heraushingen und bereits in Fäulnis übergegangen waren. Der aufgegaste Foetus war vom Muttertier angenagt worden, woraus zu schließen war, daß die Geburt schon längere Zeit andauerte und das Muttertier sich selbst zu helfen versuchte. Beim Extraktionsversuch zerriß der Foetus, so daß ein Teil des Foetus in der Beckenhöhle verblieb. Die Geburtswege waren bereits stark angeschwollen, auffällig trocken und gerötet. Es bestand keine Aussicht, den verbliebenen Teil des Foetus zu extrahieren. Wir entschlossen uns daher zur Durchführung eines Kaiserschnittes.

Die Sedierung des Tieres erfolgte mit Combelen (Behring). Außerdem wurde Atropin gegeben. Nach 15 Minuten war das Tier soweit sediert, daß mit einer 1%igen Polocain-Adrenalin-Lösung (Polfa) eine Lokalanästhesie vorgenommen werden konnte. Wir setzten an der Linea alba einen 13 cm langen Schnitt. Bei der Untersuchung des Uterus konnte im linken Horn ein zweiter, noch lebender Foetus festgestellt werden. Nach Eröffnung der Gebärmutter entwickelten wir das noch lebende Tier sowie den Rest des toten Foetus und die Nachgeburt. Nach Schließung der Gebärmutter mit doppelten Lembertnähten und Versorgung mit Antibiotika (Penizillin und Streptomyzin, Polfa) wurden die Bauchhöhle und entsprechend die Bauchmuskulatur und Haut vernäht, wobei ebenfalls eine entsprechende Antibiotikabehandlung vorgenommen wurde. Die äußere Wunde bepinselten wir mit Jodin und deckten sie mit Kollodium-Spray ab. Zur allgemeinen Absicherung wurden abschließend 600 000 IE Debecyllin (Polfa), ein Depotpenizillin, zusammen mit 0,5 g Hostacortin (Bayer) gegeben. Das frisch operierte Tier wurde in einen gesonderten Käfig gebracht und mit einer Diät ernährt. Am ersten Tag verabreichten wir nur gekochtes Wasser mit Glukose und Vitamin C. Am zweiten und dritten Tag fügten wir dem Getränk Eigelb hinzu. Vom vierten Tag an wurde durchgedrehtes Fleisch mit Gemüse und Eigelb in kleinen Mengen gefüttert. Fünf Tage nach der Operation entfernten wir die Hälfte der Hautnähte. Die Wunde heilte per primam aus. Zu diesem Zeitpunkt verabreichten wir noch einmal Depotpenizillin. Die Hautwunde wurde von dem Tier vom fünften Tag an beleckt. Der Versuch, die restlichen Hautnähte zu entfernen, erübrigte sich, da das Tier selber die Fäden durchgebissen und herausgezogen hatte, offensichtlich durch einen stärkeren Juckreiz der schnell abheilenden Wunde dazu veranlaßt. Drei Wochen später war das rasierte Operationsfeld bereits mit neuem Haarwuchs bedeckt. Nach 2 1/2 Monaten konnten wir das Weibchen wieder in den Käfig des Partners zurücksetzen. Über die erfolgreiche Aufzucht des lebend entwickelten Jungtieres wird in einer gesonderten Publikation zu einem späteren Zeitpunkt berichtet. Der hier beschriebene Fall zeigt erneut, daß die Durchführung eines Kaiserschnittes erfolgreich dazu beitrug, das Leben eines Muttertieres und eines Jungtieres zu erhalten und sollte zum Anlaß genommen werden, in komplizierten Fällen diesen Weg auch bei anderen seltenen Tierarten zu wählen.

Zusammenfassung:

Kaiserschnitt bei einem Fleckenmusang (Paradoxurus hermaphroditus)

Es wird über die erfolgreiche Durchführung eines Kaiserschnittes bei einem Fleckenmusang berichtet, wobei eine lebende und eine tote Frucht entwickelt werden konnten.

Summary:

Caesarian Section in Paradoxurus Hermaphroditues

Caesarian section was performed with success on one paradoxurus hermaphroditus, with one living and one dead foetus being obtained.

Résumé:

Césarienne chez un Paradoxure (Paradoxurus hermaphroditus)

Césarienne couronnée de succès chez un Paradoxure avec 1 foetus mort et un produit vivant.

Кессарево сечение у (Paradoxurus hermaphroditus)

Описано применение кессарева сечения у Paradoxurus hermaphroditus при этом был получен живой и мертвый плод.

Anschrift des Verfassers: Dr. E. L a s k o w s k i ,
ul. Grunwalska 248
60-814 Poznań (VR Polen)

Aus dem Zoologischen Garten Leipzig (Direktor: Dr. rer. nat. S. Seifert) und der Fachgruppe Veterinär-Pathologie und -Pathophysiologie (Leiter: Veterinärrat Prof. Dr. sc. med. vet. H. Kronberger) der Sektion Tierproduktion und Veterinärmedizin der Karl-Marx-Universität Leipzig

BLASTOZYSTENNACHWEIS IM UTERUSLUMEN DES INDISCHEN LIPPENBÄREN (MELURSUS U.URSINUS)

Von W. Puschmann, K.-F. Schüppel und H. Kronberger

Am 22. Oktober 1974 wurde ein erwachsener weiblicher Lippenbär (Melursus ursinus ursinus) aus dem Bestand des Zoologischen Gartens Leipzig zur Sektion überwiesen. Die Bärin war am 25. Dezember 1965 im Zoologischen Garten Leipzig geboren worden. Ihre Eltern waren 1960 als Importtiere aus Indien nach Leipzig gekommen. Das Tier hatte erstmals Mitte Oktober 1972 eine mit Durchfall, Apathie und Inappetenz beginnende, später mit einer rapiden Verschlechterung des Allgemein- und Ernährungszustandes einhergehende, vermutlich infektiöse Erkrankung, deren Ursache nicht ermittelt, die aber dann im zweiten Novemberdrittel nach massivem Einsatz von Antibiotika ausgeheilt werden konnte. Am 14. Oktober 1974 fiel die Bärin wegen ihres geschwächten, apathischen Zustandes auf. Einem vermuteten Infekt sollte zunächst mit einer oralen Behandlung begegnet werden, doch als sich das Befinden des Tieres weiter verschlechterte, wurde am 20. Oktober 1974 eine ähnliche Therapie wie zwei Jahre zuvor eingeleitet. In der Nacht vom 21./22. Oktober verendete das Tier jedoch im Alter von acht Jahren und 10 Monaten. Durch Sektion und histologische Organuntersuchungen wurden ein degenerativer Leberschaden, eine chronische interstitielle Nephritis und eine chronische Zystitis nachgewiesen.

Bereits früher konnte auf ein jahreszyklisches Fortpflanzungsverhalten bei Lippenbären geschlossen werden (Puschmann, 1975). Daher galt einer histologischen Aufarbeitung des Uterus dieser Bärin unser besonderes Interesse. In der Vergangenheit wurden beim Kragenbären (Selenarctos thibetanus) (Dittrich und Kronberger, 1963), beim Braunbären (Ursus arctos) (Dittrich und Kronberger, 1963; Kronberger, 1970) und beim Baribal (Ursus americanus) (Kronberger, 1964) in den Monaten September bis November frei im Uterus liegende oder kurz vor der Implantation stehende Blastozysten nachgewiesen. Das war der anatomisch-histologische Beweis für das Vorhandensein einer Keimlingsruhe bei diesen Arten. Da das zur Untersuchung anstehende Tier in den ersten Januartagen der Jahre 1969, 1971 und 1974 je einen Wurf gebracht hatte und im Juni 1974 erneut gedeckt worden war, erschienen Untersuchungen zum Nachweis von Blastozysten besonders sinnvoll.

Makroskopisch konnten am Uterus, an den Eileitern und den Eierstöcken keine Veränderungen gefunden werden. Der Uteruskörper war 4 cm lang, und die Uterushörner wiesen Längen von je 12 cm auf. Uterus, Eileiter und Eierstöcke wurden in 10%iger Formalinlösung fixiert und danach in etwa einen Zentimeter lange Stückchen zerlegt, die in Paraffin eingebettet wurden. Alle eingebetteten Gewebsstückchen wurden völlig in 20 µ dicke Gewebsschnitte zerlegt und zunächst jeder sechste Schnitt mit Hämatoxylin-Eosin gefärbt und auf Blastozysten im Uteruslumen untersucht.

Im linken Uterushorn konnte, zirka 3 cm von der Einmündungsstelle des Eileiters entfernt, eine Blastozyste im Uteruslumen nachgewiesen werden. Die die Blastozyste umgebende homogene Zona pellucida weist starke Faltungen auf, die wahrscheinlich durch die technische Bearbeitung entstanden sind. Es ist anzunehmen, daß die Blastozyste intra vitam einen mehr oder weniger runden Querschnitt hatte. Auf Grund von Messungen an den histologischen Schnitten dürfte die Blastozyste ein etwa ovales 450 µ langes und 350 µ breites Gebilde sein. Im Inneren der Blastozyste befindet sich eine Gruppe kernhaltiger Zellen (Abb. 1). Der Nachweis einer frei im Uteruslumen liegenden Blastozyste läßt, unter Berücksichtigung der im Juni erfolgten Paarungen und der bisherigen Wurftermine des untersuchten Tieres, den Schluß zu, daß auch beim Lippenbären das Fortpflanzungsgeschehen mit dem

Phänomen einer verlängerten Tragzeit mit Keimlingsruhe verbunden ist. Dieser Befund bedarf zur vollen Absicherung noch der Einordnung in eine umfassende Auswertung aller bisher bekannten Daten zur Fortpflanzungsbiologie des Lippenbären.

Zusammenfassung:

Blastozystennachweis im Uteruslumen des indischen Lippenbären (Melursus u. ursinus)

Der Nachweis einer Blastozyste im Lumen des Uterus eines gestorbenen weiblichen Lippenbären erlaubt die Schlußfolgerung, daß, wie bei anderen Bärenarten, der Fortpflanzungszyklus des Lippenbären durch eine verlängerte Tragzeit mit verzögerter Implantation gekennzeichnet ist.

Summary:

Detection of Blastocyst in Uterus Lumen of Indian Bear (Melursus u. ursinus)

The presence of a blastocyst detected by post-mortem in the uterus lumen of a female Indian bear seems to support the conclusion that Indian bear ist comparable to other bear species, in that pregnancy is prolonged with delayed implantation.

Résumé:

Kyste blastogène dans l'utérus d'une ourse d'Inde

La détermination d'un kyste blastogène dans le lumen de l'utérus d'une ourse (melursus u. ursinus) morte permet de conclure que par analogie à d'autres espèces d'ours, le cycle de reproduction de melursus u. ursinus est caractérisé par une gestation prolongée avec implantation retardée.

Выявления бластоцист в полости утеруса у губастого медведя.

Выявление бластоцист в лумен утеруса погибшей губастой медведицы позволяет сделать вывод, что, как и у других видов медведей, цикл разведения губастых медведей характеризуется продолжительной беременностью с замедленной имплантацией.

Literatur:

DITTRICH, L. und H. KRONBERGER (1963): Biologisch-anatomische Untersuchungen über die Fortpflanzungsbiologie des Braunbären (Ursus arctos L.) und anderer Ursiden in Gefangenschaft. Zschr. Säugetierkd. 28, 129-155.

KRONBERGER, H. (1964): Beitrag zur Fortpflanzungsbiologie des Baribal (Ursus americanus Pall.). Milu, Wissenschaftliche und kulturelle Mitteilungen aus dem Tierpark Berlin 1, 298-302.

KRONBERGER, H. (1970): Nachweis von Blastozysten im Uteruslumen von Bärinnen. Verhandlungsber. XI. Internat. Symp. Erkrankungen Zootiere, Budapest, 261-262.

PUSCHMANN, W. (1975): Wildtiere in Menschenhand. Bd. II. Säugetiere. Berlin: VEB Deutscher Landwirtschaftsverlag.

Anschrift der Verfasser: Dipl.-Biol. W. Puschmann,
DDR-701 Leipzig, Dr. Kurt-Fischer-Str. 29 (DDR)

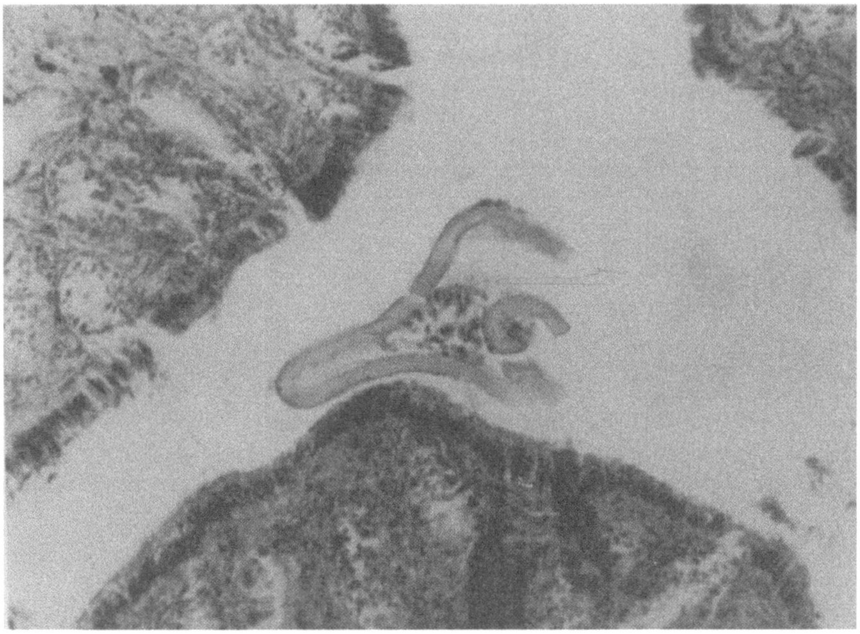

Abb. 1: Blastozyste im Uteruslumen einer Lippenbärin

Aus dem Anatomischen Institut (Direktor: Prof. Dr. H. W i l k e n s), Arbeitsbereich: Embryologie und angewandte Anatomie (Leitung: Wiss.Rat und Prof. Dr. H. W i s s d o r f), dem Institut für Geflügelkrankheiten (Direktor: Prof. Dr. O. S i e g m a n n) der Tierärztlichen Hochschule Hannover, dem Tierpark Dortmund (Direktor: Dr. W. B a r t m a n n) und der Kleintierklinik in Dortmund (Drs. E. und R. B r a h m)

FLUGUNFÄHIGKEIT - DURCHGEFÜHRTE OPERATIONEN BEI ZOOVÖGELN SOWIE BESCHREIBUNG EINER NEUEN TENOTOMIEMETHODE

Von H. W i s s d o r f , M. H e i d e n r e i c h , E. B r a h m , R. B r a h m und W. B a r t m a n n

Knochen, Gelenke, Sehnen und Nerven am freien Flügel sowie die Schwungfedern wurden von zahlreichen Autoren chirurgisch angegangen, um das Flugvermögen der Vögel zu beeinträchtigen. Auffallend ist bei allen bisher beschriebenen Eingriffen das Bestreben, den Flügel möglichst weit peripher zu operieren. So wurden z. B. Teile des Handfittiches mit Ausnahme der ersten Handschwinge abgeschnitten oder die Schwungfedern entfernt, um so eine Asymmetrie gegenüber dem Luftwiderstand zu erreichen. Nachteil dieser Methode war das Nachwachsen der Federn. Eine Elektrokoagulation des Federbildungsgewebes einzelner Schwungfedern (C w i e r t n a und F r a k , 1972) brachte zwar eine Möglichkeit der graduellen Beeinflussung des Flugvermögens, da nur bestimmte Schwungfederpapillen behandelt werden konnten, hatte aber immer eine Beeinträchtigung des Aussehens zur Folge.
Eine ebenfalls peripher erfolgende Teilamputation der Ossa carpo-metacarpale II und III ist eine häufig geübte Technik (G u o w i ń s k i , 1972), wobei immer die Gefahr der Knochensplitterung bei den harten Geflügelknochen einkalkuliert werden muß. Besonders bei Kranichen kommt es zu Infektionen der Wunde durch Clostridium perfringens (H e i d e n - r e i c h , 1976).
Eine weitere Methode besteht in der Amputation eines Teiles des Flügels in der Art. carpi oder sogar noch eines Teiles des Antebrachium (W o l f f , zit. nach B e r g e - W e s t h u e s , 1969). Eine Zusammenstellung verschiedener Operationsmethoden gibt P o b i s c h (1955).

Alle diese Amputationen haben den Nachteil, daß der verbleibende Stumpf beim Strecken der Flügel sichtbar wird, und das Aussehen des Vogels leidet.
Deshalb bemühte man sich um eine andere Methode und versuchte, den für die Strecker unter den Flügelmuskeln verantwortlichen N. radialis zu durchtrennen (B o d r o s s y und D ó z s a , 1939). Die Erfolge wurden sehr unterschiedlich beurteilt. Häufig kam es auch hier zu wenig erfreulichen optischen Effekten, der Flügel wurde hängengelassen. Um dieses zu vermeiden, wurden der Streckmuskel des Daumens, der Strecker des Karpalgelenkes und sogar die Strecker des Ellenbogengelenkes durchschnitten (C w i e r t n a und F r a k , 1972). Diese Techniken führten zur Beschränkung aber nicht zur Verhinderung des Fliegens, da diese Muskeln alle zu weit peripher ansetzen und nicht die Bewegung des Humerus beeinflussen. Auch die Resektion des M. extensor carpi radialis und die Auskratzung bzw. Thermokauterisierung der Gelenkfläche des Os carpo-metacarpale II bei offener Wundheilung und Immobilisierung der Gliedmaße bis zur Heilung (M i l l e r , 1973) brachte einen Erfolg, beeinträchtigte aber ebenfalls das Aussehen der Vögel durch Versteifung des Karpalgelenkes. Intraartikuläre Injektionen bestimmter Substanzen sollen, ins Handwurzelgelenk injiziert, eine irreversible Veränderung des Gewebes bewirken. Die Suche nach geeigneten Stoffen ist noch nicht abgeschlossen (C w i e r t n a und F r a k , 1972).

Befunde:

1. Teil: Von 1953 bis 1976 im Tierpark Dortmund bei Zoovögeln durchgeführte Operationen zur Beeinflussung der Flugfähigkeit

Mit Eröffnung des Dortmunder Tierparkes im Jahre 1953 war das Problem der Flugunfähigkeitsoperationen schnell akut, da die vorhandenen Teiche, Wiesen und Wasserstellen mit Flamingos, Kranichen, Pelikanen, Kormoranen, Reihern, Möwen, Gänsen, Enten u. a. besetzt wurden. Zunächst lehnte man bei diesen Tieren einen operativen Eingriff ab, denn man begnügte sich damit, die großen Handschwingen des Handfittiches sehr stark zu kürzen. Nur die äußeren Schwingen ließ man stehen. Das Problem der Flugunfähigkeit war damit im wesentlichen bis zur nächsten Mauser gelöst. Unschön war jedoch das Erscheinungsbild der flügelschlagenden Großvögel, besonders der Kraniche und Pelikane. Diese Methode wurde erst verlassen, als man bei Pelikanen den richtigen Zeitpunkt des Kürzens der Schwungfedern versäumt hatte und an einem stark böigen Tag ein Pelikan, der schon seit Tagen mit seinen Artgenossen gute Schwungübungen gemacht hatte, von einem kräftigen Aufwind getragen, 50 Meter über dem Tierpark stand und nach kurzer Orientierung abstrich. Bei den kleinen Vogelarten ergab sich vor allem an den Teichen das Problem, daß sie sich sehr schlecht oder gar nicht mehr einfangen ließen.

Die ersten Flugunfähigkeitsoperationen wurden bei kleineren Wasservögeln durchgeführt, um sie weitgehend ortstreu zu halten und sie am Vagabundieren und Davonfliegen zu hindern. In der Zeit von 1953 bis 1957 wurden mehr als 180 Vögel (Tabelle 1) - meist handelte es sich um noch nestwarme Jungtiere - auf folgende Art operiert:
Nach Lokalanaesthesie erfolgten Rupfen der Federn im Bereich des Handwurzelgelenkes, Durchtrennung der Haut an der Mittelhand unmittelbar kaudal des Daumens und Absetzen der häufig splitternden an der Basis verwachsenen Ossa carpo-metacarpale II und III mit der Rutenkupierschere für Hunde. Wenn nötig, Gefäßligatur, sonst Blutstillung mit Eisenchloridlösung und Vernähen der Haut über dem Amputationsstumpf. Bei sehr jungen Tieren ist dies eine brauchbare Methode, bei älteren Tieren reißt jedoch die Hautnaht oft wieder ein, verbunden mit Nekrosen.
Diese einfache, aber insgesamt nicht empfehlenswerte Methode wurde bald verlassen. Es wurden Versuche mit der Durchschneidung des N. radialis in der Mitte der Dorsalfläche des Oberarms, wo der 1-3 mm breite weiße Nerv unter der Haut sichtbar ist, durchgeführt und je nach Größe des Vogels ein bis etwa 1 cm langes Nervenstück entfernt. Da Tauben, Enten und Schwäne anschließend häufig eine teilweise Lähmung mit Herabhängen des Flügels zeigten, die sich auch nach Monaten nicht verlor, wurde von dieser Methode abgegangen. Das Knicken der Flügel im Handwurzelgelenk, also eine künstliche Exartikulation, brachte zwar auch eine Flugunfähigkeit, zeigte jedoch eine Verunstaltung der Tiere in fast allen Fällen beim Spreizen der Flügel.
Mit der Eröffnung der Bundesgartenschau 1959 in Dortmund ergab sich das Problem, bei zahlreichen Schwänen, Kranichen und Pelikanen sowie 85 Flamingos eine Flugunfähigkeitsoperation vorzunehmen. Dazu wurden zwei Methoden durchgeführt:

Methode 1:
Nach erfolgter Anaesthesie wurde ein Zirkulärschnitt durch die Haut des Flügels etwa in Höhe des basalen Drittels der Ossa carpo-metacarpale II und III gelegt. Nach entsprechendem Freipräparieren der Knochen und Anlegen von notwendigen Gefäßligaturen wurden die Ossa carpo-metacarpale II und III mit den entsprechenden Fingern abgesetzt. Die Knochenstümpfe wurden geglättet und die Hautlappen vernäht. Der Daumen blieb stehen, es wurden Furacinverbände angelegt. Da bei einigen Vogelarten die Schonung des Daumens bei der Durchführung der Operation mehr störte als nach Abheilung eine Hilfestellung zu sein, wurde dann im wesentlichen nur noch die zweite Methode durchgeführt.

Methode 2:
Sie entspricht völlig der unter 1 beschriebenen Operation, es wird zusätzlich nur noch der Daumen amputiert.

Nach Durchführung der Operationsmethoden 1 oder 2 wurden die Tiere unter Kontrolle gehalten, und es erfolgte alle zwei bis drei Tage ein Verbandwechsel. Nach Entfernung des Nahtmaterials 12 Tage nach der Operation wurden die Tiere an ihre Standorte gebracht.

Diskussion:

Durchführung und Nachbehandlung dieser Operationsmethoden erfordern im Vergleich zu den früher durchgeführten Operationen erheblich mehr Zeitaufwand, der Effekt und die Verhinderung von Infektionen sprechen aber für dieses Verfahren. Bis jetzt ist diese Operationsart die Methode der Wahl gewesen, insbesondere bei Vögeln mit weiter Flügelspanne. Die Haut verdeckt, wenn sie verheilt ist, den Amputationsstumpf einwandfrei.

In nachstehender Tabelle sind unter Angabe der einzelnen Tierarten die Methoden der durchgeführten Operationen angeführt.

Tabelle 1: Operationsmethoden zur Flugunfähigkeit

Tierart	Kupieren der Mittelhand	Neurektomie des Nervus radialis	Exartikulation im Handwurzelgelenk	Amputation im Handwurzelgelenk Daumen bleibt	Amputation im Handwurzelgelenk mit Entfernung des Daumens	Gesamtzahl der operierten Vögel
Pelikane	8	-	-	6	18	32
Kormorane	4	-	-	4	-	8
Tölpel	2	-	-	3	-	5
Reiher	4	-	-	5	22	31
Störche	-	-	-	12	16	28
Flamingos	32	-	-	46	98	176
Schwäne	58	12	4	64	58	196
Gänse	6	-	-	18	-	24
Enten	26	10	6	32	-	74
Fasanen	28	6	8	36	14	92
Kraniche	8	-	-	22	30	60
Möwen	4	4	2	22	-	32
	180	32	20	270	256	758

2. Teil: Beschreibung einer neuen Tenotomiemethode

Material:

Neuere Überlegungen gingen nun davon aus, daß ein Erfolg durch Tenotomie nur dann zu erreichen ist, wenn eine Sehne durchtrennt wird, die den ganzen Flügel hebt und somit weit zentral ansetzt, das heißt am Humerus, damit sich der Wirkungsausfall an der ganzen Gliedmaße bemerkbar macht.

Präparatorische Untersuchungen an sechs Haustauben und drei Brieftauben sowie einem Flamingo zeigten, daß sich für diesen Eingriff der M. pectoralis profundus eignet. Nach Festlegung des Zuganges zur Sehne des M. pectoralis profundus wurden sechs Schwäne einseitig, neun Haustauben einseitig, sechs Haustauben beidseitig, zwei Pfauentauben einseitig, zwei Pfauentauben beidseitig, zwei Türkentauben beidseitig, ein Silberfasan einseitig und drei Wildenten beidseitig tenotomiert.

Topographie:
Der M. pectoralis profundus ist ein kräftiger Heber des Flügels und entspringt an der Lateralfläche des Sternums und der Membrana coracoclavicularis. Seine Endsehne zieht aus der Tiefe kommend durch das Foramen triossum, gebildet von Coracoid, Scapula und Clavicula hindurch und tritt lateral an den Humerus. Hier wird sie lateral von dem M. deltoideus major und von den subkutan gelegenen beiden Anteilen des M. propatagialis bedeckt.

Operationsgang:
Nach der Verabreichung von Ketanest^{R} palpiert man zur Orientierung durch die Haut den Bereich des Schultergelenkes, dicht am Rumpf. Dabei fällt als markante Erhebung die Tuberosita furcularis (1,2/1) des Os coracoideus auf. Sich an dieser orientierend, tastet man weiter peripher am Flügel am kranialen Rand des Humerus das Tuberculum laterale (1,2/2) mit seiner weiter distal gelegenen Fortsetzung, der Crista tuberculi lateralis. Dicht kaudal des Tuberculum laterale fühlt man auf dem Humerus eine leichte Knochenerhebung (1,2,3/3), auf der die Sehne des M. pectoralis profundus (2/5;3/4) endet. Nach Festlegung dieser Knochenpunkte wird über der Knochenerhebung am Ansatz des M. pectoralis profundus in Richtung auf die Wirbelsäule ein bei großen Vögeln 2,5 cm langer Hautschnitt geführt.

Sofort werden die Mm. patagii (1/4; 3/1) sichtbar. Kranial liegt der M. tensor longus patagii und kaudal der M. tensor brevis patagii. Diese sind bei der Taube verwachsen. Durch Verschiebung der Hautabschnitte wird bei Schwänen und Flamingos die Grenze zwischen beiden Muskeln sichtbar. Zwischen beiden Muskeln oder parallel zum Faserverlauf der Muskeln erfolgt auf Höhe der Sehne des M. pectoralis profundus ein bei großen Vögeln etwa 1,5 cm langer Muskelschnitt, der auch den M. deltoideus major (3/2) durchtrennt. Wird dieser Schnitt zu weit in Richtung auf die Tuberositas furcularis durchgeführt, kommt es im vorderen Wundwinkel zu einer Blutung aus der rumpfseitigen Muskelschnittkante. Hier treten aus der Tiefe je ein Muskelast der A. comes vagi (2/6) und der V. jugularis hervor. Nach Spreizung der Muskeln wird die Sehne des M. pectoralis profundus sichtbar. Die Sehne des M. pectoralis profundus wird mit einer Schere stumpf unterfaßt, dann auf der Schere liegend durchschnitten und etwa 1 cm reseziert. Dabei wird die Gelenkkapsel des Schultergelenkes eröffnet, die sich bis auf die Endsehne des M. pectoralis profundus ausdehnt. Wichtig ist die vollständige Durchtrennung der Sehne, was immer erreicht ist, wenn sich die Sehne spontan nach der Resektion zwischen die Knochen des Schultergürtels in die Tiefe des Foramen triossum zurückzieht. Die Wunde sollte immer antibiotisch versorgt und die Haut durch 1-2 Nähte verschlossen werden.

Diskussion:

Bei den einseitig operierten Tauben war anfänglich die Sehne des M. pectoralis profundus nur durchtrennt worden. Bei zwei Tieren war nach vier Wochen ein Abheben vom Boden möglich, da die Sehne ins Granulationsgewebe eingewachsen war und so wieder auf den Humerus einwirken konnte. Dies erfolgte bei einseitiger Resektion nicht. Bei beidseitiger Resektion der Sehne des M. pectoralis profundus kam es bei Haustauben zu Gleichgewichtsstörungen. Einzelne Tiere fielen auf den Rücken und konnten sich nicht ohne Hilfe aufrichten. Dies wurde bei den anderen Vögeln, die über sechs Wochen beobachtet wurden, nicht festgestellt.

Zusammenfassung:

Flugunfähigkeit - Durchgeführte Operationen bei Zoovögeln sowie Beschreibung einer neuen Tenotomiemethode

Im ersten Teil der Arbeit wird eine Übersicht der im Tierpark Dortmund angewandten sechs Techniken zur Beseitigung der Flugfähigkeit bei Zoovögeln gegeben. Der zweite Teil beinhaltet eine genaue Beschreibung der Tenotomie der Endsehne des M. pectoralis profundus bei Tauben, Enten, Fasanen und Schwänen, um so das Flugvermögen dieser Vögel zu beeinflussen.

Summary:

Incapability of Flying - Surgery on Zoo Birds. A New Tenotomy Method

Six different techniques have been used in Tierpark Dortmund to eliminate airworthiness of zoo birds. Tenotomy has been applied to the terminal tendon of M. pectoralis profundus in pigeons, ducks, pheasants, and swans, with the view to affecting the airworthiness of those birds.

Résumé:

Suppression de la faculté de voler - Opérations pratiquées dans ce but dans les zoos - Description d'une nouvelle méthode de Tenotomie

La première partie décrit les six techniques appliquées au Zoo de Dortmund pour supprimer la faculté du vol. La deuxième partie décrit la Tenotomie du tendon terminal du muscle pectoral profond chez les pigeons, canards, faisans, cygnes qui vise à atteindre le même but.

Операции по снятию способностей птиц зоопарка к полету, описание нового метода тенатомии.
В первой части работы дается обзор 6 методов, применяемых в зоопарке города Дортмунда по уничтожению у приц зоопарков способности к полету. Во второй части описан метод тенатомии конечного сухожилия, применяемый у голубей, уток, фазанов и лебедей, для снижения способности к полетам.

Literatur:

BODROSSY, L. und St. DOZSA (1939): Radialisneurektomie beim Geflügel. (Einfache Operation zur Verhütung des Wegfliegens). Berl. Münch. Tierärztl.Wschr. 40, 605-607.

CWIERTNA, Z. und W. FRAK (1972): Über einige chirurgische Methoden zur Flugbeschränkung bei Zoovögeln. Verhandlungsber. XIV. Internat. Symp. Erkrankungen Zootiere, Wrocław, 147.

GUCWIŃSKI, A. (1972): Amputation des Flügels bei exotischen Tieren. Med. weter., Warszawa 28, 412-413.

HEIDENREICH, M. (1976): unveröffentlicht.

MILLER, J. C. (1973): The importance of immobilizing wings after Teneotomy and Tenotomy. Veter. Med. Small Anim. Clin. 68, 35-38.

POBISCH, R. (1955): Beitrag zur Verhinderung des "Überfliegens" beim Haushuhn und anderen in Gefangenschaft gehaltenen Vögeln. Wien. Tierärztl. Mschr. 42, 520-526.

WOLFF zit. nach BERGE, E. und M. WESTHUES (1969): Tierärztliche Operationslehre, 29. Auflage, Berlin-Hamburg: Parey, 366.

Anschrift der Verfasser: Prof. Dr. H. W i s s d o r f ,
Anatomisches Institut der Tierärztlichen Hochschule
Bischofsholer Damm 15
D-3000 Hannover (BRD)

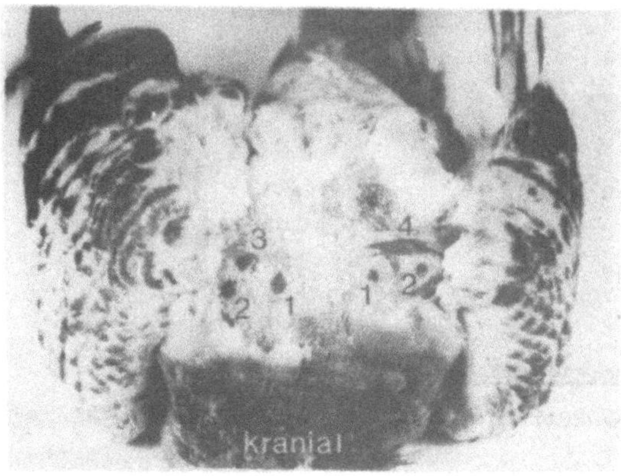

Abb. 1: Dorsalansicht einer Taube. 1) Lage der Tuberositas furcularis; 2) Lage des Tuberculum laterale humeri, das sich als Crista tuberculi lataralis fortsetzt; 3) Lage der tastbaren Knochenerhebung am Ansatz der Endsehne des M. pectoralis profundus; 4) Hautschnitt im Bereich von 3, auf der linken Seite des Tieres, Mm. patagii sind sichtbar.

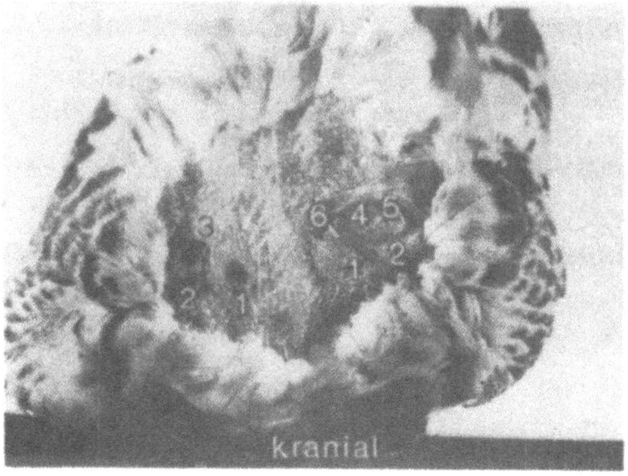

Abb. 2: Dorsalansicht einer Taube. 1), 2) und 3) siehe Legende Abb. 1; 4) in ihrer Längsrichtung durchtrennte M. tensor patagii und M. deltoideus major; 5) freigelegte und durchtrennte Endsehne des M. pectoralis profundus; 6) Muskelast der A. comes vagi.

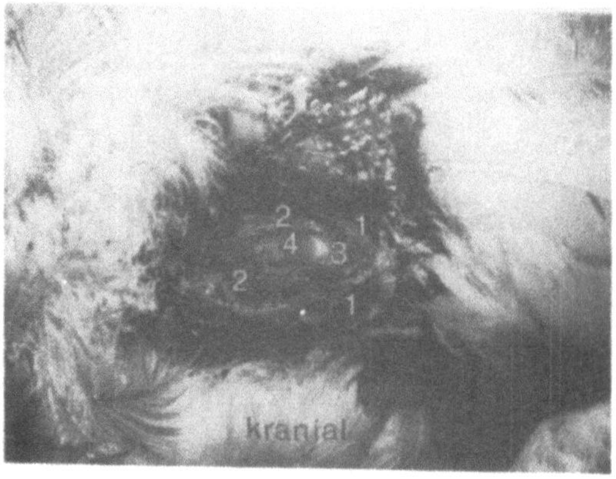

Abb. 3: Ausschnittsvergrößerung einer Dorsalansicht eines linken Flügels eines Flamingos. 1) längsgespaltene Mm. patagii; 2) längsgespaltener M. deltoideus major; 3) Knochenerhebung am Ansatz der Endsehne des M. pectoralis profundus; 4) Endsehne des M. pectoralis profundus.

Aus der Klinik für kleine Haustiere von Groß-Berlin (Direktor: VR Dr. H.-G. F i n k), Ambulanz für Exoten, Wild- und Zirkustiere (Leiter: Dr. habil. A. K u n t z e) und dem Bezirksinstitut für Veterinärwesen von Groß-Berlin (Direktor: Dr. E. G u d a t)

KRITISCHE ANALYSE DER ERFAHRUNGEN MIT KETAMIN-XYLAZIN BEI DER IMMOBILISATION ODER NARKOSE VON GROSSKATZEN

Von A. K u n t z e

Die bislang unbefriedigenden eigenen Erfahrungen mit Ketaminhydrochlorid allein oder in Kombination mit Propionylpromazin, die bei Großkatzen"narkosen" gesammelt wurden (K u n t z e , 1976), zwangen zur Suche nach wirkungsvolleren Narkosemischungen.
Nach H a p k e (1976) ist gegenwärtig kein Arzneimittel bekannt, das als Mononarkotikum einsatzbar wäre, das heißt alle drei Narkose"fragmente" (Analgesie, Anästhesie, Myorelaxation) erzeugen kann. Die jeweils fehlenden Einzelwirkungen müssen komplementär ergänzt werden. Mit Ketamin allein werden nur zwei Komponenten bewirkt, die fehlende Myorelaxation kann durch Xylazin erreicht werden. O e p p e r t (1973) und S c h m i d t k e et al. (1974) bewiesen an Haus- sowie W i e s n e r (1975), G ö l t e n b o t h und K l ö s (1976) und G a s s (1976) an Großkatzen, daß durch die Kombination dieser beiden dissoziativen Anästhetika chirurgische Toleranz erzeugt werden kann, die zur Vornahme der häufigsten Felidenoperationen ausreicht.
Im Vergleich zu den Einzelpräparaten verringerte Dosierungen vermindern Narkoserisiko und Nebenwirkungen. Diese Kombinationsnarkose wird damit zum "sichersten Narkoseverfahren" (H a p k e , 1976). Als weitere Vorteile werden rascherer Wirkungseintritt, kürzere Wirkungsdauer und große therapeutische Breite hervorgehoben (W i e s n e r , 1975; K l ö s und L a n g , 1976). Von gelegentlichem Erbrechen nüchterner Großkatzen berichtet G a s s (1976), während G ö l t e n b o t h und K l ö s (1976) kaum Erbrechen beobachtet haben.

Eigene Untersuchungen:

Hierdurch angeregt und durch eigene ausschließlich positive Ergebnisse bei Hauskatzen ermutigt, wurde das dissoziative Anästhetikagemisch zur Immobilisation und Narkose von Großkatzen eingesetzt (Tabelle 2).
Der Wirkungsbeginn war durch kräftige initiale Würgebewegungen gekennzeichnet, die, in Abhängigkeit vom Füllungszustand des Magens von ein- oder mehrmaligem, erschöpfendem Erbrechen gefolgt waren. Bald danach waren leichte Ataxien, in die Ferne gerichteter Blick sowie nachlassendes Interesse an den Vorgängen außerhalb des Käfigs feststellbar. Wenig später legten sich die Feliden in Brustlage. Auf taktile, akustische oder vereinzelt auch auf optische Reize erhoben sich die Großkatzen und flüchteten unsicher oder leicht schwankend und knurrend in die entfernteste Käfigecke. Nicht irritierte Patienten schliefen allmählich unter langsamem Absinken des Kopfes exzitationslos ein und fielen dann in Seitenlage. Einzelne reagierten auch jetzt noch mit Aufsteh-, Flucht- oder Drohreaktionen. In der Mehrzahl jedoch tolerierten die auf der Seite schlafenden Patienten alle Manipulationen, so daß eingehende klinische Untersuchungen, Hautkratzproben, Blutentnahmen sowie in zwei Fällen operative Eingriffe gut durchführbar waren. Dosisunabhängig dauerte der narkoseähnliche Tiefschlaf im Extremfall über zwei Stunden. Erste Reaktionen beim Thermometereinführen waren von baldiger Brustlage, Kopfheben und allmählichem Aufrichten sowie mehr oder weniger ataktischen Bewegungen gefolgt. Alle Patienten - einschließlich derer, bei denen die Venenpunktion zusätzliche mechanische Zwangsmittel erfordert hatte - hielten mehrstündigen Nachschlaf, der gelegentlich länger als 24 Stunden andauerte. Während des Nachschlafstadiums wurden taktile, akustische oder optische Reize nicht oder sehr stark verzögert mit Kopfheben, gelegentlich geräuschlosem Drohen oder ganz vereinzelt mit leisem Knurren beantwortet. Aufsteh- oder Fluchtreaktionen konnten zum Unterschied von der Anflutungsphase jetzt meist nicht provoziert werden. Bei einigen Patienten wurden auch während der Erholungsphase Brechreiz und Würgebewegungen beobachtet. In einem Fall setzten

Tabelle 1: Ketamin-Xylazinnarkose bei Großkatzen. Dosierung (Literaturübersicht)

Tierart (Anzahl)	Gewicht kg	Vetalar (abs.Dosis mg/kg)	Rompun (abs.Dosis mg/kg)	Nebenwirkungen (Bemerkungen)	Autor, Jahr
P. pardus (1)	50	220-450 (4,6-9,0)	150-300 (3,0-6,0)	Gewöhnungserscheinungen (wiederholter Einsatz)	Jarofke und Klös (1974)
P. pardus (1)	40	280 (7,0)	120 (3,0)	(sehr tiefe Immobilisation)	Wentges (1975)
P. pardus (2)	40	280 (7,0)	120 (3,0)	(wiederholter Einsatz, stets operationstiefe Narkose)	Wiesner (1975)
P. pardus (1)	50	230 (4,6)	180 (3,6)	(operationstiefe Narkose)	Göltenboth und Klös (1976)
P. pardus (-)	empfohlene Dosis	(8,0)	(3,0)	gelegentlich Erbrechen	Klös und Lang (1976)
P. tigris (1)	120	500 (4,17)	400 (3,3)	(nicht ganz ausreichend)	Göltenboth und Klös (1976)
P. tigris	Richtdosis	(5,0)	(3,0)	gelegentlich Erbrechen	Klös und Lang (1976)
P. leo (1)	70	100 (1,42)	125 (1,79)	(Seitenlage)	Wentges (1975)
P. leo (3)	70-200	100-250 (1,11-1,42)	125-250 (1,0-1,79)	(Seitenlage)	Wiesner (1975)
P. leo (1)	250	1000 (4,0)	150 (0,6)	(Nachdosierung erforderlich)	Wissdorf et al. (1976)
P. leo	Richtdosis	(5,0)	(2,0)	gelegentlich Erbrechen	Klös und Lang (1976)
Puma concolor (2)	35/40	140-200 (4,0-5,0)	105-160 (3,0-4,0)	(tiefe Anästhesie) 0,1 Exitus letalis	Göltenboth und Klös (1976)
Puma concolor (1)	50	240 (4,8)	150 (3,0)	(ausreichend)	Wissdorf et al. (1976)
Puma concolor	Richtdosis	(8,0)	(2,0)	gelegentlich Erbrechen	Klös und Lang (1976)

Tabelle 2: Ketamin-Xylazin bei 40 Großkatzen. Dosierung und Wirkungsdauer

Tierart (Anzahl)	Gewicht (kg)	Vetalar absolute Dosis	Rompun Dosis (mg/kg)	pränarkotischer Zustand	Wirkung (Minuten) Beginn	Höhepunkt	Dauer	Nebenwirkungen	Bemerkungen
P. concolor (2)	36 + 38^{+}	150 (3,95-4,17)	60 (1,58-1,67)	sehr erregt	3-4	7-8	100-135	Erbrechen Dyspnoe, 8 h Nachschlaf	Blutentnahme
P. pardus (10)	36-51^{+}	100-120 (2,35-3,0)	40-48 (1,0-1,33)	7mal ruhig 3mal erregt	5-21	8-37	24-128 (meist 60-70)	Erbrechen, 10 h Nachschlaf	1mal mechanische Fixation nötig
P. pardus (1)	55^{+}	130 (2,36)	52 (0,95)	ruhig	6	15	36	Erbrechen 6 h Nachschlaf	Extraktion Dens caninus
P. tigris tigris (12)	40-175°	80-320 (1,3-2,0)	32-130 meist 120 (0,67-1,86 meist 0,7-0,8)	ruhig	7-12	12-50	38-150 (meist 110-120)	Erbrechen, 12-15 h Nachschlaf	Hyperthermie, 1mal 42,0° C
P. tigris tigris (4)	150-175°	230-400 meist 300 (1,53-2,67)	110-120 (0,67-0,80)	sehr erregt	12-22	20-50	0-38	Erbrechen, 12-15 h Nachschlaf	mechanische Fixation nötig, Hyperthermie 41,5° C
P. tigris longipilis (1)	115^{+}	300 (2,61)	120 (1,04)	ruhig	4	9	-	Erbrechen	Euthanasie
P. tigris tigris (1)	175°	380 (2,17)	120 (0,69)	relativ ruhig	6	12	134	Erbrechen, 20 h Nachschlaf	Wundversorgung (2 h Dauer)
P. tigris x P. leo (2)	180 140°	240 (1,33; 1,72)	76 (0,42) 92 (0,66)	ruhig sehr erregt	3 34	90 -	130 -	Erbrechen, 18 h Nachschlaf	0,1 mechanische Fixation nötig
P. leo (6)	120-175°	140-300 (1,17-1,72)	52-120 (0,43-0,71)	relativ ruhig	3-20	7-43	80-136	Erbrechen, 16-24 h Nachschlaf	1mal mechanische Fixation
P. leo (1)	175°	380 (2,17)	152 0,89)	sehr erregt	16	-	-	Erbrechen 16 h Nachschlaf	Punktion unmöglich, fraktionierte Dosierung

$^{+}$ = Tiere gewogen ^{o} = Gewicht geschätzt

38' p. inj. schwere Krämpfe ein, die mit lautem Schreien gekoppelt waren, sich alle paar Minuten wiederholten und stundenlang andauerten. Nach parenteraler Leberschutztherapie (Glukose-Elektrolytgemische, Methionin, Vitamin B-Komplex) erholte sich das Tier vorübergehend, verendete aber 28 Stunden p. inj. Bei beiden Pumas wurde unmittelbar nach dem Ablegen, das heißt auf dem Wirkungshöhepunkt, krampfhaft angestrengte, ruckartige Atmung mit meist geöffnetem Fang beobachtet. Parallel mit dem Nachlassen des Narkoseeffektes erholte sich die Atmung spontan.

Diskussion der Ergebnisse:

Ausgehend von den Erfahrungen anderer Untersucher (W i e s n e r , 1975; W e n t g e s, 1975; K l ö s und L a n g , 1976; G ö l t e n b o t h und K l ö s , 1976; W i s s - d o r f et al., 1976) erschien die Dosierung unproblematisch. Da bei der Mehrzahl unseres Materials eine operationstiefe Anästhesie nicht erforderlich war, wurde bewußt niedrig dosiert. Um so größer war die Überraschung, daß dennoch bereits nach nur 3,97 - 4,17 mg/kg/Kgw. Vetalar und rund 1,6 mg/kg/Kgw. Rompun bei zwei Pumas bedrohliche Atemdepressionen eintraten, zumal hier die von W i s s d o r f et al. (1976) angegebene Dosierung (4,8mg/kg/Kgw. Vetalar und 3,0 mg/kg/Kgw. Rompun) deutlich unterschritten wurde und nur die Hälfte der von K l ö s und L a n g (1976) empfohlenen Ketamindosis appliziert worden war.

Durch diese initialen Erfahrungen belastet, wurde versucht, die gerade noch zur Immobilisation und gefahrlosen Venenpunktion ausreichende Minimaldosis herauszufinden. Überraschenderweise genügten bei einem jungerwachsenen Leoparden 2,36 mg/kg/Kgw. Vetalar und 0,95 mg/kg/Kgw. Rompun, das heißt Bruchteile der von K l ö s und L a n g (1976) empfohlenen Richtdosis (8,0 mg/kg/Kgw. Vetalar - 3,0 mg/kg/Kgw. Rompun) - siehe Tabelle 1 - zur Extraktion eines Dens caninus, während bei einem anderen Leoparden trotz höherer Dosierung (3,0 mg/kg Vetalar, 1,2 mg/kg Rompun) die Blutentnahme erst nach zusätzlichen mechanischen Zwangsmaßnahmen möglich wurde. Für alle übrigen neun Leoparden erwies sich die gewählte Dosierung (2,35 - 3,0 mg/kg/Kgw. Vetalar und 0,95 - 1,33 mg/kg/Kgw. Rompun) als ausreichend. Die bei einem 13jährigen Panther registrierten außerordentlich gravierenden Nebenwirkungen (stundenlange Schreikrämpfe, stark verzögerte Wiedererwachphase) werden durch den Obduktionsbefund (Leberzirrhose, Schilddrüsentumor) verständlich.

Deutlich variierende Empfindlichkeit wurde trotz etwa gleicher Dosierung bei Tigern und Löwen festgestellt. Während die meisten Löwen (fünf) nach 1,17 - 2,5 mg/kg/Kgw. Vetalar und 0,69 - 1,23 mg/kg/Kgw. Rompun vollständig immobilisiert waren, erwies sich bei zwei Tieren die Anfangsdosis als ungenügend. Trotz Nachinjektion einer Teildosis konnte ein Löwe nicht zum Ablegen gebracht werden, wobei hier, wie in anderen Fällen, Relationen zum praenarkotischen Erregungszustand zutage traten. W i e s n e r (1975) macht auf die geringere Wirksamkeit bei erregten Tieren aufmerksam. M a t t s o n (1972/73) erklärt dieses "Phänomen" mit biochemischen Fakten, das heißt den konkurrierenden Beziehungen zwischen Ca-Ionenkonzentration und den Zyklohexaminen: Durch praenarkotische Erregung oder andere Streßsituationen wird die Serum-Kalziumkonzentration durch Ca-Ionenfreisetzung aus Proteinverbindungen erhöht und hierdurch die narkotische Wirksamkeit der Zyklohexamine aufgehoben oder blockiert.

Besonders kraß wurde die unterschiedliche Narkoseempfindlichkeit bei zwei Tigern (Nachwuchs von 1,0 Löwe x 0,1 Bengaltiger) sinnfällig: Der sehr ruhige, zirka 180 kg schwere Kater fiel nach 1,33 mg/kg/Kgw. Vetalar und 0,42 mg/kg/Kgw. Rompun nach 14' in eine reichlich zwei Stunden andauernde operationstiefe Narkose. Die ante injektionem stark erregte, etwa 140 kg schwere Wurfschwester war trotz höherer Anfangsdosis (1,71 mg/kg/Kgw. Vetalar, 0,66 mg/kg/Kgw. Rompun) nur sehr leicht sediert, so daß 40' später nachdosiert werden mußte. Ähnliche Beobachtungen wurden auch bei den 18 Tigern gemacht: Vor der Injektion ruhige Tiere waren nach durchschnittlich 1,7 - 2,0 mg/kg Vetalar und 0,7 - 0,9 mg/kg Rompun immobilisiert. Vier praenarkotisch erregte Exemplare mußten zur Venenpunktion zusätzlich mechanisch fixiert werden. Andererseits bewirkten 2,17 mg/kg Vetalar und 0,69 mg/kg Rompun bei einem Bengaltiger reichlich zweistündige Toleranz, die zur Verser-

gung erheblicher Verletzungen nötig war. Der vergleichsweise späte Wirkungseintritt ist mit hoher Wahrscheinlichkeit dosisabhängig. Ein zur Tötung bestimmter Sibirischer Tiger (P. tigris longipilis) legte sich 4' nach der Injektion von 2,6 mg/kg Vetalar und 1,04 mg/kg Rompun in Brustlage und war 6' später tief narkotisiert.
Die Wirkungsdauer entsprach den Erwartungen, die lange Nachschlafdauer war unerwartet. Sie übertraf die von B a u e r (1972) sowie B e g l i n g e r und L a k a t o s (1972) bei Hauskatzen beobachteten 4 - 5 Stunden erheblich: Ein Großteil - selbst die nur unvollständig immobilisierten Großkatzen - hielt 8-12stündigen Nachschlaf. Einzelne Exemplare ließen noch nach 24 Stunden verzögerte Reaktionen erkennen und waren arbeitsunfähig.

Die von M ü l l e r et al. (1969) nach Rompun sowie D ü r r und K r a f t (1971), B e g l i n g e r und L a k a t o s (1972) unter Ketaminwirkung bei Hauskatzen beobachteten Herzrhythmusstörungen (Extrasystolen, Arhythmien) konnten in ersten elektrokardiographischen Untersuchungen an einigen Großkatzen unseres Materials bestätigt werden, worüber nach Abschluß der Untersuchungen berichtet werden wird (M i l l und K u n t z e).
Die von B e g l i n g e r und L a k a t o s (1972) für alleinige Ketaminanwendung angeratene Vorsicht bei kreislaufgeschädigten Patienten scheint auch nach Ketamin-Xylazineinsatz notwendig zu sein.
Die Atmung wurde, mit Ausnahme der Pumas, bei denen sehr hohe Dosierungen angewandt worden waren, nicht wesentlich beeinflußt. Nach einem initialen Frequenzanstieg um rund 10 - 15 % sanken die Werte parallel mit dem Abklingen der Wirkung auf oder leicht unter die Ausgangswerte. Bedenklich stimmte die bei einem Teil der Patienten registrierte Hyperthermie, die im Extremfall (ein pränarkotisch ruhiger Bengaltiger) auf 42° C anstieg, ohne daß weitere bedrohliche Nebenwirkungen registriert werden mußten.
Außerordentlich störend erwies sich das bei allen Großkatzen mit Wirkungsbeginn einsetzende Erbrechen, das vereinzelt auch während der Erholungsphase auftrat, auf dem Wirkungshöhepunkt aber nicht beobachtet wurde. Ob das mit einer Dominanz des Ketamineffektes erklärbar ist, bleibt spekulativ.

Zusammenfassung:

Kritische Analyse der Erfahrungen mit Ketamin-Xylazin bei der Immobilisation oder Narkose von Großkatzen

40 Großkatzen (18 P. tigris, 7 P. leo, 2 P. leo x P. tigris, 11 P. pardus, 2 Puma concolor) wurden mit dem dissoziativen Anästhesiegemisch Ketaminhydrochlorid-Xylazin (Vetalar-Rompun) immobilisiert oder betäubt. Die bislang bekannten Dosierungen konnten meist erheblich unterschritten werden. Alle Patienten erbrachen. Mehrfach wurde bedrohliche Hyperthermie beobachtet.

Summary:

Critical Appraisal of Experience from Use of Ketamin-Xylazin in Immobilisation or Anaesthesia of Large Cats

Ketaminhydrochlorid-Xylazin (Vetalar-Rompun), a dissociative anaesthetic mixture, was used to immobilise or anaesthetise 40 large cats (18 P. tigris, seven P. leo, two P. leo x P. tigris, eleven P. pardus, two Puma concolor). In most cases less than the generally known doses proved to be sufficient. All patients vomited. Dangerous hyperthermia was observed in several cases.

Résumé:

Analyse critique des résultats obtenus lors de l'immobilisation des grands félins avec Ketamine-Xylazine

40 grands félins (18 P. tigris, 7 P. leo, 2 P. leo x P. tigris, 11 P. pardus, 2 Puma concolor) ont été immobilisés ou anesthésiés avec le mélange anesthésique dissociatif Ketaminhydrochlorid-Xylazine (Vetalar-Rompun). Les posologies appliquées jusqu'à présent purent être le plus souvent consedérablement réduites. Tous les animaux vomirent.

Plusieurs fois une Hyperthermie inquiétante fut observée.

Критический анализ применениякетамина/ксилацина при иммобилизации или наркозе кошачьих.

Кошачьи (18 P.tigris, 7 P.leo, 2 P.leo x P.tigris, 11 P.pardus, 2 Puma concolor) были иммунизированы или анестезированы диссоциативной смесью кетамингидрохлорида-ксилацина. Эффективная доза лежала значительно ниже литературных данных. Все пациенты страдали рвотой, многократно наблюдалась гипертермия.

Literatur:

BAUER, B. (1972): Praxiserfahrungen mit einer Kombinationsnarkose von Ketamin und Pentobarbital-Natrium bei Katzen. Kleintier-Prax. 17, 209-211.

BEGLINGER, R. und L. LAKATOS (1972): Vetalar zur Ruhigstellung von Katzen. Schw. Arch. Tierhk. 114, 488-496.

DÜRR, U. M. und W. KRAFT (1971): Die Anwendung von Ketaminhydrochlorid (Ketanest) zur Ruhigstellung von Katzen. Tierärztl. Umsch. 26, 402-404.

GASS, H. (1976): in Klös-Lang: Zootierkrankheiten. Berlin-Hamburg: Parey.

GÖLTENBOTH, R. und H.-G. KLÖS (1976): Zur Immobilisation von Zootieren mit Vetalar und Rompun. Verhandlungsber. XVIII. Internat. Symp. Erkrankungen Zootiere, Innsbruck, 287-293.

HAPKE, H.-J. (1976): Narkose ohne Narkotika. Dtsch. tierärztl. Wschr. 83, 204-207.

JAROFKE, D. und H.-G. KLÖS (1974): Komplikationen bei der Wundheilung nach Sectio caesarea bei einem Indischen Leoparden (Panthera pardus fusca). Verhandlungsber. XVI. Internat. Symp. Erkrankungen Zootiere, Erfurt, 111-113.

KLÖS, H.-G. und E. M. LANG (1976): Zootierkrankheiten. Berlin-Hamburg: Parey.

KUNTZE, A. (1976): Vergleichende Betrachtungen über Phenzyklidin-Propionylpromazin und Ketaminhydrochlorid zur Narkose oder Immobilisation von Raubtieren (Löwe, Tiger, Leopard, Puma, Eisbär). Verhandlungsber. XVIII. Internat. Symp. Erkrankungen Zootiere, Innsbruck, 295-301.

MATTSON, J. L. (1972/73): Understanding respiratory physiology as a foundation for restraint of wild animals. Ann. Proc. Am. Ass. Zoo Vet. 222-228.

MILL, J. und A. KUNTZE (in Vorbereitung): Elektrokardiographische Untersuchungen an narkotisierten Großkatzen (Löwe, Tiger, Leopard, Puma).

MÜLLER, A., WEIBEL, K. und R. FURUKAWA (1969): Rompun als Sedativum bei der Katze. Berl. Münch. Tierärztl. Wschr. 82, 396-397.

OEPPERT, G. (1973): Die Narkose der Katze mit Ketamin-Xylazin unter besonderer Berücksichtigung der Atmungs- und Kreislaufbeeinflussung. München: Vet.med.Diss.

SCHMIDTKE, D., SCHMIDTKE, H.O. und G. KELCH (1974): Zur Analgesie bei Hund und Katze. Berl. Münch. Tierärztl. Wschr. 87, 109-111.

WENTGES, H. (1975): Medicine administration by blowpipe. Vet. Rec. 97, 281.

WIESNER, H. (1975): Zur Neuroleptanalgesie bei Zootieren und Gatterwild unter Anwendung des Telinject-Systems. Kleintier-Prax. 20, 18-24.

WISSDORF, H., BRANDT, H.-P. und L. DITTRICH (1976): Anatomische Grundlagen und Operationsbeschreibung zur Sterilisation von männlichen Pumas (Puma concolor) und Löwen (Panthera leo). Kleintier-Prax. 21, 100-106.

Anschrift des Verfassers: Dr. habil. A. K u n t z e ,

DDR-1157 Berlin, Robert-Siewert-Str. 34 (DDR)

Richtlinien für die Anfertigung der Manuskripte

Manuskripte, die zum Druck eingereicht werden, müssen satzreif sein. Hierfür sind sie mit Schreibmaschine einseitig, doppelzeilig und mit einem genügend breiten Rand zu schreiben. Die Absätze müssen klar erkennbar sein. Nachträglich vorgenommene Verbesserungen sind deutlich und in Druckschrift unter Verwendung der international üblichen Korrekturzeichen anzubringen. Bei größeren Änderungen ist es erforderlich, die betreffende Seite neu zu schreiben. Sämtliche Manuskriptseiten einschließlich der Tabellen, des Literaturverzeichnisses und der Bildunterschriften sind fortlaufend zu numerieren. Nachträglich eingeschobene Seiten sind mit a, b usw. der vorangegangenen Seitenzahl zu bezeichnen. Bei Arbeiten, die in Instituten, Kliniken, Tiergärten usw. angefertigt worden sind, ist über dem Titel der Arbeit deren Herkunft anzugeben. Am Ende des Manuskriptes ist die Anschrift des Verfassers mit akademischen Titeln und ausgeschriebenem Vornamen aufzuführen.

Eigennamen im Text werden gesperrt geschrieben. Werden Autoren im Text zitiert, so ist neben dem Namen die Jahreszahl der betreffenden Literatur in Klammern einzusetzen. Bei mehr als zwei Autoren wird nur der erste genannt, gefolgt von dem Zusatz "et al.". Werden mehrere Arbeiten desselben Autors aus dem gleichen Jahr zitiert, so werden die Buchstaben a, b usw. der Jahreszahl hinzugefügt. Werden Pharmaka angeführt, so ist gegebenenfalls der Name des Herstellers in Klammern dahinter zu setzen.

Im Literaturverzeichnis sind die zitierten Arbeiten ohne Numerierung in alphabetischer Reihenfolge nach dem Namen des jeweiligen ersten Autors anzuordnen und die Jahreszahl des Erscheinens der Arbeit in Klammern dahinter zu setzen. Es ist der vollständige Titel der zitierten Arbeiten in der Originalsprache, jedoch nur in lateinischer Schrift, mit Auflage, Seitenzahl, bei Büchern der Erscheinungsort und der Verlag anzuführen.

Beispiel für Zeitschriften:

DIETZEL, P. B., FRISCH, H. und H. JAKOB (1964): Leukodystrophie mit orthochromatischen Abbaustoffen. Virchows Arch. path. Anat. 338, 1-4.

Beispiel für Bücher:

NAUMANN, H. (1955): Der Gelbbrandkäfer. Wittenberg-Lutherstadt: Ziemsen.

Abbildungen können nur gebracht werden, wenn sie für das Verständnis des Textes unentbehrlich und auf andere Weise nicht ersetzbar sind. Es sind Originalfotografien oder Originalzeichnungen zu verwenden, wobei möglichst eine Größe von 9 x 12 cm nicht überschritten werden soll. Hierbei ist zu berücksichtigen, daß diese Abbildungen i. d. R. im Verhältnis 1:2 verkleinert gebracht werden. Für die Wiedergabe eignen sich nur scharf aufgenommene und kontrastreich auf weißem Papier abgezogene Fotografien. Die Abbildungen sind auf der Rückseite mit dem Namen des Verfassers, der Abbildungs-Nummer sowie mit der Kennzeichnung "oben" zu versehen. Bildunterschriften gehören zum Manuskript und sind am Ende des Artikels fortlaufend aufzuführen. Farbige Abbildungen können nicht verwendet werden, desgleichen auch nicht Diapositive. Tabellen sind einheitlich auszuführen und fortlaufend zu numerieren.

Wir machen besonders darauf aufmerksam, daß die Manuskripte sowohl eine Zusammenfassung in deutscher als auch in englischer, französischer und russischer Sprache beinhalten sollen.

Der Autor erhält 30 Sonderdrucke zu seiner persönlichen Verwendung.

Directions for Preparing Manuscripts

Manuscripts submitted for printing shall be ready for setting. For this purpose the pages shall be typed on one side only, with double space between the lines, and a sufficiently wide margin. The breaks shall be marked clearly. Subsequent corrections shall be made clearly and in block letters using the international reader's marks. In the case of more corrections it is necessary to type the page concerned once more. All pages of the manuscript, including tables, bibliography, and captions, shall be numbered consecutively. Subsequently inserted pages shall be numbered consecutively. Subsequently inserted pages shall be marked with a, b etc. of the preceding page number. In papers prepared at institutes, clinics, zoological gardens, etc. the origin of the paper shall be specified above the title. At the end of the manuscript the author's address, his academic degrees, and his first name shall be given.

Proper names in the text shall be typed spaced. If authors are quoted in the text the publication date of the work concerned shall be given in brackets after the name of the respective author. In case of more than two authors only the name of the first one shall be given followed by the addition "et al.". In case several works of one author published in the same year are quoted the letters a, b, etc. shall be added to the publication date. If pharmaceuticals are mentioned the name of the manufacturer should be stated in brackets, if any.

In the bibliography the quoted works shall be ordered without numbers and alphabetically according to the name of the respective first author, and the publication date shall be added in brackets. The complete title of the quoted works shall be given in the original languages - in Latin writing, however - including edition, number of pages, and - in case of books - publication place and publishing house.

Example for journals:

DIETZEL, P. S., FRISCH, H. and H. JAKOB (1964): Leukodystrophie mit orthochromatischen Abbaustoffen. Virchows Arch. path. Anat. 338, 1-4.

Example for books:

NAUMANN, H. (1955): Der Gelbbrandkäfer. Wittenberg-Lutherstadt: Ziemsen.

Illustrations may be included only if they are indispensable for understanding the text and cannot be replaced otherwise. It is original photographies or original drawings that should be used, not exceeding a size of 9 x 12 cm. It should be borne in mind that as a rule these illustrations are printed largely reduced, in the proportion of 1:2. Only well-focussed and high-contrast photographies printed on white paper are suitable for being reprinted. The illustrations shall be marked with the author's name, the number of the illustration, and with the mark "top". Captions belong to the manuscript and shall be listed consecutively at the end of the paper. Coloured illustrations and slides cannot be used. Tables shall be written uniformly and numbered consecutively.

We should like to draw the author's attention to the need hat each of the manuscripts should include German, English, French and Russian summaries.

The author will obtain 30 separate reprints for private purposes.

Kolibri 360 GmbH
Ferdinand-Jühlke-Straße 7
99095 Erfurt, Deutschland
produktsicherheit@kolibri360.de